한방약
부작용의 실상

(친생명의학의 탄생)

柳泰佑 編著

고려수지침학회

동의보감(東醫寶鑑) 목판본(木板本)

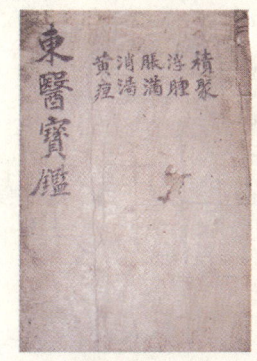 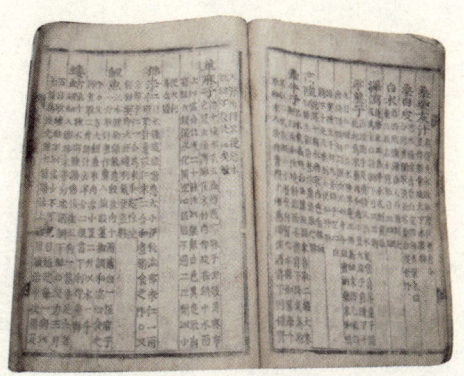

 임진왜란이 끝난 후 많은 병사들에게 금속활자를 만들게 하여 책자도 인쇄를 하게 했다. 당시에 훈련도감에서 『초판 동의보감』을 발간한 후 전국에서 수많은 출판이 있었다.

 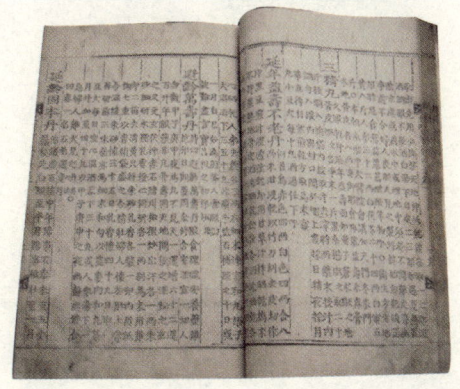

또 다른 동의보감 목판본

 『동의보감』이 매우 우수하였다 하므로 전국의 사대부·중인 계층들이 『동의보감』을 많이 읽었다. 약 350여 년간 수많은 출판을 해 왔다. 질병을 치료하려는 백성들의 열망이 얼마나 컸던가를 간접적으로나마 알 수 있다.
 그러나 이 모든 한약들이 질병치료보다 질병을 악화시키는 약재들이었다.

필사본 한약서

조선시대는 책자의 출판이 쉽지가 않았고, 책을 구하기도 어려웠다. 선비들은 그런 한약서들을 손수 붓글씨로 직접 쓰거나 암기해서 공부하고 연구했다.

한문을 아는 중인 계층 이상에서 한약을 연구했었다.

그러나 이 모든 한약과 한약이론들은 과학성이 없는 민간요법의 수준이었다.

장인이 만든 걸작품의 약장

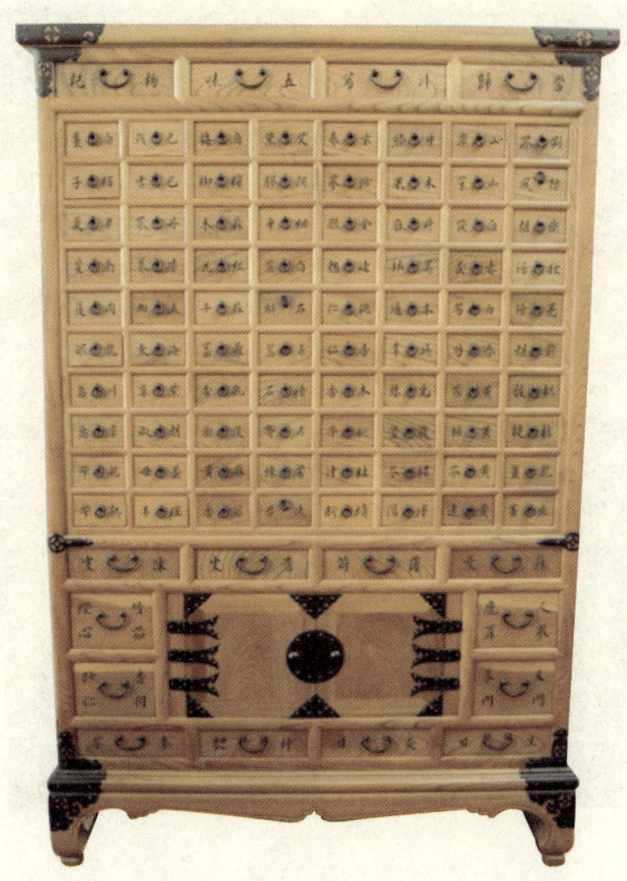

괴목 오동나무로 만들었으며 진주지방에 있는 의천공방에서 1970년대에 만들어진 약장이다.
매우 섬세하고 아름답게 만들고 튼튼하게 만들어졌다. (개인소장)

조선왕조시대의 한약장

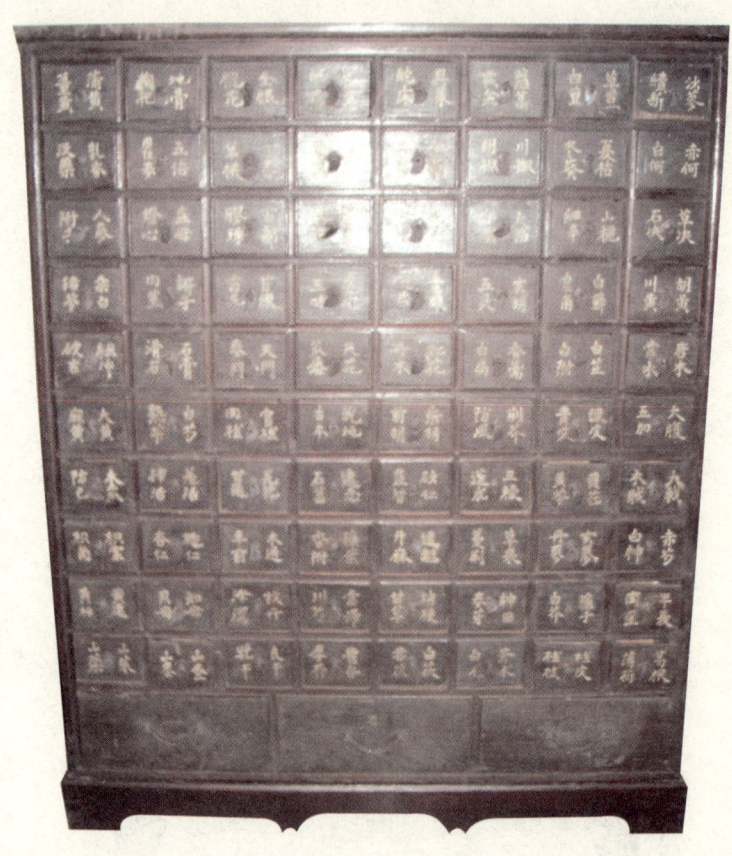

　고려·조선시대에는 모든 사대부나 중인(中人) 계층의 사람들이 한약을 하나의 상식으로 연구하고 실제생활에서 한약을 이용했다. 가난한 선비나 중인들이 호구지책으로 한약방 경영을 했었다. 한약의 효과가 좋을 줄 알았으나, 결과는 부작용 등으로 고심했을 것이다. (개인소장)

일본에서 한방약 부작용 3억 3천만원 손해배상 인정 판례

- 한국에서도 큰 파문 예상 -

수입한방약에 의한 부작용과 제조물 책임

(나고야 지방법원 2004년 4월 9일 판결, 『판례시보』 제1869호 61페이지)

본 사건은 중국으로부터 냉증약으로 수입한 의료용 한방약을 처방해서 복용하여 신부전에 걸린 환자가 한방약의 수입판매업자를 대상으로 신부전증이 한방약의 결함에 의한 것이라는 제조물책임법에 의하여 손해배상을 청구한 사건이다. 효능에 비하여 부작용이 현저하고, 한방약은 제조물책임법상의 결함이 있고, 신부전 장애가 발생한 것은 한방약의 복용에 의한 것이라는 상당한 인과관계를 인정하여 3,336만엔(약 3억 3천만원)의 손해배상을 인정하였다.

■ 사건의 개요

X(원고) : 환자(소비자)

Y(피고) : 의료품수입판매업자

A(관계자) : 본건 한방약을 처방한 의사

본건은 Y가 수입한 의료용 한방약을 복용하여, 신부전증이 발생하여 X가 Y를 상대로 제조물책임법에 의거하여, 약 6024만엔(약 6억원)의 손해배상을 청구한 사건이다.

한방약은 일본 약국처방에 수록되어 있는 대조(大棗)·계피(桂皮)·작약(芍藥)·당귀(當歸) 등을 포함한 한방약으로, '수족이 저리고, 하지가 냉하고, 하복부의 통증이 잘 나타나는 환자'의 동상·두통·하복부 통증·요통에 효능이 있다. 그러나 그 성분 중에 아리스톨로킥산(酸)이 포함되어 있는데 이것은 투여량에 따라서 신부전증을 발생시킨다고 이전부터 알려져 있다.

한방약에 대해서는 지난 1997년 1월부터 여러 건의 부작용 정보가 있었고, Y는 2월에 거래처에 대해서 사용할 때 주의할 것을 당부하는 문서를 배포하였고, 7월에는 부작용 정보가 있어서 스스로 회수를 개시했다.

X는 1995년 7월 26일부터 1997년 6월 11일 사이에, 냉증 치료를 위해서 A의사의 처방을 받고, 하루에 3회 총 4g의 한방약을 복용하였다. 그런데 1996년 연말부터 메스

껍고, 전신 권태감, 그 후 구토를 하게 되어 그해 12월 대학병원에서 신장장애 진단을 받았다. 투약 치료를 받았지만, 신장애가 진행되어, 2000년 11월 15일에는 혈액투석을 하게 되었다. X는 의약품 부작용 피해구제·연구진행 조사기구로부터 1999년 3월, X가 걸린 신장질환이 의약품의 부작용에 의해서 생긴 것이고, 부작용으로 생각되는 원인은 한방약의 복용에 있다고 생각하여 의료비 등의 지급결정을 받았다. 게다가 2001년 6월, 한방약이 원인이라고 생각되는 간질성 신장염에 의해서 신기능장애로 장해등급 2급으로 인정받아, 연간 약 220만엔(약 2천2백만원)의 장애연금을 받고 있다.

X는 냉증성의 동상·두통 등의 처방약은 투여당시에도 한방약 이외의 의약품도 다수 존재하고 있었기에, 신기능장애 위험을 감수하면서까지 한방약을 수입하여 판매할 필요는 없었고, 냉증 치료약이 신부전증을 유발하는 통상적으로 허락되는 범위를 훨씬 넘은 부작용이 나왔고, 이와 같은 부작용이 나온다는 경고를 하지 않은 결함이 있다고 제조물 책임을 주장했다.

이에 대해서 Y는 한방약은 역사적으로 안전성을 가지고 있고, X가 섭취한 양으로는 중독이나 부작용이 보고된 사례가 없고, X의 원인물질인 아리스톨로킥산(酸) 이 검출되지 않았다는 등의 이유를 들어 X의 주장에 대하여 다투었다.

※ 참고

벨기에·미국·일본·한국에서 한방약의 부작용 원인으로 아리스톨로킥산이 검출된 바가 있다. 임상보고상으로는 마두령·목통·청목향·후박·세신에만 아리스톨로킥산이 들어 있는 것으로 연구되었다.

그러나 『의학대사전』에는 방향성 있으면서 쓴맛 있는 건조된 초근목피에 있는 것으로 정의하고 있다. 또한 한약재 중에서 쓴맛을 말하고 있다. 일본에서의 판결문 요지도 "대조·계피·작약·당귀 등의 성분에 아리스톨로킥산이 포함되어 있는데, 이것은 투여량에 따라서 신부전증을 발생시킨다고 이전부터 알려져 있다"고 한 것이다.

지금까지 한약을 먹고서 신부전증 부종이 생긴 경우에는 어떤 법적 책임을 물을 수 없었으나, 이번 일본에서의 판례는 우리나라에서도 큰 파문이 일어날 것으로 보여진다.

그리고 한약 부작용을 환자의 체질탓으로 미루고 책임을 회피하려는 것은 완전히 개선해야 한다. 특정 한약이 맞는 체질, 맞지 않는 체질이 있는 것이 아니라 자율신경 실조증이 심하면 원기허약증으로 한약 부작용이 심하며, 자율신경조절 상태이면 건강체로 한약 부작용이 가볍게 느껴지는 것이다. 문제는 독성 있는 한약을 투여한 것이 잘못이라고 본다.

*일본 판례 원문임.

輸入漢方薬による副作用と製造物責任

本件は、中国から冷え性の薬として輸入された医療用漢方薬を処方され、服用したことにより腎不全に罹患した患者が、漢方薬の輸入販売業者に対し、障害を負ったのは漢方薬の欠陥によるものであるとして製造物責任法に基づき、損害賠償を求めた事案である。効能に比べて副作用の重篤さは顕著であるなどとして、当該漢方薬は製造物責任法上の欠陥があり、障害と漢方薬の服用との間には相当因果関係も認められるとして、3336万円余りの損害賠償が認められた。（名古屋地方裁判所平成16年4月9日判決 控訴『判例時報』1869号61ページ）

事件の概要

X（原告）：患者（消費者）
Y（被告）：医薬品輸入販売業者
A（関係者）：本件漢方薬を処方した医師

本件は、Yの輸入した医療用漢方薬（以下、本薬）を服用したことにより、腎不全に罹患したとして、XがYに対し、製造物責任法に基づき、約6024万円の損害賠償を求めた事案である。

本薬は日本薬局方に収載されたタイソウ、ケイヒ、シャクヤク、トウキ等を含む漢方薬で、「手足のしびれを感じ、下肢が冷えると下肢または下腹部が痛くなりやすい者」のしもやけ、頭痛、下腹部痛、腰痛に対する効能がある。しかし、その成分の一つである関木通（かんもくつう）の中にアリストロキア酸が含まれており、これは、投与量によっては腎不全を発症させることが以前から知られていた。本薬については、平成9年1月から複数の副作用情報があり、Yは、2月には得意先に対し使用の注意を喚起する文書を自主的に配布し、さらに7月にも副作用情報があったため、自主回収を開始した。

Xは平成7年7月26日から平成9年6月11日までの間、冷え性治療のため、A医師の処方により、1日3回計4gの本薬を服用していた。ところが、平成8年末頃から口渇および全身倦怠感、その後嘔吐が出現し、同年12月、大学病院で腎障害の診断を受けた。投薬治療を受けたが腎障害は進行し、平成12年11月15日には、血液透析を受けるに至った。Xは、医薬品副作用被害救済・研究振興調査機構（以下、医薬品機構）から平成11年3月、Xが罹患した間質性腎炎が医薬品の副作用による疾病であり、副作用と考えられる原因は本薬であるとして、医療費等の支給決定を受けた。さらに、平成13年6月、本薬が原因と考えられる間質性腎炎による腎機能障害により、障害等級2級と認定され、年額約220万円の障害年金を受けている。

Xは、冷え性のしもやけ、頭痛等の対処薬は、投与当時においても漢方薬以外の医薬品も多数存在していたのだから、重篤な腎機能障害の危険を冒してまで本薬をあえて輸入販売する必要はなかったなどとして、冷え性の薬となるはずのものが腎不全という通常許されるべき範囲をはるかに超えた副作用が出たこと、また、このような副作用が出ることを警告しなかったことについて欠陥があったなどとして、製造物責任を主張した。

これに対し、Yは、本薬は歴史的安全性を有していること、Xが摂取していた量では中毒や副作用の報告例はないこと、Xからは原因物質であるアリストロキア酸が検出されていないこと、等を挙げXの主張を全面的に争った。

― 『동아일보』 2006년 10월 19일자에 게재된 내용 ―

"중의학이 엉터리라니"

"비과학적… 퇴출해야" 교수 주장에 시민 발칵

과학성이 떨어지는 중의중약(中醫中藥)을 몰아내고 중국 의료체계를 서양 의학으로 일원화해야 한다는 주장이 나와 중국 전역이 발칵 뒤집혔다.

중국 후난(湖南)성 창사(長沙)시 중난(中南)대 과학기술 및 사회발전연구소의 장궁야오(張功耀) 교수는 7일 오후 미국 뉴욕의 의사 왕청(王澄) 씨와 공동 명의로 자신의 블로그(zhgybk.blog.hexun.com)에 이 같은 내용의 글을 올렸다.

장 교수는 "중의중약은 과학적 원리가 부족하고 잘못된 전제를 묵인하며, 오도된 방법을 사용해 건강안전을 보장하지 못하고 있다"며 "의료자원을 집중적으로 활용하기 위해서는 현대의학인 서양의학으로 통일해야 한다"고 주장했다. 그는 "퇴출된 중의학은 국가 의료체계의 보조적 수단으로 사용하면 된다"며 "중의사(中醫師) 역시 재교육을 통해 서양 의학의 의사로 바꿔야 할 것"이라고 말했다. 그는 "국가발전개혁위원회가 현재 시민들의 의견을 구하고 있어 정부가 중의학을 제대로 인식하고 평가할 수 있도록 서명 운동에 나섰다"며 "시민들의 서명은 모두 그대로 위원회에 전달될 것"이라고 덧붙였다.

그러나 위생부 대변인은 10일 공식 기자회견을 통해 "중의학은 중화민족의 우수한 전통문화와 위생사업의 특색과 우월성을 보여 주는 것으로 국가의 위생사업에서 절대 뗄 수 없는 중요 부문"이라고 장 교수의 주장을 일축했다. 장 교수의 블로그에는 18일 오후 3시(현지 시간) 현재 7만3362명이 다녀가면서 그의 주장은 누리꾼들의 폭발적인 관심을 모으고 있다.

그러나 그의 의견에 동조하는 사람은 그리 많지 않은 것으로 나타났다. 종합 검색 사이트인 신랑(新浪)은 장 교수의 의견에 찬성하는 사람이 6.9%에 불과한 것으로 집계됐다고 보도했다.

※ 참고 : 중국전통의학을 과학적 실험없이 신봉하던 사람들의 사고를 가지고 중국전통의학을 평가하면 누구든지 믿을 수가 없을 것이다.

그러나 과학적 사고를 가지고 중국전통의학을 연구하면 중국전통의학의 진실을 알 수가 있을 것이다.

서 언(序言)

"한약은 효과가 미미하고 부작용이 심해 위험한 약이다"
 한약 전문가, 한약 관련 사업가나 한약을 신봉하는 사람들이 위의 말을 들으면 심한 거부감과 당혹감을 보이며 믿으려 들지 않을 것이다. 그러다가 한약의 진실을 알면 놀라움과 함께 허탈감을 갖게 될 것이다.
 필자도 처음에는 전(前) 관인향군한약학원에 있던 오동나무 약장에 들어 있는 모든 약재들을 실험해 보고 반신반의(半信半疑)하였고, 그래도 믿을 수가 없어서 약장의 약재들을 모두 버리고, 경동시장에 가서 한약을 사다가 실험을 했으나, 역시 한약은 문제가 있었다. 약 10여 일 동안은 놀라움과 당혹감으로 믿을 수가 없었다.
 지금까지 한약이 좋은 줄 알고 어려서부터 한약을 대단히 많이 먹었다. 건강이 좋지 않아 환약을 수십 년간 먹었고, 탕약도 수십 제를 먹었을 것이다. 뿐만 아니라 과거 한약학원에서 약 20년간 한약이 좋다고 가르쳤고, 한방 책자도 심혈을 기울여 출판하지 않았던가? 믿기지 않아 또 실험해도 한약은 효과가 미미하고, 음양맥상을 악화시키는 위험한 약이지 좋은 약은 아니었다.
 어느 한방계 인사를 만나 위와 같은 사실을 얘기하자, 처음에는 농담인 줄 알고 그런 말 하지 말라는 것이다. 재차 한방약은 효과는 미미하고 위험하고 부작용이 심한 약재라고 하자, 그 인사도 놀라워서 말문이 막히는 듯하였다. 얼마 후에 가슴이 뛰고 떨린다고 하면서, 도저히 믿을 수가 없는 일이고, 필자가 잘못 알고 있다고 지적하였다. 그 인사는 2,000년 이상 내려온 한약인데 그럴 리가 없다고 했다.
 필자는 준비하고 있던 감초를 음양맥진 실험으로 확인시켜 주었다. 음증이든 양증이든 맥상이 모두 악화되었지, 좋아지거나 현상유지되는 맥상은 없었다. 음양맥진법으로 확인시켜 주자, 그때서야 뭔가 이상했던지, 결국 어느 정도 파악이 되는 것 같다는 말을 했다.

한약을 애용하던 수많은 사람들은 대부분 똑같이 믿지 않을 것이고, 놀라움과 당혹감에 휩싸일 테고, 그리고 나선 "한약을 얼마나 많이 사용했는데 — 천년 이상 사용한 약인데……" 할 것이다. 그러나 한약은 진실로 효과가 미약하고 위험한 약이다. 그 사실들을 본서에서 밝히려는 것이다.

● **2,000년 이상의 한방약, 과학을 모른다**

개구리는 움직이는 것만 보인다고 한다. 움직이지 않는 것은 하나도 보이질 않는다고 한다. 그러므로 날아다니는 파리·모기 등의 곤충을 날쌔게 잘 잡아먹을 수 있고, 정지해 있는 사물을 볼 땐 자신이 뛰어다니는 것이라고 한다.

사람은 눈에 보이는 것만 보고, 보이지 않는 내면과 감추어진 곳은 전혀 볼 수가 없다. 사람의 눈으로 잘 보고 완전하게 볼 수가 있다고 하나, 착시현상(錯視現象)이 꼭 있고 착각이라는 것도 있다.

이와 마찬가지로 한방 관계자들은 한방약에 대한 고전(古典)만 볼 줄 알지, 과학은 전혀 볼 줄 모르고, 한의약에서 '과학'이란 말만 꺼내면 대부분이 신경과민 반응을 보이고 있다.

몇 백년, 몇 천년 전에 쓰여진 한의서는 굳게 믿으면서 정작 눈 앞에 있는 한약의 과학적인 연구나, 한약으로 환자를 치료하면서도 한약을 먹은 환자들의 효과·부작용도 파악하고 있지 못하다.

사람은 자기 눈에 박힌 티는 볼 줄 모르지만 다른 사람의 눈에 박힌 티는 단점은 정확히 볼 수 있다. 한 예로 바둑 초보자들이 실력이 부족하나, 고수(高手)들이 바둑둘 때 옆에서 훈수는 잘 할 수가 있다.

한방계 인사들은 한방약을 거의 맹목적으로 믿고 이용하기 때문에, 한방약의 단점을 알려고도 하지 않는다. 단점을 얘기하면 모략한다는 선입견부터 가지고 대하므로 단점을 제대로 알 수도 없다.

그러나 다른 계통에 있는 사람들이 한방약을 연구하여 보면 그 단점을 짚을 수가 있다. 양의사들, 수많은 언론, 많은 연구소와 대학들, 그리고 많은 환자·학자들이 한약의 단점을 지적하고 있다. 한약의 단점에 대해 사과를 하는 경우도 간혹 있기는 하나 여전히 개선은 하지 않고 있다.

현명한 사람은 단점을 지적하면 감사해 하고, 그 단점을 조속히 연구하여 개선한다. 현명치 못한 사람은 단점의 지적에 대해 극도로 흥분하고 분노하며, 한약계를 죽이려든다고 달려든다. 단점을 개선하지 않는 개인이나 단체는 발전할 수가 없다.

젊을 때는 많은 지식을 받아들이고 비상한 연구를 할 수 있으나, 노년이 되면 고정관념에 사로잡혀 새로운 이론을 연구하려고도 않고 이해하지도 못한다. 한약은 자그만치 2,000년이 넘는 세계 최고의 초고령 분야이다. 종교를 제외하고 한 가지의 학문이 이처럼 2,000년간 신봉되어 온 학술은 없을 것이다. 초고령이므로 자아도취와 고정관념이 심각하며, 고전(古典)만 존중되므로 새로운 이론을 받아들이지 못한다(그래서 한의학은 전통의학이라고 부르고, 전통의학에는 새로운 학문이 있을 수 없는 것이다). 새로운 이론을 연구하고 접목하고 받아들일 때, 개인이나 학술이나 단체는 발전한다. 필자도 2005년까지는 한약의 신봉자였다. 2006년 2월말부터 한약의 부작용을 연구하게 되었던 것이다.

필자가 한방약의 문제점을 제기하자, 한의약계에서 반발하고 있다. 그러므로 한약 문제점에 대한 자료를 모으고, 보건신문에서는 여러 가지를 취재하였다. 그 결과 한약의 문제점은 어제오늘의 문제가 아니었음이 드러났다. 오래 전부터 노출되었던 문제점들이고, 인터넷이나 한국소비자보호원 등에서도 한약을 먹은 환자들의 원성이 그치질 않고, 말 못하고 참고 고생하는 환자들의 고통과 원성은 하늘을 찌르고 있었다. 이러한 한약의 부작용을 한의약계에서는 외면하고 있었던 것이다.

지금도 한의약계 인사들은 국민들, 특히 환자들에게 어떻게 하면 한방약을 많이 권장할 것인가를 고민하는 반면에, 비싼 돈을 주고 먹는 환자들의 입장에 대해서는 이렇다 할 연구를 하지 않는 것 같다.

　본서는 위험하고 부작용이 심한 한약을 믿고 먹는 환자들에게 한약이 위험하다는 것을 알리고 경각심을 일깨워 주려는 것이다. 한약의 문제는 정부측에서 먼저 책임질 사항이며, 위험한 한약을 계속 먹게 해서는 안 될 것이다. 한약의 문제점을 연구한 다음에, 문제가 확인되면 위험한 약은 쓰지 말도록 해야 할 것이다.

　한약의 문제점을 지적, 취재에 노력한 보건신문사 임직원과 기자, 특히 노의근 국장에게 감사하고, 메디팜뉴스의 손상대 국장과 기타 한방계 인터넷신문 제위에도 감사한다. 그리고 인터넷에 발표된 부작용 사례의 글을 올린 네티즌 여러분과 한약 부작용의 문제점을 연구한 여러 학자들에게 감사한다. 특히 학술적인 지도를 하여 주신 부산대학교 박규현 박사께 감사드리고, 자료수집을 하여 준 본사 직원과 본서를 발간하느라고 여름철에 수고한 정태린 국장과 편집부 직원들에게 감사한다.

　모르고 행한 것은 잘못이 없으나, 알고서 행하는 것은 큰 잘못일 것이다. 한의약계에서는 이런 말을 많이 하는 것으로 알고 있다. "환자의 질병을 치료하지 못할망정, 환자에게 해를 주어서는 안 된다"고.

2006년　10월　일

高麗手指鍼療法學會 會長

高麗手指鍼創始者
名譽東洋醫學博士　瑞岩 柳泰佑 識
東洋醫學博士

목 차

◆ 서언 ·· 11

제1장 한약의 문제점

1. 서론 ·· 25
2. 한약의 농약 · 중금속 · 표백제 · 오염 실태 ············· 36
3. 한약의 부작용 사례 ·· 42
4. 국립독성연구원 조사발표 ······································ 48
5. 한국소비자보호원 조사발표 ·································· 52
6. 일본의대 부속병원에서 한약 부작용 조사사례 ····· 58

제2장 서금의학의 진단법에 의한 한약재 실험내용

1. 제언 ·· 60
2. 한약 · 한방약의 문제점 ··· 62
   1) 동의보감식 대증처방법 ····································· 63
   2) 『방약합편』 – 9,635개 한약 처방 요약 ············ 64
   3) 상한론식의 한약 처방 – 실험방법 없어 ·········· 66
   4) 변증논치의 처방도 – 역시 실험방법이 없다 ··· 67
   5) 『초창결』의 운기 처방 ······································ 69

6) 사상체질에 의한 한약 처방 ·· 70
      (1) 사상의학의 올바른 이해 ·· 71
      (2) 이제마의 『상한론』 연구 ·· 71
      (3) 상한사상증에서 사상체형을 구분 ··································· 72
      (4) 잘못된 사상체질의 현주소 ··· 73
      (5) 사상체질의 진단 신빙성 - 3% 정확성 ···························· 75
      (6) 사상체형의 오장배당은 큰 잘못 ···································· 79
      (7) 사상체질에 따른 음식선택의 문제점 ······························ 80

3. 한약재의 실험방법 - 수지력 테스트와 음양맥진법 이용 ··········· 82
   1) 수지력 테스트의 실험 ·· 83
      (1) 수지력 테스터(tester)의 개발 ·· 83
      (2) 수지력의 수축력 변화 ··· 84
   2) 음양맥진법과 수지력 테스트와의 관계 ······························· 86
      (1) 수지력 테스트에서 약한 반응이 나오는 한약·음식을 먹으면
          어떻게 될까? ·· 87
      (2) 수지력 테스터의 이용법 ·· 91
      (3) 수지력 테스터의 사용법 - 기준과 자세 ························· 91
      (4) 수지력 테스트의 진단기준 ··· 94
      (5) 수지력 테스트의 진단시 유의사항 ································· 95
   3) 각종 식품에 대한 실험 ·· 97
      (1) 백설탕의 실험 ·· 97
      (2) 조미료의 실험 ·· 97
      (3) 마늘의 실험 ··· 97
      (4) 토마토의 실험 ·· 97
      (5) 다시마의 실험 ·· 98

(6) 김 · 미역의 실험 ··· 98
　4) 한약재의 수지력 테스트 실험 ······································ 98
　5) 음양맥진법의 실험방법 ·· 101
　　　(1) 음양맥진법의 진단기준 ·· 104
　　　(2) 음양맥진법의 질병기준과 원리 ······························ 104
　　　(3) 음양맥진의 위치 및 자세와 진단법 ························ 109
　　　(4) 음양맥진 실험의 최적 맥상 – 변화실험 ··················· 113

4. 한약의 실험방법 ··· 115
　1) 한약 실험의 실제 ·· 115
　　　(1) 병맥일 때의 한약 실험 ··· 116
　　　(2) 실험을 위한 한약재의 구입과 보관 ························ 121
　　　(3) 한약재의 음양맥진 실험 ·· 127
　2) 한약의 법제 · 수치 오히려 나쁘다 ································· 139
　3) 결론 – 한약이 나쁜 줄 알고도 계속 투여하는 것은
　　　　'살인행위'이다 ··· 148

제3장　한약 복용 후의 효과 · 부작용 설문조사와
　　　　한의약이 조선왕조에 해를 끼친 사건들

1. 제1차 한약 복용 후의 효과 · 부작용에 대한 설문조사 보고서 ··· 150
　(1) 조사목적 ·· 152
　(2) 응답자(profile) ··· 152

2. 한약의 부작용 ··· 153

(1) 한약의 부작용 사례 …………………………………………… 155
　　(2) 한약을 복용하게 된 동기 …………………………………… 156
　　(3) 한약의 구입 장소 ……………………………………………… 156
3. 한약 복용 후 부작용 유형 …………………………………………… 158
　　(1) 한약 복용 후 위장장애 부작용 유형 ……………………… 158
　　(2) 한약 복용 후 신경성 부작용 유형 ………………………… 160
　　(3) 한약 복용 후 신장이상 부작용 유형 ……………………… 162
　　(4) 한약 복용 후 피부발진 부작용 유형 ……………………… 164
　　(5) 한약 복용 후 심장이상 부작용 유형 ……………………… 166
　　(6) 한약 복용 후 여성질환 이상 부작용 유형 ……………… 168
　　(7) 한약 복용 후 새로운 질병이 발생한 부작용 유형 …… 170
　　(8) 한약의 부작용을 널리 알리겠는가 ………………………… 171
　　(9) 결론 ……………………………………………………………… 171
　　(10) 제1차 한약 복용 후의 효과·부작용 설문조사 발표 후의 반응 172
4. 제2차 한약 복용 후의 효과·부작용에 대한 설문조사 보고서 … 173
　　(1) 본 조사의 목적 ………………………………………………… 174
　　(2) 조사대상 ………………………………………………………… 174
　　(3) 한약에 대한 인식조사 ………………………………………… 175
　　(4) 한약 구입처 …………………………………………………… 175
　　(5) 한약 부작용 사례 경험여부 ………………………………… 176
　　(6) 한약 복용 후 부작용 발생률 ………………………………… 177
5. 한방약이 질병을 악화시키는 이유와 구체적인 악화 내용들 …… 183
　　(1) 감기 ……………………………………………………………… 187
　　(2) 중풍 ……………………………………………………………… 189

6. 한약과 침이 조선왕조와 우리 민족에게 해를 끼친 사건들 ········ 199
   (1) 선조의 중풍, 한약 복용 후 악화되어 사망하다 ················· 200
   (2) 소현세자, 침 맞은 지 3일 만에 사망················· 204
   (3) 효종, 종기에 산침(散針) 맞고 출혈 - 독삼탕 먹고 사망 ····· 205
   (4) 현종, 복통에 뜸 뜨고 인삼차 먹고 악화되어 사망 ············· 207
   (5) 경종, 한열질환에 한약 먹고 악화되어 사망················· 211
   (6) 한방약 지식 많던 정조대왕, 경옥고 먹고 위독 사망 ········ 212
7. 한방약이 좋은 치료제인 줄 알았던 과거 ················ 215
8. 짝퉁 녹용에 값싼 녹용, 광록병 감염으로 수입금지 ················ 217

제4장 한약 부작용의 원성

1. 한약 많이 먹어 살찐 것 - 부작용이다 ································· 220
2. 한약신증(漢藥腎症 : Chinese Herb Nephropathy) ············· 226
3. 비염 고치는 한약 먹고 무릎통증 생기니
   감초를 달여 먹으라 한다? ·· 231
4. 한약 부작용 - 간염·위염 발생되었는데
   - 몸에 불을 땔 때 원칙 있다니? ······················ 233
5. 한방약 부작용으로 인한 '위장병 발생' 한약으로 조리하라고? ··· 240
6. 체한 증상에 한약 복용하여 어지러움증 생기는 것 —
   악화시키는 증상 ·· 242
7. 한약 먹고 '급성간염', 한의원에서 보상해 줘야 하는 것
   아닌가요? ··· 248

8. 임신부는 한약 금기해야 한다 ·· 250
9. 한약 먹고 피부 얼룩반점 나타날 수 있다 ································ 253
10. 한약 먹으면 고혈압 생긴다 ··· 254
11. 한약 먹으면 복통·설사·장염이 나타날 수 있고,
    한의사 처방이라도 차이가 없다 ·· 257
12. 한약 먹고 악화된 간기능, 한약으로 해소할 수 없어 ············ 260
13. 먹을수록 피로를 심하게 하는 보약 ······································ 273
14. 한약 부작용 중 두드러기·알레르기 단연 선두 ···················· 276
15. 한약재 부자(附子)의 부작용 ··· 282
16. 한약 - 추간판 탈출증 요통에 효과 미미 ······························ 286

제5장 한방약 부작용에 관한 연구들

1. 한약 부작용 많은데도 애써 피하려는 태도 ··························· 287
2. 한방병원에서 마약 처방한다? ·· 291
3. 한의대 교수 K씨의 증언 — 한약 신비주의에 빠져 있다 ········ 296
4. 한약은 자연 그대로 약을 쓰기 때문에 해가 없다? ··············· 298
5. 류머티즘·관절통·근육통·신경통에 한방약 주의 ················· 300
6. 모든 한약재에 한약 부작용 내재 ··· 302
7. 한의사들이 주장하는 양약의 부작용 ····································· 312
8. 한의사들, 한약 부작용에 너무 허술하게 대처 ······················ 316

9. 한약 부작용에 대한 현격한 시각차이 ································ 319
10. 한약재에 관한 연구논문들 ·· 325
11. 한약신증에 관한 연구보고서 ··· 335
12. 한약재 부작용으로 인한 질병발생 연구사례 ···················· 338
   (1) 피부과계 부작용으로 보이는 생약재 ························· 338
   (2) 신장 및 비뇨기계 독성을 보이는 생약재 ···················· 348
   (3) 한약 하수오 복용 후 발생한 급성간염 1례 ················· 351

제6장 한약재에 있는 자연독성물질들

1. **한약재에서 발암물질 아리스톨로킥산 검출** ················ 356
   (1) 객관적으로 입증되고 있는 한약 부작용 ······················ 358
   (2) 아리스톨로킥산의 검출 ·· 359
   (3) 한약재 복용으로 발생한 한약신증 ····························· 361
   (4) 아리스톨로킥산이 검출된 한약재 ······························ 362
   (5) 아리스톨로킥산의 부작용 ··· 364
   (6) 모든 건조된 뿌리·줄기·나무껍질 약재에서 방향성·쓴맛이
       곧 아리스톨로킥산이다 ··· 367
   (7) 아리스톨로킥산, 페난트린 카르복실산 유도체 함유 ······ 374
2. **발암물질과 간 손상을 일으키는 한약재들** ·················· 378
3. **아리스톨로킥산의 복용으로 인한 부작용 임상보고서** ··· 385
   (1) 악성 요로장애와 한약신증 ·· 385
   (2) 관서(kansai) 지역의 한약신증 ································· 386

(3) 한약 — 판코니증후군과 함께 신부전증을 유발한다 ·············· 387
(4) 한약으로 인해 생긴 새로운 종의 신증 ····························· 389
(5) 일본에서 한약신증이 불러온 성인기 판코니증후군 ········· 390
(6) 한약신증 ·· 391
(7) 전통요법 — 한약신증은 신장기능의 빠른 악화를 유발한다 ······ 393
(8) 한약재(광방기) 사용에 따른 신간질섬유화와 요상피암 ········ 394
(9) 판코니증후군을 유발하는 아리스톨로킥산을 가진 환자의
아미노산뇨증의 성격 ··· 396
(10) 아리스톨로킥산의 임상병리학 - 임상과 병리의 현상 ·········· 397
(11) 일본의 한약신증 급증 ··· 398
(12) 아리스톨로킥산 — 판코니증후군과 저칼륨 혈증마비 신증 유발 400
(13) 한약에 의해 유발된 급성 간질성 신염 2례 ···················· 400
(14) 한약제 복용 후에 발생한 고칼륨혈증 1례 ····················· 401

제7장 한약 치료관련 석·박사 학위논문 문제 있다

1. **한방약 단독 투여시에만 한약신증 발생했다** ················ 405
   (1) 양약·한약을 병행하는 환자들을 대상으로 실험한 결과는
   논문의 가치가 적다 ·· 406
   (2) 한약 실험은 한약을 단독 복용시킨 연구결과이어야
   진실성·신빙성·객관성 있다 ································ 407
2. **한약이 암에 영향을 미친다는 논문들** ························ 410
3. **한약이 혈압·중풍·혈관·뇌혈관에 영향을 미친다는 논문들** ···· 412
4. **신경세포에 영향을 미친다는 논문들** ·························· 416

5. 간기능에 영향을 미친다는 논문 ······················· 417
6. 기타 질환에 영향을 미친다는 한약의 연구논문들 ············ 418
7. 중풍환자에 쓰이는 탕약 — 세포 자라지 못하게 된다 ········· 422
   (1) 순기활혈탕 ······································ 423
   (2) 보양환오탕 ······································ 423
   (3) 성향정기산 ······································ 423
   (4) 소합향원 ·· 423
   (5) 오약순기산 ······································ 423
8. 한의학 석·박사 논문들에 대한 평가 ······················· 425

제8장 부록

1. 한방약 부작용에 대한 연구조사 경위 요약 ················· 429
2. 한방약의 부작용에 대한 견해(대책) ······················· 434
   (1) 한약 부작용 — 질병 악화반응이다 ················ 436
   (2) 한약 부작용이 나타날 때의 처치요령 ·············· 437
3. 새로운 친생명의학 ······································ 441
   (1) 서금의학·서금요법의 시대를 맞이하여 ············ 441
      ① 서금의학의 원리 ···························· 443
      ② 서금의학은 대뇌혈류량의 조절방법이다 ······· 444
   (2) 수지침 자극법 ··································· 445
   (3) 서금요법의 자극기구들과 방법 ··················· 447

① 서암봉 자극 ··· 447
② 압박자극기구 ·· 447
③ 서암뜸의 자극 ·· 448
④ 장신구요법 ··· 449
⑤ 아큐빔(전자빔)요법 ··· 451
⑥ 사이버 수지침요법 ·· 451
⑦ 발판운동과 기강운동법 ·· 452
⑧ 수지크림요법 ·· 452
⑨ 수지음식요법 ·· 453
(4) 서금요법의 진단법 ··· 454
(5) 서금요법의 적용범위 ··· 455
(6) 서금의학의 전망 ··· 456

4. 제1차 한약 복용 후 효과·부작용 설문조사 발표 후
한의약계의 반응들 ··· 458

■ 참고문헌 ··· 482

제1장
한약의 문제점

1. 서론(序論)

◆ 한약의 위험성을 알기까지

제18회 한일고려수지침학술대회가 2006년 4월 28~29일에 개최되므로 그 안에 발표할 논문과 『서금요법 개론』의 출간을 위해 지속적인 연구와 함께 많은 글을 써야 했다. 그러나 『서금요법』을 저술하면서 생각대로 쓸 수 없는 것이며, 반드시 실험을 바탕으로 글을 써야 하는 것이었다.

2006년 2월 초순경 필자는 정태린 국장과 함께 서울 강남지회를 찾았다. 강남지회에서 과거 관인 향군한약학원을 운영했었으므로 강의실에는 오동나무로 만든 약장 2세트가 놓여 있어, 그 안에 들어 있는 한약재를 실험하기 위해서였다. 한약장 서랍을 열어 본 바, 좀먹은 약재들이 대부분이었다. 그래도 한약의 효과성은 남아 있으리라 생각하고 한약의 효과성을 실험하여 보았다.

지금까지는 한약이 참으로 우수한 것으로 생각하였으므로 필자도 한약의 연구와 함께 한약학원에서 강의를 20여 년간이나 하였다(1984년부터 2003년까지 한약학원을 운영하고, 그 후에도 세미나를 통해 지도를 했었다). 그리고 한방 관련 책자도 심혈을 기울여가면서 출간도 했다. 그간에는 한약의 효과성에 대해서 의심의 여지가 없었고, 한약은 적당량을 쓰면 질병치료가 될 수 있으나, 한약을 과용하거나 잘못 쓰면 부작용이 있을 수 있다고 생각하였다. 한약도 약이므로 효과와, 아울러 부작용도 있을 수 있다고 생각을 했었던 것이다.

이번에 '수지력 테스터'를 가지고 실험을 해 보고 정태린 국장의 맥상으로 한약을 실험하기 위해서이다. 정 국장의 경우는 좌측은 방광실(부돌 2성 평맥), 우측은 위실(부돌 3성 평맥)로서 맥상이 분명하여 실험하기에 적당한 맥상이었다.

필자는 수지력 테스터를 오른손으로 쥐고 기준점을 정하고서 왼손에 한약재를 한 가지씩 만지면서 실험을 해 갔다. 간략한 실험이지만 실험을 하면서 놀라운 사실을 느끼게 되었다. 약장에 있는 한약재 몇 가지를 제외하고는 거의 모든 한약재가 수지력 테스트에서 힘이 약해지는 것이었다. 그래서 보다 명확한 음양맥진법으로 실험을 실시하기로 했다.

정 국장의 음양맥상을 보고서 맥진하는 손에 한약재 5~7조각을 만지게 하면서 음양맥상을 본 바, 많은 약재들이 음양맥상을 더욱 크게 편차나게 악화시키고 있었다.

이 간략한 실험에서 필자는 충격을 받기 시작했다. 한약은 치료효과가 좋은 줄 알았었는데, 음양맥상에서 효과반응이 없고, 오히려 음양맥상의 편차를 더욱 크게 하는 악화반응이 나오는 것이다. 반복하여 수지력 테스트를 하여도 결과는 마찬가지였다.

필자는 한약장에 있는 한약이 오래되어 좀이 생기고 변질되어 그런 것이 아닌가 생각하고, 한약재를 모두 새 것으로 바꾸게 하였다. 서울 경동시장의 P한약국에서 고가 약재만 빼고 약 170여 가지를 1근씩 사서 한약장에 넣었다. 그리고 다시 수지력 테스트로 실험하고 음양맥진법으로 실험해 봤지만 여전히 같은 결과가 나왔다.

필자는 깊이 생각을 해 보았다.

서금의학에서의 건강기준은 음양맥진법에 기준을 두고 있다. 음양맥진법은 질병을 치료할 때 치료효과가 있는지 없는지 뿐만 아니라, 악화되는지의 반응확인도 할 수 있다. 치료의 목표도 음양맥진법에서 건강맥(평인지맥) 조절이라는 원칙을 세우고, 서금의학(瑞金醫學)의 수많은 이론과 방법과 여러 가지 기구들을 개발해 왔다.

그런데 한약은 어떤가? 수지력 테스트에서 거의 모든 한약재가 약하게 나오고, 음양맥진 실험에서 조절되는 약재는 극히 일부이고, 거의 모두가 음양맥상을 악화시키는 한약재란 사실을 확인하면서 놀라지 않을 수 없었다. 한약재가 음양맥진을 악화시킨다면 이것은 약이 아니라 질병을 발생시키거나 악화시키는 물질이기 때문이다. 질병치료는 고사하고 질병을 악화시키는 약재를 필자는 그간에 얼마나 많이 먹었던가. 그렇게 만성 위장질환에 걸려 약 20여 년간을 고생하였고, 한때는 만성간염 증상도 나타나서 항상 극심한 피로에 시달리고, 목부위가 음주한 사람처럼 붉고, 항상 피부가려움증에 시달렸으며, 나중에는 신부전증까지 나타나 아침마다 얼굴이 붓기도 하고 소변보기도 어려운 때가 있었다. 그러므로 한때는 고혈압과 심장병(부정맥)까지 나타났었다. 이 모든 것들이 한약을 과용한 결과란 사실을 깨닫는 순간, 참으로 무모하게 한약을 맹신하고 먹었다는 생각이 들었다.

그러나 간단한 테스트로 결론을 내리기엔 아직 일렀다. 다시 170여 가지 한약재를 병 속에 담아 넣고 실험해 보기로 하였다. 우선 수지력 테스트로 170여 가지 한약재를 실험해도 역시 기준점에 못 미치는 것은 마찬가지였고, 기준점에 도달하거나 기준점을 지나치는 약재는 극소수였다.

2006년 2월 말경 아직도 날씨는 추웠다. 난로를 틀어 놓고 실내를 따뜻하게 한 다음에 정 국장의 음양맥상을 중심으로 실험을 했다. 우선 방광실과 위실에 미치는 영향을 실험하였다.

다음에는 서암봉 1호 금색을 방광기맥(I37)·위기맥(E42)에 붙이고, 건강맥으로 조절시킨 다음에 한약재를 만지게 하고서 맥상의 변화를 확인하는 실험을 했다. 이때의 실험내용을 『서금요법 개론』에서 「한약효과 있을까? 먹어도 될까?」에서 자세하게 언급하였고, 뒤편에서도 소개하였다.

질병을 치료하고자 복용하는 한약이 병을 더 악화시키거나 다른 질병을 발생시킬 수도 있다는 사실을 놓고 고민을 거듭하게 되었다.

필자가 음양맥진을 연구하고 십만 명 정도 맥진한 결과, 그 진단의 효과성은 틀림이 없었다. 지금도 필자의 손끝에서 맥상의 감각이 둔해질 염려가 있어 매주 수십 명씩의 맥상을 실험하고 있다.

오랜 경험과 연구를 바탕으로 한약은 위험한 약재라는 사실을 확인하게 된 것이다. 그런데 이렇게 위험하고 좋지 않은 한방약을 과거 20여 년간 관인 향군한약학원과 동양한약학원, 동양한방연구회 등을 통해서 수천 명에게 한약을 가르쳐 왔다니…….

수강생들은 거의 고려수지침학회 회원들로서 한약을 배워서 한약 관련사업에 진출하거나 해외로 나가 활약하고 있었다. 이 분들에게 한약이 좋다고 권장하고 가르쳤는데, 한약이 이렇게 나쁜 반응이 나올 줄은 꿈에도 몰랐던 것이다.

뿐만 아니라 한약이 좋은 줄 알고 중국어로 된 『중약 본초학』, 『중의 방제학』, 『중의 내과학』, 『중의 부인과학』 등을 번역·출판했다. 각각의 책자들은 4×6배판과 양장제본으로 분량도 500~1,170페이지로 대단히 큰 작업이었다.

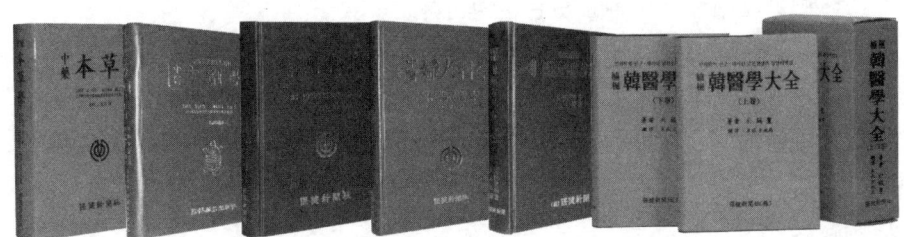

『중약 본초학』 『중의 방제학』 『중의 내과학』 『중의 부인과학』 『새한방 처방해설』   『○○ 한의학대전』
4×6배판, 906면 4×6배판, 650면 4×6배판, 752면 4×6배판, 516면   4×6배판, 710면   신국판, 1165면, 양장제본

    1990년경 미국 LA의 각 한의과 대학에서는 중국어로 된 본초학·방제학·내과학 등을 공부하고 있었으며, 중국인 교수를 초빙하여 중국어를 한국어로 통역하여 배우고 있었다. 한국에서 간 학생들, 특히 본 학회 회원들은 3중고(三重苦)로 고생을 하고 있었다. 그래서 필자는 한글로 번역하여 출판을 하였다. 지금도 LA의 일부 한의과 대학에서는 위의 번역 책자 일부를 교재로 쓰고 있다.

    그리고 「○○ 한의학대전」은 신국판으로 약 1,165페이지 분량의 책이다. ○○선생은 구한말 조선왕조의 거의 마지막 전의(典醫)로서 그의 수첩에 붓글씨로 깨알같이 쓴 노트를 번역·출판하는 데 약 4~5년이 걸렸다. 한국의 대표적인 한의서적(韓醫書籍)으로 판단했기 때문에 긴 세월이 아깝지 않았다.

    그러나 한약이 효과성보다는 위험한 약재라는 연구결과 앞에서 이 서적들은 무용지물일 수밖에 없었다. 그간 애썼던 것이 자괴감(自愧感)으로 다가왔다.

    고려수지침을 연구·개발하고 오늘에 이르기까지 한의사들이 본 학회와 필자에게 탄압한 세월이 약 25년이 넘고 있다. 이제 와서는 합법적으로 이루어지고 있는 수지침 자원봉사는 불법이고, 수지침 자원봉사자들까지 모두 잡아 넣겠다며 대한한의사협회 간부와 보건복지부 한방팀장 김모 씨와

함께 공갈 협박까지 하고 있는 상황이다.

　음양맥진 실험으로 볼 때, 이처럼 좋지 않은 약을 쓰면서 부작용 없고 가장 안전하면서 효과가 우수한 고려수지침의 무료시술까지 탄압한다는 생각을 하면 어이없기 짝이 없었다. 그러나 더욱더 나쁜 것은 그간에 한의사들이 건강에 좋지 않은 한약재를 국민들에게 좋은 약이라고 하면서 얼마나 많이 먹게 하고, 얼마나 많은 이익들을 남기고 있었는가 하는 점이다. 이런 것들을 생각하면 국민건강을 위해서 참으로 무엇이 진정 옳은가를 다시 고민하지 않을 수 없었다.

　우선 필자는 한약을 배운 과거 관인 향군한약학원 수강생들에게 시급히 알리기 위해, 그리고 보건신문사에서 출간된 한방 책자들을 판매 중지한다는 광고를 하기에 이르렀다. 한방 책자의 재고는 약 7,000여 권이며, 금액으로 환산하면 평균가격 80,000원×7,000권=560,000,000원이다. 책자의 액수가 중요한 것이 아니라, 한방 책자로 말미암아 잘못된 한방약을 배워서 한약을 이용하여 피해입은 것을 생각한다면 본사 발행의 한방 책자를 판매할 수는 없는 것이 아닌가.

　그래서 필자는 다음과 같은 사죄의 광고와 본사 발행 한방 책자의 판매중지 광고를 『보건신문』에 냈다.

　"한약 사용 주의하세요"의 내용은 한약학원 수료생 제위께 드리는 사죄와 주의하라는 내용인데, 이 광고를 본 한약업계에서는 공연한 시비를 걸고 나오기 시작했다.

　한약은 수천 년간 내려오고 조상대대로 내려온 것인데 한약을 말살하려 한다느니, 대책위원회를 구성해서 법적 대응까지 한다느니, 근거자료를 대라느니 하는 등의 협박성 말들이 수없이 오고 가고도 했다. 일부 지방에서는 거세게 항의하고, 『보건신문』의 구독 거부까지 있었다.

— 『보건신문』 2006년 5월 1일자에 게재된 내용임(4회 게재함) —

전(前) 관인 향군한약학원 수료자 제위께

한약 사용 주의하세요

- 약 20년간 "한약강의" 사죄의 말씀을 드립니다 -

한약재배, 한약채취, 한약복용, 한약유통, 한약식품, 한약수출입, 한약치료, 한약보약 등 모든 산업에 한약 이용을 특별주의 하여 주십시오

한약은 신농본초경(중국 전국시대)부터 이용해 왔고, 우리나라도 삼국시대, 고려, 조선왕조를 거쳐 현재까지도 한약은 보약과 질병치료에 매우 좋은 것으로 알고 이용해 왔으며, 그 한약에서도 수천 종류가 될 것이며, 많은 학자들의 연구가 있었습니다.

소생도 "한약"이 좋은 줄 알고 전 관인 향군한약학원에서 약 20년간 2003년까지 한약강의를 실시하여 왔습니다. 그러나 최근의 연구에 의하여 한약은 매우 주의하여야 한다는 판단을 하고, 이러한 한약강의를 실시하여 온 점에 대하여 사과의 말씀을 드리오니 널리 양해와 이해와 함께, 한약 사용을 주의하여 주시기 바랍니다.

한약재 약 80% 이상이 효과가 불확실하고, 건강과 질병에 위험 가능성·문제점을 알려드립니다. 고려수지침의 진단법과 실험방법으로 한약재 170여 가지를 검증하여 본 결과, 약 80% 이상인, 인삼·식품·음식은 제외)은 치료효과를 확인할 수 없고, 더욱이 음양맥진을 크게 편차나게 함으로서 건강과 질병에 큰 위험을 줄 수 있다는 판단을 하게 되었습니다. 이처럼 한약은 건강에 나쁜 영향을 줄 수 있고, 질병치료가 불확실하므로 한약강의에 대한 사죄를 드립니다.

아울러 우리 회사에서 발행한 모든 한방책자도 보급가치가 없다고 생각하여, 책자판매를 중지하고 서점에서 회수하고 있습니다. 한방약을 배우신 여러분께 "한약"의 문제점을 알려드리오나 한약재배, 채취, 유통, 수출입, 치료, 보약, 식품 등 한약 이용을 신중히 선택하시고, 한약을 재료로 하는 사업에도 신중한 선택이 있으시기 바랍니다.

"한약강좌" 사죄의 뜻으로 소생이 저술한 신간 "서금의학개론" 1부씩을 증정합니다. 소생이 원장으로 있었던 1984년 제29기생부터 2003년 중단하기까지 60기생 제위께 다음 책자 1부를 드리겠습니다. 서울 강남지회(547-4456)에 오셔서 수료확인(주민등록증 제시바람)하신 다음에 시인하시고 1부씩을 가져가시기 바랍니다.(그간에 주소변동이 많아 연락되지 않으므로 지면을 통해 사과와 주의말씀 드립니다)

2006년 5월 1일

전(前) 관인 향군한약학원장
고려수지침학회장 **유태우** 드림

한약 책자 판매중지 합니다

- 중의 본초학, 방제학, 내과학, 부인과학과 새한방 처방해설, ○○한의학 대전 등 -

위의 책자를 구입할 때마다 보건신문을 연구독하던 혜택을 중지하며, 다른 지정된 도서를 구입하여 주시기 바랍니다.

모든 한약재 약 80% 이상이 효과가 불확실하고, 건강에 지극히 나쁜 영향을 줄 수 있다고 확신되었습니다.

위와 같이 한약은 질병치료 효과가 불확실하며, 건강에 나쁜 영향을 줄 수 있는 한방약 책자를 보급할 수 없기 때문에 본사·학회에서 발행한 한방책자를 판매·중지하고, 서점에서 회수하고 있습니다. 회수된 한방책자는 모두 폐기처분할 계획입니다.

본사발행 한방책자로 한약을 연구하였다면, 이후로는 한약 사용을 특별히 주의하시기 바랍니다.

한약재는 모두 문제성이 있으므로(단, 음식, 식품, 인삼은 제외) 한약 이용을 신중히 선택하시기 바랍니다. 그간 본사발행 한방관련 도서를 애용하여 주신 독자 제현께 감사드립니다.

2006년 5월 1일

(주)보건신문사 발행인·고려수지침학회장 **유태우** 드림

― 대한한약협회에서 보내 온 공문 내용임 ―

대 한 한 약 협 회

문서번호	2006 - 15 호	전 결 접 수	일자 시각	:		지 시 결 재 · 공 람	
시행일자	2006. 5. 19. (년)		번호				
수 신	고려수지침학회장	처리과					
참 조	보건신문사 사장	담당자					

제 목 '한약사용 주의하세요.' 관련 광고 중단촉구

1. 본 협회(한약업사)는 수천 년의 역사 속에서 한약의 임상적 체험과 연구를 통하여 정부가 공인한 기성한약서에 수재된 처방에 의하여 우리 민족의 건강을 지켜오면서, 지속적인 연구활동을 통하여 한의약발전에 지대한 공헌을 하여온 진정한 한의약의 산증인이며, 한약전문가입니다. 귀학회나 귀사도 침술의 부분을 연구하는 관련기관으로서, 한의약육성발전에 참여·기여하여야 함에도 불구하고, 최근 보건신문 광고를 통하여 정부가 인정하고, 모든 한의약계가 공인한 한약의 효능과 본질을 부정하는 내용을 광고 게재한 것에 대하여 심히 유감과 우려를 표명하는 바입니다.

2. 본회 회원들이 보건신문의 2006.4.10 이후 4.17, 5.1, 5.15 기사 중 고려수지침학회가 광고한 내용을 보고 항의가 빗발치고 있는바, 귀학회가 광고한 내용을 요약하면,
① "전 관인 향군한약학원 수료자 제위께" 하는 작은 글씨와
② "한약사용 주의하세요" 라는 큰 글씨 제목하에 광고문을 통해
③ "한약재 약80% 이상이 효과가 불확실하고, 건강과 질병에 위험가능성, 문제점을 알려드립니다." 라고 하여
"고려수지침의 진단법과 실험방법으로 한약재 170여가지를 검증하여 본 결과, 한약재 약80%이상은 치료효과를 확인할 수 없었으며, 더욱이 음양백진을 크게 편차나게 함으로서 건강과 질병에 큰 위험을 줄 수 있다 라는 판단을 하게 되었습니다. 이처럼 한약은 건강에 나쁜 영향을 줄 수 있고, 질병치료가 불확실하므로 한약강좌에 대한 사례를 드립니다."
-중략-
"한약재배, 채취, 유통, 수출입, 치료, 보약, 식품 등 한약이용을 신중히 선택하시고, 한약을 재료로 하는 사업에도 신중한 선택이 있으시기 바랍니다." 라는 내용으로 광고한바,
고려수지침의 진단법과 실험방법으로 한약을 검증할 수 있는 것처럼 하여, 정부가 인정하고 과학적으로 더욱 연구개발 발전시키고 있는 한의약정책에 반하여, 국민들에게 한약이 유해로운 것처럼 오도하면서, 고려수지침에 관련된 반사이익을 추구하려는 듯한 광고를 즉시 중단할 것을 촉구하며, 기 광고사항에 대한 적절한 해명을 요구합니다.
또한 귀학회와 보건신문사가 금일이후에도 본 광고를 계속한다면, 귀학회가 발표한 연구결과 검증자료를 요구할 것이며, 이에 따른 위법사항이 있을 시에는 적절한 조치를 취할 것임을 참고바랍니다. 끝.

사단
법인 대 한 한 약 협 회 장

대한한약협회에서 공문을 보내 왔으므로 본 학회의 입장을 밝힌 내용이다.
— 보건신문사와 고려수지침학회에서 대한한약협회에 보낸 회신 공문임 —

㈜ 보건신문사
www.bokuennews.com

풍부한 건강정보, 발행부수 1위의 전문지
◎140-132 서울시 용산구 청파동2가 113번지
TEL 714-1656~7, 718-7321~6 / FAX : 715-5709, 718-7327

문서번호 : 제 26-05-108
시행일자 : 2006년 5월 25일
수　　신 : 대한한약협회 회장 귀하
참　　조 : 사무총장님
제　　목 : 「'한약사용 주의 하세요' 관련광고 중단촉구」 공문관련 학회의 입장

"한약사용 주의 안내"에 대한 고려수지침학회 입장

　최근 고려수지침학회가 전(前) 관인향군한약학원 수료생들에게 "한약사용시 주의하세요"를 안내하였었습니다.

　본 학회에서 이들 전 향군한약학원 수료생들에게 이같이 안내한 것은 본 학회가 지난 20여 년간 이 학원을 운영하여 왔으며 이들 수료생들이 한약관련 분야에 종사하고 있으므로 본 학회에서 고려수지침의 진단과 실험 방법으로 한약을 실험한 결과와 문제점을 알리고 주의를 주기 위한 것이었습니다.

　몇 번의 광고로 전(前) 향군한약학원 수료생들에게 충분히 알렸다고 생각되며, 본 학원 수료생들에게 알리기 위한 광고는 더 이상 나가지 않을 것입니다.

　순수하게 본 학회의 내부적인 일로서 학원 수료생에게 알리기 위한 것이 한약업계에 누가 되었다면 유감스럽게 생각합니다.

고려수지침학회 회장 유태우

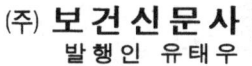

㈜ 보건신문사
발 행 인 유 태 우

필자는 나름대로의 실험방법으로 한약을 실험해서 그 문제점이 심각했기 때문에 알렸는데 전체 한약계에 파문이 일어나, 필자와 『보건신문』에서는 한약의 문제점에 대해서 더욱 깊이 연구·취재하지 않을 수 없는 상황이 벌어지게 된 것이다. 그래서 필자는 한약의 심각한 문제점들을 정리한 것과 실험내용의 방법들을 숨김없이 소개하려고 본서를 쓰게 되었다.

그간 대한의사협회, 대한간호협회, 한국독성연구원, 한국소비자보호원, 본 학회의 설문조사, 보건신문에서 기사화 되었던 내용들을 정리하였다.

특히 일본에서는 양의사들이 1990년경부터 한약의 임상실험을 통해서 수백 편의 한약 임상논문이 보고되고 있었고, 『한방약은 위험하다』, 『한방약은 효과 없다』 등의 책들이 출판되고 있었다. 우리나라, 일본 등 세계적으로 한약의 문제점을 지적한 자료가 많았고, 더욱 중요한 것은 국민들 중에 한약을 먹고서 부작용을 경험한 사람들이 너무 많다는 사실을 알 수가 있었다. 사정이 이러한데도 보건복지부나 정치권에서 전혀 대책을 내놓지 않고 있다는 데 놀라지 않을 수 없었다.

한약업계에서 지나친 과민반응을 일으키고 있으므로, 필자나 『보건신문』의 경우에 있어서도 한약의 문제점을 더욱 보완하여 기사화시키고 근거를 제시하지 않을 수 없는 상황이 되었다.

"한약 주의하세요"라는 광고가 나가자, 한의계에서는 다음과 같은 기사 논평이 나왔다. 〈『한의신문』 2006년 5월 26일자에 게재된 내용임〉

"한약 효능·본질 부정하지 마라"
한약협, 고려수지침학회에 광고 중단 촉구

고려수지침학회가 보건신문사에 한약재의 80% 이상이 효과가 불확실하기 때문에 한약 사용을 주의하라는 내용의 광고를 실은 데 대해 최근 대한한약협회(회장 이계석)가 유감의 뜻을 표명한 데 이어 광고 중단을 촉구하고 나섰다.

지난 22일 한약협회는 성명서를 통해 '고려수지침학회도 침술 부분을 연구하는 관련기관으로서 한의약 육성발전에 참여·기여하여야 함에도 불구하고, 최근 보건신문 광고를 통해 정부가 인정하고 모든 한의약계가 공인한 한약의 효능과 본질을 부정하는 내용을 광고 게재한 것에 대해 심히 유감과 우려를 표명한다'고 밝혔다.

이어 성명서는 "고려수지침의 진단법과 실험방법으로 한약을 검증할 수 있는 것처럼 정부가 인정하고 과학적으로 더욱 연구개발 발전시키고 있는 한의약정책에 반하여, 국민들에게 한약이 유해로운 것처럼 오도하면서 고려수지침에 관련된 반사이익을 추구하려는 듯한 광고를 즉시 중단할 것을 촉구한다"며 광고사항에 대한 적절한 해명을 요구했다.

이와 함께 '고려수지침학회와 보건신문사가 금일 이후에도 본 광고를 계속한다면 귀학회가 발표한 연구결과 검증자료를 요구할 것이며, 이에 따른 위법사항이 있을 시에는 적절한 조치를 취할 것'이라고 강조했다.

한편 고려수지침학회가 보건신문사에 게재한 광고는 세 가지 내용으로 구성돼 있다.

하나는 전(前)관인 향군한약학원 수료자들에게 한약 사용을 주의하라는 것으로 20년간 한약강의를 한 것에 대해 사죄한다며 한약재배, 한약채취, 한약복용, 한약유통, 한약식품, 한약수출입, 한약치료, 한약보약 등 모든 산업에 한약 이용을 주의하라는 것이다.

또 "한약재 약 80% 이상이 효과가 불확실하고 건강과 질병에 위험 가능성·문제점을 알린다"며 고려수지침의 진단법과 실험방법으로 한약재 170여 가지를 검증해 본 결과 약 80% 이상은 치료효과를 확인할 수 없었고, 음약맥진을 크게 편차나게 함으로써 건강과 질병에 큰 위험을 줄 수 있다는 판단을 하게 됐다는 내용이다.

다른 하나는 "한약 책자 판매중지합니다"라는 것으로 보건신문사 발행인과 고려수지침학회 유태우 회장이 '본사 발행 한방 책자로 한약을 연구하였다면 이후로는 특별히 주의하시기 바랍니다'라며 "한약이 건강에 지극히 나쁜 영향을 줄 수 있다고 확신되었다"고 주장하고 있다.

또 다른 하나는 '서금요법개론'이라는 신간 안내로 '효과유무검증법-한약효과 실험 공개', '각종 통증·운동통증 진단과 건강증진과 치료이론', '침봉요법과 서금요법 기구들 해설' 등의 내용을 담고 있음을 소개하고 있다.

2. 한약의 농약·중금속·표백제·오염 실태

DDT·카드뮴에 이산화황까지 무방비 노출

한약재를 음양맥진으로 실험해 보니(건강맥으로 조절시켰을 때의 악화반응) 80% 이상이 음양맥상을 악화시켜 질병을 발생시키거나 악화시킬 가능성이 있는 것으로 나왔다. 게다가 한의사가 처방·제조한 한약에서 독성간염 등의 부작용 사례가 많은 것으로 설문조사 결과 드러났다. 사정이 이런데도 여전히 수입 한약재에서 농약·중금속·표백제 오염까지 된 한약을 사용하여 환자들에게 복용시키고 있는 실정이다.

2006년 5월 29일 『보건신문』에 게재되었던 기사를 전재·소개한다.

DDT·카드뮴에 이산화황까지…무방비 노출

기준치 초과 약재 버젓이 판매…국민건강 위협
제조업자 한약재 수입시 통관검사면제 등도 문제
재배기준 없고 유통기한도 '제멋대로'

한약 문제는 지난 2004년 8월 25일 방영한 KBS '추적60분'에서도 심각한 그 허점이 드러난 적이 있다. 당시 추적60분은 '충격-한약재 약인가, 독인가?' 라는 주제로 저질 한약재의 유통 현장을 추적하고, 정부의 안일한 한약재 품질관리 실태를 고발했다.

추적60분 제작진은 "서울시보건환경연구원에 의뢰해 시중에서 유통중인 국산 및 수입 한약재 37종의 품질을 검사한 결과 14종(40% 이상)에서 표백제(이산화황)가 최고 3,037ppm이 검출됐으며, 4종의 한약재에서 농약이 나왔다"고 전격 공개했다.

한약재가 단순히 저질, 가짜만 유통되는 상황을 넘어 농약·중금속·표백제 성분에 무방비로 노출돼 국민 건강에 심각한 위협이 되고 있다는 것이다.

이렇게 정부의 한약정책과는 반대로 한약재 유통관리에 심각한 문제가 드러나자 대한한의사협회와 대한개원한의사협의회는 대국민 사과문을 발표하기에 이르렀다. 또 서울약령시협회와 대한한약협회, 대한한약도매협회 등 한약 관련 단체들도 불량 한약재를 소각하고 '불량 한약재 고발센터'(전화 02-959-1010)를 가동, 자정 노력하는 모습까지 보였다. 그러나 이러한 것도 잠시 그때뿐이었다.

▶농약 오염 대한의사협회에 따르면 모 한의사는 자신이 구입한 장비를 이용해 잔류농약검사를 해 본 결과, 대다수 한약재에서 문제가 있는 것으로 나타났다. 일부 약재에서는 사용 금지된 지 수십년이 지난 DDT 성분까지 나오는 등 대다수 국산 한약재에서 기준치를 초과하는 잔류농약이 검출됐다고 주장했다. 다른 농산물에 비해 검사기준이 훨씬 낮은 한약재 검사기준에서 이 같은 사실이 나왔다는 것은 심각한 문제라는 것이다.

과일이나 채소 등 작물은 식품공전에 의해 검출돼서는 안 될 농약기준이 정해져 있다. 한약재는 식품의약품안전청 고시에 의해 유기염소계 농약 BHC($\alpha,\beta,\gamma,\delta$), DDT, Aldrin, Dieldrin, Endrin 등 5종만 검사하고 있다. 그런데 이 5종 농약은 이미 25~30년 전에 우리나라에서 금지돼 사용되지 않는다. 사용되지 않는 농약을 대상으로 검사하고 있어 대부분 규격심사를 통과한다는 것이다. 중국산 일부만이 문제가 될 뿐이다.

그러나 실제 한약재에는 phenthoate, methidathion, cholorothalonil, chlorpyrifos methyl 등 25종의 농약이 검출되고 있으며, 이에 대한 제한규정은 두고 있지 않다. 현재 사용중인 농약에 오염돼 있어도 규격품인 한약재로서 유통되고 있는 것이다. 농약성분의 경우 산지에서 출하 시 제대로 세척만 해도 기준치를 초과해 검출되지 않는다는 것이 전문가의 의견이다. 그런데 세척 후 건조하면 일부 색이 변해 저질품 대접을 받기 쉽다. 한 업체가 3년간 농약문제 때문에 세척 방식으로 영업을 하다가 결국 포기하고 말았다는 사례도 있다.

▶중금속 오염 납, 카드뮴, 비소 등 중금속의 경우는 더욱 황당하다. 우리나라 한약재의 중금속 오염기준은 총량을 기준으로 30ppm이다. 중금속을 검출하는 방법은 비색법을 쓴다. 이것은 색깔을 비교하는 것인데 색이 붉어지는 것을 눈으로 확인하는 것이다. 정량적인 방법도 아니어서 1980년대 이후에는 거의 쓰이지 않는 방법이다.

■ 약재별 잔류 이산화황 검사기준

대상품목 (총206품목)	검사기준 〔이산화황(SO_2)으로서〕
갈근, 갈화, 감수, 감초, 강활, 개자, 건강, 건율, 견우자, 결명자, 계지, 계혈등, 고본, 고삼, 골담초근, 골쇄보, 과루인, 곽향, 관동화, 관중, 광곽향, 구기자, 구자, 금은화, 길경, 당귀, 대추, 도인, 두충, 마황, 만형자, 맥문동, 맥아, 면실자, 목과, 목통, 목향, 미삼, 박하, 방기, 백두구, 백부자, 백자인, 백지, 백출, 보골지, 보두, 복령, 복분자, 복신, 부평, 비파엽, 빈랑자, 사상자, 사인, 산사, 산수유, 산조인, 산초, 상심자, 상엽, 상지, 생강, 세신, 소목, 숙지황, 시라자, 신곡, 신이, 애엽, 어성초, 영지, 오가피, 오매, 오미자, 오수유, 옥촉서예, 용담, 우방자, 위령선, 위유, 유백피, 육두구, 육종용, 음양곽, 의이인, 익모초, 익지, 인동, 인삼, 인진호, 자근, 자소엽, 자소자, 전호, 정향, 제니, 조구등, 지골피, 지구자, 지부자, 지실, 지유, 지황, 진피, 질려자, 차전자, 창이자, 창출, 천련자, 청피, 초오, 측백엽, 치자, 택란, 택사, 토사자, 파극천, 포공영, 포황, 하고초, 하수오, 한련초, 한인진, 향부자, 형개, 호장근, 홍삼, 홍화, 홍화자, 황련, 회향, 후박, 희렴 (이상 134품목)	30ppm 이하
강황, 검인, 계피, 고량강, 내복자, 대황, 반하, 방풍, 백수오, 부자, 삼릉, 상기생, 상륙, 소두구, 시호, 아출, 연교, 연자육, 욱리인, 작약, 천궁, 초과, 팔각회향, 행인, 현삼, 황기, 황정 (이상 27품목)	200ppm 이하
대계, 독활, 백급, 백선피, 사삼, 오약, 용안육, 원지, 은시호, 저령, 천남성, 천마, 초두구, 현호색, 황금, 황백 (이상 16품목)	500ppm 이하
감국, 모근, 백렴, 백합, 산약, 산자고, 상백피, 석창포, 쇄양, 울금, 자완, 종대황, 해동피 (이상 13품목)	1,000ppm 이하
구척, 과루근, 단삼, 당삼, 목단피, 백부근, 속단, 승마, 우슬, 절패모, 지각, 지모, 진교, 천문동, 판람근, 해방풍 (이상 16품목)	1,500ppm 이하

외국은 생약의 개별 중금속에 대한 기준이 마련돼 있다. 중금속마다 인체 유해한 방식이나 피해정도가 다르기 때문에 총량을 기준으로 하는 우리나라는 문제가 크다고 볼 수 있다. 세계보건기구(WHO) 기준은 비소인 경우 1.0ppm 이하, 카드뮴 0.3ppm 이하, 납 10ppm 이하로 정해져 있다.

추적 60분에서 한약재 37종을 무작위로 조사한 결과, 5종의 한약재에서 카드뮴이 기준치를 초과했다. 그러나 이런 문제 있는 한약재의 경우도 유통에는 아무런 문제가 없다고 한다.

▶표백제 이산화황 작약, 갈근 등 시중에서 팔리는 한약재에서 표백제 성분인 이산화황이 다량 검출되고 있다는 것은 공공연한 사실이다. 소비자시민모임은 "경동시장과 인터넷 쇼핑몰 등에서 팔리는 한약재 45점을 조사한 결과, 67%(30점)에서 이산화황이 검출됐고, 이 중 22점은 기준치를 초과했다"고 밝혔다.

특히 중국산 작약의 경우 '수입의약품 관리규정'에 따른 허용기준치의 300배가 넘는 이산화황이 검출됐다. 국내산 갈근에서도 1,986.8ppm의 이산화황이 검출됐다고 한다. 조사대상은 건강, 과두근, 길근, 산약, 삼릉, 석창포, 작약, 당귀, 사삼, 갈근, 독활, 황기, 백복령 등 13품목, 45점이다. 국내산 22점 가운데 11점에서, 중국산 23점 가운데 19점에서 각각 이산화황이 검출됐다.

한약재에 쓰이는 표백제는 제품을 깨끗하게 만들고 색상을 유지하며 벌레가 생기는 것을 막아 상품가치를 높이는 데 사용된다. 유황훈증을 하거나 건조시설을 제대로 갖추지 않은 채 연탄불로 한약재를 말리는 과정에서 이산화황 함유량이 높아진다. 이산화황은 섭취돼 체내 수분과 결합하면 황산으로 바뀌는데, 이산화황에 오염된 한약재를 과량 또는 장기 섭취할 경우 후두, 기관지, 소화기 점막이 손상돼 천식, 소화기 장애 등을 유발하거나 악화시킬 수 있다.

식약청 관계자는 "이산화황은 한약재를 연탄불에 말리거나 충해를 방지하기 위해 유황을 태워 쪼일 경우에 한약재에 잔류될 수 있다"며 "다량 복용할 경우 위장장애 등을 유발할 수 있으며, 특히 천식환자 등 일부 민감한 사람들에게는 홍조, 천식발작, 복부의 불쾌감 등을 일으킬 수 있다"고 경고했다.

식약청은 이산화황이 충해를 방지하는 보존효과 이외에 색깔을 희게 만드는 효과가 있으므로 색깔이 유난히 흰 한약재는 연탄건조 또는 유황훈증 처리 가능성을 의심해 볼 필요가 있으며, 천식환자 등 민감한 사람들은 한약을 복용할 때 반드시 전문가와 상의할 것을 당부했다.

그러나 한약재 속의 이산화황에 대한 기준은 1999년 이후 제정, 폐기를 반복하다가 3~4년 전에 그 기준을 30ppm으로 정해 6개월간 한시적으로 시행했지만 시중에 있는 유통 한약재의 약 40%가 해당되었다고 한다.

이에 따라 식약청은 지난해 8월 1일부터 한약재 206종에 대해 약재별로 30~1,500ppm 이하의 잔류 이산화황 기준을 설정하는 내용으로 '생약의 잔류 이산화황 검사기준 및 시험방법'(식약청 고시)을 제정, 시행에 들어갔다.〈표 참조〉

식약청은 앞으로 유통 한약재의 이산화황 잔류량에 대한 모니터링과 천연 유래 이산화황 함유량 조사 등을 통해 지속적으로 이 기준을 개선·보완할 방침이다.

▶저질 한약재 유통 한약재는 의약품이지만 재배단계에서는 의약품으로 인정되지 않아 아무런 재배기준 없이 방치돼 있다. 물건만 생산해 팔면 그만이다. 과거 냉장기술이 떨어졌을 때 한약재를 오래 보관하기 위해서 연탄 훈증이나 염장(鹽藏)을 했는데 이것이 현재까지 관행으로 남아 있어 문제를 일으키고 있다. 운송과정에서의 부패나 병·해충을 막기 위해 화학약품이 뿌려지기도 한다. 유통기한도 없다. 제조, 도·소매업자가 봉투만 다시 만들어 담으면 그만이다. 부패 우려가 높아 별도의 용기가 필요해도 관련된 제한규정이 없다.

현행법에 의하면 한약재는 재배되는 단계에서는 농산물이고, 한약제조업소나 도·소매 업소에서 취급될 때부터 의약품에 해당된다. 가장 중요한 원료물질의 생산 부분에 있어서 의약적 목적이 있든 없든 특정한 관리를 받지 않아도 된다.

한국의약품수출입협회가 지난 2003년 발표한 한약재의 수입 실적을 보면 2만 9,600여톤, 돈으로는 670억원에 이른다. 국산 약재가 빠져 있고, 식품으로 수입돼 한약재로 유통되거나 보따리상에 의해 국내로 들어온 양을 합칠 경우 1,000억원 가량 되는 것으로 추정되고 있다. 제세공과금과 유통마진은 포함되지 않은 금액이다.

▶개선점 및 대책 특정 관리나 검사 없이 유통될 수 있는 방법이 있어 저질 한약재 사용을 부추길 수밖에 없다. 우선 식품으로 수입해 한약재로 둔갑, 유통되는 점을 들 수 있다. 흙이나 수분으로 무게를 늘리기도 하고 약효성분이 없는 부위가 포함돼 유통되거나 모양이 비슷한 다른 약재가 섞여 있는 경우도 있다. 심지어 흰색

을 내는 석회석이 포함되기도 한다.
 한의사가 대학에서 배웠던 지식수준(대학 본과 1, 2학년 때 배우는 2학점짜리 본초실습이 고작)만으로는 약재를 선택하기가 어렵다. 결국 한의사는 약재에 대한 정보를 얻거나 품질을 구분해 내는 데 한계가 있다. 그래서 관행에 따라 한약재를 구입하고 투약할 뿐이다.
 서울 강남에서 개원하고 있는 한 한의사는 "문제가 있는 것은 알고 있지만 당장 환자를 진료해야 하고, 다른 대책이 없는 상황이 아니냐"며 한탄하기도 했다.
 한약재로 정식 수입하는 경우도 관리의 허점이 있다. 한약재 수입은 한약 수입업자와 제조업자로 나눌 수 있다. 수입업자가 한약재를 수입할 경우 통관검사를 거치지만 제조업자가 수입한 경우 통관검사 없이 자체검사에 맡긴다.
 한약업에 종사하고 있는 한 관계자는 "2003년 한 해 동안 대황은 제조업자에 의해 20건, 수입업자에 의해 8건이 수입됐다"며 "수입업자가 수입해 온 대황 중 통관검사에 합격한 것은 1건에 불과했으나, 제조업체에서 수입해 온 대황은 모두 자가검사 결과에 합격했다"고 말했다.
 이 관계자가 나중에 이 소식을 듣고 제조업체에 가서 문제의 대황을 확인해 보려고 했으나 이미 유통이 끝난 상태였다.
 지방식약청의 약사감시도 제조업소는 자가검사기록이 있는지를 확인하는 수준이지 약재를 수거해 가 다시 정밀검사를 시행하는 것이 아니다. 심지어 단속 1주일 전에 미리 사전 통보해 주는 배려를 해주는 경우도 있다. 이런 상황에서 제조업체의 증가 이유는 쉽게 추정할 수 있다.
 또한 규제개혁 차원에서 한약제조업에 대한 진입이 쉬워졌다. 과거 100평방미터이던 면적기준이 사라져 제조업체가 다시 늘고 있는 것이다. 상식적으로 제조가 불가능한 영세 한약제조업소가 무분별하게 생겨 나오고 있다. 결국 수입할 때 검사를 피하기 위한 수단으로 제조업체를 만들고 있다는 비난을 면하기 어렵다.
 일부 처방 한약재 속에 한약이 아닌 의약품이 포함된 사례가 보고된 적도 있었다. MBC 시사프로그램 '2580'에서는 관절염 치료로 유명하다는 여러 한의원들의 비방(秘方) 성분을 조사해 본 결과, 상당수가 약국에서 파는 합성 스테로이드를 포함하고 있었다는 충격적인 보도를 했다. 당뇨에 효과가 좋다는 일부 한방 환약 성분을 조사했더니 의사가 쓰는 당뇨약을 갈아서 넣은 것이 밝혀지기도 했다.

대한의사협회 범의료한방대책위원회 유용상 위원장은 "한약 유통의 현대화를 위해서는 허가된 유통 및 제조업소만 한약유통과 조제를 담당하게 하고, 한약재에 대한 안전성 및 위해성 검사를 의무적으로 시행해야 할 것"이라고 주장했다.

또 한방 병·의원의 한약재 규격품 사용 및 한약재 성분표시를 통한 국민의 알권리를 보장해야 한다고 덧붙였다.

전 식약청 독성연구부장인 양기화 대한의사협회 의료정책연구소 연구조정실장은 "국내에서 흔히 사용되는 광방기, 방기, 마두령, 청목향 등의 한약재에서 발암물질인 아리스톨로킥산이 검출된 바 있으며, 아리스톨로킥산 함유 한약을 복용한 후 신장간질섬유화를 보인 사례가 국내에서 보고된 바 있다"며 한약 복용시 각별한 주의가 필요하다고 지적했다. 〈『보건신문』 2006년 5월 29일자에 게재된 내용임〉

3. 한약의 부작용 사례

— 『보건신문』에 소개된 내용임(2006년 6월 5일자) —

독성간염 49.0% 한의원 한약 원인
입원 필요한 환자 연간 1,904명 추정
간·위·신장·심장·피부 등 전신에 영향

안전성 입증 시급… 독성 의심될 땐 유통 금지해야

 # 사례 1   한약복용 임산부 간손상

전남 광주에 사는 임신 말기의 한 임산부(32)가 감기 치료를 위해 한약재를 먹은 후 간수치가 급상승해 병원에서 치료받은 사례다. 이 임산부는 지난해 3월초 감기 증상이 있어 인근 한의원에서 이틀간 한약을 지어먹었으나 증상이 전혀 호전되지 않고 피로감을 느껴 한약 복용을 중단하고 평소 다니던 M산부인과를 찾았다.

산부인과 의사는 임산부의 간손상을 의심하고 혈액검사를 시행한 결과, 세포손상이 증가하는 수치인 AST와 ALT가 각각 531IU/L와 380IU/L를 기록했으며, 간이 손상돼 해독능력이 저하될 때 증가하는 수치인 빌리루빈(bilirubin)이 3.4mg/dl로 나왔다. 이 수치는 임산부의 한약 복용 직전 간수치(AST 79IU/L, ALT 118IU/L) 보다 AST가 6.7배, ALT가 3.2배 높게 나타난 것이다.

결국 이 환자는 전남대병원으로 옮겨져 정밀검사를 받고 약 3주간 치료를 받았으나 3월말경 임신 38주에 유도분만을 시행하게 됐다.

당시 환자의 추정 진단명은 '한약으로 인한 독성간염'과 '임신중 지방간'이었다. 이미 두 번의 출산 경험이 있는 환자는 지난 임신기간 중에는 간손상 징후가 없었던 것으로 밝혀졌다.

이 환자를 치료했던 전남의대 산부인과 김윤하 교수는 "환자가 처음 병원에 내원했을 때 AST와 ALT가 모두 700대로 매우 높은 상태였다"며 "함께 환자를 봤던 내과 전문의가 초음파검사 결과 기질적 손상이 의심된다며 조직검사를 권했지만, 환자가 거부하는 바람에 확진은 할 수 없었다"고 당시 상황을 설명했다.

이와 관련, 전문가들은 "'한약으로 인한 간손상'이라고 확진은 할 수 없지만, '임신중 지방간'은 매우 드물게 나타나는데다 한약 복용 외에는 간손상을 유발할 만한 다른 인자가 없었으므로 개연성은 충분하다"고 입을 모았다.

15년 동안 식물 및 생약제로 인한 간독성을 연구해 온 부평세림병원 소화기내과 안병민(전 가톨릭의대 교수) 과장은 "비록 한약을 이틀밖에 복용하지 않았지만 독성간염이 일어날 가능성은 충분하며, 더구나 임신중에는 독성간염에 대해 취약성을 띠기 때문에 더욱 위험하다"고 밝혔다.

안 과장은 또 "이 환자는 한약을 먹기 전에도 간수치가 정상보다 약간 높은 상태였기 때문에 한약을 복용하면서 급격한 간손상이 유발됐을 가능성을 배제할 수 없다"고 설명했다.

사례 2   2주 만에 아토피 전신 퍼져

경기 일산에 사는 윤모(32)씨는 28개월 된 아기가 2주간 한약을 복용한 후 전신에 아토피가 퍼졌다며 억울함을 호소했다. 윤씨의 아기는 얼굴 부위에 아토피 피부염을 앓고 있었다. 윤씨는 한의원에서 아토피를 치료한다는 말을 듣고 일산에 있는 C한의원을 찾아가 한의사의 처방에 따라 아기에게 2주간 한약을 먹게 했다.

한약 복용 후 아기의 아토피가 얼굴 외의 부위로 퍼지기 시작했고, 2주가 지난 후에는 이미 전신으로 아토피가 퍼진 상태였다. 윤씨는 당황해 C한의원을 찾았으나 책임 회피성 대답밖에는 들을 수 없었다고 한다.

윤씨는 "전화를 해도 잘 안 되고 직접 찾아가도 너무 오랜 시간을 기다려야 했고 미리 손을 쓸 수가 없었다. 처음에는 한약 복용 후 나타나는 명현반응이겠거니 했다. 전신에 아토피가 퍼졌다고 말해도 (한의원에서는) 나중에 아기가 나이가 들면 저절로 낫는다는 식의 불투명한 대답뿐이었다"고 분통을 터뜨렸다. 명현반응이란 병을 앓다가 치유되기 시작하면 몸 상태가 가뿐해지는 것이 아니라, 도리어 통증이나 어지럼증 등이 나타나는 현상을 말한다.

윤씨는 한의원 측에 처방한 약을 알려줄 것도 요구했지만 거절당했다고 했다. 그 후 일산 백병원에서 치료했으나 아토피가 전신으로 퍼진 정확한 원인을 밝히는 데는 어려움을 겪은 것으로 알려졌다.

전문가들은 한의원에서는 병·의원처럼 처방전을 발행하지 않아 부작용이 나타나도 어떤 성분이 원인이 되는지 밝히기가 어렵다고 한다.

서울의대 소아피부과 김규한 교수는 "복용한 한약의 성분이 무엇인지 제대로 밝혀지지 않아 단정짓기는 힘들지만, 실제로 한약에 의해 이런 부작용이 나타나는 사례가 수없이 많이 발견된다"며 "초기에 피부과에서 치료를 받았더라면 이렇게 전신으로 아토피가 번지는 경우는 절대로 없었을 것"이라고 말했다.

의협 "한약재 검증 필요"

위에서 소개한 두 가지는 최근 대한의사협회가 국민건강을 위해 한약재 검증과 체계화할 필요가 있다며 언론에 공개한 대표적 한약 부작용 사례로, 우리 주변에서도 흔히 접할 수 있다.

〈중략〉

대한의사협회 장동익 회장과 대한한의사협회 엄종희 회장은 최근 모 일간지와의 인터뷰에서 한약 부작용에 대해 이렇게 말하고 있다. 장동익 회장은 "한약 부작용으로 찾아온 환자를 여러 명 진료해 봤다. 한약은 부작용이 없다고 국민이 맹신하고 있다. 한의사가 그렇게 만들고 있다. 지난해 한의사협회에서 만든 감기약 포스터에 '임산부도 안전한 한약'이라는 표현이 들어 있다. 그걸 보고 의사들은 흥분했다. 양약 하나 만들려면 무수한 실험과 테스트를 거친다. 한약은 그런가. 임신부에게 약을 쓰는 게 얼마나 조심스러운데, 어떻게 이런 식으로 국민을 현혹하나. 지난해 의사 700여명에게 설문조사를 했더니, 그 중 70% 이상이 '한약 피해 환자를 진료해 봤다'고 답했다. 주로 위장 출혈과 간염 등이었다. 시중에 유통되는 한약재를 조사해 봤더니, 중금속 성분이 많이 검출됐다"고 문제를 제기했다.

그러나 대한한의사협회 엄종희 회장은 "임산부는 감기에 걸려도 병원에서 약을 처방받지 못해 고통이 크다. 한방엔 임신중에 써도 아주 좋은 감기약이 있다. 그걸 강조했을 뿐이다. 한약은 수천년간 검증을 받아 국내 한약의 유통구조는 부실하다. 한의원보다 개소주집 등을 통해 유통되는 한약이 더 많을 정도다. 한의사의 정확한 진단과 처방에 따르면, 부작용은 없을 것이다. 중국에서 수입되는 농산물에 그런 문제가 있고, 한약재도 기본적으로 농산물이다. 하지만 한의학에서는 '수치·법치'라 해서 독을 순화시켜 인체에 투여했을 때 가장 효율성을 내는 법을 끊임없이 연구한다. 그게 한의사의 전문 영역이다"라고 반박했다.

"부실한 국내 유통구조 문제"

하지만 경원대 이영종(전 대한본초학회 회장) 교수는 지난 2004년 8월 25일 KBS 추적60분이 방영한 '충격보고-저질 한약재, 당신을 노린다' 프로그램에 출연해 "한의학의 기본은 약을 정산(정량계산)하는 것이다"며 "외양이 비슷하다는 이유로 약효가 다른 약재가 섞여 팔릴 경우 한약재의 역가가 바뀌게 되어 노약자나 환자가 이를 장기 복용할 경우 심각한 부작용을 가져올 수 있다"고 지적해 엄 회장과 다른 견해를 보이고 있다.

자신을 'artmed2'라고 밝힌 한 네티즌은 네이버 오픈사전에 올린 '한약과 부작용'이란 글을 통해 "한방에서는 한약의 안전성에 대한 검증이 수천년의 사용으로 역사적으로 입증됐다고 주장하고 있으나, 경우에 따라서는 수천년간 사용돼 오던 약재들도 안전성의 문제점이 발견되기도 한다"며 "최근 감기약 성분인 PPA도 수백만분의 1의 부작용으로 퇴출됐는데, 한방에서 한약이 무작정

안전하다고 주장하기보다는 체계적으로 안전성을 확보하기 위한 노력이 절실하다"고 꼬집었다.

이어 "현대의학에서는 한방의 이론적 지원을 요구하지 않는다"며 "그러나 한방은 현대의학적 이론의 지원 없이는 독자적인 진료나 치료가 불가능하며, 이는 이미 스스로 학문적 결함이 있음을 인정하고 있는 상황"이라고 주장했다.

권오주의원의 권오주(내과전문의) 원장은 "세계적으로 생약제 부작용 사례가 많이 보고되고 있는 만큼 국민에게 이를 적극적으로 알려 더 이상 피해를 입는 일이 없도록 해야 한다"면서 "검증되지 않은 한약에 의한 국민 피해를 막기 위해서는 환자가 복용한 한약재와 부작용과의 인과관계를 밝혀내는 것이 무엇보다 중요하다"고 강조했다.

이와 같이 『보건신문』에서 한약의 문제점을 다루고 연재를 계속하자, 한의약계에서의 반발과 함께 항의성 운동 움직임이 있었다. 그 내용은 『한국의약신문』에 난 기사를 소개하는 것으로 대신한다.

— 『한국의약신문』 2006년 6월 1일자에 게재된 내용임 —

수지침학회 '한약폄하 파문' 확산

한약제제 생산업체 등 관련업계 '공동대응' …강력 대처방침

"한약재의 약 80% 이상이 효과가 불확실하고, 건강과 질병에 위험 가능성·문제점을 알려드립니다."라는 내용의 고려수지침학회(회장 유태우)의 광고와 이와 연관된 기사내용에 대한 파문이 확산되면서 범한의약계와 제약계 등이 공동으로 강력한 대응책을 마련할 방침이어서 주목된다.

특히 고려수지침학회의 이 같은 광고 및 기사내용이 한약효과를 부정하고 부작용을 강조한 것이 알려지자, 지금까지 사태를 관망하던 한약제제 생산 제약사들까지 공동대응에 참여할 움직임을 보여 이번 사태는 고려수지침학회와 한약관련단체 및 제약기업간의 분쟁으로 확산될 조짐을 보이고 있다.

고려수지침학회의 한약폄하 광고에 대해 가장 먼저 문제를 제기했던 대한한약협회(회장 이계석)는 "수지침학회가 한약의 효과를 부정하는 내용의 광고를 중단하고 재발방지를 약속하는 경우 이번 문제를 조용히 해결하려 했으나, 수지침학회는 유감을 표명하는 공문을 보내놓고, 또다시 수지침학회 회원을 대상으로 한 설문조사 내용의 기사화를 통해 한약부작용을 강조했고, 이어 의료계 등이 문제를 제기했던, 이미 지나간 내용을 짜깁기해서 다시 한약위험성을 지적하는 등 스스로 논란을 야기하고 있다"며 강한 불쾌감을 드러냈다.

한약관련 7개 단체의 상임기구 성격인 한약발전연합회(회장 김성한)는 지난 달 25일에 이어 31일 또다시 긴급 상임기구회의를 소집하고 "수지침학회가 한약협에 유감을 표명하는 공문을 보내 놓고도, 또다시 한약부작용 등 객관성이 결여돼, 신뢰할 수 없는 자체 설문조사 내용을 토대로 실제 수지침학회가 운영하는 B신문에 이 같은 기사를 게재한 것은 한약을 말살하려는 의도를 명백히 한 것"이라고 지적, 범한의·약단체와 한약제제 생산 제약기업 등이 규합해 강력히 대응해야 한다는 데 의견을 모았다.

이날 회의에선 한약재생산농민단체인 생약협이 수지침학회에 대해 허위사실 유포 등의 혐의로 형사고발 및 손해배상 청구소송 등의 병행을 주장했고, 서울약령시 측은 B신문에 대한 구독 및 광고중단 필요성을 강조했다.

또한 제약기업단체인 한국의약품수출입협회 측은 이번 광고 및 기사내용이 한약제제 생산 제약기업의 영업에 막대한 지장을 초래한 만큼 수지침학회와 B신문에 대해 이에 상응하는 조치를 요구하고, 반영되지 않을 경우 다각적인 대응책을 구사해야 한다는 점을 강조했다.

한발협은 이번 사태에 신속히 대처하기 위해 대책위원회(위원장 라도선 한발협 간사)를 구성했다.

대한한의사협회는 수치침학회가 제시하고 있는 한약 효과 실험인 '수지력 테스트'라는 것이 제도권에서 검증되지 않은 방법인데도 마치 과학적인 실험인 것처럼 마구 발표한 데 대해 학술적·법적 대응을 해 나간다는 방침이다.

한약관련단체 등은 6월 초에 회합을 갖고 효과적인 대응방안을 논의하고, 6월 중순경에 강력한 대응책을 구사할 것으로 알려졌다.

한편 이번 파문은 수지침학회가 한약협의 문제제기에 대해 유감을 표명하고 광고 중단을 약속함으로써 일단락되는 듯했으나, 이 후 수지침학회가 자체 설문조사 등을 통해 한약부작용 시비를 불러일으키면서 더욱 확대되는 양상을 맞고 있는 것이다.

4. 국립독성연구원 조사발표

- 위중한 독성간염 49%가 한의사가 제조한 한약이 원인
  의사들 설문조사 독성 간염 83.2%가 한약이 원인,
  대한간호협회 학회지 44.7%가 한의사의 처방 한약에서 원인

범의료한방대책위원회(당시 회장 장동익)는 2005년 6월 한달간 774명의 의사를 대상으로 한방에 대한 인식조사를 한 결과, 의사의 72.3%(560명)가 내원한 환자의 한약 부작용을 직접 겪은 것으로 조사되었다.

이 설문조사에서 한약으로 인한 간염 및 독성간염이 83.2%(466명)으로 가장 많았고, 위장 증상이 36.4%, 신장 독성 29.6%, 피부발진 26.4%, 부종 19.5%, 구역질 16.3%, 부정맥 및 심장 독성 11.25%, 지방간 9.46% 등의 순서로 나타났다.

2003년 대한간호협회 협회지에는 한약재의 범람으로 인한 독성간염의 부작용이 보고되었는데, 그 대표적인 것이 한약재로 인해 발생하는 독성간염이라고 보고되었다.

독성간염의 원인 중 한의사 처방 한약이 44.7%로 가장 많았고, 민간 건강식품 25%, 한약재 13.2%, 약사의 임의조제 1.3%, 의사의 처방에서 14.5%로 나타났다.

이와 같은 양의사, 대한간호협회의 설문조사를 상대 이익단체의 설문조사라고 폄하하고 무시할 수 없는 것이다.

2003년에는 국립독성연구원에서 한림대학교에 "식이유래 독성간염의 진단 및 보고체계 구축을 위한 다기관 예비연구"라는 제목으로 용역을 의뢰하였다. 한림대학교의 주관 연구책임자인 김동준 교수는 2003년 7월 1일~11월 30일까지 연구조사를 하였는데, 그 최종 보고서를 보면, 한약·한약재의 독성간염 부작용이 심각한 실정임을 알 수 있다. 김 교수는 매년 1,904명의 독성간염 환자가 발생되는 것으로 추정하면서 한약재로 인한

전체 독성간염은 61.7%이며, 그 중에서도 한의사가 조제한 한약 가운데 49%가 독성간염의 원인이라고 밝혔다.

위 연구제목으로 제출한 연구사업 최종 보고서 요약문을 보면 다음과 같다.

연구사업 최종 보고서 요약문

연구과제명	식이유래 독성간염의 진단 및 보고체계 구축을 위한 다기관 예비연구		
중심단어	간독성, 독성간염, 한약, 민간요법, 기능성식품		
주관 연구기관	한림대학교	주관 연구책임자	김동준
연구기간	2003.7.1~2003.11.30		

연구배경 및 목적: 한국에서는 상용의약품뿐 아니라 각종 한약재가 공식적으로 사용되어 왔으며, 그 외에도 다양한 민간요법, 대체보완요법제 및 건강식품 등이 범람하고 있는 실태이다. 한편 상용의약품과 달리 한약 등 식물제제, 민간요법, 기능성식품들은 거의 대부분 안전성에 관한 자료가 없어 이들로 인한 부작용이 나타날 개연성은 매우 높다. 그런데 대부분의 생리활성물질이 간에서 대사되고 해독되는 과정을 거치므로 이들에 의한 간독성의 문제는 반드시 검토되어야 할 부작용이다. 그러나 현재 한국에서는 이들로 인한 간독성의 발생빈도, 임상경과, 의료사회적 비용 등에 관한 기본적인 자료가 매우 부족한 실정이다. 본 연구의 목적은 각종 식물제제나 건강식품류에 의한 독성간염의 진단 및 보고체계를 구축하기 위한 전향적인 다기관 예비연구이다.

연구내용 및 방법: 2003년 7월부터 11월까지 전국 7개 대학병원에서 수정된 원인산정법(modified RUCAM score)에 의해 독성간염 증례를 전향적으로 수집하였다. 간손상의 정의는 ALT, AST, total bilirubin, alkaline phosphatase 중 어느 한 가지가 2N(N: 정상 상한치) 이상 증가했을 때이며, 간손상은 간세포형, 담즙 정체성, 그리고 두 가지가 혼합된 혼합성의 3가지 임상형으로 나누어 분류하였고, 향후 한국인에서 SNP(Single Nucleotide Polymorphism) 차이에 따라 약제에 대한 대사성 특이반응에 차이가 나는지의 여부에 대한 후속 연구와 proteomics study를 위한 시료도 확보하였다.

연구결과: 1. 독성간염의 발생 빈도: 2003년 3월부터 2003년 10월까지 8개월의 조사기간 동안에 진단된 독성간염의 증례수는 총 55례였으며, 우리나라에서는 종합병원에 입원하는 위중한 독성 간질환 환자수는 년간 1,904명으로 추정되었다. 한편 독성간염 발생빈도는 지역에 따라 뚜렷한 차이를 보였는데, 서울과 경기지방에 비해 충청·전라·경상·강원 지역이 뚜렷하게 높았다(5.2% vs 18.4~36.0%) 2. 독성간염의 임상적 특성: 남자는 19명(34.5%), 여자는 36명(65.5%)이었으며, 나이는 55.6± 12.8세였다. 원인물질로는 한약과 한약재가 가장 많았으며(61.7%), 민간요법과 건강식품도 많아(29.1%) 이 두 가지가 전체 원인의 대부분을 차지하였다. 전체 55례 중 사망자는 2례(만성 B형 간질환에서의 한약 추가 복용 1례, 결핵약제에 의한 독성간염 상태에서의 한약 추가 복용 1례)가 있었다.

결론: 1. 한국에서 입원이 필요한 위중한 독성간염의 발생빈도는 년간 1,904명으로 추정되었다. 2. 위중한 독성간염의 발생빈도는 서울과 경기 지역(5.2/1000 종합병원 병상)에 비해 충청·전라·경상·강원 지역이 뚜렷하게 높았다(27.1/1000 종합병원 병상). 3. 위중한 독성간염의 원인으로는 한약과 한약재가 가장 많았으며(61.7%), 민간요법과 건강식품이 그 다음(29.1%)이었고, 일반 의약품에 의한 독성간염의 빈도는 낮았다(7.3%). 4. 위중한 독성간염 환자 중 사망한 예들은(3.6%) 기왕에 간질환을 가진 환자에서 독성간염이 중복 발생되는 경우였다. 5. 우리나라에서는 국민건강수호와 의료자원의 적정배분 측면에서 독성간염에 대한 전국적인 규모의 실태파악과 보고체계구축이 매우 시급한 문제임을 알게 하였다.

또한 연구성과의 결론에서 김 교수는 "〈전략〉위중한 독성간염의 원인으로 한약과 한약재가 가장 많았으며(61.7%), 〈중략〉위중한 독성간염 환자 중 사망한 예들은(3.6%) 기왕에 간질환을 가진 환자에게 독성간염이 중복 발생되는 경우였다"고 하였고, 〈중략〉한약 · 한약재 · 민간요법 · 기능성 식품에 대한 안전성 문제에 대한 연구와 정책이 지방에서 중점적으로 이루어져야 함을 알게 되었다고 하였다.

한의사가 조제한 한약이 위중한 독성간염의 가장 큰 원인임을 분명하게 밝히고 있는데, 한의사들은 이러한 발표를 외면하고 한의사 죽이기 논문이니, 양방 계통의 조사연구로서 한의학을 폄하하는 내용이니 하면서 반박하고 있다. 정작 다른 방안에 대한 연구도 하지 않은 채 너무나 안일한 의식에 빠져 있다. 이러한 안일한 자세는 정부 당국도 별반 다르지 않다. 보건복지부 한방정책팀에서는 아무런 대책도 없이 한약을 마구 이용하게 방치하고 있는데, 이것은 국민건강을 위해 염려스러운 일이 아닐 수 없다.

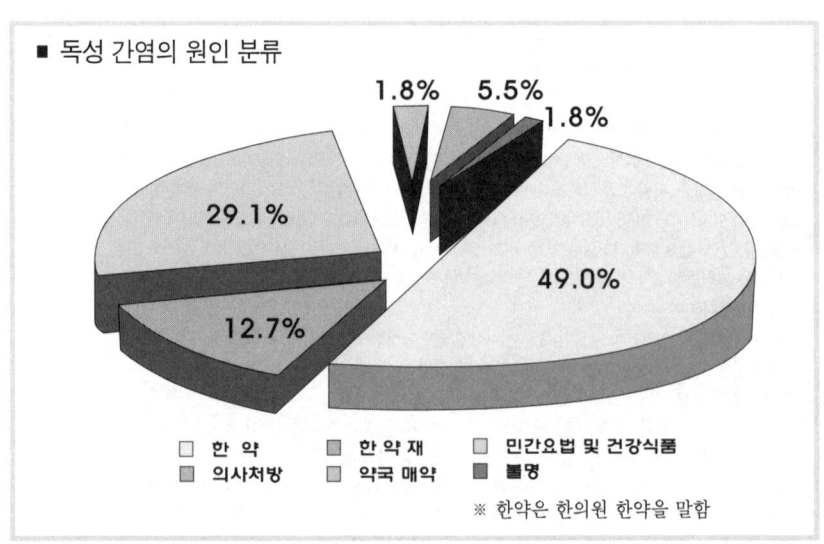

■ 독성간염 증례 요약

#	age	SEX	AST	ALT	ALP	TB	Rvalue	TAPE	원인	복용일	발현일	증상	입원일	Phyto scale
1	49	m	242	479	129	1.4	10.33	H	한약	11	10	12	5	9
2	64	f	258	103	71	23.9	0.097	C	홍삼정	8	8	17	26	10
3	58	f	1030	1046	293	4.9	loss	H	약술	loss	30	17	19	7
4	45	f	1955	1180	344	17.4	loss	H	탕제	loss	30	3	37	6
5	68	f	1013	963	418	18.2	12	M	loss	50	10	17	13	6
6	62	m	762	4875	264	7	80	M	갓버섯	2	1	8	8	6
7	50	m	485	914	704	5.5	8	M	뽕잎환	loss	60	17	6	6
8	33	f	950	1116	109	6.21	23.3	H	한약재(체질개선제, 살빼는 한약)	22	21	20	13	11
9	37	f	796	508	96	15.36	9.58	H	약초(허깨나무, 가시오가피)	12	8	17	14	11
10	45	f	1347	707	160	2.54	10	H	한약재, 약초(가시오가피)	65	40	10	12	9
11	52	f	380	490	173	1.75	64.1	H	한약재(신경통약), 무화유음료(당뇨)	55	45	11	15	10
12	32	m	557	1064	97	3.88	22.7	H	가시오가피, 허깨나무	88	87	9	16	6
13	47	f	506	1548	177	1.88	19.8	H	한약재	85	70	21	8	4
14	34	m	3818	5420	250	13.59	49.08	H	한약재, Loxoprofen	7	4	22	20	7
15	36	m	98	94	1681	10.7	0.12	C	한약재(중국 가서 처방)	24	15	22	21	6
16	60	m	127	138	126	23.67	2.47	M	허깨나무, 가시오가피(45일간)	46	45	7	52	8
17	73	f	488	194	77	1.12	5.7	H	한약재	2	1	18	14	9
18	81	m	269	472	1155	1.9	3.14	M	용탕	40	30	16	13	9
19	54	m	1290	1117	317	5.1	27.1	H	한약	85	80	20	19	8
20	52	m	368	510	1845	14.2	2.1	M	민들레, 인진쑥	loss	5	17	15	7
21	50	f	657	1191	686	5	13.3	H	붕어즙	loss	17	16	15	8
22	55	f	1091	806	358	11.8	17.3	H	한약	32	24	6	19	9
23	61	f	732	921	286	12.6	24.7	H	한약	85	50	17	12	9
24	60	f	1160	754	435	21.3	13.3	H	한약(녹용포함)	120	120	16	19	9
25	71	f	1348	1193	150	31	23.3	H	페보란	loss	25	loss	loss	7
26	69	f	328	330	178	1.0	5.42	H	관절염 치료목적	loss	30	loss	loss	8
27	54	f	1032	1500	153	6.5	28.9	H	건강증진보약	loss	23	loss	loss	6
28	33	m	632	1242	133	5.5	27.3	H	내상	60	40	loss	loss	8
29	72	f	198	229	435	17.9	1.54	C	호흡곤란의 치료목적	14	14	loss	loss	7
30	39	f	1207	1083	212	8	14.9	H	보약, 이진호, 택사, 보령, 계지지경, 방가, 황금, 인삼, 반라, 감초, 생강, 대추	60	50	loss	loss	7
31	42	f	297	649	167	1.7	11.3	H	갈근, 절겸, 승마, 백지, 황금고관	6	4	loss	loss	7
32	71	f	608	950	99	1.8	27.9	H	녹용	loss	30	loss	loss	7
33	68	f	990	1097	346	12	9.3	H	한약(처방전 있음)	loss	8	loss	loss	8
34	50	f	510	619	130	2.5	14	H	신선굴, 돌마나리	28	23	loss	loss	9
35	63	m	1151	873	174	3.76	14.7	H	불미나리	loss	8	loss	loss	9
36	62	f	793	943	271	2.5	10.2	H	결핵치료위한 한약, 미상	50	49	loss	loss	7
37	49	f	433	412	167	0.83	7.2	H	홍삼, 누에, 도라지풀	14	11	loss	loss	8
38	29	f	6320	6060	174	6.19	101.3	H	보약	loss	21	loss	loss	7
39	61	f	4488	2002	142	22.24	loss	H	가시오가피	loss	16	loss	loss	7
40	57	f	2119	4680	224	16.37	59.3	H	미상	loss	18	loss	loss	7
41	67	f	580	777	234	12.2	9.7	H	홍삼엑기스	13	10	loss	loss	9
42	60	m	572	341	109	13.2	9.17	H	한약	loss	25	loss	loss	8
43	69	f	549	289	94	0.57	1701	H	녹용+한약	loss	20	loss	loss	8
44	72	f	443	473	183	0.70	15	H	산초나무	loss	5	5	3	8
45	66	m	191	336	190	4.2	9.25	H	건강보조식품	163	160	2	14	6
46	66	f	1820	1420	175	0.78	45	H	GABA3, TUOCT	8	8	4	18	10
47	50	f	1459	1330	465	19.22	15	H	사슴피	152	76	4	67	6
48	64	f	663	1032	479	0.75	11.45	H	loss	34	33	13	10	11
49	64	m	3320	1170	286	3.31	21.6	H	탕제	29	27	15	7	8
50	44	f	1901	1713	504	41	18	H	흑염소	18	14	17	55	7
51	32	f	654	894	205	2.48	23	H	쑥환, 홍삼	60	50	11	14	6
52	69	f	159	34	574	20.24	0.12	C	aspirin, nimodipine, ticlopidine	36	18	17	34	9
53	55	f	440	459	185	1.13	14	H	estrogen, progesteron	163	150	11	3	5
54	69	m	261	248	347	26.32	3.9	H	관절약, 혈액순환약	69	69	1	28	5
55	53	f	99	54	195	33.71	0.046	H	한약	7	5	19	24	4

51

5. 한국소비자보호원 조사발표

- 한의약 피해구제 115건 중 54.8%가 "한약이 원인"
  약해·악화사고 가장 많아 … 독성간염도 22건이나
  독성한약재 확대 관리·한방 병·의원 감염예방 대책 시급

한의약 의료분쟁 10건 중 5건은 한약과 관련된 것으로 조사됐다. 또한 침·부항 처치로 인해 피해구제를 신청한 소비자 10명 중 4명은 병원측의 감염관리 미흡과 관련이 있는 것으로 나타났다.

한국소비자보호원은 의료피해구제를 시작한 1999년 4월부터 지난해 말까지 7년간 처리한(한의약 피해 신고건은 3,375건) 한의약 관련 피해구제 115건을 분석한 결과, 이 같이 나타났다며, 의료법 개정 등 관련 제도 개선이 필요하다고 지난 15일 밝혔다.

이번 소보원의 조사 결과는 지난 5월 22일 본지가 보도한 고려수지침학회의 설문조사 결과와 크게 차이나지 않을 뿐 아니라, 한약 복용 후 부작용 문제가 심각한 것으로 다시 한번 입증된 셈이다.

조사 결과, 사고내용별로 보면 한약 복용 후 부작용이 발생한 '약해'와 한의약 치료 후 '악화'가 각각 31건(27.0%)으로 가장 많았다. 다음으로 한약 복용이나 침을 맞은 후 '효과 미흡' 16건(13.9%), 침이나 부항 등 처치 후 '감염' 13건(11.3%) 등의 순이었다.

진료유형별로는 한약이 63건(54.8%)으로 가장 많았고, 그 다음이 침 25건(21.7%), 추나요법 6건(5.2%), 물리치료 5건(4.3%) 등으로 나타났다.

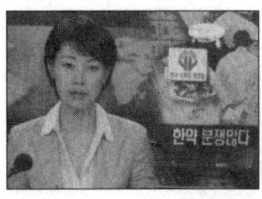 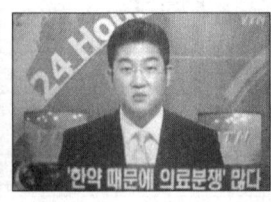 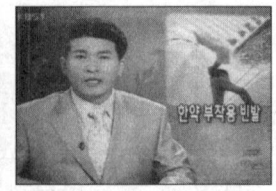

소보원이 한의약 관련 의료분쟁 조사결과를 발표하자, 국내 주요 방송사들도 한약의 심각성을 일제히 보도했다. (왼쪽부터 MBC, YTN, KBS1)

■ **한약 복용 후 독성간염 유의해야**

한약 관련 의료사고 63건(100.0%)만을 보면 약해 발생이 31건(49.2%)으로 거의 절반을 차지했으며, 이 중 간세포가 파괴되는 독성간염이 발생한 경우가 22건이나 됐다.

특히, 독성간염 발생 건 중 한약 처방이 확인된 15건 가운데 7건이 대한한의사협회에서 독성성분이 함유된 한약재라고 지정한 8종(마황·망초·반하·창이자·오수유·행인·도인·방기)을 포함한 것으로 나타났다. 대한한의사협회에서는 한약재 87종을 독성성분 함유 품목으로 따로 선별하고 있다.

보건복지부에서 고시한 '한약재 수급 및 유통관리규정'에 등재된 중독우려 7개 품목에 포함된 한약재를 사용한 경우는 없었다고 소보원은 밝혔다.

한약 복용 중 환자가 이상증세를 호소해도 한의사가 명현반응 등을 들어 투약을 지속해 증상을 악화시킨 건이 절반 이상이나 됐다.

【사례 1】 한약과 양약을 혼합 복용한 후 독성간염으로 사망한 건

수원시 권선구에 거주하는 김 모(남·59)씨는 퇴행성 척추증으로 한방병원에서 한약을 복용하면서 다른 병원에서 양약과 함께 물리치료를 받았다. 이후 급성진행성 간염으로 진단돼 치료를 받던 중 간기능이 악화돼 사망했다.

■ **침·부항 관련 분쟁 중 '감염' 42.9%**

침과 부항 처치 관련 의료분쟁 28건 중 '감염'이 12건(42.9%)이나 되는 것도 문제점으로 지적됐다.

침이나 부항은 인체에 침습을 가하는 의료행위이기 때문에 항상 감염의 위험성이 높다. 그럼에도 불구하고 양말이나 옷을 입은 상태에서 침을 놓거나 부항 시술 전·후에 환자에게 통증 부위를 침으로 찌르게 하는 등 감염관리 측면에서 비의료적인 진료행위가 이루어지는 경우도 있는 것으로 확인됐다.

그런데도 현행 의료법상 한방의료기관에 대해서는 감염 관련 구체적인

법적규정이 없으며, 비위생적인 진료행위를 해도 제재할 법적 근거가 없는 실정이다.

【사례 2】침을 비위생적으로 맞은 후 골수염 발생 건

충남 태안군에 거주하는 허 모(남·40)씨는 체한 후 한의원을 방문해 양말을 신은 상태로 우측 엄지발가락에 침을 맞았다. 이후 통증·부종·발적이 나타나 다음날 피를 빼는 사혈치료를 받았으나 골수염으로 진행되어 치료를 받았다.

■ 응급조치 미흡으로 피해 키우기도

한의사의 과실책임은 '부주의'가 35건(30.4%)으로 가장 많았으며, '설명 소홀'이 33건(28.7%), '책임 없음'이 22건(19.1%), 제 때에 양방병원으로 옮기지 못하거나 양방의술과의 협력이 원활하게 이루어지지 않은 '전원(轉院)·협진' 관련 건이 13건(11.3%)의 순이었다.

이 중 '전원·협진' 건의 경우는 심근경색 등 응급처치가 요구되는 질환에 대해 한방 치료방법을 적용함으로써 회복 기회를 놓치거나, 동일한 질병에 대해 한·양방의 해석과 치료방법이 달라 한방과 양방 동시 치료가 가능한 한방병원에서조차 협진이 원활하게 이루어지지 않아 발생한 것으로 드러났다.

【사례 3】심근경색증에 대한 적절한 치료를 받지 못해 사망한 건

서울시 노원구에 거주하는 김 모(남·59)씨는 흉통으로 한방병원 응급실을 방문해 심전도 검사 등을 받고 이상 없다는 설명을 들은 후 병실로 이동했으나 2시간 후 심정지가 발생해 심폐소생술을 받고 다른 병원으로 전원 중 사망했다.

또한 '설명 소홀' 건은 한의사가 한약의 부작용이나 효과, 복약지도 등에 대한 구체적인 설명을 해주지 않아 이상증세가 나타났는데도 환자가 부작용인 줄 모르고 한약을 계속 복용함으로써 증상을 악화시킨 것으로 나타났다. 한약 관련 피해구제 63건 중 의사의 '설명 소홀'이 26건(41.3%)이나 됐다.

침 치료 관련 설명 소홀은 당초 비만침의 효과를 설명한 것과 달리 체중 감량이 기대에 미치지 못한 경우 등과 같이 효과정도에 대한 분쟁이 많은 것으로 나타났다.

【사례 4】 한의사의 설명 소홀로 인해 독성간염을 소화불량으로 오인한 건

광주시 광산구에 거주하는 이 모(여·29)씨는 산후 비만으로 한약을 복용하던 중 오심·구토 등이 나타났으나 일시적 소화불량 정도로 생각하고 유선으로 2주간의 한약을 추가 주문해 복용한 후 급성독성간염으로 진행돼 치료를 받았다.

【사례 5】 추나요법으로 혀 마비 발생 건

30대인 박 모씨는 목에 충격을 받고 한의원을 방문해 인근 방사선과에서 방사선 촬영을 받은 후 30분 가량 추나교정을 받았다. 이후 핫팩을 이용한 온경락 처치를 받는 과정에서 혀 반쪽 부위가 마비되고 발음이 정확치 않은 증상이 나타나 치료를 중단하고 청구외 병원으로 전원, 심한 충격으로 인한 경추 손상으로 진단받고 경추 보조기를 착용한 상태로 요양했다.

조사 결과, 추나요법 시에 물리적 외력에 의해 경추 신경근의 견인성 손상이 발생될 가능성이 높은 것으로 인정됐으며, 한의원에서도 추나요법과 혀 일부 지각마비 발생과의 개연성을 인정하고 치료비와 위자료를 지급했다.

【사례 6】 고액의 한약대금 환불 요청 건

권 모(여·40)씨는 유방암이 폐와 뼈로 전이된 말기암 상태에서 인터넷 광고를 보고 한의원을 방문했으며, 4개월 정도 한약을 먹으면 나을 수 있다는 설명을 듣고 500만원을 지급한 후 한약을 복용했다. 그러나 한약 복용 후 두통과 요통, 위장장애 등 부작용이 나타나자 한약의 효과를 신뢰할 수 없어 다음날 한약을 반환하고 이미 지급된 진료비 환급을 요청했다.

조사 결과, 한의사가 암 말기 환자를 직접 진료하지 않고 약의 효과만을 지나치게 강조해 기대감을 줌으로써 고액의 한약을 복용케 한 것으로 조사돼 약재 구입비 등 실비용을 제외한 금액을 환급했다.

한국소비자보호원은 이번 조사를 토대로 △독성 우려 한약재의 확대 지정·관리 △한방의료기관의 감염 예방 및 관리를 위한 의료법 개정 △한·양방 협진 병원 내에서의 원활한 진료 협의와 권역 내 응급의료기관과의 협진체계의 구축 등을 보건복지부에 건의할 계획이다.

이와 함께 대한한의사협회에도 △병원감염 예방 및 관리지침 마련 △감염에 대한 정기적인 교육 실시 △예진표 작성 등 한약 투약 전·후 세밀한 환자진료와 복약지도 등을 요청키로 했다.

■ 한의협 "자정노력 최선" 입장 밝혀

한편, 대한한의사협회는 이날 소보원의 '한의약 관련 의료분쟁 실태조사 결과' 발표와 관련해 "앞으로 자정노력에 최선을 다하고, 특히 의료윤리를 위반한 회원에 대해 강력한 의료지도와 함께 징계조치 등을 취할 예정"이라고 밝혔다.

한의협은 '한방 의료기관 피해구제 사례들의 유형과 입장'이란 발표를 통해 "이 기간(6년 8개월) 동안 일어난 전체 한방 의료기관 피해구제 사례는 143건(3.1%)"이라며 "의료사고가 단 1건이라도 발생하면 해당 의료인은 물론, 환자와 그 가족들이 겪게 되는 고통이 심대하다는 판단 아래 의료사고의 발생과 그 가능성을 줄이고 환자를 보호하기 위한 제반의 노력을 추진하고 있다"고 설명했다.

이어 "피해 건수를 최소화하기 위해 회원들을 대상으로 자체 교육을 강화하는 한편, 한방 의료사고로 인한 피해자를 보호하고 보상하기 위해 1999년 이래로 손해보험사와 단체협약을 체결해 운영하고 있다"고 한의협은 덧붙였다.

하지만 이번 조사 결과를 놓고 소보원이 언론에 발표하기도 전에 대한한의사협회 관계자들과 사전에 조율함으로써 발표 시기와 심각성 정도를 수위 조절한 게 아니냐는 비난을 사고 있다.

이에 대해 소비자보호원 분쟁조정2국 의료팀 이해각 팀장은 "조사보고서는 5월 말경에 모두 끝났으며, 발표 계획대로 발표됐다"면서 "현실성 없는 대안제시는 안 되기 때문에 통상적으로 결과 발표 이전에 이해당사자들과 관련 전문가 간담회를 갖는다"며 "간담회를 가진 후 보고서 내용이 변경된 것은 없다"고 말했다.

이 팀장은 "이번 조사 결과에 대해 후속조치 차원에서 보건복지부와 대한한의사협회에 내주 초쯤 건의할 예정"이라고 밝혔다.

〈표1〉 침·부항의 사고내용별 피해구제 처리 현황

구분	감염	악화	오진	기흉	혈종	효과미흡
침	9건(36.0%)	7건(28.0%)	2건(8.0%)	2건(8.0%)	2건(8.0%)	1건(4.0%)
부항	3건(100.0%)	-	-	-	-	-
계	12건(42.9%)	7건(25.0%)	2건(7.1%)	2건(7.1%)	2건(7.1%)	1건(3.6%)

〈표2〉 진료유형별 피해구제 처리 현황

구분	한약	침	추나	물리치료	검사	부항	진단	뜸	기타	계
건(%)	63건(54.8%)	25건(21.7%)	6건(5.2%)	5건(4.4%)	5건(4.4%)	3건(2.6%)	3건(2.6%)	2건(1.7%)	3건(2.6%)	115건(100%)

〈표3〉 사고내용별 피해구제 처리 현황

구분	약해	약화	효과미흡	감염	오진	화상	사망	기흉	혈종	기타	계
건(%)	31건(27.0%)	31건(27.0%)	16건(13.9%)	13건(11.3%)	9건(7.8%)	3건(2.6%)	3건(2.6%)	2건(1.7%)	2건(1.7%)	5건(4.4%)	115건(100%)

〈『보건신문』 2006년 6월 19일자 내용 전재〉

6. 일본의대 부속병원에서 한약 부작용 조사사례
- 한약 3,977건 투여하고 효과 있는지 샘플조사 -
(우리나라에서도 각 한방병원·한의원에서 한약 부작용 조사하고 있는지 의문간다)

한방약 부작용 78% 3일 이내 발생
심통 등 소화기·피부발진·신경증상 순으로 부작용 발생, 무효율 66%

일본의대 부속병원 동양의학과 미우라 오토(三浦於菟)

소시호탕(小柴胡湯)에 의한 간질성폐염(間質性肺炎)의 사망사례 이후, 한방방제의 부작용문제는 동양의학계의 큰 문제로 드러나 있다. 본교의 동양의학과에서는 제1병원 동양의학센터 당시부터 이 문제를 연구하고 그 결과를 발표해 왔다. 그래서 이 문제의 검토결과를 중심으로 생각해 본다.

• 부작용의 인식 : 한대(漢代 : 기원전후)의 『신농본초서(新農本草書)』에는 부작용이 나타나기 쉬운 약물이 분류되어 있고, 고대로부터 부작용의 존재를 알고 있었다. 후세의 한방약학서에는 부자(附子) 등의 독성약물, 임신부 금기약, 투약금기상태, 독성약 완화방법 등이 기재되어 있고, 부작용은 한방약 학습의 중요사항이었다. 한방약의 안전신화는 근년의 산물에 지나지 않는다.

• 빈도와 출현시기 : 빈도의 연구는 본 한방과의 검토 이외에는 없다. 3,977건의 처방건수 중 41건(1.0%)이 검토결과이다. 이것은 약품첨부 문서의 "가끔(0.1~5.0%)"에 해당하고, 일정빈도에서 부작용은 출현하는 것으로 생각해야 된다.

78%가 3일 이내이고, 1사례를 제외하고 10일 이내에 모든 부작용이 출현하고 있다. 부작용은 복후 단기간에 출현하는 것이 대다수이고, 장기복용 도중의 부작용 가능성은 낮다.

예외 중의 한 사례는 장기투여 중의 한방약 적응 상태(證)의 변화에 의해서 출현했다. 주의 깊은 관찰이 필요했다.

• 증상과 경과 : 심와부통(心窩部痛) 등의 소화기증상(약 60%)이 가장 많았고, 다음으로 습진 등의 피부증상(약 24%), 동계(動悸) 등의 신경증상(약 12%)이었다. 이것은 다른 조사와 같았고, 소화기 증상이 많은 것이 특징이라고 말할 수 있다.

팔미환(八味丸)·사물탕(四物湯) 등 소화기 증상이 나타나기 쉬운 한방방제의 투여, 특히 위장허약자에게 투여하는 것은 주의가 필요하다. 또 피부증상은 피부질환 환자에서, 신경증상은 신체를 따뜻하게 하는 한방약(漢方藥 : 溫裏劑)을 먹을 때 나타나기 쉽다. 중독과 부작용으로는 부자(附子)중독이 알려져 있다. 근년에는 독성완화제제(포부자(炮附子))를 사용했기 때문인지 사망한 사례의 보고는 없었다. 그러나 부자의 배합 방제사용을 할 때는 중독될 가능성을 유의할 필요가 있다.

부자는 신경독으로 마비·근육마비 등의 증상을 보인다. 필자의 경험으로도 초기 발생증상으로서 혓바닥 마비와 위화감이 많고, 이러한 증상이 나타날 때는 투여를 중지할 필요가 있다.
　경과를 말하면 중지한 것이 대부분(약 63%), 게다가 감량과 식후 계속복용으로 경쾌하게 되었고, 전체적으로 양호한 경과였다.
　• 원인 : 증상의 판단 잘못으로 인한 부작용이 나타난다. 이것은 주로 동양의학 전문의들에게 많은 의견이다.
　확실히, 본 검토에서도 부작용 출현 방제의 무효율은 약 66%이고, 증상의 판단 잘못도 하나의 원인으로 생각된다. 단, 약 22%의 유효사례에도 부작용은 나타나고 있고, 원인은 이것만이라고는 생각되지 않는다.
　여기서 유효사례를 검토하면, 그 중에서 4가지 사례는 질병증상의 경쾌(輕快)로 보고 있다. 이 사례는 동양의학에서 말하는 명현(瞑眩), 즉 증상호전 전의 유해증상이라고 생각된다. 민간요법나 일부 동양의학 전문의들 사이에서는 이 명현을 강조하는 것을 싫어하는 경향이 있고, 또 이 명현을 한방방제 부작용의 이유로 여기는 민간요법가도 있는 것 같다.
　그러나, 실제 명현현상이 나타나는 것은 본 검토에서는 그렇게 많지 않았다. 명현현상 이외의 많은 유효한 사례에서는 식후의 복용이나 감량으로 부작용의 경감으로 보고 있는데, 한방약의 과잉투여라고 생각된다. 이것은 치료목적의 주작용이 아니고, 부차적인 작용이 전면에 나온 것으로서, 즉 협의(狹意)의 부작용일 것이다.
　과잉투여로 문제가 되는 것은, 한방약국과 중국산 한방약 등의 복용자의 중복 투여라고 생각한다. 이것을 방지하기 위해서는 환자가 알기 쉽도록 알리는 배려가 필요하다.
　또 본 검토에서는 아토피성 피부염 등의 알레르기성 질환환자의 부작용은 약 29%이고, 다른 질환에 비해서 비교적 많았다. 따라서 부작용은 약물과민이 많은 것 같다.
　다시로(田代)씨는 한방방제의 알레르기가 간질성폐염(間質性肺炎)에 관여하고, 그 원인으로서 ① 면역강화성분의 존재, ② 한방방제의 구성생약 중의 황금(黃芩)의 주성분인 '바이카린'의 대사이상, ③ 향기성분 중의 '아루디비도' 등의 알레르기, ④ 분말과립(粉末顆粒)이 폐 속에 침착하고 있다고 보고 있다.
　알레르기가 관여하고 있다고 한다면, 부작용출현은 한방방제 그 자체보다도 투여된 개체측의 문제가 중요하게 된다. 알레르기성 질환 환자와 약물과민의 기왕력(旣往歷)이 있는 환자에게는 보다 신중한 투여와 관찰이 필요하다.
　• 결론 : 일정 빈도로 한방약의 부작용이 나타나는 것은, 틀린 처방과 과잉투여 등의 부적절한 투여, 약물과민자에게 투여 등에 의해서 나타나고 있다. 그리고 약물 그 자체라기보다도 환자 개인의 상태가 중요한 점이 특징이다.
　말하자면 출현율이 낮고, 게다가 대부분이 경증이고 중지함으로써 개선되고 있다. 투여할 때는 한방 방제에 대해서 숙지(熟知)하고, 적응상태를 잘 지켜보고, 투여 후에도 충분한 관찰을 하면 안전성이 높은 약물이라고도 말할 수 있다.

〈『일본의대지(日本醫大誌)』1999년 제66권 제4호에 게재된 내용임〉

제2장
서금의학의 진단법에 의한 한약재 실험내용

1. 제언(提言)

한약재의 부작용 내지 위험성·질병악화 가능성을 지적하였으면 한의약계는 반성하는 것이 올바른 자세이건만, 연구대책은커녕 필자와 보건신문에 대해서 악의적으로 대항을 하고 있는 실정이다. 이에 필자가 연구한 음양맥진법으로 한약재를 실험한 내용을 공개하는 바이다. 그리고 지속적인 설문조사를 통해 한방약의 심각성을 확인하고, 그 결과를 널리 알려서 국민들이 한방약의 피해를 입지 않도록 할 계획이다.

전래적인 관습과 고전문헌을 그대로 믿고 답습해 온 한방약은 약 2,100년 동안 중국과 한국·일본·동남아시아 등 한자문화권에서 널리 이용되어 왔다. 중국의 전국시대에『신농본초경』이 처음 출현된 이후, 수많은 학자들의 경험과 주관적 판단에 의해 수천 종류의 한약서가 출간되어 온 것으로 보인다. 우리나라의 경우도 삼국시대, 고려·조선왕조를 거쳐 오늘날까지 내려오고 있다. 세계적으로 유례가 없는 한의사 제도까지 만들었지만 실제 국민건강에 도움을 주고 있는지, 나쁜 영향을 끼치고 있는지 이제는 검토할 필요가 있다.

　일본의 경우는 의사들이 한방약을 처방하고, 의료보험에 포함시키면서, 한방약에 대한 수많은 비교연구·임상연구를 하여 수백 편의 임상연구논문들이 발표되었으며, 『한방약은 위험하다』, 『한방약은 효과없다』 등이 출간되면서 일본에서는 위험한 한약을 거의 외면하고 있는 실정이다.

　중국에서는 중의사 제도가 있으나 양의학 중심이며, 양의사가 한방약을 처방하여 이용하고, 양·한방(중의)을 동시에 시술하거나 환자가 원하는 방법으로 치료하고 있다. 중국에서 한방의사가 별도로 없는 것으로 보아, 한약의 문제와 심각성을 많이 감지하고 있는 것 같다.

　근자에 우리나라에서는 '2005년 양의사의 감기약 파동'이 불거지면서 한의사들이 "감기약은 한약으로 치료하자"고 하자, 양의사들이 발끈하여 치열한 한약전쟁을 벌이고 있는 중이다.

　필자는 2006년에 서금의학(瑞金醫學)을 제창하고 『서금요법 개론』을 저술하면서 한약재를 실험하기에 이르렀다. 여기에서 한약재는 한약의 원재료들을 의미하고, 한방약이란 처방에 의해 조제된 약을 말한다. 한약재는 시중의 건재약국 등에서 거의 자유로이 유통이 되지만, 한방약은 한의사·한약업사·한약사를 통해서 진단에 따라 처방·조제되거나 달여서 비닐주머니에 넣어 유통되고 있다.

　그리고 우리나라에서 유통되는 한약재의 90% 이상이 중국에서 수입되고 있다고 하며, 한국 내에서의 생약 생산량은 10%에도 미치지 못하여 수량이 절대적으로 부족하다고 한다. 한약이 질병치료에 우수하다면 전량을 수입하여도 아깝지 않으나, 만약 부작용이나 질병을 악화시키는 한약재라면 먹을 이유가 없고, 비싼 외화를 주고 엄청난 한약재를 수입할 이유도 없다고 생각한다.

　사람에게 투여하는 한약재·한방약은 반드시 과학적인 검증이나 임상실험을 거쳐야 한다. 약 2,000여 년 전부터 이용해 왔고, 그것을 정부가 인정하고 한의학계가 공인했다고 하여, 과학적 실험이나 임상실험 없이 관행적으로 이용하는 것은 매우 위험하다. 과학적인 검증만이 인정을 받고 안심하고 이용할 수 있는 길이다.

2. 한약 · 한방약의 문제점
실험 없이 주관적 판단으로 복용시키고 있다

현재 한약은 '2,000여 년 동안을 사용해 왔으니 새삼스레 무슨 과학적인 검증이나 임상실험이 필요하냐'는 인식 아래 사용되고 있는 실정이다. 동양의학적인 방법에 의한 실험조차 없이 이용하고 있다. 현재 한의사들의 주장은 2,000년 동안 사용해 왔다는 그 자체가 임상에서 안전하다는 뜻이 아닌가라고 강변을 하고 있으나, 그 동안에 과연 한방약이 질병을 치료한 것인지 아니면 악화되는지의 임상통계 조사도 없는 것 같다.

한약의 사용에는 다음과 같은 여러 가지 유형의 사용법이 있다.

후세방(後世方)이라고 할 수 있는 대증처방법(對症處方法)이 있고, 고방(古方)이라고 하는 상한론식(傷寒論式)의 방법이 있고, 근자의 중국에서 주장하고 있는 변증논치(辨證論治), 8강이론(八綱理論)에 따른 치료 등으로 구분된다. 그리고 우리나라의 사상방(四象方)이 있고, 윤미(尹美) 선생의 운기처방(運氣處方) 등이 있다. 그 각각의 방법들을 간략히 알아보자.

한방약을 설명하기 전에 각 한약재인 본초(本草)에 대해서 언급하는 것이 순서이겠으나, 뒤편에서 한약재에 대한 언급이 되어 있으므로 참고하기 바란다.

1) 동의보감식(東醫寶鑑式) 대증처방법

『동의보감(東醫寶鑑)』은 지금부터 약 350여 년 전의 조선왕조 때 허준(許浚) 선생 등이 편찬한 한방의서이다. 당시까지만 해도 한방약 책자가 수천 종(種)이 넘을 정도로 많았다. 한의서(韓醫書)는 평생을 읽어도 못 읽는다고 할 정도이다. 이 모든 한의서를 읽을 수가 없으므로 허준 등이 방대한 한의서를 탐독하여 요점만 정리한 것이 『동의보감』이다.

『동의보감』의 처방도 실험 없이 증상에 따라서 한약을 처방하고 투여하고 있다. 맞는지 맞지 않는지의 확인이나 부작용의 연구도 없이, 다시 말해 질병을 악화시키는 약인지 치료되는 약인지를 확인하지 않고 투여하고 있는 것이다.

예를 들어 보자.

『동의보감』 내경편(三)의 14비장(脾臟)편에 보비탕(補脾湯)이 있다. 보비탕의 적응증은 비장의 허랭(虛冷)과 구토·설사·소화불량 등이다. 처방에는 맥아초(麥芽醋)·감초구(甘草灸)·인삼(人蔘)·백복령(白茯苓)·초과(草果)·건강(乾薑)·후박(厚朴)·진피(陳皮)·백출(白朮)이 사용된다.

그런데 비허증일 때 보비탕이 비장을 보하는 효과가 있는지 없는지의 실험방법도 없고, 고전에 기록되어 있기 때문에 처방을 하여 달여서 복용하게 하고 있다. 실제로 맥아초·감초구·백복령·초과·후박·백출 등은 위장·비장의 기능을 크게 악화시키고, 오히려 비장기능을 더 약하게 한다. 다만, 위의 약재 중에서 인삼·건강(乾薑)·진피(陳皮)는 약간의 도움을 줄 수 있으나, 비장을 더욱 허약하게 하는 약재들이 더 많아 인삼·건강·진피의 효능은 발휘하지 못하게 된다. 건강상태가 비교적 좋은 사람은 부작용이 적으나, 건강상태가 나쁜 만성 위장병, 만성 비허증 환자들이 보비탕을 먹으면 오히려 위장장애·설사·복통·헛배 부름·가스 차는 증상 등이 나타날 수가 있어 치료는커녕 더욱 악화될 수 있다.

음양맥진법으로 맥아초·감초구·백복령·초과·후박·백출을 실험해 보면 위장병을 더욱 악화시키고, 아울러 비장의 기능도 크게 약화시킴을 알 수 있다. 특히 감초를 불에 약하게 태우거나 구운 경우에는 음양맥상을 더욱 나쁘게 하는 반응이 나타나고 있었다.

2) 『방약합편(方藥合編)』- 9,635개 한약 처방 요약
증상에 따라서 선정된 한약처방을 이용 - 효과검증 없이 투약

한방약은 저자의 주관적 견해에 따라서 한방약 처방을 하므로 그 종류가 엄청나게 방대하다. 『중의 방제대사전』에 보면 처방이 9,635개나 된다. 한방약으로 치료할 때 방대한 한의서를 읽고, 처방할 수 없으므로 구한말에 황도연(黃道淵) 선생이 고서(古書) 중에서 가장 많이 쓰이는 처방과 한약을 집대성하여 간략하게 편찬한 것이 『방약합편』이다. 『동의보감』은 한방 원리 이론서라면, 『방약합편』은 한방처방 요약집이다. 한국의 한방계에서는 『방약합편』을 중심으로 한약을 많이 이용하고 있다.

『방약합편』에서 중통(中統) 10번째 오약순기산(烏藥順氣散)을 예로 들어 보자.

오약순기산은 일체의 중풍에 먼저 사용하며, 기도(氣道)를 소통시키며, 또 반신불수·관절통에도 쓰인다고 한다. 고혈압 환자가 뇌출혈로 반신불수가 되었을 때 기혈을 소통시킨다고 알려져 있다.

오약순기산의 처방은 마황(麻黃)·진피(陳皮)·오약(烏藥)·천궁(天宮)·백지(白芷)·백간잠(白乾蠶)·기각·건강·감초이다. 이 중에서 마황·오약은 음양맥진을 크게 악화시키는 위험한 약재에 속한다. 그 외에 천궁·백지·백간잠·기각·길경·감초도 음양맥상을 악화시켜 고혈압을 더욱 악화시킬 수 있으며, 음양맥진에서 효과약재라면 진피·건강뿐이다. 진피도 농약을 주어 재배한 것은 음양맥상이 크게 악화되는 반응을 보이고, 건강은 일부 알레르기 반응을 일으킬 수 있다.

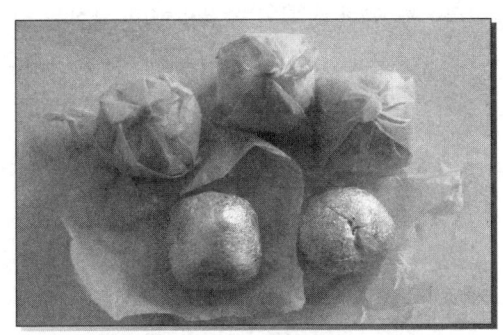
▲ 우황청심원
고혈압증 · 중풍환자가 먹을 땐 음양맥상이 더욱 악화되므로 주의를 요한다.

만약에 고혈압이나 관절염 · 반신불수 등의 중풍환자에게 이 약을 쓴다면 중풍이 악화되거나 치료될 수가 없다. 맥조절이 되지 않을 뿐더러 음양맥상을 더욱 악화시키고 있다. 음양맥진을 악화시킨다는 것은 중풍을 악화시킨다는 의미이다. 이러한 오약순기산이 효과가 있는지 없는지, 오히려 악화시키지는 않는지에 대한 실험이 없이 쓰여지고 있다.

우황청심원(牛黃淸心元)도 마찬가지이다.

우황청심원은 모든 뇌출혈 · 인사불성, 목구멍에서 가래가 막힐 때, 정신 혼미 · 언어장애 · 구안와사 · 수족불수 등에 쓰이고, 척심열(脊心熱) · 몽유 등에 쓰인다고 한다.

우황청심원의 약재들을 음양맥진법으로 실험하여 보면, 인삼 · 주사 · 금박 · 건강 등 몇 가지를 제외하고는(효과반응 있어도 중금속 중독이 있을 수 있다) 음양맥상을 크게 편차나게 악화시키는 반응이 나온다. 몇몇 효과 약재인 인삼 · 주사 · 금박 등이 있긴 해도 약 28가지가 모두 음양맥상을 악화시키고 있어서, 오히려 고혈압 · 심장병 · 동맥경화증 · 뇌출혈 등을 악화시킬 수가 있다.

실제로 우황청심원에서 금박을 벗기고 음양맥진 실험을 해 보면, 음양맥상이 심하게 편차가 나고 악화된다. 금박이나 주사는 중금속 중독의 염려가 있어서 장기간 복용시 주의가 필요하다.

또한 근자에는 우황청심원을 액체·혼탁액으로 만들고 있는데, 실험을 해 보면 맥상이 더욱 악화된다(종이나 탈지면에 묻혀 손으로 만지고 실험하거나 입 안에 넣고서 실험한다).

우황청심원은 금박의 효과반응과 용뇌(龍腦) 등의 향(香)으로 인해 일시적인 기분전환용으로 쓰일 수는 있어도, 중풍을 다스리는 것보다 악화시킬 수 있어 특별한 주의가 필요하다.

3) 상한론식(傷寒論式)의 한약 처방 - 실험방법 없어

한(漢)나라 당시에 전염병이 크게 창궐(猖獗)하여 수많은 사람들이 죽어갔다. 당시에 장사 태수인 장중경(張仲景)이 전염병·독감을 연구하여 나름대로의 이론체계를 세운 학문이「상한론(傷寒論)」이다. 외부의 찬 기운(寒邪)이 인체에 침입하는 위치에 따라서 증(證)과 증상이 다르므로, 증과 증상에 따라서 한약을 처방해야 한다는 이론이다. 침구학과는 전혀 관련이 없으면서, 별도의 이론체계를 세웠다. 오늘날까지도 한방의학의 기본적인 이론이 되고 있다. 중국이나 일본에서는「상한론」방식의 한방약을 사용하고 있는 반면에, 한국에서는 동의보감식 한방약이 주류를 이룬다.

「상한론」에서 증과 증상에 따라서 처방이 맞으면 효과가 있겠으나 틀릴 때는 부작용도 심하다고 하여 주의를 요하는 처방들이다.

『동의보감』이나『방약합편』을 대증(對症)요법이라고 한다면,「상한론」은 일정한 원칙 아래 사기(邪氣)가 외부(外部)에서 침입하는 과정에 따라서 독특한 증(證)과 증상(症狀)을 구별하여 정해진 처방을 사용하는 점이 다르다.

소양증(少陽證)에서 소시호탕증(小柴胡湯症)을 보자.

상한 5~6일에 중풍, 한열왕래, 흉협고만, 불욕음식(不慾飮食), 심번희구(心煩喜嘔) 등의 증(證)과 증상을 구별하여 소시호탕을 사용한다고 한다. 소양증(少陽證)인 반표반리(半表半裡)에 쓰는 처방으로 시호·황금·인삼·반하·감초가 주처방이다. 시호 11.25g, 황금 7.5g, 인삼·반하 3.75g, 감초 1.87g이다.

이 처방의 한약재를 음양맥진법으로 실험하면 인삼·반하는 음양맥상 조절효과가 있으나(단, 반하는 제독하지 않으면 맥상이 크게 악화된다), 시호·황금이 2~3배 정도 더 처방되므로, 인삼·반하의 효과가 나타날 수가 없다. 시호와 황금이 맥상을 악화시키는 정도는 매우 심하여 일본에서도 이 소시호탕에 대한 부작용이 많이 나타나는 것으로 보고되어 있다.

역시 소양증에 소시호탕을 처방할 때도 맞는지 맞지 않는지, 효과가 있는지 없는지에 대한 실험이 없다. 결국 상한론식의 처방들도 실험방법의 부재(不在)가 문제인데, 우려스러운 것은 상한론식의 한방약을 조금만 잘못 써도 그 부작용이 심각하다는 점이다.

4) 변증논치(辨證論治)의 처방도 - 역시 실험방법이 없다

최근 중국에서 한방약 처방(漢方藥 處方)의 효과성을 높이려고 많은 이론들을 개발하고 있다. 이론들을 개발하는 것보다, 실험방법의 개발이 더욱 필요하나, 실험방법은 보이지 않는다.

예를 들어 음허(陰虛)에서 신음휴허(腎陰虧虛)의 처방을 보자.

병기개요(病機槪要)를 살펴보면 방실부절제(房室不節制)·노권과도(勞倦過度), 혹은 구병(久病) 후의 진음모상(眞陰耗傷)에서 비롯된다고 한다.

주요 맥증(脈證)으로는 형체허약(形體虛弱), 두혼이명(頭昏耳鳴), 소매건망(少寐健忘), 요산퇴연(腰酸腿軟), 유정(遺精)·구건(口乾)·설홍소태(舌紅少苔)·세맥(細脈)이며, 치료법칙으로는 신음자양(腎陰滋養)하는 방

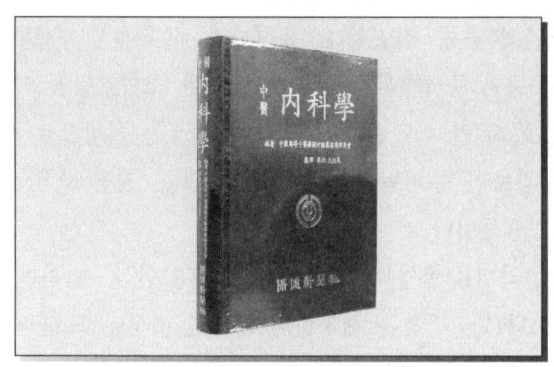
▲ 중의내과학

법을 쓴다. 이때는 육미지황환류(六味地黃丸類)를 쓴다고 한다(『중의내과학』 p.103 참조).

이 육미지황환(六味地黃丸)이 맞는지 안 맞는지, 효과가 있는지 없는지, 질병을 악화시키는지에 대한 실험방법이 없이 투약하고 있다. 남자들에게 육미지황환이 좋다고 하여 많이들 먹게 하나, 한결같이 위장장애나 설사가 나타나 제대로 먹지를 못하고 있다.

육미지황환은 숙지황·산약·산수유·백복령·목단피·택사 등의 약재를 쓰는데, 음양맥진으로 실험하면 모두가 음양맥진을 크게 악화시키는 약재들이다. 이러한 약재들을 교감신경이 항진된 허약자에게 줄 때 더욱 악화될 수밖에 없는 것이다.

육미지황환의 부작용으로는 설사 증상이 제일 많은 것 같다. 뿐만 아니라 소화불량·복만증·장명증 등의 증상도 대단히 많이 일어나서, 신기능을 보하기는커녕 오히려 더욱 허약해지는 현상이 나타난다. 육미지황환의 부작용은 유명하다. 일부에서는 육미지황탕에 사인(砂仁)을 많이 넣어서 먹는다고 하나, 육미지황탕 전체가 음양맥진의 악화반응이 있으므로 사인을 넣어서 먹어도 역시 마찬가지일 수밖에 없다. 건강상태가 양호한 사람은 부작용이 가벼우나, 질병이 심한 사람일수록 부작용은 심각하다.

5) 『초창결(草窓訣)』의 운기 처방

　조선 영조 때 윤미(尹美) 선생의 운기(運氣)처방은 매우 유명하다. 그 후로 각 지방에서 운기학을 연구하여 저술한 운기비방집이 많이 나왔다. 『초창결』의 운기학은 이치에 맞는다고 하여도, 거기에 쓰여지는 한약재들 역시 실험방법이 없이 쓰여지고 있다.

　예를 들어 육갑년(六甲年)에는 비토(脾土)가 실(實)하고, 신수(腎水)가 허랭(虛冷)하므로 부자·산수유탕을 쓴다고 한다. 열이 많은 약이다. 여기에서 포부자·산수유·육두구·목과·오매·정향·곽향·대추는 모두가 음양맥상을 악화시킨다. 포부자는 부자독을 줄인다고 하나, 실제 음양맥진 실험에서는 차이가 없다. 부자의 독성은 특히 주의를 해야 한다. 원처방에 반하·생강 칠편(七片)이 들어 있다고 하나, 반하는 완전 제독을 시키지 못하면 위험한 약재이다. 반하·생강이 들어 있다 하여도 10가지 약재 중에서 8가지가 음양맥상을 악화시키고, 2가지 정도가 맥조절에 도움이 된다면 8가지의 약재에 의해 2가지 약재의 효과는 상쇄되기 마련이다. 이 약을 먹어서 냉하여진 상태를 조절하기보다는 오히려 교감신경을 항진시켜 모세혈

▲ 윤미(尹美) 선생의 『초창결(草窓訣)』 원본 필사본 (본 학회 소장)

　우리 선조들은 이처럼 정성들여 옛 한방의서를 출판하거나 필사하고 암기하여 이용해 왔다. 그러나 이런 노력이 실제 질병 치료에 얼마나 도움이 되었을까? 이제 우리는 냉정하게 이 물음에 답을 해야 한다.

관을 더욱 수축시켜 손발 등의 냉증을 유발할 수밖에 없다.

이처럼 부자·산수유탕이 신허(腎虛)로 인한 냉증에 쓰이는 한약처방이라 하지만, 실제는 부작용이 많아 위험하다.

6) 사상체질(四象體質)에 의한 한약 처방

동무 이제마(東武 李濟馬) 선생의 사상인론(四象人論)을 과대평가하여 사상체질로 발전시켜 침법(鍼法)까지 비약시키고 있고, 인체 6장증 이론이 동양의학의 기본이론이라면 6장인론으로 출발해야 마땅한데, 심장은 병들지 않는다고 제외시키고, 폐장은 1만명 중에 1명이 있다고 등한시하고, 간장·비장·신장 계통에만 질병이 많이 든다는 이론은 과학적·객관적이지 못하고, 기준이 분명하지 않다. 날이 갈수록 심장병·폐암은 크게 증가하고 있다. 그러고서도 태음인 중에서 특정 증상이 나타나면 한약을 이용한다고 하나, 여기에서도 한약재나 한방 처방약에 대한 실험방법이 없다.

▶ 훌륭한 사상의학과 크게 잘못된 사상체질

최근 동양의학 계통, 특히 한방계·건강보조식품업계, 생식·선식업계에서는 사상체질에 따른 음식선택법을 널리 이용하고 있다. 많은 국민들은 각종 매스컴이나 강연에서 자주 접하다 보니 사상체질에 따른 음식선택과 한약 치료에 대해서 관심이 많다. 사상체질에 따라 음식을 선택하고 한약치료와 침구치료를 실시해서 좋은 효과를 보는 경우도 있으나, 거의 대부분은 효과가 없거나 오히려 부작용이 많아 기대하는 만큼의 효과가 나타나지 않고 있다. 그럼에도 한방에서 사상체질을 자주 강조하고 있어 국민들은 올바른 체질구별과 음식선택 때문에 방황하고 이곳저곳을 찾아 헤매고 있고, 올바른 치료를 받지 못하고 있다. 그리고 한의사들은 "체질"이라는 구체성이 없는 이론을 가지고 환자들을 혼란스럽게 하고, 한약을 처방하여 부작용이 나오면 체질탓으로 몰아붙여 약의 부작용을 환자탓으로 이용하고 있다. 인체는 모든 기관 · 장기가 거의 비슷하고 특정 체질은 없다. 이런 실정에서 사상체질이 과연 올바른 방법인가를 다시 생각하고 선택을 하여야 할 것이다.

결론부터 말하자면, 사상체질은 완전한 의학이나 체질분류법이 아니다. 이론에 모순이 있으므로 혹시 올바른 선택을 했다고 할지라도, 반드시 좋은 결과를 보장해 주지 못한다. 이러한 사상체질 방법은 국민들이나 수지침 회원들은 반드시 주의하고 이용하지 말 것을 당부하고 싶다. 사상체질의 불완전성(不完全性)과 잘못된 점을 하나씩 요약하여 설명하면 다음과 같다.

(1) 사상의학(四象醫學)의 올바른 이해

고려 · 조선시대에는 대부분의 선비 · 사대부 · 양반들을 비롯하여 임금까지도 한방을 하나의 학문으로 연구하였다. 이제마 선생은 조선 말기의 선비로서 의학을 공부하였다. 선생은 백성들이 질병으로 고생하는 것을 보고 간편하고 쉽게 치료할 수 있는 의학을 연구하다가 사상의학을 개발하였다. 그리고 사상의학을 널리 보급시켜 국민의술로 이용하게 하려 하였다. 그 분의 뜻과 의지는 매우 고귀하며, 그 분의 의술은 대승적(大乘的) 차원의 의술, 선비의술, 인술(仁術)의 의술로서 존경받을 만하다.

(2) 이제마의 『상한론(傷寒論)』 연구

동양의학은 크게 2가지로 분류된다. 하나는 한약(한방)이고, 또 하나는 침구술이다. 한방은 약물학으로서 구체적인 의학이라기보다는 하나의 대증(對症)요법으로서 장부론(臟腑論)이나 해부학(解剖學)과는 전혀 관련성이 없다. 상한론이 바로 한방의학이론의 원조(元祖)로서 독감 · 감기를 증상에 따라 한약으로 치료하는 이론이며, 여기에는 동양의학의 지식을 필요로 하지 않는다. 즉, 장부론이나 경락 · 기혈이론, 음양 · 오행론은 전혀 관련이 없다.

『상한론』은 중국 한(漢)나라 때(약 2세기 무렵)의 장중경(張仲景)이 저술하였다는 것으로, 병기(病氣)가 외부에서 침입하는 과정을 6부위(部位)로 구분하고, 각 부분마다의 증상을 파악하고, 그 증상과 사기(邪氣)의 위치에 따라서 한약을 투여하는 이론이다. 매우 광범위하면서도 논리정연하고, 이론체계가 잘 갖춰져 있어서 오늘날 한방의학의 핵심이론이다. 사기(邪氣)가 침입하는 과정을 태양증(太陽證)·양명증(陽明證)·소양증(少陽證)·태음증(太陰證)·소음증(少陰證)·궐음증(厥陰證)으로 구분하고, 각 증(證)마다의 구체적인 한열허실(寒熱虛實)에 따라서 한약을 사용한다.

이제마 선생은 『상한론』의 6가지 방법이 너무 구체적이고 세부적이나 실제로 이용하여 보면 6가지보다는 4가지로 나타난다는 것을 발견하였다. 상한6경증(傷寒六經證)에서 2가지를 빼고 4가지로 요약분류를 한 것이 이른바 사상의학이다. 선생이 쓴 『동의수세보원(東醫壽世保元)』을 읽어 보면 먼저 상한론을 열거하고 재정리한 사상론을 설명하고 있다. 어떤 사람들은 사상의학의 근본을 오행이나 주역팔괘(周易八卦)나 오태인(五態人), 5장이론(五臟理論) 등에서 찾고 있으나, 이들 이론은 의학적 차원과는 거리가 멀다. 사상의학은 실제는 『상한론』을 근거로 하고 있는 것이다.

사상이론이란 태양증·소양증·태음증·소음증을 말하는 것으로 각 증상에 따라서 한약을 투여하는 방법이다(『동의수세보원』참조, 원래 사상의학에서는 침구를 이용하지는 않았다).

(3) 상한사상증(傷寒四象證)에서 사상체형(四象體形)을 구분

많은 임상을 하다 보면 나름대로의 체계를 세우고 특징을 찾을 수 있다. 이제마 선생도 상한6경증을 태양증·소양증·태음증·소음증으로 요약 구별하여 임상을 하다가 각각의 특징적인 체형을 발견하였을 것이다.

① 태양증(太陽證)이 있는 사람들은 뇌추(腦顀: 이마)가 잘 발달되었고, 뇌추가 잘 발달된 사람은 태양인 증상이 많이 나타나므로, 뇌추가 잘 발달된 사람을 '태양인'이라고 명명하였다.

② 소양증(少陽證)이 있는 사람들은 가슴이 잘 발달되어 있고, 가슴이 잘 발달된 사람은 소양인 증상을 많이 가지고 있으므로, 가슴이 잘 발달된 사람을 '소양인'이라고 명명하였다.

③ 태음증(太陰證)이 있는 사람들은 허리가 굵고, 허리가 굵은 사람은 태음인 증상을 많이 나타내고 있으므로, 허리가 굵은 사람을 '태음인'이라고 명명하였다.

④ 소음증(少陰證)이 있는 사람들은 엉덩이가 크고, 엉덩이가 큰 사람은 소음인 증상을 많이 갖고 있으므로 엉덩이가 큰 사람을 '소음인'이라고 명명하였다.

이제마 선생은 이와 같이 구분하고 각 체형(體形)에 따라서 나타나는 한열허실(寒熱虛實)을 구별하여 한약을 투여하게 되었던 것이다. 이와 같은 선생의 이론은 그 뜻과 의지가 숭고할 뿐 아니라 논리도 타당해서 이의를 제기할 수가 없다.

(4) 잘못된 사상체질의 현주소

이제마 선생은 많은 임상을 하면서 각 체형에 따른 신체의 특성을 발견하였고 그 특성에 따라서 사상인을 구별하였다. 즉, 태양인은 뇌추(腦顀: 이마)의 기세가 웅장하고 허리의 서 있는 형세가 연약하나, 소양인은 흉금이 벌어진 형세가 웅장하고 방광의 자세가 연약하다. 태음인은 허리 주위의 서 있는 형세가 웅장하고 이마(뇌추)의 기세가 연약하며, 소음인은 방광의 자세가 웅장하고 흉금이 벌어진 자세가 연약한 것으로 구분하다 보니 매우 애매모호하므로 정확한 구별이 안 된다.

그러므로 객관성이 부족하고 나아가 성격과 개성을 판단하는 것은 좋은 일이 아니다.

이제마 선생의 사상의학(四象醫學)을 요즘의 한방학자들이 잘못 이해하여 선생의 본질을 왜곡시켜 수많은 국민들을 혼란스럽게 하고 있을 뿐만 아니라 한국 고유의 동양의학으로 내세우며, 세계화해야 한다 하면서 해마다 엄청난 연구비를 낭비하고 있다. 참으로 한심스러운 일이 아닐 수 없다. 특히 명확하지도 않은 사상체질이라는 이론을 만들어 국민들을 사상체질의 혼란 속에 헤매이게 하여 국민건강에 나쁜 영향을 끼치고 있다. 사상체질이라는 이름을 빙자하여 환자들을 크게 미혹하게 하고 있다.

환자를 혼란스럽게 하는 것은 사상의학·사상체질의 또 다른 피해이다. 이제마 선생 사후 100년이 아니라 몇 백년이 흘러가도 미완(未完)의 학문이 되고, 영원히 완성되지 못할 학문임을 알아야 한다.

모든 학문은 기본이론이 완전해야 하고, 그 본질을 파악해서 발전시켜야 완성할 수가 있는 것이다. 사상의학의 원류(源流)는 『황제내경(黃帝內經)』의 음양·오행과 장부·경락이 아니다. 이제마 선생은, 솔직히 얘기해서, 『황제내경』을 잘 연구하지 않은 분이다. 선생은 『동의수세보원(東醫壽世保元)』에서 보는 것과 같이 『상한론(傷寒論)』 연구가이다. 그러므로 사상의학의 본질은 『상한론』에서 찾아야 한다. 상한6경증(傷寒六經證)을 4증(證)으로 줄이고, 여기에 체형의 대략적인 특성을 추가하여 대증요법(對症療法)으로 한 것이 사상의학의 본질이다.

이제마 선생은 상한6경증에서 4증으로 줄여서 비슷한 것을 결합시켜서 태양증·태음증·소양증·소음증으로 줄이고, 증과 증상을 이용하면서, 각 환자의 체형특성을 추가하여 투약 처방하였다.

사상의학은 중국의 상한론보다 더욱 진일보한 것이고, 증과 증상에서 체질특성(대략적 진단)을 추가하여 발전시킨 것은 매우 훌륭한 점이라 평가 받을 만하다.

그런데 이제마 선생이 상한론 - 사상의학(상한론과 사상이론은 음양·오행·장부·경락·침술이론과는 전혀 별개의 학문이다)을 연구하다가 엉뚱하게 오장론(五臟論)과 결부시켜 사상체질이라고 이름하였다. 이것은 지나친 비약이었고, 오늘날과 같은 문제점을 야기시킨 발단이 된 것이다.

　사상체질의 4가지 방법론을 오장에 결부시키는 일은 불가능하므로 영원히 완성할 수 없는 미완(未完)의 학문으로 남을 수밖에 없다. 한방학자들은 사상체질의 기초나 논리 전개, 진단·치료방법·음식요법 등은 너무나 잘못된 것임을 알아야 할 것이다. 오장(五臟)과 육부(六腑)를 논하고 싶다면 사상의학을 떠나서 동양의학으로 되돌아가야 하고, 좀더 발전된 이론을 연구하려면 반드시 서금요법(瑞金療法)의 이론들을 연구해야 한다.

　2001년 10월호『신동아(新東亞)』본문 516페이지에 "암 잘 걸리는 체질 따로 있다"를 소개하면서 사상체질의 모순점이 어느 정도 심각한 것인가를 살펴보았다.

(5) 사상체질의 진단 신빙성 - 3% 정확성

① 200명 중 사상체질 진단받은 사람은 약 100명
② 한 사람이 2가지 체질로 진단된 사람이 50명
③ 여러 명의 체질 전문가로부터 동일 체질로 진단된 사람은 단 2명
④ 3가지 이상 체질로 진단된 사람은 8명
⑤ 60명이 2명 이상의 체질전문가한테서 진단받은 것으로 보았을 때 동일한 체질진단은 2명에 불과하다.

※『신동아(新東亞)』(2001년 10월호 516면)에 실린 내용요약 전재(轉載)

지난 8월 13일 오후 4시 경희대 한의과대학 2층 강의실. 200명 남짓한 한의대 본과 3년생들이 선배 한의사인 이○○ 원장(○○한의원)으로부터 '사상(四象)체질 분석법'이란 주제의 특강을 듣기 위해 모였다.

100여 년 전 동무(東武) 이제마(李濟馬, 1837~1900)가 "사람은 태양인·태음인·소양인·소음인의 네 체질로 분류된다"고 주장한 사상체질의학은 1970년대 말까지만 해도 한의대에서 찬밥 신세를 면치 못하다가, 지금은 웬만한 한의대에서 전공 필수과목으로 채택할 정도로 보편화한 의학이론이다.

〈중략〉

그래서인지 한의대생들도 호기심 어린 눈으로 그에게 집중했다.

"사상의학 이론에 의해 자기 체질을 알고 있는 사람은 손 좀 들어볼래요?"

강의 서두에 이 원장의 난데없는 제안. 그러자 학생들이 잠시 쭈뼛거리는 듯하더니 절반 이상이 손을 들었다. 전공이 한의학이다 보니 선배 한의사들이나 사상의학 전문가들로부터 자기 체질을 감별받아 본 모양이다.

"그러면 이 중에서 자기 체질이 태음인과 소음인 등 두 가지 이상 다른 진단결과가 나온 사람들은?"

다시 이 원장의 질문에 무려 50여 명이 재차 손을 들었다. 이들은 체질의학자로부터 각기 다른 체질로 분류된 경우이다.

놀라운 사실은 또 있다. 여러 명의 체질의학자들로부터 동일한 체질로 진단받았다고 하는 학생들은 두 명에 불과한 반면, 자신의 체질이 세 가지 이상 다양하게 나왔다고 응답한 학생들은 여덟 명이나 됐다.

사상의학자들은 우리나라 사람들의 경우 사상체질 중 태양인은 매우 희귀한 편이라고 한다(1만명당 1명꼴), 그렇다면 이 8명의 학생은 관찰자의 판단에 의해 대체로 태음인·소음인·소양인이란 세 가지 경우가 다 나온 셈이고, 결국 진짜 자신의 체질이 무엇인지 헷갈릴 수밖에 없을 것이다.

〈중략〉

알기 어려운 내 체질

사실 체질을 취재하는 동안 기자는 사상체질에서 64체질까지 펼쳐진 한국의 체질의학이 과연 일관성이 있는지를 검증해 보기 위해 지인인 L씨를 여러 체질 전문가들에게 보내 실험한 바 있다.

L씨는 한국에서 가장 흔한 유형인 태음인 체질이었고, 간이 좋지 않았을 때 태음인 약으로 치료한 바 있으며, 본인 역시 자신의 성격이나 기질을 볼 때 태음인이라고 여기는 사람이었다.

L씨는 먼저 네 사람의 사상체질 전문가를 만나 감별을 받았다. 그 중 두 사람은 L씨를 태음인으로 진단했고, 한 사람은 소음인, 나머지 한 사람은 소양인으로 진단했다. 북한에서 들여온 금빛말 사상체질 분석기에서는 태음인으로 나왔다. 사상체질에서는 태음인 체질이 우세하게 나온 셈이다.

이어 L씨는 8체질을 전문으로 하는 한의원을 찾아갔다. 거기서는 토양(土陽) 체질(소양인)로 나왔다. 백○○ 원장이 주창하는 28체질에서는 소음인 주체질에 태음인 부체질로 진단했다. 이처럼 체질 전문가들은 저마다 다른 주관에 의해 체질을 판단했다.

마지막으로는 L씨의 64체질 분석 현장. L씨의 머리카락 몇 개가 잘려나가 파동분석기에 올려져 분석됐다. 그 결과 L씨의 생명정보는 - - - - + +유형으로 나타났다. 사상으로 태음인으로 진단됐고, 간이 문제가 있었던 것으로 나타났다. 여러 체질진단을 받은 L씨의 경험담은 이렇다.

"각 체질 전문가들을 만나는 동안 그들은 자신의 체질진단법에 대단한 확신을 가지고 있었고, 자신있는 어투로 내 체질을 이야기했다. 예를 들어 나를 소양인이라고 진단한 한 한의사는 소양인 체질의 특징을 자세하게 설명해 주었는데, 그 말을 듣고 있노라니 내가 소양인 체질이 아닌가 생각될 정도였다. 아무튼 여러 사람을 만나면서 내 체질이 무엇인지 아리송할 때가 많았고, 함부로 체질을 진단해서는 안 되겠구나 하는 결론을 얻었다."

명실공히 체질 종주국이라고 자부하는 한국에서 아직도 체질의학은 진단에 어려움을 겪고 있는 것이다. 동무 이제마는 자신의 체질의학이 사후 100년쯤에는 빛을 보리라고 '예언'한 바 있다. 동무 사후 100년이 지난 지금 체질의학은 한창 '꽃'을 피우고 있지만, 아직 진단이라는 확실한 '열매'를 거두지 못한 듯 보인다. 〈이상 내용 전재〉

위의 내용에서 보는 것과 같이 요즘 말하는 사상체질의 문제점과 부정확한 현실을 잘 이해할 수가 있을 것이다.

100여 명이 각기 다른 체질 전문가들한테 진단을 받았을 때 2가지 체질로 분류된 사람이 50명 정도였고, 60여 명 중에서 동일하게 진단된 체질은 단 2명이고, 8명은 3가지 체질이 나왔다면 과연 사상체질도 의학이라 할 수 있을지 어리둥절하다. 이렇게 해서 체질 따라 한약 먹고, 체질 따라 음식을 먹으라고 하는 것은 너무 한심하다. 그러므로 사상체질은 신빙성이 없는 이론이라고 평가하는 것이다.

최근 한의사들이 사상체질에서 8상체질론, 16상체질론, 32상체질론, 64유전체질론으로 구별을 한다고 하나 — 아무리 나누고 분석을 한다고 해도, 그 근본이 잘못되었기 때문에 절대로 완전할 수가 없다.

6장 6부 중에서 심장·심포·소장·삼초는 완전히 제외시켰고, 폐·대장은 1만명 중에서 1명이라는 것은 없는 것과 마찬가지라 하여 제외시켰다. 12장부 중 4장부(또는 6장부)를 제외시키면 사상체질 이론구조는 매우 불완전해진다. 아무리 쪼개도 완전할 수가 없다. 이러한 사상체질을 논하는 학자들의 의학적 자세가 의심스럽다.

사상의학의 본질은 상한론에 근거한 이론이라는 점이다. 결코 『황제내경』의 의학이론(음양오행, 장부)과 결부시킨 것이 아니며, 결부시킬 수도 없을 뿐더러 결부시켜도 안 된다. 한의사들은 본래의 사상의학을 연구하려면 장부와 결부를 하지 않아야 한다. 만약 장부와 결부시키면 1,000년이 지나도 여전히 미완의 학문으로 남게 되며, 나중에는 사상체질이 얼마나 무모한 학문인가를 알게 될 것이다. 이렇게 잘못된 학설을 가지고 질병을 치료한다고 국민들을 얼마나 혼란스럽게 하고 미혹하게 하고 고통을 주고 있는가를 반성해야 한다.

(6) 사상체형의 오장배당(五臟配當)은 큰 잘못

이제마 선생의 사상체형은 원래 상한론(傷寒論)에 따른 것으로, 증상을 파악하여 한약을 이용하는 것이다. 여기에는 오행·장부·경락 등의 의학적 개념은 전혀 없다. 그런데 『동의수세보원』 말미에서 이제마 선생은 의학에 '오장이란 것이 있는데 오장에 사상체형을 결부시켜도 된다' 는 것을 소개하고 있다. 그러면서 태양인(太陽人)은 폐대간소(肺大肝小), 소양인(少陽人)은 비대신소(脾大腎小), 태음인(太陰人)은 간대폐소(肝大肺小), 소음인(少陰人)은 신대비소(腎大脾小)로 구분하여 놓았다. 심장(心臟)은 군주지관(君主之官)인데 빠져 있다. 오장에 사상(四象)을 결부시킬 수가 없어 심장을 빼놓고, 무병론(無病論)을 들고 나오고 있다. 현재 선진국일수록 심장 질환자가 제일 많다. 그럼에도 심장무병론을 말하는 것은 이치에 맞지 않는다.

또한 태양인은 1만명 중에 3~4명밖에 없다고 한다. 과연 그럴까?(『신동아』에서는 1만명 중에 1명이라고 했다.)

사상체형에 따른 한약 이용법까지는 올바른 이론이라 하겠으나, 이와 같이 무리하게 사상체형에 오장을 결부시킨 것은 큰 잘못이다. 상한론(독감을 한약으로 치료하는 이론)과 장부와는 관련성이 없듯이, 사상론과 장부와도 근본적으로는 관련성이 없는 것이다. 그럼에도 최근에는 많은 사람들이 사상체질과 오장을 결부시켜서 이용하려고 한다.

그리고 좌우의 장부허실 관계는 완전히 동일하지 않고 거의 대부분 좌우의 장부허실은 반대(反對)가 되거나 다른 경우가 많다. 특히 최근에 6부(腑)까지 결부시켜서 각 체질마다 Ⅰ·Ⅱ형으로 구분하고 있으나, 역시 심(心)·심포(心包)·삼초(三焦)·소장(小腸)은 제외되어 있고, 음양의 이치에도 맞지 않는다.

무릇 음양이란 조화되면 병이 없는 것이고, 상호간에 불균형이 되면 질병이 되는 것이다. 이 불균형을 조화시켜 주는 것이 곧 치료이며 건강이다.

사상체질에 6부까지 결부시킨 것 가운데 예를 들면, 금음체질(金陰體質)을 대장실(大腸實)이라 하고, 처방은 폐를 사(瀉)하는 처방을 쓰고 있다. 토음체질(土陰體質)은 위실인데 비장(췌장)을 사해야 한다는 등등은 음양허실의 이치에도 맞지 않는다. 음양의 기본 이치에 맞지도 않는 이론을 가지고 치료하면 경증이나 단순한 질병에 있어서는 어느 정도 효과를 볼 수는 있어도 난치병과 고질적인 질병들은 효과를 볼 수가 없고, 나아가 반드시 악화될 수박에 없다.

(7) 사상체질에 따른 음식선택의 문제점

① 음식선택의 실험과 기준이 없고 정확성도 없다

이제마 선생의 사상인과 성격, 장부배당에 이어 K씨가 6부(腑)와의 결부, 침처방과 보사법, 체질구별법과 음식선택을 개발하였다고 한다. 하나씩 따져보면 모두가 불합리하고 이론체계나 정확성이 없다. 더구나 올바른 체질을 구별할 수 없고, 실험 및 기준이 없는데도 음식을 배당하여 먹어야 할 음식, 먹지 말아야 할 음식을 구분하여 환자에게 권하는 것은 이치에 맞지 않는다. 또한 먹어야 할 음식이 과연 정확한지에 대한 실험이나 기준도 없다. 어떤 가능성만을 가지고 제시를 한 것이다. 그러므로 어쩌다가 맞는 경우도 더러 있겠으나, 거의 대부분은 맞을 수가 없다. 즉, 사상체질에 따른 음식분류가 실험과 기준이론이 없으므로 사상체질 음식요법은 정확성이 없다.

② 어느 음식은 먹고, 어느 음식은 먹지 말라는 것은 큰 잘못이다

올바른 체질구별도 할 수 없고 체질이 정확한지에 대한 실험기준도 없이 음식을 구별해 놓고, 어느 음식은 먹고 어느 음식은 먹지 말라고 강조하고 있는 것은 대단히 큰 잘못이다. 어떤 사람은 몇 군데를 다니면서 사상체질을 진단한 결과 모두 다르게 나왔다고 한다. 그리고 먹지 말라는 음식도 모두 달라서 식사할 때 먹지 말라는 음식을 빼놓으면 먹을 음식이 없고, 또 그

음식을 먹으려면 가슴이 두근거리고 무서워서 음식에 노이로제가 걸릴 정도라고 한다.

건강보조식품·영양제 부분에서 설명하였듯이, 부족한 영양도 과잉섭취하면 부작용이 나오게 마련이다. 하물며 음식이 아니겠는가. 만약 특정음식은 먹고 특정 음식은 먹지 않을 경우, 많이 먹는 특정 음식은 반드시 독성이 생겨 부작용이 나오게 되어 있다. 따라서 음식을 어느 것은 먹고 어느 것은 먹지 말라고 하는 것은 질병을 먹으라는 얘기와 마찬가지이다. 이것은 큰 잘못이다. 사상체질에 따른 체질구별과 음식선택은 불완전한 방법이고 잘못된 것이 너무 많다. 그런데도 이러한 불확실한 방법으로 질병치료를 한다고 한다.

그러므로 사상체질 음식요법을 함부로 이용하지 말기를 당부한다. 모든 음식은 소식을 하되 골고루 먹어야 한다. 먹지 말아야 할 음식은 소화가 안 되는 음식, 알레르기 반응이 있는 음식들이다.

이상과 같이 한약의 운용 방법은 동의보감식·방약합편식의 후세방(後世方)이나, 상한론식의 고방(古方)이나, 변증논치(辨證論治)의 처방이나, 8강 병리(八綱病理)에 의한 처방이나, 운기(運氣) 처방·사상인(四象人) 처방이나를 막론하고, 대부분 증(證)과 증상에 따라서 지정된 처방을 그대로 이용한다. 여기에는 체계적인 임상을 통해 효과유무나 부작용 확인 등을 하는 실험체계가 전혀 없다. 증과 증상에 맞추거나 또는 변증논치, 8강 병리 등에 맞춰서 지정된 처방을 쓰기만 하고 있다. 이것이 한방약의 최대 맹점이다.

필자는 바로 이러한 한약재·한방 처방약의 효과유무와 부작용 유무를 실험하려는 것이며, 서금의학의 진단법인 수지력 테스트, 음양맥진법으로 실험하는 것이다. 실험방법과 기준을 제시하고, 치료근거를 제시하여 반복재현이 가능하여야 하는데, 한의약은 실험방법, 효과기준, 반복재현의 과학적인 실험방법이 전혀 없다.

3. 한약재의 실험방법 - 수지력 테스트와 음양맥진법 이용

동양의학에는 사진법(四診法)과 변증논치(辨證論治), 체질구별, 8강(綱)의 진단법, 사상체질 진단법 등이 있다.

사진법 중에서 망진(望診)은 외형을 보고서 진단을 하는 것이므로, 질병의 변화를 순간순간 감지하기가 매우 곤란하다. 촉진법(觸診法)은 환자의 신체를 만지거나 압진해서 진단하는 것으로, 신체의 통증을 확인할 수는 있어도 그 반사통증의 원인을 구체적으로 파악하기가 곤란하다.

문진(聞診)의 경우도 음성이나 음질, 질병의 반응들인 소리를 듣고서 판단하는 것으로 순간순간 변화하는 것을 감지하기가 곤란하고 구체성이 없다.

그리고 문진법(問診法)은 환자의 많은 병증상을 듣고서 진단하는 것으로, 더욱 발전된 문진법과 처방법이 변증논치이다. 그러나 문진을 통해 병의 정황을 판단할 수는 있어도, 순간적인 질병의 변화를 객관성 있게 파악하기가 곤란하고, 구체적으로 질병을 진단하기에는 애매한 점이 많다.

이 외에 일반적인 맥진법들도 있다. 촌구(寸口) 맥진법, 촌관척 맥진법, 좌인영 우기구(左人迎 右氣口) 맥진법, 3부구후(三部九候)의 맥진법과, 칠표팔리 구도(七表八裏 九道) 등의 맥진법이 그것이다. 그러나 이런 방법은 맥진법의 원리와 기준과 건강기준을 정하기가 어렵고, 순간순간 변하는 맥상을 포착하여 효과 유무와 악화 유무 등을 구체적으로 진단하기가 어렵다. 다만 풍(風)·한(寒)·서(暑)·습(濕)·조(燥)·열(熱) 등의 증이나 증상만을 파악할 수 있을 뿐이다.

이와 같은 동양의학의 사진법이나 사상인 등의 방법이나 변증논치로서는 정확한 진단도 어려울 뿐더러, 더 나아가 실험의 방법으로도 이용할 수 없다. 현재의 동양의학, 소위 한의약이라는 학설의 이론과 진단은 실험을 할 수가 없으므로 수백년·수천년 전의 이론과 처방을 답습하고 투약하고 있는 것이다. 그래서 필자는 진단과 질병의 변화를 파악할 수 있는 서금의학(瑞金醫學)의 진단법을 이용하여, 한약의 효과유무를 구별하려 한다.

서금의학의 진단법은 실험방법으로도 이용이 가능하다. 서금의학의 진단법은 이론적 근거와 원리가 있으며, 건강과 질병의 기준이 있고, 치료와 악화의 기준이 있다. 그래서 효과와 효과 없는 것을 구별하고, 부작용과 질병의 악화를 구분하고, 치료·난치를 구별할 수가 있다. 특히 모든 진단은 즉석에서 구분이 가능하다.

소위 한의약이라는 학문에서는 이러한 실험이 전무(全無)한 실정이다. 서금의학의 여러 가지 실험방법 중에서 간편한 2가지를 소개한다. 수지력 테스트와 음양맥진법의 진단과 실험방법이다.

1) 수지력 테스트의 실험

(1) 수지력 테스터(tester)의 개발

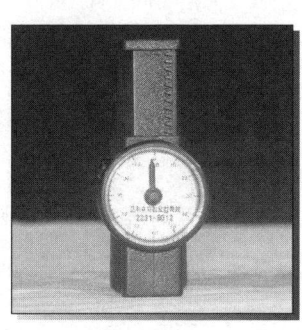

▲ 수지력 테스터

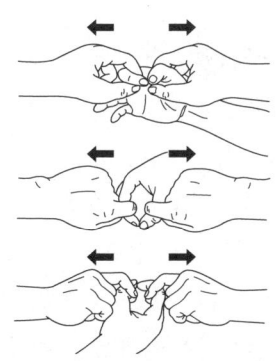

〈오링을 당기는 올바른 방법〉

수지력 테스트(手指力 test)는 오링(O-ring) 테스트의 방법을 발전시킨 것이다. 오링 테스트는 미국 심장내과의사인 일본인 오므라 요시아키(大村

惠昭) 박사가 창안한 방법으로서, 피실험자의 엄지손가락과 검지손가락을 O형(型)으로 만든 상태에서 실험자가 엄지·검지의 양손으로 그것을 벌려서 수축력을 실험한다. 능숙한 실험자라고 하여도 힘주기를 임의로 조절할 수 있으며, 피실험자도 힘주기를 조절할 수 있다. 실험자의 손가락 자세와 힘주기 상태, 의지대로 유도하느냐에 따라서 오링 테스터의 결과가 달라질 수 있다. 그러므로 오므라 박사는 일반인들의 오링 테스트 진단과 사용을 신뢰할 수 없으므로 사용하지 말 것을 당부하고, 의사들만이 오링 테스트를 하라고 주문하고 있다.

이러한 오링 테스트를 좀더 과학화시킨 것이 수지력 테스터이다. 테스터 중간에 스프링 장치를 하고, 미터를 설치하여 검지와 엄지의 수축력이 미터(meter)에 표시가 되도록 하였다. 수지력 테스터에 실험자가 최대한 힘주면, 힘주기의 수축력이 미터에 눈금으로 표시되고, 비교실험에서 차이를 보고 확인을 할 수가 있다. 이것은 허약자·노약자·소아들을 제외하고는 모두 진단이 가능하다.

(2) 수지력의 수축력 변화

사람은 교감신경이 흥분하면 모세혈관이 수축되어 모든 근육·관절이 긴장된다. 이때 교감신경을 더욱 흥분시키면 모세혈관은 더욱 수축되고, 근육·관절은 긴장되어 수축력이 약해진다.

손 부위는 자율신경과 지각신경이 조밀하게 분포되어 있고, 모세혈관이 많이 분포되어 있으며, 모세혈관의 피막신경도 대단히 예민하다. 그러므로 손 부위에 어떤 물체를 접촉시키면 감지력·지각신경 등의 자극에 의하여 부신피질과 교감신경 말단, 부교감신경 말단에서 신경전달물질이 분비된다.

부교감신경(대부분 저하되어 있다)을 우위로 하는 물질이 접촉되면 아세틸콜린이 분비되고, 모세혈관의 피막신경이 감지하여 모세혈관이 순간적으로 확장되어 전신의 근육·관절도 혈액순환이 왕성하여져 근육의 수축력이 강화된다. 이때는 손가락의 근육·관절의 수축력도 강력하여진다.

또한 손 부위에 교감신경(환자의 90% 이상이 교감신경 항진증이다.)을 흥분시키는 물질이 접촉되는 순간 아드레날린이 분비된다. 그러면 교감신경은 더욱 흥분하고, 모세혈관은 수축되어 혈액순환이 안 되면서, 근력과 관절기능이 허약해진다. 이때 엄지와 검지의 수축력도 크게 떨어져 수지력 테스트에서도 수치가 약하게 나타난다.

수지력 테스트의 진단법은 자율신경과 신경전달물질의 변화에 따라서 혈액순환에 차이가 생기는 것이므로, 매우 과학적인 테스트 방법이다.

다시 요약하면 손 부위의 교감신경에 자극물질(한약 등의 물질)이 접촉되면 아드레날린이 분비되어 모세혈관이 수축되어 근력이 약해지고 검지와 엄지의 수축력도 약해진다.

부교감신경을 자극하는 물질(좋은 물질)이 접촉되면 순간적으로 아세틸콜린이 분비되면서 모세혈관이 확장되어 근력이 강해지고 검지·엄지의 수축력도 강력해진다.

이 원리를 이용한 것이 수지력 테스트의 실험방법이다.

2) 음양맥진법과 수지력 테스트와의 관계

음양맥진법은 진단과 실험에서 매우 정확한 방법이다. 음양맥진법에서 건강맥이란 '평인(平人)의 맥'이라고 하여 촌구맥의 굵기와 인영맥(人迎脈)의 굵기가 동등한 때를 말한다. 촌구맥과 인영맥의 비교에서 편차가 클수록 질병이 심하고 악화된다는 의미이다. 서금(瑞金)의학에서 치료란 편차가 큰 맥상을 조절하여 평인맥으로 조절하는 것이다. 즉, 대뇌혈류량을 조절시키는 것이다.

수지력 테스트와 음양맥진과의 관계를 비교해 보면, 수지력 테스트에서 힘이 약해지면(아드레날린 과잉분비, 모세혈관 수축, 혈액순환 장애) 음양맥진에서도 촌구맥과 인영맥의 굵기 편차가 크게 차이나며, 수지력 테스터의 힘이 강해지면(아세틸콜린 분비, 부교감신경 우위), 모세혈관이 확장되어 혈액순환이 원활하면서 음양맥상에서도 인영맥과 촌구맥의 혈관 굵기가 비등하거나 동등하여진다.

수지력 테스트의 진단·실험과, 음양맥진에서의 진단·실험과 일치가 된다. 즉, 수지력 테스터에서 수축력이 약해지면(미터의 힘이 떨어지면) 아드레날린 분비과다가 나타나 음양맥상에서도 편차 있는 병맥으로 나타난다.

수지력 테스터에서 수축력이 강해져 수치가 높을수록 아세틸콜린이 우위(優位)로 되고〈교감신경이 저하(低下)된다〉, 모세혈관이 확장되어 건강맥으로 조절된다.

이러한 수지력 테스터는 원리가 분명하고, 그 이치도 신경전달물질, 자율신경이론과도 일치되며, 과학적으로 설명이 가능한 것이다.

(1) 수지력 테스트에서 약한 반응이 나오는 한약·음식을 먹으면 어떻게 될까?

촌구맥과 인영맥진비교법에서 촌구맥이 인영맥보다 굵거나, 인영맥이 촌구맥보다 굵어 편차가 클수록 난치성 질병이다. 편차가 클수록 교감신경 항진증의 질병이 많다. 교감신경이 항진되면 손의 모세혈관이 수축되어 차가워지면서 심장의 압력 증가, 긴장 증진, 혈압 상승을 가져오면서, 손의 근력·관절이 약해져서 수지력 테스트에서도 미터상에 수치가 크게 떨어진다.

또한 아드레날린(일과성 호르몬이다)이 어느 정도 분비되는 것은 수축력을 증가시키지만, 지나치게 증가되면 큰 혈관에서는 압력이 증가하나 손 부위에서는 모세혈관이 수축되어 근력이 떨어져 수축력은 약화된다. 이때 수지력 테스트에서 수축력이 약하게 나온 한약을 먹을 경우에는(대뇌의 시상하부를 자극시켜 교감신경을 항진시킨다) 모세혈관은 더욱 수축이 되고, 교감신경 말단에서 아드레날린이 증가되어 교감신경은 더욱 항진되고, 부교감신경은 더욱 저하된다. 그리하여 모세혈관 수축, 손발 냉증, 혈압 증가, 심장의 압력 증가, 내장 이외의 모든 근육의 긴장으로 소화액 분비 감퇴(모세혈관 수축으로 발생), 전신의 혈액순환 장애를 유발하고, 신경전달 물질에서 인체에 나쁜 물질들의 분비가 증가되어 자율신경은 더욱 부조화가 되고, 면역체계에는 이상이 생겨 각 장기와 기관에 수많은 질병현상이 발생된다.

예로 감초(甘草)를 보자.

감초는 『방약합편』이나 『본초학』에서 보면 모든 약을 조화·중화·해독 시키고, 효과를 증진시키는 작용이 있어서 좋은 한약으로 생각하고 있다.

감초를 수지력 테스터로 실험해 보면, 기준점에 미치지 못하거나 크게 약하여지고, 병맥일 때 감초를 만지면 음양맥상이 크게 악화된다. 음증이든 양증이든 장부허실에 관계없이 편차를 크게 한다. 이것은 감초에서 환경호르몬이 분비되어 부신피질과 손이나 입·내장의 교감신경 말단에서 아드레

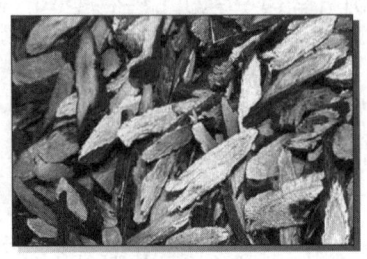
▲ 감초

날린을 분비시켜서, 교감신경을 항진시키고 부교감신경은 저하시키기 때문이다.

그러므로 한약을 해설한 약리학 책이나 일부 처방해설 등에서도 감초는 부신피질을 자극한다고 말하고 있고(『새 한방처방 해설』 책자의 '감초탕' 참조),『한약의 약리성분과 임상응용』에서는 "천연적인 코티코이드 호르몬이나, 제2차성 알도스테론증을 유발시킬 수 있는 천연호르몬 물질이 들어있다"고 언급하고 있다.

감초를 장기간 먹으면, 혈압을 항진시킨다(일부 책자에서는 고혈압에는 감초를 사용하지 말라고 하였다.『중약 본초학』 참조). 감초가 혈압을 상승시킨다는 것은 아드레날린을 분비시키고, 이어서 교감신경을 흥분시키므로 모든 질병을 악화시킬 수 있다. 심장에 압력을 증가시키고, 전신의 모세혈관을 수축시켜 말초의 혈액순환 장애가 일어나게 된다. 이렇게 되면 실로 엄청난 질병을 초래하게 되는 것이다.

또 감초에는 스테로이드 물질이 있어서 알레르기 · 비염 · 천식 · 피부질환에 도움을 줄 수 있다고 하였다. 스테로이드 천연물질도 모세혈관을 수축시키므로 알레르기 질환을 억제할 수가 있으나, 계속적으로 감초를 먹을 경우는 부신에서 스테로이드를 분비시키지 못하면 제2차성 알도스테론증을 유발시킨다.

코티코이드라는 천연호르몬을 분비시킨다고 하나, 천연적이든 인위적이든 환경호르몬이나, 인위적 호르몬이나 물질은 같은 것이며, 부신피질을 자극해서 나온 코티코이드 물질은 동일하다. 이 코티코이드도 부신피질에서 분비되는 물질이며, 지속적으로 부신피질을 자극하면 반사적으로 알도스테론이라는 호르몬이 분비되어 엄청난 부작용을 초래하게 된다.

감초를 먹으면 직접적으로 알도스테론을 분비하는 것이 아니라, 감초를 먹으면 부신피질을 자극해서 아드레날린·스테로이드·코티코이드를 과잉 분비시키므로, 반사적으로 알도스테론을 분비시키는 것 같다. 그래서 제2차성 알도스테론이라고 한다(감초를 많이 먹으면 칼륨이 많이 배설되고 나트륨을 증가시켜 수분저류현상이 생긴다고도 한다 - 일본, 『한방약은 위험하다』 참조). 이것은 신장질환을 유발시키는 원인이다.

알도스테론은 신부전증을 유발하여 부종과 심장병을 일으키고, 혈압을 항진시키는 매우 독한 물질이다. 알도스테론이 신장의 이뇨작용을 억제·수축시켜 신부전이 나타난다. 이어서 단백뇨를 대량 배출시킴으로써 얼굴을 비롯하여 전신이 붓는 현상이 생긴다. 그러므로 한약을 많이 먹을 경우, 특히 신장기능이 약한 여성들이 한약을 먹으면, 신부전이 제일 많이 일어난다.

알도스테론은 신성고혈압, 전신 혈액순환 장애, 악성 고혈압의 원인이 된다. 아울러 신부전이 심하면 이뇨 장애가 오고, 사구체 세포가 치명적인 손상을 받아 재생이 거의 불가능한 정도의 위험을 초래할 수 있다. 심장병·고혈압·중풍·당뇨·신장병 등에 미치는 위험은 상상을 초월한다.

감초가 이와 같은 약리 작용을 가지고 있는데, 감초가 모든 약을 조화시키고 독성을 제거시키고(감초산이 일부 약한 독성제거 작용이 있다) 모든 약의 효과를 상승시키고 있는 것인지 의심스럽다. "감초는 모든 약을 중화시킨다"는 말은 맞지 않으며, 감초산으로 일부 독성을 제거시킨다고 하나, 감초산이 너무 약하여 해독이 불완전하며, 모든 약의 효과를 높인다고 하나 분명치 않다. 감초를 생(生)으로 사용하면 화(火)를 사(瀉)한다고 하나, 오히려 혈압을 높이며, 불에 태워〔灸〕쓰면 온보(溫補)시킨다고 하나, 불에 구운 감초는 음양맥상을 더욱 나쁘게 하고, 수지력 테스트를 더욱 약하게 한다.

이것으로 볼 때 고전상에 기록되어 있는 감초의 성능은 확인하기 어렵고, 오히려 부작용을 일으키거나 질병을 악화시키는 물질로 판단된다. 모든 한약재 중에서 감초가 제일 독성이 없어 좋은 약재로 생각하고 있는데, 다른 한약재들은 감초보다 더욱 나쁜 반응들이 나타나고 있음을 알아야 한다. 음양맥진법의 실험에서 건강맥을 악화시키는 약재 81%가 감초와 비슷하거나, 감초보다 더 나쁜 반응들이 나타나고 있었다.

많은 한약재가 감초와 같은(혹은 그 이상의) 성질을 가지고 있는 것으로 볼 때, 간장병·심장병·당뇨병, 췌장·비장·폐·신장질환과, 담낭·소장·삼초·위장·대장·방광·자궁질환과, 피부나 감각기관·중요기관 등의 질병을 전부 악화시킬 수가 있는 것이다. 그런데도 고혈압·중풍·심장병·신장병·부인병·간장병·위장병 등에 한약을 먹이는 것은(몰랐을 때는 좋은 것으로 인식되었으나) 일종의 살인행위나 마찬가지이다.

수지력 테스트나 음양맥진의 실험에서 한약재의 80% 이상이 감초의 성질과 같거나 더욱 악화되는 반응(수지력 테스트에서 허약반응, 음양맥진에서 악화반응)이 나타났고, 교감신경 항진반응이 나타났다. 이제 앞으로 한약에 어떤 물질이 들어 있기에, 이와 같이 질병악화·질병발생 반응이 나타나는지에 대한 연구만이 남아 있다.

우선 한약의 실험에서 제1차적으로 수지력 테스트의 방법을 소개하고, 제2차적으로 음양맥진 실험방법을 소개하며, 제3차적으로는 170여 가지의 한약재를 가지고 실험한 결과를 소개하려고 한다.

(2) 수지력 테스터의 이용법

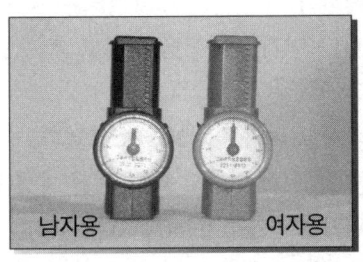
남자용   여자용

수지력 테스터는 플라스틱 원통(圓筒)에 스프링을 장치하고, 스프링에 미터를 설치하고 여기에 숫자를 표시하여, 바늘이 가리키는 숫자를 보고서 수축력을 파악하는 기구이다.

손가락의 악력(握力)을 테스트한다는 점에서 오링 테스트와 유사하지만, 오링 테스트는 혼자 측정이 불가능하다. 이에 반해 수지력 테스트는 손가락의 수축력을 눈금상의 숫자로 확인하는 방법이다. 손가락의 수축력을 계기판(計氣板)의 바늘이 가리키게 되므로 자신이나 제3자가 분명하게 확인할 수 있다.

(3) 수지력 테스터의 사용법 - 기준과 자세

사람은 대체로 주위환경과 심리상태에서 일어나는 많은 정보에 대하여 매우 예민하다. 기온의 높고 낮음에 따라서 심리적인 이유로도 생리변화가 일어나고, 습도·바람·방향·고도·위치에 따라서도 생리적 현상에 변화가 일어난다.

그런가 하면 공해가 있는 곳과 없는 곳, 집안과 집밖, 산이나 바닷가, 주위에 좋은 사람이 있는지 싫은 사람이 있는지, 또는 동물이나 가축·광물질·플라스틱·공해물질, 좋은 음식과 나쁜 음식, 좋아하는 물건과 싫어하는 물건에 따라서 생리적 현상에 변화가 일어난다. 심리상태에서도 마찬가지이다. 기분이 좋은 때와 나쁜 때, 보통인 때, 즐거운 때, 스트레스를 받을 때와 좋은 뉴스·정보·이야기 등에 대해서도 변화가 일어난다.

그러나 환경에 따라서 수지력 테스터의 수축력이 변할 수 있으므로 모든 테스트는 일정한 위치를 정한 다음에 실시해야 한다.

따라서 테스트를 하는 장소·방향·위치·시간대·자세·심리상태·환경은 항상 고정시켜야 정확하다.
 자세는 다음과 같이 한다(먼저 손가락을 굽히고 펴는 운동을 20회 이상 실시한 후 실험한다).
 ① 앉은 자세이면 정좌하고 허리를 펴고 테스트한다.
 ② 선 자세일 때는 똑바로 서서 허리와 어깨를 편 자세에서 테스트한다.
 ③ 수지력 테스터의 위치는 눈높이가 적당하다.
 ④ 수지력 테스터는 약간 측면 자세(오른손일 때에는 약간 우측)를 취한다.

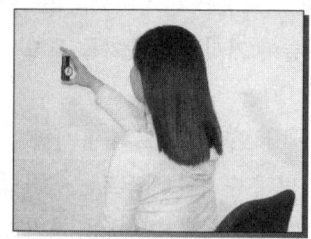
앉은 자세일 때

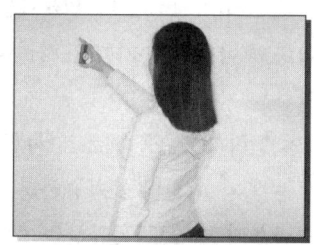
선 자세일 때

 ⑤ 팔의 힘을 완전히 뺀 상태를 기준으로 한다.
 ⑥ 수지력 테스터는 오른손으로 잡고 진단한다. 왼손잡이는 왼손으로 잡고 진단한다.
 ⑦ 엄지와 검지(제1지와 제2지)로 잡는다.
 ⑧ 엄지와 검지의 손끝과 끝마디 사이에서 잡아야 한다.

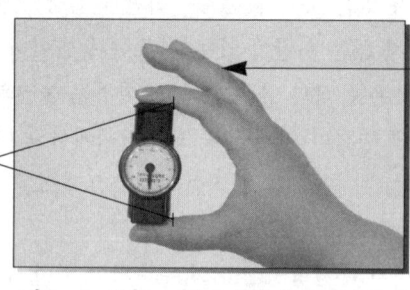

똑바로 펴야 하고 제2지 이하로 내려오면 안 된다.

수지력 테스터는 끝마디 밖으로 잡아야 한다.

• 제3·4·5지는 제2지 윗쪽에 있어야 한다.
• 수지력 테스터는 제1지·제2지의 끝마디 밖으로 잡아야 한다.

⑨ 제3·4·5지는 다음과 같이 기준을 정한다.
   ㉠ 제3·4·5지는 제2지 위에 있게 한다.
   ㉡ 제3·4·5지는 똑바로 펼쳐서 진단한다.
   ㉢ 제3·4·5지는 일정한 자세를 취해야 정확하다.
      (제3·4·5지가 굽어질수록 힘에 차이가 나기 때문이다.)

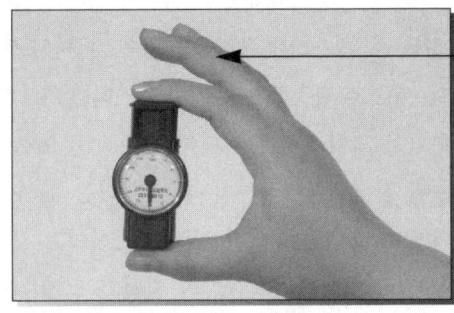

제3·4·5지의 위치에 따라서 수축력에 차이가 나므로 진단시에는 항상 일정한 위치를 유지해야 한다.

⑩ 팔 전체와 엄지·검지에 힘을 뺀 다음에 실시한다.
⑪ 팔은 가급적 쭉 펴되 활처럼 약간 구부린다.
⑫ 눈에서 30~50cm 정도의 거리를 유지한다. 팔을 겨드랑이에 붙이지 않아야 한다.

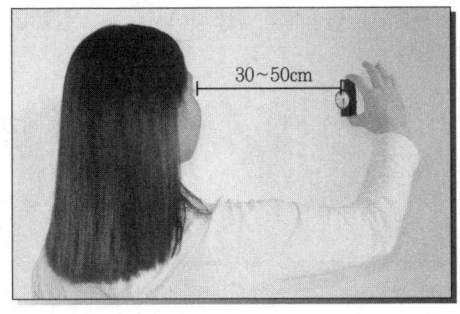

이와 같은 자세를 취한 다음 테스트를 실시한다.

(4) 수지력 테스트의 진단기준

위와 같은 자세로 테스트를 진단하는 데 하나의 원칙을 세운다.

먼저 손바닥을 쥐었다 펴는 운동을 10~20회 실시하고, 수지력 테스터를 올바로 쥔 상태에서 5번 정도 가볍게 꼭 쥐었다 펴기를 반복 실습한 후에 실험에 들어간다.

① 왼손에 아무것도 쥐지 않은 상태에서, 오른손의 엄지와 검지로 수지력 테스터를 최대한 수축시켰을 때, 테스터에 표시한 눈금을 기준점으로 정한다. 실험하고자 하는 물질을 다른 손으로 접촉하고, 수지력 테스터를 최대한 수축한다.

② 기준점보다 수치가 떨어지면 수지력이 약해진 것으로 판단한다. 이것은 맞지 않거나, 손에 쥐고 있는 물건이 좋지 않다는 표시이다. 또는 약의 독성, 나쁜 물질, 인체에 해로운 물질이 있다는 표시이고, 인체의 모든 기능이 떨어진다는 표시이다. 즉, 음양맥진상의 편차가 크게 나타나는 병맥(病脈)일 때이다(교감신경 항진 물질이다).

③ 실험하고자 하는 물질을 다른 손으로 접촉하고, 수지력 테스터를 최대한 수축한다. 기준점보다 수치가 올라갈수록 강해지는 것은 치료나 건강에 도움이 되고, 선택할 때 혈액순환이 잘 된다는 의미이며, 효과가 있다는 표시이다(부교감신경 항진 물질이다).

기준점(6시)	실험에서 약할 때(4시)	실험에서 강할 때(8시)
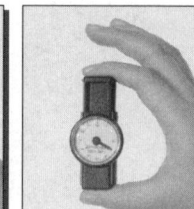	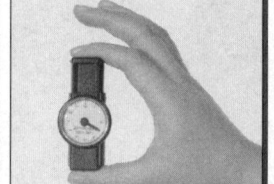	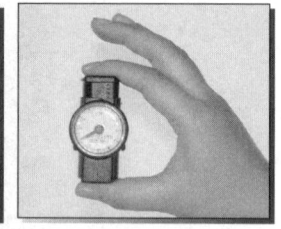
왼손에 아무것도 쥐지 않았을 때 최대한 수축했을 때의 수치인 6시일 때가 기준점이다.	실험하고자 하는 물질을 만지고 즉시 테스트한다. 기준점보다 떨어지면 인체에 나쁜 것, 기능 감퇴, 독성물질, 부작용 있는 것을 질병악화 표시이다.	실험하고자 하는 물질을 만지고 즉시 테스트한다. 기준점보다 올라가면 건강에 도움, 치료되는 표시, 혈액순환 잘 되는 표시, 음양맥진 조절효과 표시이다.

힘이 강력하여 눈금이 많이 올라갈수록 좋은 것이다(음양맥진상 건강맥이다). 혹자는 너무 강한 것도 나쁘다고 하나, 필자가 음양맥진법으로 테스트하여 보면 그렇지 않았다.

(5) 수지력 테스트의 진단시 유의사항

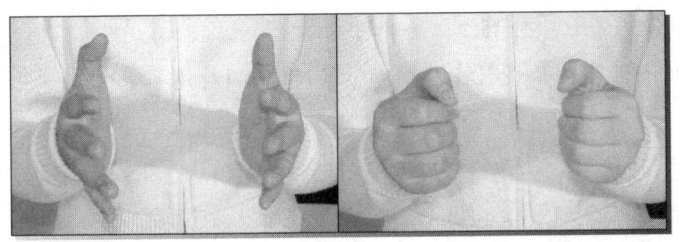

손가락을 폈다 쥐었다 하는 운동을 20~50회 한 후 실험한다.

① 처음에는 양손가락을 20회 정도 굽혔다 펴는 운동을 한다. 갑자기 테스트하면 손가락과 팔이 아플 수가 있다. 그리고 수지력 테스터를 잡고서 3~5회를 가볍게 쥐었다 놓기를 연습한다.

② 한 가지 테스트를 한 다음에는 약 2~3초씩 휴식을 취한 다음에 테스트한다. 연속하면 힘이 빠져서 올바른 힘이 나오지 않을 수 있다.

③ 원기 허약자, 손가락 이상자, 손가락의 힘이 너무 없는 자, 환자, 어린아이 등은 테스트가 안 되는 경우가 있다. 건강한 사람이 테스트한 것을 허약자 · 노약자 · 어린이에게 그대로 적용한다.

④ 테스트의 위치 · 자세 · 환경은 일정하게 유지한다.

⑤ 수지력 테스트는 인체에 맞는 것, 맞지 않는 것을 진단한다. 좌우 구분은 음양맥진이 정확하다.

수지력 테스트로 삼일체질과 장부허실을 대략적으로 판단할 수 있고, 질병의 위치도 파악이 가능하다. 또한 특정 음식이나 건강식품 · 음료수 · 환경적인 모든 것, 한약 · 양약 · 화장품 · 약 등이 본인에게 맞는지 맞지 않는지를 알아낼 수 있다.

⑥ 수지력 테스트의 정확성과 객관성을 유지하기 위해서는 수지력 테스트에 영향을 주는 모든 것은 일정하게 하여야 한다.

앉은 자세에서 기준점을 정하였으면 다른 물질들을 테스트할 때에도 앉은 자세에서 테스트를 하여야 한다. 서서 기준점을 정하였으면 다른 물질들을 테스트할 때에도 서서 테스트를 하여야 한다.

⑦ 테스트시 제1·2지와 제3·4·5지의 자세가 정확하게 해야 한다.

제3·4·5지를 모두 굽히고 제1지와 제2지로 테스트하여도 정확하지가 않으며, 제3·4·5지를 제2지에 붙이고, 제1지와 제2지로 테스트하여도 정확하지가 않다(제3·4·5지는 제2지와 떨어져야 한다). 오직 제1지와 제2지로 테스터를 잡고서 제3·4·5지를 똑바로 펴서 제2지에 영향을 주지 않는 상태에서 수축을 하여야 정밀한 측정을 할 수가 있다.

⑧ 기준점을 정한 위치에서 테스트하여야 한다.

기준점을 정한 위치에서 이동하거나 방향을 변경시키거나 주위의 물건들을 이동시키거나 사람이 움직이거나 말을 시키면 정확성이 떨어질 수 있으므로 주의해야 한다. 장소·방향이 바뀌었다면 새로이 기준점을 먼저 측정하고 실험한다.

◆ 실례 - 감초의 수지력 테스트

- 준비사항 : 감초 조각 5~10개, 수지력 테스터
- 자세·환경 고정 : 자세와 방향을 정한다.
- 수축연습 : 오른손의 엄지와 검지로 수지력 테스터를 잡고서 3~5번 정도 수축연습을 한다.
- 기준점 : 수축연습을 한 다음에는 최대한 엄지와 검지를 수축시켜서 나온 수치가 기준점이다.
- 한 가지를 테스트한 다음에는 2~3초 이내에 곧바로 측정한다.

만약 1~5분 이상 지체했다가 다시 실험할 때는 기준점을 다시 측정한다. 1시간 전의 기준점으로 테스트하는 것은 부적당하다.
- 2가지 이상 측정시에는 기준점을 다시 정해야 한다. 위치·장소·방향을 바꿔도 기준점을 다시 정한다. 이와 같은 연습을 충분히 실시한다.

3) 각종 식품에 대한 실험

(1) 백설탕의 실험

① 기준점을 정하고, ② 왼손(오른손잡이일 때)에 반 티스푼 분량의 백설탕을 만지게 하고 테스트한다. 대개의 경우 수축력이 기준점에 미치지 못한다. 이것은 설탕이 인체에 좋지 않다는 표시이다.

(2) 조미료의 실험

① 기준점을 정하고, ② 왼손바닥에 조미료를 티스푼으로 반 정도 올려놓고 실험한다. 대부분 수축력이 현저하게 약해진다. 좋지 않다는 표시이다.

(3) 마늘의 실험

① 기준점을 정하고, ② 왼손에 생마늘(구운 마늘은 힘이 빠진다)을 잡고 실험하면 수축력이 기준점에 도달하거나 기준점을 지나친다. 인체에 매우 좋다는 뜻이다.

(4) 토마토의 실험

① 기준점을 정한 다음에 ② 왼손으로 토마토를 만지고 수축하면 힘이 강해진다(기준점에 도달하거나 기준점을 지나친다). 인체에 매우 좋다는 뜻이다.

(5) 다시마의 실험

① 기준점을 정한 다음에 ② 왼손에 다시마를 만지고 수축하면 힘이 약해진다. 기준점에 미치지 못하는 것은 인체에 나쁘다는 표시이다.

(6) 김 · 미역의 실험

① 기준점을 정한 다음에 ② 왼손에 김이나 미역을 만지게 하고 수축한다. 힘이 강해져 기준점을 지나친다. 매우 좋다는 실험이다.

모든 식품 · 건강식품들을 테스트하여 보면 미터가 기준점에 미치지 못하는 것, 기준점을 지나치는 것, 기준점에 도달하는 것을 확인할 수 있다. 수십 가지를 실험해 보고 반복 실험하여 보면 수지력 테스트에 능숙할 수가 있다.

4) 한약재의 수지력 테스트 실험

수지력 테스트의 원리와 방법에 대해 숙지하고 실험에 대해서 어느 정도 능숙하여지고 자신감을 얻은 상태에서 이번에는 한약재를 실험하여 보기 바란다. 한약재를 실험하기 위해서는 실험 약재를 책상 위에 펼쳐 놓거나 한약장을 모두 열어 놓고 실험을 해 간다.

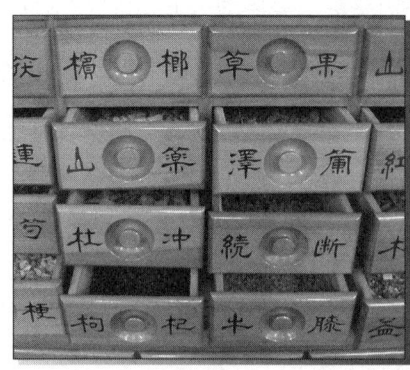
▲ 한약장을 열어 놓은 모습

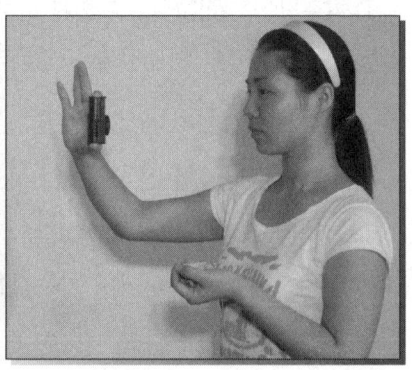
▲ 한약재를 쥐고 수지력 테스트하는 모습

오른손잡이인 경우는 오른손으로 수지력 테스터를 잡고, 기준점을 수시로 측정하고 왼손으로 한약을 만진다. 한약을 잡을 때는 최소한 1~2돈 (3.7~7.5g) 정도를 잡도록 한다. 모든 것을 기록하면서 측정하기 바란다. 한약장에 있는 80% 이상의 약재가 수축력이 약해지거나 기준점에 도달되지 못함을 확인할 수 있을 것이다. 기준점을 지나치는 약재는 극히 드물다. 많이 쓰는 약재들을 실험해 보라(약재를 측정할 때 한 가지씩 하고, 2~3번 반복해서 측정하여 결론을 내린다).

필자가 많은 실험을 해 볼 때 곽향 · 오약 · 목향 · 백출 · 백복령 · 당귀 · 천궁 · 숙지황 등은 수축력이 크게 떨어지는 결과가 나왔다.

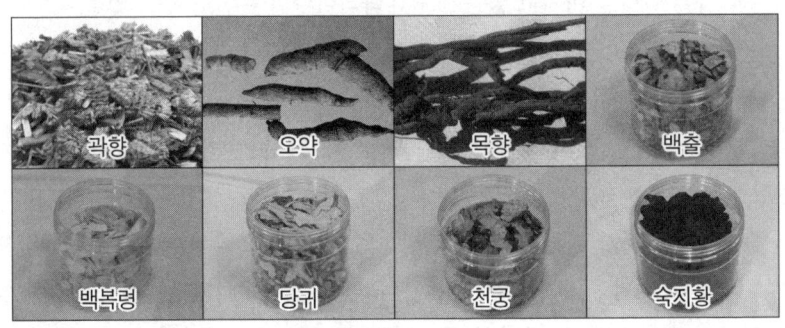

수축력이 기준점에 도달되거나 기준점을 지나는 한약재는 인삼 · 반하(제독이 안 된 것은 수축력이 크게 떨어진다) · 진피(농약 준 진피는 수축력이 약해진다) · 사인 등 몇 가지뿐이었다. 오동나무 약장에 들어 있는 약재가 약 80~90가지 되는데, 몇 가지를 제외하고는 모두가 수축력이 약해진다.

그리고 한방약을 처방해서 지은 다음에 전체를 손바닥에 대고서 실험해 봤더니 모든 처방약은 수축력이 약해진다. 달인 한약재를 탈지면에 묻혀서 손에 잡고 실험해도 거의 모두 수축력이 현저하게 약해졌다. 한약재를 입에 물고서 실험하여도 마찬가지이다.

이상 필자가 직접 시행한 실험에서 한약재의 80% 이상, 한방약(처방약)의 거의 100%가 수지력 테스트에서 모두 약해진다.

수축력이 약해지는 한약재를 환자에게 먹이게 되면 음양맥진이 악화되고 대뇌혈류량에 큰 편차가 생기게 되며 교감신경이 항진됨으로써 질병이 악화된다. 질병악화 반응이 곧 부작용인 것이다.

한약을 맹신하고 먹더라도 위약(僞藥)효과는 나타나지 않겠는가 하고 안이하게 생각하여 장기간 복용한다면 해로운 성분이 인체에 작용하여 치유하기 힘든 질환에 시달리게 될 확률이 높다.

이와 같이 수지력 테스트로 실험을 해 보아도 한약재와 처방한약이 얼마나 인체에 나쁜 영향을 미치고 있는가를 대략적이나마 확인할 수가 있을 것이다.

수지력 테스트가 한의약계에서 공인된 것이 아니라고 필자의 실험을 불신한다면, 한의약계에서는 수지력 테스트보다 더 우수한 방법을 연구해서 실험해 보기 바란다. 완력 테스트나 수평 테스트나 무엇이든지 해 보기 바란다.

수지력 테스트가 가장 이상적인 방법일 것이다. 그렇지 않다면 한의약계는 다른 테스트법을 연구해서 발표하여(한약이 우수하다면) 한약의 우수성을 입증하기 바란다. 입증하지 못한다면 입증할 때까지만이라도 위험한 한약을 환자들에게 복용시키는 일은 재고해야 할 것이다.

수지력 테스트의 데이터를 신뢰할 수 없다면 음양맥진법은 어떤가. 아무래도 한 가지보다는 두 가지 방법으로 실험하는 것이 오류를 줄이고, 더 정확한 결과를 얻는 데 도움이 될 것이다.

5) 음양맥진법(陰陽脈診法)의 실험방법

음양맥진법의 원래 진단 명칭은 인영(人迎)과 촌구(寸口)의 맥법(脈法)이다. 이 맥진법은 동양의학의 최고 원전(最古 原典)인 『황제내경(黃帝內經)』의 영추편(靈樞篇) 제9(第九) 종시(終始)에서 중요하게 언급하였다.

즉, "근봉천도 청언종시 종시자(謹奉天道 請言終始 終始者),
　　경맥위기 지기맥구인영(經脈爲紀 持其脈口人迎), 이지음양유여불족
　　평여불평 천도필의(以知陰陽有餘不足 平與不平 天道畢矣)…"라며
인영촌구맥법을 소개하고 있다.

"인영1성 병재족소양(人迎一盛 病在足少陽) 1성이조 병재수소양(一盛而躁 病在手少陽)
인영2성 병재족태양(人迎二盛 病在足太陽) 2성이조 병재수태양(二盛而躁 病在手太陽)
인영3성 병재족양명(人迎三盛 病在足陽明) 3성이조 병재수양명(三盛而躁 病在手陽明)
인영4성 차대차삭자(人迎四盛 且大且數者) 명왈일양 일양위외격(名曰溢陽 溢陽爲外格)
맥구1성 병재족궐음(脈口一盛 病在足厥陰) 1성이조 병재수심주(一盛而躁 病在手心主)
맥구2성 병재족소음(脈口二盛 病在足少陰) 2성이조 병재수소음(二盛而躁 病在手少陰)
맥구3성 병재족태음(脈口三盛 病在足太陰) 3성이조 병재수태음(三盛而躁 病在手太陰)
맥구4성 차대차삭자(脈口四盛 且大且數者) 명왈일음 일음위내관(名曰溢陰 溢陰爲內關)
내관불통 사불치(內關不通 死不治) 인영여맥구 구성4배(人迎與脈口 俱盛四倍)
이상 명명관격 관격자 여지단기일(以上 命名關格 關格者 與之短其日)…"이라고 하였다.

이와 같이 『내경(內經)』에서 소개하고 있지만 진단방법과 진단위치 등은 자세하게 소개되지 않았다. 필자가 이 인영촌구맥법을 좀더 연구하고 구체화시켜서 '음양맥진법'이라 명명하고, 구체적인 진단법으로 발전시켜 현실화시켰다.

『한방약은 효과없다』를 번역한 권오주 박사는 서문에서 "동양의학은 뇌가 없다"고 말하고 있는데, 이것은 의미심장한 말이다. 한의학에서는 대뇌에 대한 언급은 지극히 일부이고, 대뇌에 관한 연구가 거의 없을 정도로 그 중요성도 파악하지 못하고 있다. 다만 질병의 증과 풍한서습조화(風寒暑濕燥

火), 내인(內因), 불내(不內)·불외인(不外因) 등과 증상만을 중요시한다.
그러나 서금의학(瑞金醫學)은 대뇌혈류를 최고로 중요시 여긴다. 서금의학은 대뇌기능 중심의학인 것이다. 그러므로 서금의학의 치료목표는 대뇌혈류를 조절시키는 데 있으므로 대뇌를 결코 소홀히 할 수 없다. 대뇌혈류 조절을 위한 진단법이 음양맥진법이고, 치료법이 서금요법과 수지침이다.

• 음양맥진법은 대뇌혈류량을 진단한다

인체에서 대뇌는 매우 중요하다. 대뇌로 흐르는 대혈관은 총경동맥과 추골동맥이다. 총경동맥이 좌우 2개가 있고, 추골동맥이 좌우 2개가 있다. 총경동맥에서 내·외경동맥으로 갈라져 대뇌 속으로 흐르고 있다.

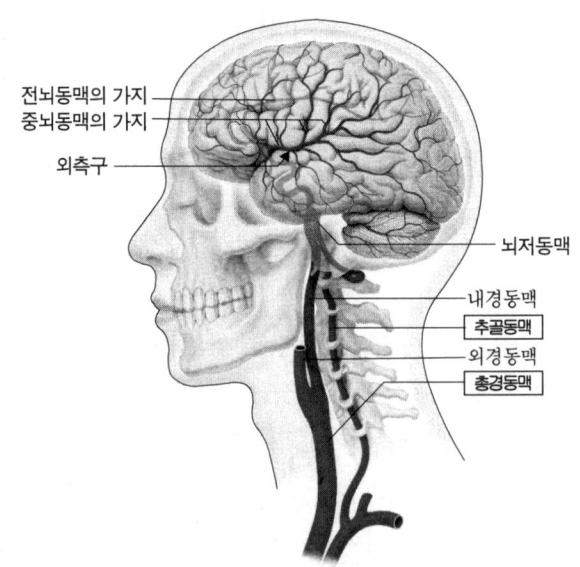

추골동맥은 경추 양방 속에서 대뇌의 속으로 흐르고 있다. 이들 총경동맥과 추골동맥이 원활하게 흘러가야 건강하고 질병이 없다. 이들 혈류상에 이상이 생기는 것이 곧 질병이고, 혈류의 이상을 조절하는 것이 곧 치료이다. 혈류상에 이상이 생기면 대뇌기능의 부조화를 야기시켜 질병을 발생시킨다. 이때 대뇌혈류를 정상으로 조절해 주면 대뇌기능이 정상으로 돌아와 질병이 치유되고 건강해진다.

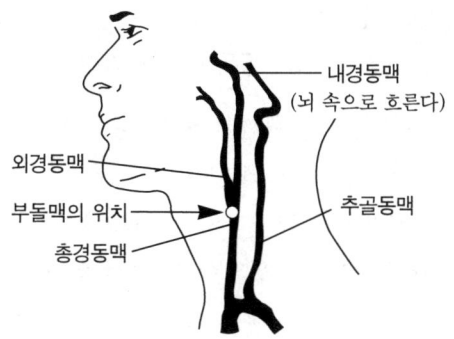

- 총경동맥의 진단처 → 인영 - 부돌맥,
  추골동맥의 진단처 → 요골동맥 - 촌구맥

총경동맥은 진단하기가 쉬운 편이나, 이 위치는 내·외경동맥이 갈라지는 약간 아랫부분이다. 고전에서는 인영혈(人迎穴)이라고 하며, 위경락의 인영혈은 결후 양방(結喉 兩傍) 1.5푼(分)이라고 한다. 이 위치에서는 정확하게 박동이 잘 안 된다. 측방(側傍)으로 더 나가야 맥진이 가능하다. 대장경락의 부돌혈(扶突穴)에서 박동하므로 '부돌맥'이라고 명칭을 붙였다.

추골동맥은 촉각으로 진단이 불가능하다. 대신 추골동맥과 한 줄기인 상흉쇄골하(上胸鎖骨下) 동맥에서 갈라진 요골동맥의 손목 부분인 촌구맥 부위에서 진단을 한다. 촌구 진단은 곧 추골동맥의 진단을 의미한다(촌구맥의 혈류속도와 추골동맥의 혈류속도는 비례한다고 부산대학교 의과대학 박규현 박사는 대뇌혈류측정기를 사용해서 입증했다).

촌구의 정확한 위치는(음양맥진법에서는) 완관절과 요골동맥의 교차점 함몰 부위 중간 부분이다.

좌촌구맥의 굵기와 좌부돌맥의 굵기가 동등하고, 우촌구맥의 굵기와 우부돌맥의 굵기가 동등할 때 평인(平人)이라 하고, 최상의 건강체를 의미한다. 종시편에서 말하는 음양맥진상의 굵기와 동등한 상태를 평인이라고 기준을 정했다.

(1) 음양맥진법의 진단기준
부돌맥과 촌구맥의 굵기가 동등 — 건강기준

해부학상에서는 총경동맥의 혈관이 굵고, 촌구맥의 요골동맥은 혈관의 굵기가 가늘기는 하나, 실제 음양맥진법에서 느끼는 손의 감각은 평인지맥(平人之脈)일 때 굵기가 동등하다. 조헌영 선생은『통속한의학 원론』에서 음양맥진법을 비판하였으나, 실제 임상진단에서 인영과 촌구의 굵기가 동등하다.

부돌은 양6부(陽六腑)의 상태를 나타내고, 촌구는 음6장(陰六臟)의 상태를 나타낸다. 동양의학의 음양화평(陰陽和平)이나 음허화동(陰虛火動)이라 하는 것은 철학적인 개념일 뿐 구체적이지 않다. 음양맥진법에서는 부돌과 촌구의 굵기가 (좌우 모두 4개) 동등할 때 평인맥이라 하고 건강하다고 한다. 따라서 이때를 음양화평이라고 말할 수 있다.

(2) 음양맥진법의 질병기준과 원리

평인(平人)이면 "불병 불병자(不病 不病者), 맥구인영 응사시야(脈口人迎 應四時也) 상하상응이 구왕구래야(上下相應而 俱往俱來也), 6경지맥 불결동야(六經之脈 不結動也), 본말지 한온지 상수사야(本末之 寒溫之 相守司也), 형육혈기 필상칭야(形肉血氣 必相稱也), 시위평인(是爲平人)"이라고 하는 것이다.

만약에 부돌맥이 굵고 촌구맥이 가늘면 양6부(陽六腑)에 질병이 있는 것이며, 이때를 양증(陽症)이라고 표현하며, 부돌맥의 굵기와 맥상에 따라서 6부의 질병 위치가 정해진다.

이 부분의 자세한 설명은 생략하므로, 위의 원문과 필자가 저술한『음양맥진법과 보사』를 참고하기 바란다.

① 부돌맥이 촌구맥보다 굵을수록 난치이며, 6부의 질병이다
  (단, 부돌맥이 굵은 때를 양증, 6부 전체에 질병이 있음을 말한다.)
 부돌맥이 굵고 촌구맥이 가늘 때도 질병이지만, 부돌맥이 굵어질수록 난치이다(실제는 5~10배까지인 경우도 있다). 촌구맥보다 4배 이상만 굵어도 난치이다.
 이때에 어떠한 치료를 해서 부돌맥과 촌구맥이 동등하게 조절된다면 그것은 곧 질병치료가 되고 있다는 증거이다.
 그러나 반대로 음양맥상에서 편차를 차이나게 하는 모든 치료법이나 약들은 질병을 악화시키는 방법이 되는 것이다(한약 80% 이상이 여기에 속한다).

② 촌구맥이 부돌맥보다 굵을수록 중병이고 난치이며, 6장(六臟)의 병이다
 촌구맥이 부돌맥보다 굵은 때를 음증(陰症)이라 한다. 해부학상으로는 원래 총경동맥이 굵지만 임상적으로는 촌구맥이 굵게 진단되는 때가 많다. 이는 6장의 질병에 해당된다. 촌구맥이 굵을수록 중병이고 난치이며, 4성 이상은 난치이다. 실제는 더 이상 굵은 경우도 많다.
 촌구맥의 굵기에 따라서 6장의 질병이 나타나지만, 우선은 음증이라고 표시한다. 이때 여러 가지의 치료를 해서 부돌맥과 촌구맥의 굵기를 동등하게 하면 건강체로 돌아가고 있다는 뜻이 된다. 앞서 언급한 것과 마찬가지로 음증의 편차를 크게 차이나게 하는 모든 치료법이나 약들은 질병을 악화시키는 방법이다(한약이 여기에 속한다).

 ※ **음양맥진 조절 - 서금의학 이론이 확실**
 서금의학(고려수지침, 서금요법)의 모든 이론은 음양맥진의 편차 있는 병맥들을 조절시키는 기준에서 연구된 것이다. 즉, 음증(촌구맥이 굵은 때)과 양증(부돌맥이 굵은 때)을 조절하는 이론과 방법이 서금의학이다.
 체침의 경락이론에서는 주(肘)·완(腕)관절의 경락, 목 부위의 경락, 삼음교(三陰交) 부위의 일부 경락만이 편차 있는 음양맥상을 일부 조절할 수 있다.

▶ 인체에 있다는 경락의 반응부위는 일부분이다

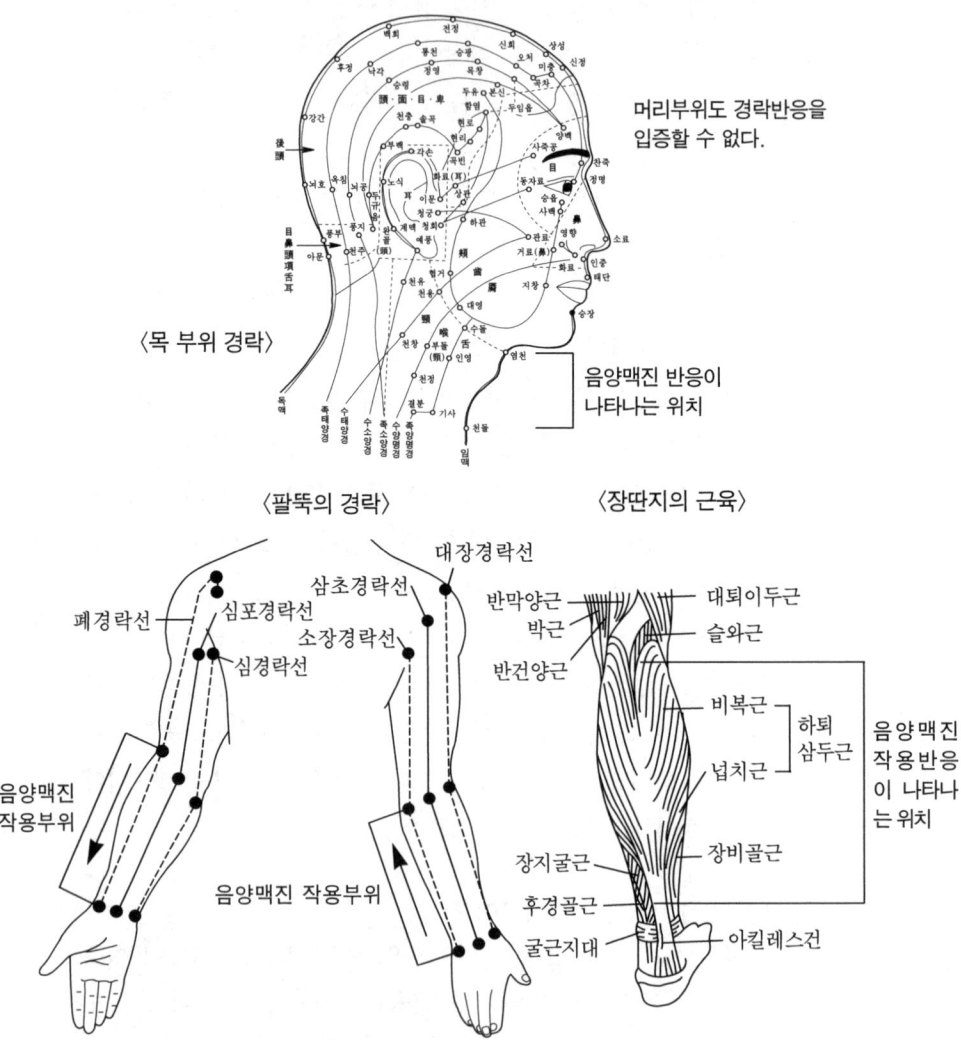

음양맥진 작용반응이란 경락에 자극을 주었을 때 대뇌혈류량에 영향을 주는 것을 말한다. 음양맥진 작용반응이 나타나는 위치는 목부위, 주·완관절 사이, 장딴지(비복근·장비골근·장지굴근·후경골근) 뿐이다.

106 제2장 서금의학의 진단법에 의한 한약재 실험내용

▶ 서금의학의 상응도 - 모두 음양맥진 조절반응이 나타난다

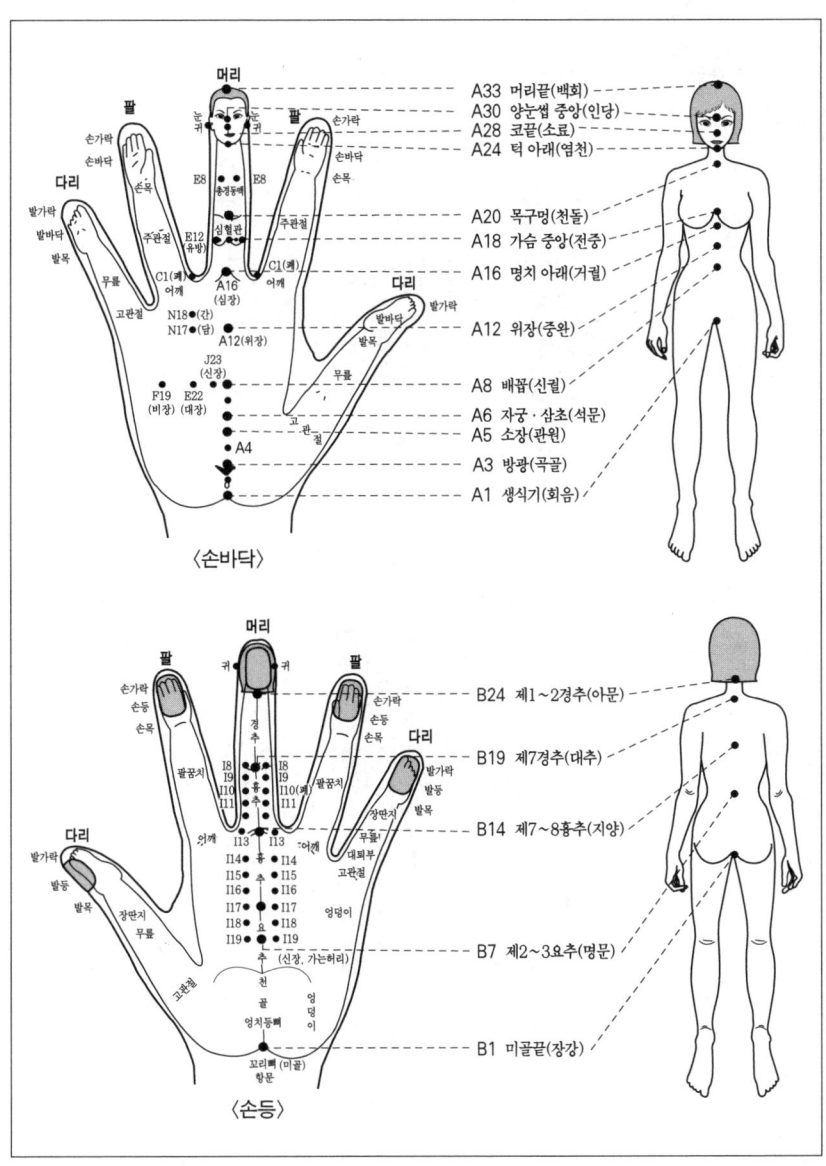

▶ 서금의학의 14기맥 혈도 - 모든 기맥과 요혈을 자극하면 음양맥진 조절이 가능하다

● 수장(手掌)

● 수배(手背)

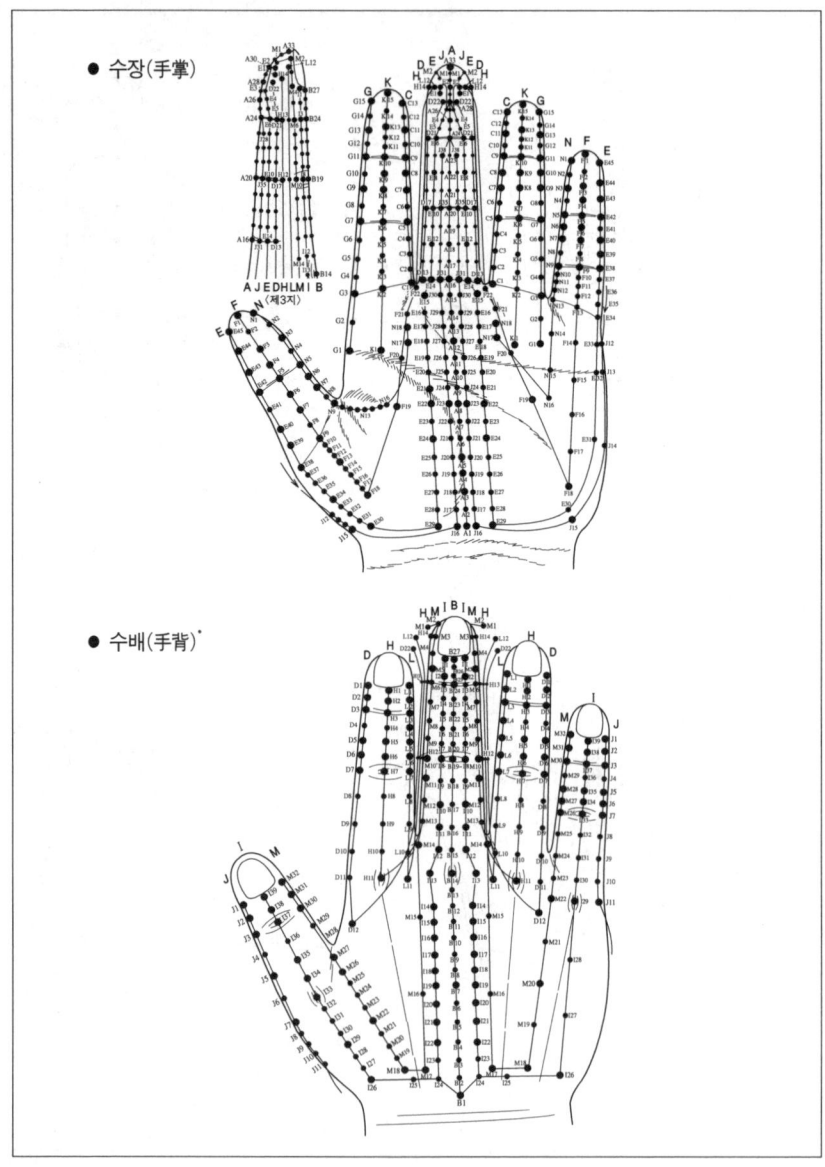

(3) 음양맥진의 위치 및 자세와 진단법

① 부돌맥의 위치

부돌의 위치는 남녀에 따라서 약간 차이가 있다. 남자는 결후 측방의 일직선상에서 박동된다. 결후 측방의 일직선상이므로 어떤 경우는 인영 위치에서도 박동하지만 대부분은 부돌이나 인영혈 옆에서 박동한다. 다만, 총경동맥을 따라서 상하로 이동하는 것은 안 된다. 이것은 기준점을 옮기게 되기 때문이다.

여성은 결후가 2개로 나타나며, 그 중간에 횡문선상이 있다. 그 횡문선에서 측방으로 나아가 진단한다.

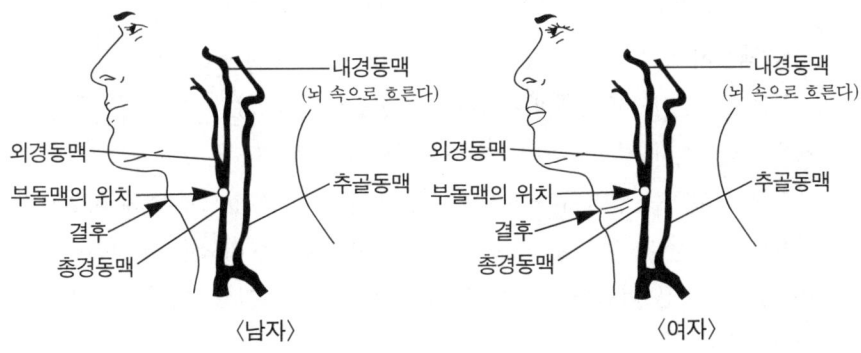

〈남자〉　〈여자〉

② 촌구맥의 위치

남녀 동일하며 기형적으로 나타나더라도 완관절의 선상을 벗어나서 진단해서는 안 된다.

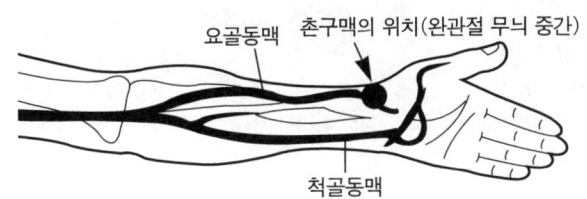

③ 부돌 · 촌구맥의 비교법

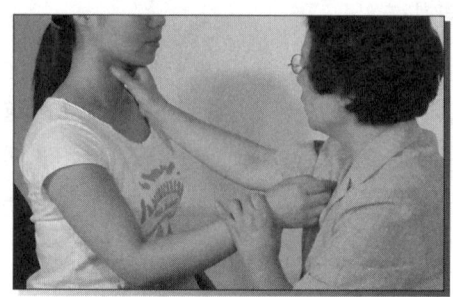

좌측의 촌구맥과 좌측의 부돌맥끼리 비교하고, 우측의 촌구맥과 우측의 부돌맥끼리 비교한다. 교차해서 진단 · 비교하는 것이 아니다.

④ 맥진자세

부돌맥의 진단자세는 똑바로 서거나 정좌를 하고, 고개는 약간 숙이는 듯한 상태에서 진단한다. 옆으로 틀거나 머리를 들어서는 안 된다.

촌구의 위치는 팔꿈치까지는 똑바로 내리고, 팔은 앞으로 하되 자연스런 자세이어야 한다. 책상 위에 놓을 때는 소지(小指)를 바닥에 댄 상태이어야 하고, 손가락은 자연스럽게 살짝 쥔 상태이어야 하거나, 가볍게 손가락을 쥔다.

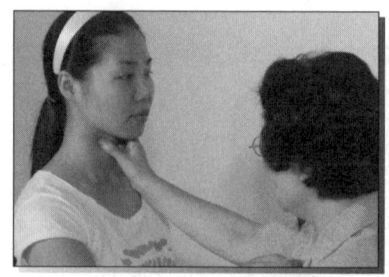
▲ 부돌맥을 진단하는 모습

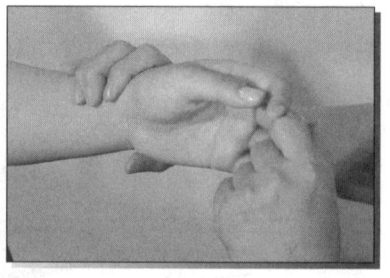
▲ 촌구맥을 진단하는 모습

⑤ 진단순서

부돌맥과 촌구맥의 위치를 확인하고, 자세를 정확히 잡는다. 남자의 경우 넥타이를 푼다. 목걸이·팔찌·반지 등은 모두 뺀다.

그런 다음에 먼저 좌측 촌구를 의자(醫者)의 우수 제2지로 진단하되, 제3·4·5지는 요골동맥 위에 가볍게 올려놓고 요골동맥의 흐름을 파악한다. 제2지가 닿는 촌구를 진단한다.

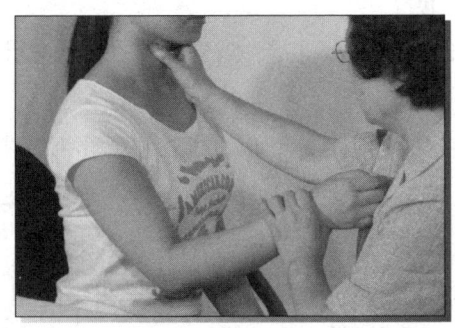

촌구의 위치는 칠표(七表)·팔리(八裏)·구도(九道)를 진단하는 것이 아니므로 가볍게 대거나 약간 누르거나 하여 가장 선명한 상태에서 가장 굵게 느껴지는 혈관의 굵기를 판단한다. 굵기가 어느 정도인가 가늠하여 파악한다.

그런 다음 부돌맥을 진단한다. 부돌맥은 3초 이상을 누르지 않는다. 그리고 처음부터 너무 강하게 누르지도 않는다. 환자의 좌측 부돌맥에 의자의 좌수 엄지 지복(指腹)으로 가볍게 대면서 압력을 가한다. 이때도 가장 선명하면서 굵은 상태를 진단하여 촌구맥과의 굵기를 비교한다. 이때 부돌맥이 조금이라도 굵으면 양증이며, 6부 어느 곳엔가 병이 있음을 뜻한다. 또한 부돌맥보다 촌구맥이 굵으면 음증이며, 오장에 질병이 있음을 뜻한다.

좌측의 촌구맥과 부돌맥을 비교하여 음증·양증을 결정하고, 다시 우측의 촌구와 부돌맥의 굵기를 비교하여 음증·양증을 결정한다. 환자의 우수 촌구를 의자(醫者)의 좌수 제2지로 진단하고, 좌수의 제3·4·5지는 요골동맥상에 올려만 놓는다. 제2지로 가장 굵고 선명한 촌구맥을 진단한다.

환자의 우측 부돌을 의자의 좌수 엄지 지복으로 가볍게 누르면서 진단하되, 가장 굵고 선명한 것을 진단하여 양증(부돌〉촌구), 음증(부돌〈촌구)을 진단한다.

되도록 많은 사람들을 진단하여 숙달된 다음에 한약재를 실험하여야 한다.

※ 난치성 병맥이란?

『내경(內經)』에서는 부돌맥과 촌구맥의 편차가 4배 이상일 때를 말하나, 4성까지는 치료가 가능하다.

난치병맥은 촌구일 때는 3성 이상, 그리고 조맥일 때이다. 촌구의 조맥일 때는 요골동맥의 어제(魚際)까지 박동할 때이며, 혈관의 느낌이 빳빳한 노끈이나, 철사줄을 만지는 느낌이다. 이런 맥상은 진단은 가능하나 조절이 거의 불가능하다(그러나 수지음식요법으로 일부 조절이 되고 있다).

그리고 촌구맥이 가늘면서 부돌맥이 4~5성 이상의 조맥이거나 평맥의 맥상일 때 난치성이다. 또는 부돌맥이 지나치게 무맥이거나 가늘 때이다(부돌맥이 무맥인 경우는 고도비만, 운동과잉, 동맥경화증일 때 나타난다. 수지음식요법으로 조절이 가능하다).

(4) 음양맥진 실험의 최적 맥상 - 변화실험

여러 가지 치료법, 음식·한약 등의 효과를 실험할 때는 맥상이 분명한 경우에만 실험대상으로 한다. 난치성 병맥은 맥조절이 잘 안 되므로 실험으로 적당하지 않다.

고려수지침을 처음 발견할 당시(1970년대 초)에는 수지침으로 자극해야만 음양맥진 조절이 가능한 줄 알았었다.

그러나 그 후 지속적인 연구로 염파·사이버 수지침 시술로도 음양맥진 조절이 가능함을 알게 되었다. 그 다음에는 반지요법을 쓰거나 금속을 손에 붙일 때도 변화가 있음을 알게 되었고, 차츰 음식도 음양맥상에 영향을 준다는 것을 발견하였다.

음양맥진으로 음증·양증을 구별한 상태에서 설탕이나 화학소금·조미료 등을 만진 다음에 음양맥진을 진단하면 모든 맥상이 매우 굵어진다. 즉, 양증일 때는 부돌맥이 더 굵어지고, 음증일 때는 촌구맥이 더 굵어진다. 이것은 질병이 악화된다는 것을 의미한다.

이처럼 편차가 있을 때 토마토나 마늘(구운 마늘은 제외) 등을 만지면 양증에서 평인맥으로 조절되어, 촌구와 부돌의 굵기가 동등하여진다. 음증일 때도 건강맥으로 조절된다.

평인맥으로 조절되는 음식·치료법·기구들은 질병을 치료하거나 효과가 있다는 표시이다. 반면에 음증·양증의 편차를 차이나게 하는 음식·기구들은 질병을 발생시키거나 악화시켜 부작용이 나타나고 치료효과가 없음을 의미한다.

〈맥상을 악화시킨다 - 질병악화나 발생을 의미한다〉

설탕 · 조미료 · 화학소금 · 구운 소금(강한 열을 가한 소금 등) · 다시마 · 율무 · 알로에 · 식초 등

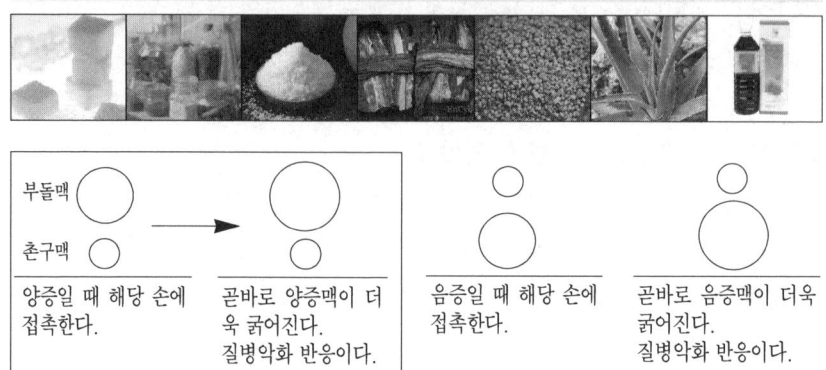

〈맥상을 조절시킨다 - 질병치료를 의미한다〉

토마토 · 마늘 · 검은콩 · 완두 · 잣 · 호두 · 매생이

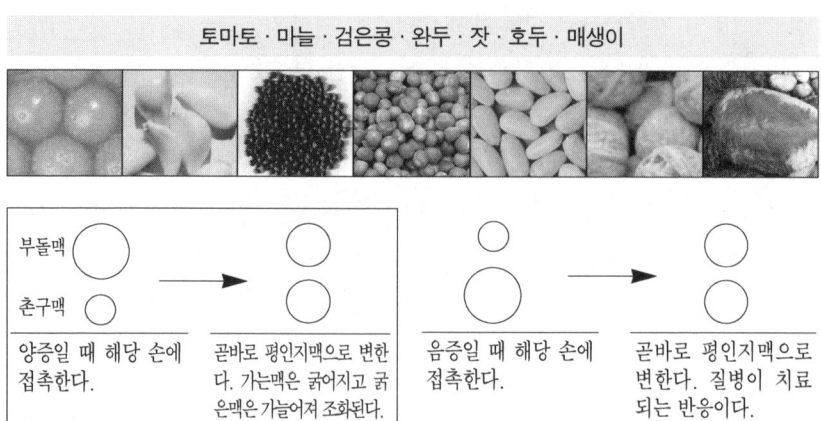

4. 한약의 실험방법

실험할 때는 음양맥상이 잘 나타나는 실험자를 선택한다. 그리고 좌우에서 음증인가 양증인가를 분명히 진단하여 놓는다. 이 상태에서 2가지 방법으로 실험을 할 수 있다.

첫째는 병맥 상태(음증·양증)일 때 한약을 살짝 손에 쥐고서 음양맥을 진단하여 음증·양증의 변화를 보는 방법이다.

두 번째는 서금요법의 서암봉(유색)으로 기맥의 명혈에 붙이면 곧 건강맥(평인맥)으로 변한다. 건강맥일 때 특정 한약을 만지게 하여 맥상의 변화를 진단하는 것이다.

손으로 만지는 것뿐만이 아니라, 혓바닥에 한약재를 대고서 진단하거나, 한약재를 먹게 하고서 반응을 볼 수도 있다. 그리고 액체 상태이면 헝겊·탈지면·휴지에 내용물을 묻혀 환자에게 손으로 잡게 하고 음양맥진을 진단한다.

1) 한약 실험의 실제

위에서 음양맥진법의 실험방법을 구체적으로 자세하게 소개하였다. 다시 요약하면 촌구맥과 부돌맥을 진단하여 굵기가 동등하면(즉, 평인맥이면) 건강체이고, 편차가 있으면 모두 병이다. 부돌맥이 굵으면 6부의 병이고, 부돌맥이 촌구맥보다 굵을수록 질병은 악화된다. 촌구맥이 굵으면 6장의 병이고, 촌구맥이 부돌맥보다 굵을수록 질병은 악화된다.

이때 어떤 자극이나 약물 또는 방법을 써서 편차나는 맥을 평인(平人)으로 조절시키면 치료효과가 있다는 표시이다. 반면에 부돌맥과 촌구맥을 편차를 크게 차이나게 하는 방법이나 한약재는 질병을 악화시키거나 질병을 발생시키는 것이다.

서금의학은 기본적으로 병맥(편차 있는 맥상)을 조절하여 평인지맥으로 되돌리는 데서 출발한다. 이제 실제로 한약을 가지고 음양맥진을 실험해 보기로 하자.

우선 한약을 준비하고 피실험자를 선정한다. 주위를 조용히 하고 피실험자를 안정시킨 다음 시계·목걸이·팔찌·반지를 빼도록 한다. 2~3시간 이내에는 술을 먹지 않아야 하고 특정한 약을 먹어서도 안 된다.

(1) 병맥일 때의 한약 실험

① 감초

㉠ 우선 좌측의 촌구와 부돌을 비교해서 음증·양증을 구별한다.

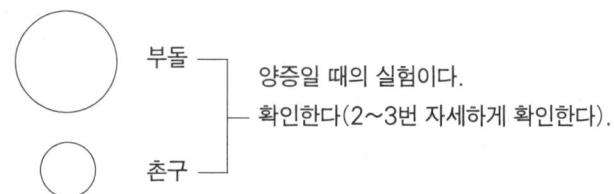

㉡ 좌수에 감초 약재 5조각 정도를 가볍게 쥐게 한다. 떨어지지 않을 정도로 만진다.

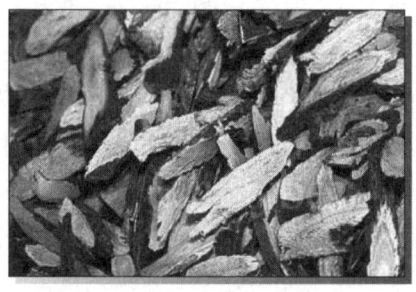

▲ 감초
감초 조각 3~5개를 손바닥 위에 올려놓거나 살짝 쥔다.

ⓒ 감초를 만진 상태에서 다시 좌측의 촌구와 부돌맥을 비교 진단한다.

감초를 만졌어도 양증의 상태가 그대로이면 감초의 조절효과는 없는 것이다. 만약 굵었던 부돌맥이 더욱 굵어졌다면 부작용이나 질병을 악화시키는 것이다(감초를 만지는 순간 맥상은 악화된다. 즉 편차가 더욱 차이난다).

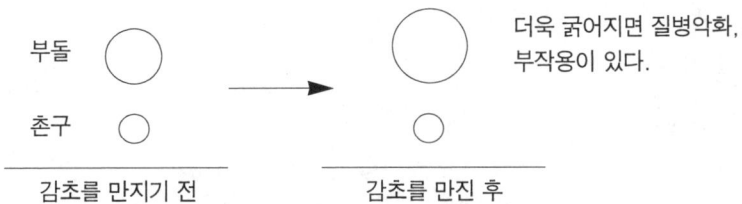

ⓔ 좌수에서 감초를 놓는다(감초를 놓으면 만지기 전의 상태로 되돌아온다).

ⓕ 이번에는 음증 맥상을 찾아 진단하고, 음증일 때 2~3번 진단·확인한다. 우측의 맥진이다.

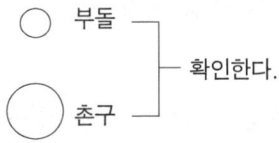

ⓗ 우수에 감초 3~5조각을 가볍게 만지게 한다.

잠시 후에 음양맥진을 확인한다.

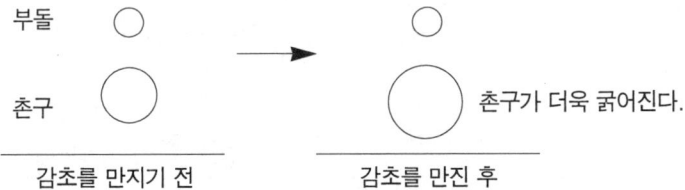

감초를 만진 후에 음양맥을 보아서 맥상에 변화가 없다면 감초의 약효과가 없다는 뜻이고, 촌구맥이 감초를 만지기 전보다 더 굵어졌으면 질병이 악화되거나 부작용이 있다는 표시이다.

Ⓐ 다른 약재로 바꾸어서 실험할 때는 약간의 시간적 여유를 갖는다. 감초의 영향이 사라질 정도로 잠시 있는다. 감초가 피부에 닿아야 반응이 확실하다.

※ 감초를 입 안에 넣고서 실험하면 음양맥상이 더욱 크게 악화된다. 먹는다는 것은 더욱 큰 악화반응이 있을 수 있다.

② 창출

이번에는 창출이란 한약재를 실험한다.

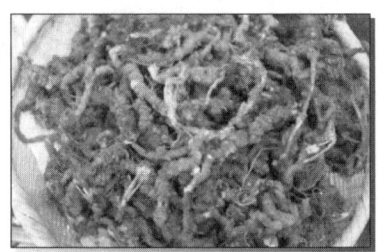

▲ 창출

㉠ 음양맥진을 진단하여 음증일 때 2~3번을 진단하여 확인한다.
㉡ 진단한 손에 창출 조각 5개 정도를 가볍게 잡게 한다.
그런 다음 음양맥진을 보면 음증의 맥상에 편차가 더욱 커진다.

창출은 거습제 · 소화제로 쓰이는 대표적인 약재이나 실제는 질병을 악화시킨다. 창출이 들어간 소화제는 오히려 위장병을 악화시키고 있다. 체했을

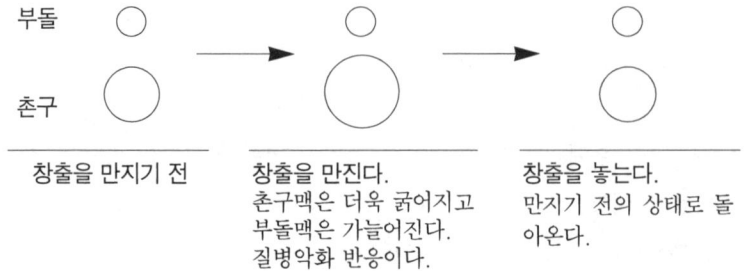

때 한약을 먹으면 즉시 구토가 나오는 것은 악화반응을 의미한다.

※ 창출을 놓은 다음 탈지면·물수건으로 손을 닦는다. 그리고 잠시 후 창출의 기운이 없어진 다음에 실험으로 들어간다.

③ 당귀

이번에는 당귀라는 한약재를 실험한다.

당귀 조각 5~10개를 준비한다.

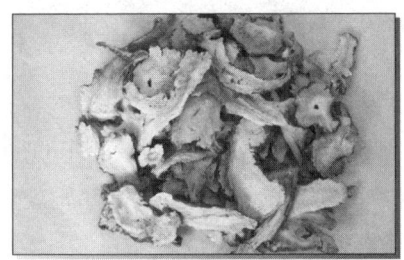

▲ 당귀

㉠ 음양맥진을 진단한다. 우측이 양증이라고 진단될 때이다.

㉡ 우수로 당귀 조각 5개 정도를 만지게 한다. 그리고 다시 음양맥진을 진단한다. 이때 맥상변화가 없으면 효과 없다는 것을 의미하고, 맥상의 편차가 더욱 커지면 질병의 악화 반응이다(당귀를 만지는 순간 편차가 커진다).

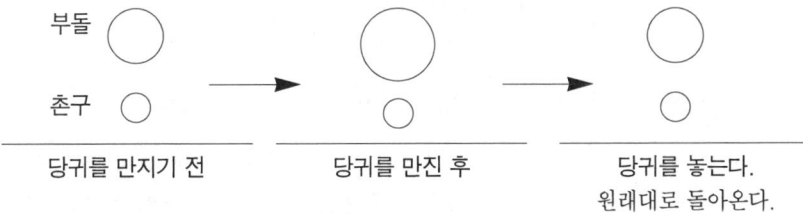

당귀는 활혈제로서 여성의 보혈제에 많이 이용된다. 사물탕과 팔물탕의 주재료이다. 그러나 실제로는 맥상을 악화시켜 여성들의 위장병·심장쇠약·신부전증을 일으키는 원인이 된다.

④ 우황청심원

우황청심원을 준비하고 금박을 벗긴다(금박은 효과반응이 있다).

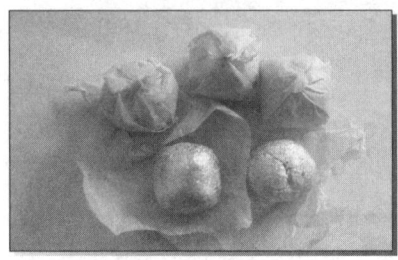
▲ 우황청심원

㉠ 음양맥진에서 양증이라고 진단될 때의 실험이다.
㉡ 진단한 쪽에 금박을 벗긴 우황청심원을 만지게 한다.
㉢ 다시 맥을 보면 양증의 편차가 더욱 커진다.

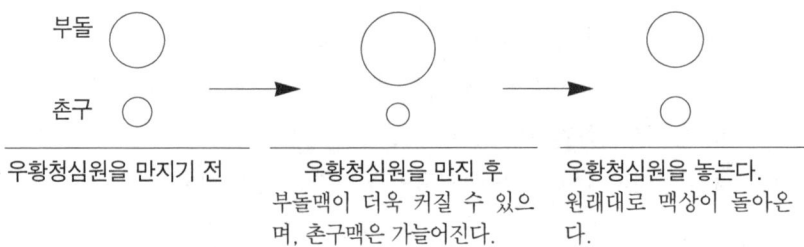

| 우황청심원을 만지기 전 | 우황청심원을 만진 후
부돌맥이 더욱 커질 수 있으며, 촌구맥은 가늘어진다. | 우황청심원을 놓는다.
원래대로 맥상이 돌아온다. |

※ 우황청심원은 액체로 된 것도 마찬가지이며, 우황청심원을 약간 떼어서 입 안에 넣고 실험하면 맥상 차이가 더욱 악화된다. 이 실험에서 보는 것과 같이 우황청심원은 고혈압·심장병·동맥경화·중풍 질환을 악화시키는 약재이다.

이상과 같은 방법으로 모든 한약재를 실험한다.

(2) 실험을 위한 한약재의 구입과 보관

필자는 위와 같은 방법으로 170여 가지의 한약재들을 여러 번 실험하였다. 170여 가지 한약재를 구입한 가격단가표와 한약재 사진들이다.

▶ 한약재 구입

• 경동시장의 P약국에서 2006년 2월에 한약재를 구입한 계산서

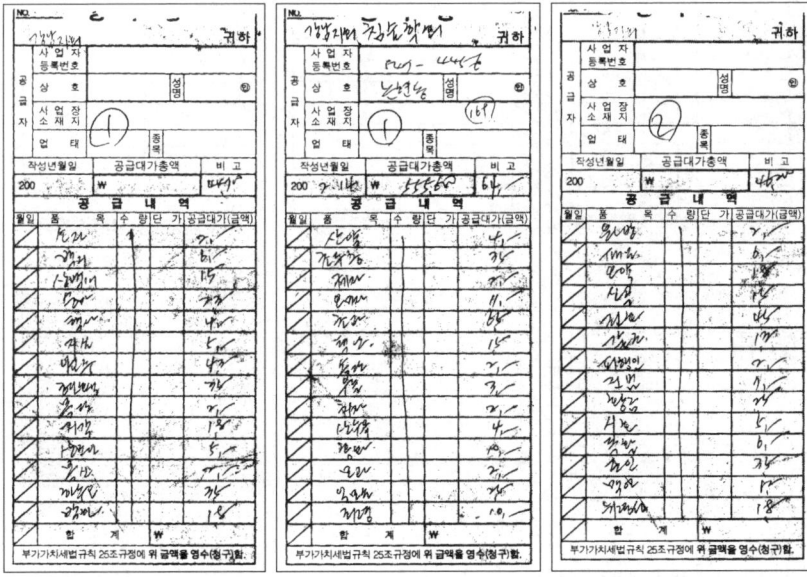

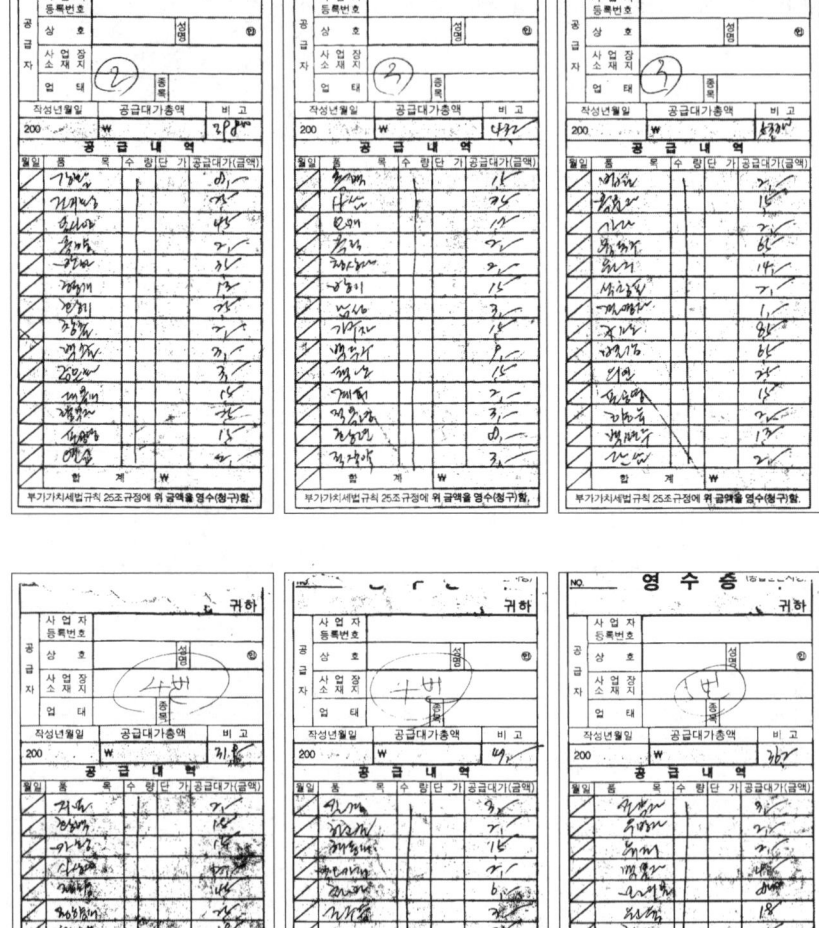

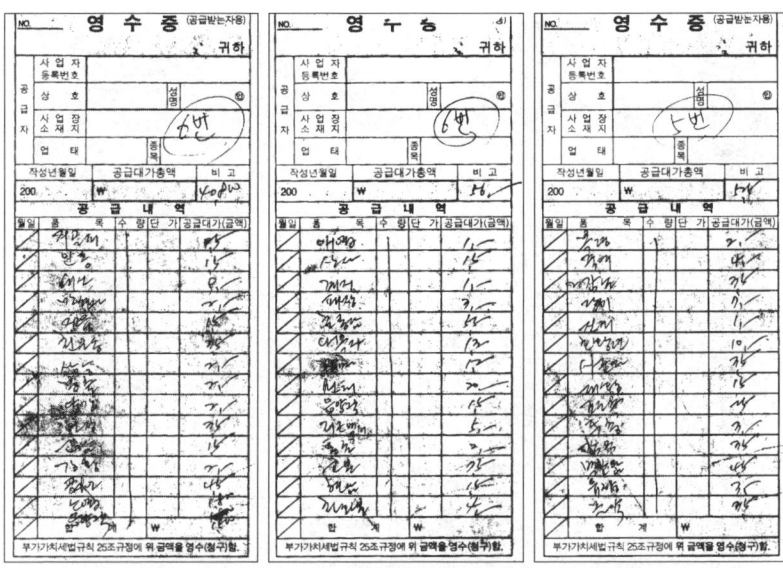

- 구입한 한약재 - 약장에 구입한 한약재를 병에 넣어 보관

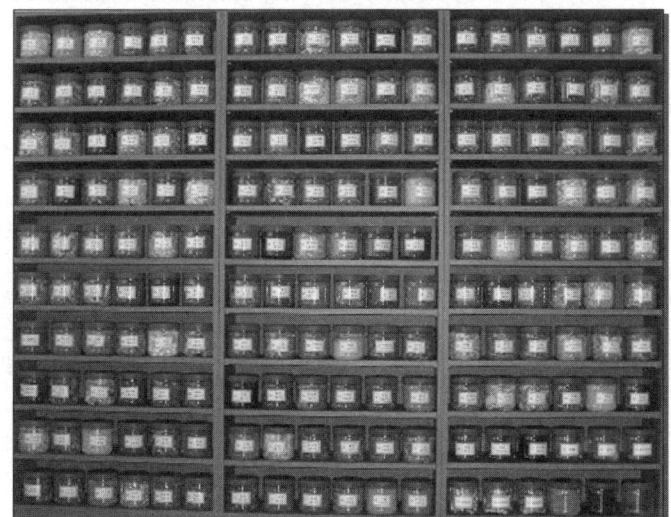

▲ 서울 경동시장 P건재약업사 등에서 구입한 한약재를 병에 담아 보관하고 실험하였다(인삼의 경우도 30~50편, 녹용도 국산·중국산·캐나다산 등). 한약재를 수집해서 음양맥진법과 수지력 테스트로 실험하였다. 위의 약장에는 180여 종의 한약재 샘플이 있다.

123

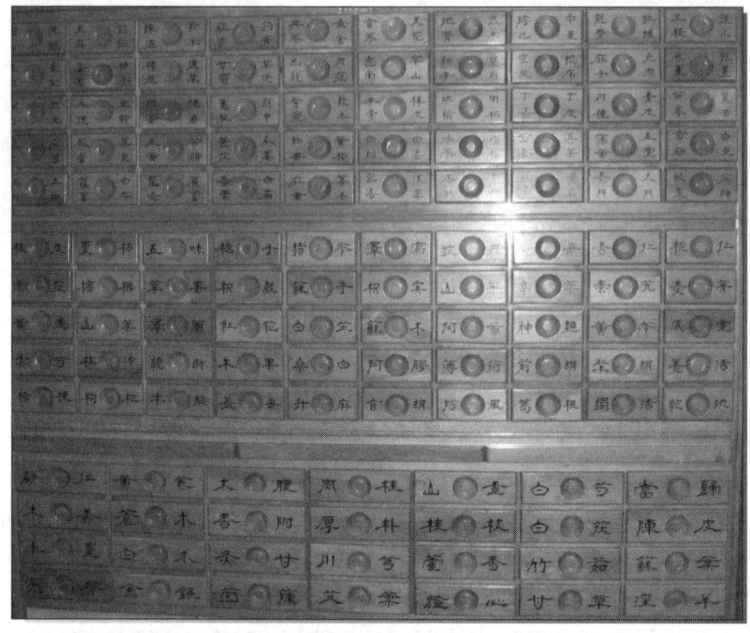

▲ 전 한약 학원에 있는 한약장
한동안 한약 실습을 하지 않아 모두 좀먹어서 이번에 실험하기 위해서 한약을 모두 새로이 구입해 넣었다.

음양맥진실험으로 검증한 한약재는 다음과 같다.

① 등심   ⑨ 현삼   ⑰ 목단피
② 포황   ⑩ 별갑   ⑱ 파극
③ 반하   ⑪ 맥문동   ⑲ 차전자
④ 후박   ⑫ 상백피   ⑳ 향부자
⑤ 아출   ⑬ 백작약   ㉑ 길경
⑥ 천문동   ⑭ 해방풍   ㉒ 위령선
⑦ 감초   ⑮ 정향   ㉓ 하수오
⑧ 해동피   ⑯ 당목향   ㉔ 시호

㉕ 방기
㉖ 백자인
㉗ 음양곽
㉘ 황기
㉙ 속단
㉚ 갈근
㉛ 창출
㉜ 백두구
㉝ 적작약
㉞ 토사자
㉟ 행인
㊱ 신곡
㊲ 결명자
㊳ 지실
㊴ 조각자
㊵ 패모
㊶ 천마
㊷ 오미자
㊸ 복신
㊹ 조구등
㊺ 박하
㊻ 치자
㊼ 적복령
㊽ 양강
㊾ 의이인
㊿ 구기자
(51) 저령
(52) 소자
(53) 도인
(54) 단삼
(55) 우슬
(56) 오약
(57) 포공영
(58) 택란
(59) 지유
(60) 정향피
(61) 육두구
(62) 청상자
(63) 목적
(64) 금은화
(65) 석창포
(66) 천남성
(67) 백편두
(68) 사인
(69) 구판
(70) 감국
(71) 건지황
(72) 복분자
(73) 초과
(74) 연교
(75) 만형자
(76) 기각
(77) 형개
(78) 오가피
(79) 홍화
(80) 아교주
(81) 진교
(82) 산수유
(83) 현호색
(84) 가자
(85) 산조인
(86) 구자
(87) 대복피
(88) 호황련
(89) 용담
(90) 천궁
(91) 선퇴
(92) 애엽(중국산)
(93) 애엽(한국산)
(94) 세신
(95) 지모
(96) 관동화
(97) 용골
(98) 빈랑
(99) 산사
(100) 매실
(101) 황련
(102) 대황
(103) 시라자
(104) 곽향
(105) 황금

⑯ 인동
⑰ 삼릉
⑱ 하고초
⑲ 황백
⑳ 익지인
⑪ 계지
⑫ 나복자
⑬ 자완
⑭ 청피
⑮ 유황
⑯ 백개자
⑰ 몰약
⑱ 패장
⑲ 마황
⑳ 소엽
㉑ 사상자
㉒ 건강
㉓ 복령(백)
㉔ 계피
㉕ 백출
㉖ 강황
㉗ 사군자
㉘ 백간잠
㉙ 오령지
㉚ 고삼
㉛ 우방자
㉜ 천련자

⑬ 지골피
⑭ 음양곽
⑮ 육종용
⑯ 산약
⑰ 백부자
⑱ 통초
⑲ 진피
⑳ 편축
㉑ 목통
㉒ 측백
㉓ 전호
㉔ 향유
㉕ 두충(초)
㉖ 익모초
㉗ 백지
㉘ 사삼
㉙ 모려분
㉚ 강활
㉛ 목과
㉜ 고본
㉝ 저근백피
㉞ 택사
㉟ 유피
㊱ 맥아
㊲ 천화분
㊳ 당귀
㊴ 두충피

⑯ 죽여
⑰ 숙지황
⑱ 인삼
⑲ 녹용(국산)
⑳ 녹용(중국산)
㉑ 녹용(캐나다산)
㉒ 경명주사
㉓ 영사
㉔ 우황
㉕ 원지
㉖ 용안육
㉗ 형개초
㉘ 향부자초
㉙ 청목향
㉚ 황기밀구
㉛ 구감초
㉜ 건강초
㉝ 대두황권
㉞ 우슬주세
㉟ 두충염수초
㊱ 향부자동변침초
㊲ 경포부자
㊳ 형개흑초
㊴ 위령선주세
㊵ 사인초연
㊶ 용뇌
㊷ 꿀

(3) 한약재의 음양맥진 실험

음양맥진법은 대뇌혈류량을 진단하는 방법으로 진단의 기준이 명확하다. 촌구맥과 부돌맥의 굵기가 일정하면 건강체(평인지맥)이고, 편차가 있으면 현재 질병이 있거나 질병이 발생되고, 또는 질병이 악화되었다는 표시이다.

즉, 촌구맥이 굵고 부돌맥이 가는 것, 또는 부돌맥이 굵고 촌구맥이 가는 것은 좋지 않다는 진단이며, 이들의 편차가 클수록 질병은 악화되고 인체에 나쁜 것이고 난치의 병이다. 음양맥상이 건강맥으로 조절될 때 치료효과가 나타나는 것이다.

서금요법에서는 편차가 있는 음양맥상을 건강맥으로 조절시켰을 때 치료 효과가 있다고 판정한다. 음양맥진상에서 편차가 심하면 대뇌혈류에 이상이 생겨 호르몬 · 자율신경 · 면역계 · 장부와 각 기관에 질병을 초래할 수 있다.

음양맥진에서 건강맥일 때 수지력 테스트에서는 수축력이 강해지고, 음양맥상에 편차가 클수록 대뇌혈류량에 이상이 생겨 수축력이 약하게 나타난다.

① 제1차 한약재 실험

수지력 테스트도 좋으나 계속해서 실험하면 손가락에 힘이 빠져 정확성이 떨어질 수 있으므로 음양맥진으로 실험하였다. 음양맥진을 진단한 후에 손(맥을 진단한 손)에 한약재를 쥐게 하고, 다시 음양맥진을 진단하면 즉석에서 판단된다. 평인지맥과 약간 편차가 나타나는 맥, 편차가 크게 차이나는 맥, 아무런 변화가 없는 맥으로 나타난다.

음양맥진에서는 60대 남자 J씨를 실험대상자로 선택하였다. 실험대상자는 음양맥상이 분명해야 하고 난치성 맥상은 실험대상으로서 적당하지 않다.

J씨의 경우, 좌측은 방광실(부돌 2성 평맥), 우측은 위실(부돌 3성 평맥)이었다.

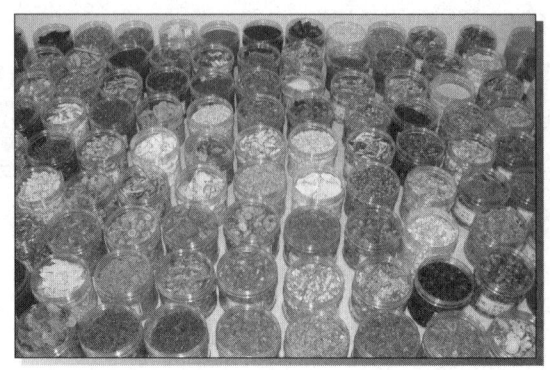
▲ 음양맥진 실험한 한약재들

이 실험은 상대적인 것으로 매우 이상적이다. 방광실이면 신허·비실·심실·위허이며, 위실이면 방광허·신실·간실·소장실이다.

좌수·우수의 음양맥진 실험을 하면 좌우의 위실과 방광실에 미치는 영향을 분석할 수가 있다. 위실과 방광실을 모두 좋게 하는 약재, 음양맥진의 편차를 크게 차이나게 하는 약재, 변화가 없는 약재로 구분된다.

음양맥진 실험에서 편차가 크게 나타나는 약재는 부작용이 크다고 생각되는 약재들이다. 한약재 170가지를 기준으로 실험하여 본 결과, 음양맥진의 편차를 크게 차이나게 하는 약재들이 대단히 많다는 사실을 알 수가 있었다.

첫째, 음양맥진상에서 방광실이나 위실에 모두 건강맥을 나타내는 약재는 약 26가지였다. 둘째, 일부 음양맥진을 조절하면서 한편에서는 음양맥진의 편차를 크게 차이나게 하는 약재가 약 17가지였다. 셋째, 음양맥진의 편차를 크게 차이나게 하는 것과, 음양맥진의 편차를 약간 차이나게 하는 약재가 127가지였다.

이 실험과 통계는 한약재의 재질, 환자의 상태에 따라 약간의 변동이 있을 수 있다. 그래서 필자는 다각도로 실험을 계속하고 있다.

- 한약재의 15% 정도만 확실한 도움돼

  한약 효과 있다면 위약(僞藥) 효과나 자연치유력의 효과일 것

  - 한약은 효과가 의심된다(위약도 20~38% 효과 있다)

위의 실험에서 인체에 좋은 한약재는 170가지 중에서 26가지로 약 15% 정도였다. 이들 약재는 흔히 쓰이는 약재가 아니며, 인체에 매우 좋은 것과 약간 좋은 것, 또는 반응이 없는 것까지 포함해서이다. 실제로 인체에 좋은 약재는 얼마 안 된다.

위의 실험에 쓰인 한약재 중에서 일부는 좋은 반응을 보이면서 일부는 음양맥진의 편차를 차이나게 하는 약재가 10% 정도로 17가지였다. 이것은 위실을 조절하면서 한편으로는 방광맥의 편차를 나게 하는 약재와, 방광실을 조절하면서 위장맥의 편차를 차이나게 하는 약재를 말한다.

음양맥진의 편차를 크게 차이나게 하는 약재가 75% 정도(127가지)인데, 여기에는 음양맥진의 편차를 아주 크게 차이나게 하는 약재, 보통으로 차이나게 하는 약재, 약간 차이나게 하는 약재를 포함한 것이다.

◀ 제1차 한방약재 실험결과 통계(병맥일 때의 실험) ▶

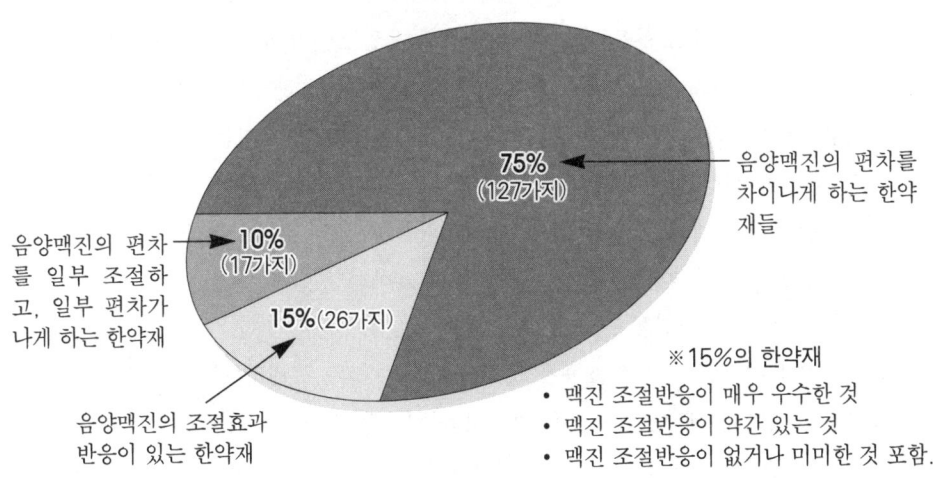

이와 같은 실험으로 판단할 때 한약재의 효과성은 최대한 잡아도(일부 부작용을 포함해도) 25% 정도이다. 부작용적인 차원에서는 맥상 악화 한약재 75%와, 일부 부작용 한약재 10%를 포함하면 85%가 질병을 악화시키는 약재이다.

좋은 한약재는 몇 가지에 지나지 않았고, 팔물탕(인삼 제외) · 십전대보탕(인삼 제외)의 재료 대부분이 음양맥진의 편차를 크게 하는 약재들이었다. 심지어 감초조차도 음양맥진의 편차를 크게 하였다.

일부 소화제의 경우 한두 가지만 좋은 반응이 나왔으며, 나머지 소화제는 거의 모두가 음양맥진의 편차가 커지는 약재였다. 그러므로 많은 사람들이 팔물탕 · 십전대보탕 · 쌍화탕이나 소화제를 먹고서 위장장애가 나곤 했던 것이 아니었겠는가? 더구나 소화제로 쓰이는 약재들은 위실맥의 편차를 더욱 크게 나타나게 하므로, 이것이 소화제인가 할 정도로 의심스러웠고, 소화제를 먹으면 오히려 약에 체하거나 위장병이 악화 · 발생할 수가 있다.

한방약 소화제 역시 음양맥진의 편차를 크게 나타나게 하였다. 한약재가 위장의 기능을 나쁜 쪽으로 크게 반응하고 있어 장기간 복용하면 위장기능에 매우 나쁜 영향을 미친다.

그리고 한약의 보약을 먹을 때 위장장애가 있으면 일부 소화제를 많이 넣어 먹는다. 이는 위장장애를 해소하기 위한 것이나, 한약은 음양맥진의 편차를 크게 나타내는 반응이 원래 강하므로 큰 효과를 보기는 어렵고, 장기간 먹을 때 위장에 미치는 영향이 크다.

이러한 한약재를 먹으면 약의 치료효과를 떠나서 위장 · 간장 · 신장 · 방광 · 심장 · 췌장 · 대장 · 소장 · 담낭 등에 크나큰 부담을 주게 되고, 지나치면 위험할 수도 있다.

산천에 산재해 있는 약재들을 약이라고 하나, 환경공해(농약 등의 중금속)와 방사능 낙진에 오염돼 있을 가능성을 배제할 수 없다. 고전에서 '한약을 독약(毒藥)'이라고 한 것은 음양맥진상의 편차를 크게 차이나게 하는 약재가 80% 이상이 되기 때문이라고 생각한다. 80% 정도가 음양맥상의 편차를 크게 나타내는 약재라면 질병치료에 도움은커녕 오히려 부작용이 될 수 있을 것이므로 한약으로의 질병치료 효과를 의심하지 않을 수 없다. 더욱이 혼합 처방약은 부작용 가능성이 더욱 크다.

그리고 한약을 먹고 질병이 치료가 된 것이 아니라, 위약(僞藥)의 효과일 가능성이 크다. 위약도 20~30% 효과가 있다는 것은 양의학계의 공식적인 통계이다. 황종국 판사는 그의 저서『의사가 못 고치는 환자는 어떻게 해야 하나?』의 서문에서 "그런데 의사가 병을 다 고쳐주던가? 얼마나 고쳐주던가? 의사·한의사들이 스스로 하는 말이 20~30%이다"라고 쓰고 있는 것을 보면, 일맥상통하는 것이 보인다. 즉, 한약은 효과가 없는 위약(위약의 효과는 20~38%까지도 보고 있다. 한의사들이 주장하는 20~30%의 약효과는 한약 효과라기보다 가짜약 효과나 면역력의 효과인 것이다)과 같은 것이거나, 효과가 있더라도 15% 이내에 지나지 않는다. 설사 한약을 먹고서 효과를 보았다고 하여도, 한약의 특정 성분이 음양맥진의 편차를 크게 한다면 약 주고 병 주는 격이다.

이와 같은 실험에서 볼 때 한약 효과에 의지해 환자 보고 믿고 먹으라는 시대는 지나갔음을 알 수 있다. 독자들이나 한의계 인사들도 한약재를 모두 실험해 보기를 제안한다.

한약의 역사는 매우 오래되었고, 그간에 수천 권의 한약서가 발간되었다. 과거 한약서의 저술은 거의 모두가 경험적·주관적·철학적 사고방식에 의한 저술이라고 해도 과언은 아닐 것이다.

과거에 좋다고 인정되었던 물질이 근자에 와서 해롭다고 밝혀지는 것들이 대단히 많다. 담배의 경우도 과거에는 좋은 기호품으로 인식되다가 차츰 담배의 독성이 알려지고, 나날이 그 피해가 입증되어 폐암과 각종 암의 원인으로 밝혀지고 있다. 앞으로 10년 후에는 담배 생산을 아예 금지한다고 한다.

〈조선시대의 한방 고서 인쇄본〉

▲ 『제중신편(濟衆新篇)』을 목판본으로 인쇄한 고서(본 학회 소장)

▲ 『제중신편』을 붓글씨로 필사한 것임(본 학회 소장)

이제 한약도 재평가가 필요한 시점이다. 질병치료나 건강증진을 위해서 한약을 먹는 것을 이제는 신중하게 생각해야 한다. 과거 히포크라테스는 "음식으로 치료 안 되는 병은 약으로도 안 된다" 하였으나, 이번 실험을 통해서 필자는 다음과 같이 말한다.

"약으로 안 낫는 질병은 음식으로 치료할 수 있다."

본인은 한방약에 대해서 좋은 쪽으로 생각을 갖고 있었으나, 이번 실험을 통해서 한방약에 대한 인식이 크게 바뀌었다. 한약을 먹어서 효과가 없는 것도 문제가 심각한데, 오히려 음양맥상의 편차를 크게 한다면 그 폐해와 부작용은 어떻게 할 것인가? 한방 약재의 80% 이상이 인체의 생명현상에 좋지 않은 반응이 일어난다고 할 때 대단히 놀라지 않을 수 없었다. 한약은 약으로서의 가치가 아니라 80% 이상이 질병을 유발하거나 악화시킬 소지를 내포하고 있었으니 두려움마저 들었다.

② 제2차 한약재 실험 - 건강맥의 유지와 편차나는 실험

필자는 이번 한약재의 실험이 매우 중요한 사항이라고 판단되어 다시금 실험을 하였다.

제1차 실험에서는 위실(부돌 3성 평맥)과 방광실(부돌 2성 평맥)에 미치는 영향을 살펴보았다.

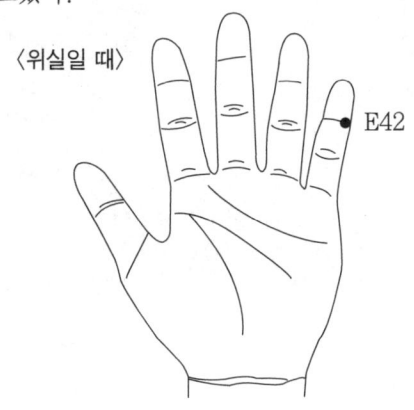

〈위실일 때〉

E42

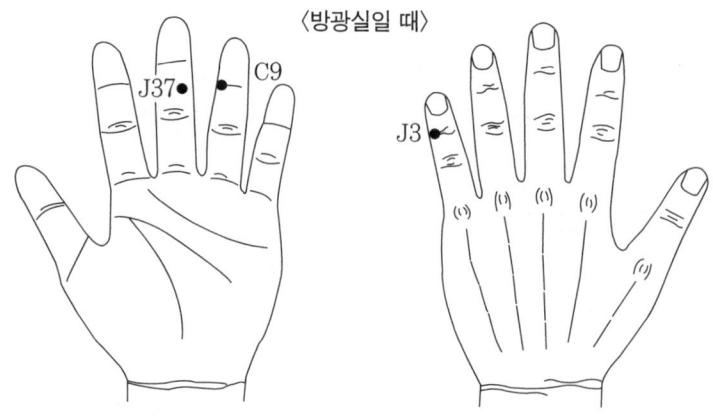

〈방광실일 때〉

제2차 실험에서는 위실일 때 E42에 유색 서암봉을 붙이고, 방광실일 때는 J3·37, C9에 유색 서암봉을 붙여서 모두 건강맥인 평인지맥으로 조절시킨 다음에, 한약재를 손에 접촉시켰다. 4~5g 정도의 약재를 손바닥에 접촉시키고 음양맥진의 편차를 확인하는 실험이다.

◀ 제2차 한약재 실험(건강맥에 영향을 주는 실험) - 170가지 한약재 ▶

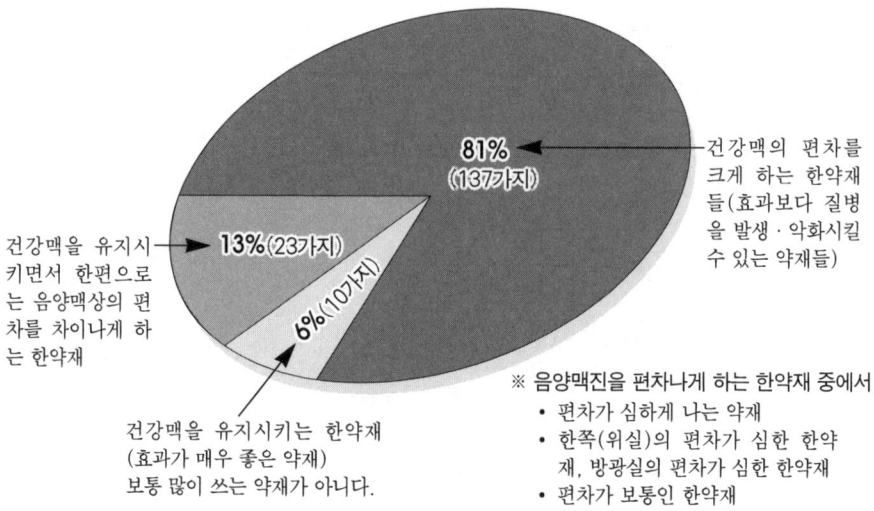

81% (137가지) - 건강맥의 편차를 크게 하는 한약재들(효과보다 질병을 발생·악화시킬 수 있는 약재들)

13% (23가지) - 건강맥을 유지시키면서 한편으로는 음양맥상의 편차를 차이나게 하는 한약재

6% (10가지) - 건강맥을 유지시키는 한약재 (효과가 매우 좋은 약재) 보통 많이 쓰는 약재가 아니다.

※ 음양맥진을 편차나게 하는 한약재 중에서
• 편차가 심하게 나는 약재
• 한쪽(위실)의 편차가 심한 한약재, 방광실의 편차가 심한 한약재
• 편차가 보통인 한약재

한약재는 중국산·한국산을 포함해서 모두 170여 가지를 대상으로 했다. 그 결과 음양맥진의 건강맥인 평인지맥을 그대로 유지시키는 한방 약재는 약 10여 가지 정도였고(1~2가지는 약간 효과성이 미흡했으나, 효과성 있는 약재로 분류하였다), 위실쪽의 평인지맥은 그대로 유지시키면서, 방광실쪽의 평인지맥을 편차나게 하는 것이 15가지 정도였으며, 반대로 방광실쪽의 평인지맥은 그대로 유지시키면서 위실쪽의 평인지맥을 편차나게 하는 한약이 8가지 정도였다.

정리하면 170가지 중에서 10가지인 약 6% 정도가 효과가 분명했고, 효과를 보이는 한편 맥진의 편차도 나게 하는 한약재가 23가지로 약 13% 정도였다. 따라서 170가지 중에서 19% 정도가 효과있다고 볼 때 81%(137가지) 정도가 음양맥진을 편차나게 하는 약재라는 결론이 나온다. 제2차 한약재 실험에서는 약간 여유를 주어 반응이 없는 것, 약간 이상반응이 있는 것도 효과가 있는 쪽으로 판단하였다. 그러나 통계에서 보듯 제1차 실험과 큰 차이가 없었다.

③ 제3차 한약재 실험

한약을 처방하여 달여서 먹었을 때는 어떠한 반응이 나올까 궁금하였다. 그래서 경동시장에 가서 ○○한약국에 부탁하여 일반적으로 많이 먹는 원방 쌍화탕·팔물탕·십전대보탕을 10첩씩 달여오게 하였다.

한약을 먹기 전에 네 사람을 대상으로 음양맥진 실험을 실시하였다.

먼저 음양맥진을 보고서, 음양맥상에 나타나는 반응을 보는 실험과, 한약을 먹게 하는 실험이다.

• 60대 남자 십전대보탕 먹고 위장장애

여기에서 선정한 팔물탕은 여성에게 통용되는 한방약이고, 쌍화탕·십전대보탕은 남녀노소 거의 모두에게 통용되는 한방약이다. 체질에 따라 틀린다고 하나 맞지 않는 체질, 맞는 체질은 신빙성이 없다. 한약은 모두가 부작용

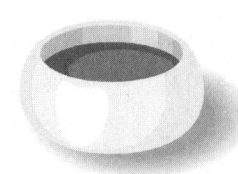
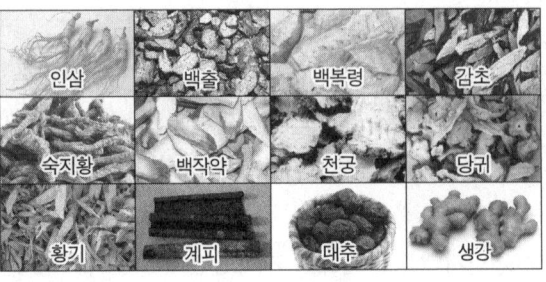

▲ 십전대보탕   인삼 · 백출 · 백복령 · 감초 · 숙지황 · 백작약 · 천궁 · 당귀 각 4.5g, 황기 · 계피 각 3.75g, 대추 2개, 생강 3쪽을 달여 마신다.

이 나타나는 것으로 원기가 허약할수록 부작용이 심하고 건강할수록 부작용이 가볍다.

60대 남자의 경우, 좌측은 부돌 2성 평맥(방광실), 우측은 부돌 3성 평맥(위실)이었다.

쌍화탕을 달인 약을 만지자, 즉시 부돌맥이 더 큰 차이로 박동하였다. 2성에서 3~4성으로, 3성에서 4~5성으로 크게 편차가 나타났다.

그러나 팔물탕 실험에서는 위실(胃實)과 방광실에는 큰 변화가 없었다(맥상이 조절되지 않았다).

이 남자에게 쌍화탕과 십전대보탕 중에서 어떤 것을 먹고 싶으냐고 물어 봤더니 십전대보탕을 먹고 싶다고 하였다(필자의 모든 실험에서 피실험자에게 어느 것이 좋고, 나쁜 약이라는 것은 일체 알려주지 않았다). 그래서 십전대보탕을 오전에 먹게 한 다음에 음양맥진을 보니, 음양맥진의 혈관반응이 수축되는 현상이 나타났다. 오후에 1첩을 더 먹은 후에 오후 5시경에 음양맥진을 보니, 좌측의 부돌 2성 평맥(방광실)이 부돌 3성 조맥(대장실 · 심실)으로 변한 것은 그대로였으나 전반적으로 혈관 축소현상이 나타나 있었다.

증상을 물어본 바, 명치 아래 위장의 윗부분에 주먹만한 것이 뭉쳐서 답답하고 그득하다는 것이다. 평소에 커피를 자주 마시는데 커피도 마시지 못하고 있다 하였다. 그래서 이 약은 맞지 않는 것이니 더 이상 복용을 하지 말라

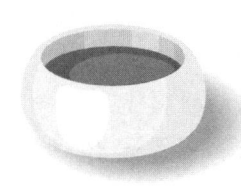
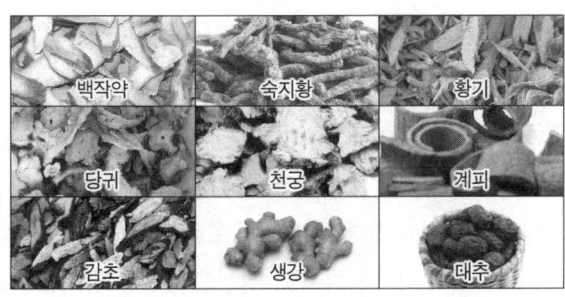

▲ 쌍화탕   백작약 10.0g, 숙지황·황기·당귀·천궁 각 4.0g, 계피·감초 각 3.0g, 생강 3쪽, 대추 2개를 달여서 마신다.

고 하였다.

- 30대 남자 쌍화탕 먹고 간장 부담 심하게 느껴

두 번째는 30대 초반의 남자를 음양맥진으로 실험하였다. 좌측은 방광실(부돌 2성 평맥), 우측은 간실(촌구 1성 평맥)이었다.

쌍화탕을 실험하자, 촌구 1성 평맥이 즉시 촌구 2성 평맥으로 편차가 커졌고, 방광맥에는 변함이 없었다. 십전대보탕도 똑같은 반응이었다. 팔물탕의 경우 촌구 1성 평맥은 촌구 2성 평맥으로, 좌측의 부돌 2성 평맥은 3성으로 편차가 커져 있었다.

30대 남성에게 어떤 약을 먹고 싶으냐고 물었다(맥상의 내용을 일체 말하지 않았다). 쌍화탕이 먹고 싶다고 하여 쌍화탕을 먹게 하였다. 오전 10시 30분경에 먹은 다음 맥을 보니 큰 반응은 없었다.

오후에는 1첩을 먹게 한 후에 5시경에 음양맥진을 했다. 좌측은 방광실맥이 나왔으나, 우측은 촌구 1성 평맥(간실)에서 촌구 2성 평맥(신실)으로 편차가 더욱 커져 있었다. 증상을 물어보니, 오전에 쌍화탕을 먹었을 때 우측 옆구리에서 가슴·어깨 부위까지 뻐근하였는데, 오후에 들어서는 더욱 심하다고 하였다. 쌍화탕을 더 이상 먹지 말라고 하였다.

한약을 먹으면 간장이 검게 변하고 독성 간염이 나타난다는 양의사들의 말에 한의사들이 크게 반발하고 있으나, 이 경우로 보더라도 쌍화탕이 간장에 크게 좋지 않은 영향을 미친다는 사실을 알 수가 있었다. 간장 증상을 나타나게 하는 것은 간장에 대단히 나쁜 영향이 미친다는 증거이다. 쌍화탕뿐만이 아니라 팔물탕·십전대보탕도 간장에 무리가 된다.

- 30대 초반 여성 팔물탕 먹고 좋은 기분이 들었으나 밤새 설사

세 번째는 30대 초반의 여성으로 약간 비만이며, 양쪽이 부돌 3성 평맥(위실)이었다. 여러 가지로 실험을 할 수 없어서 여성들에게 많이 먹이는 팔물탕으로 실험하였다. 팔물탕을 만진 후 음양맥진을 했더니, 좌우 모두 3성에서 4성으로 크게 박동하였다.

여성에게 보약이라면서 팔물탕을 먹어 보지 않겠느냐고 물었더니, 먹겠다고 해서 오전·오후에 1첩씩을 먹게 하였다.

오후 5시경에 음양맥진을 본즉, 부돌 4성으로 맥상의 편차가 커져 있었다. 이 여성은 팔물탕을 먹으니까 머리가 맑아지고 뱃속도 편해져 기분이 좋은 것 같다고 하였다. 그래서 더 먹어 보라고 했는데 다음날 아침에 얼굴을 보니 얼굴이 수척해 보였다. 집에 가서 밤새도록 설사를 했다는 것이다. 이러한 증상을 보이는 것은 맞지 않는다는 표시이다.

- 20대 중반 여성 팔물탕 먹고 헛배부름 나타나

네 번째는 20대 중반의 여성이다. 음양맥진으로 좌측은 건강맥이고, 우측은 소장실맥이 나왔다. 근무중이므로 다른 실험은 하지 않고 팔물탕만 실험하였다.

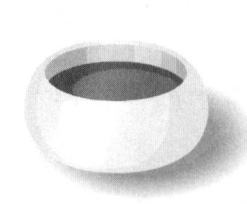
▲ 팔물탕

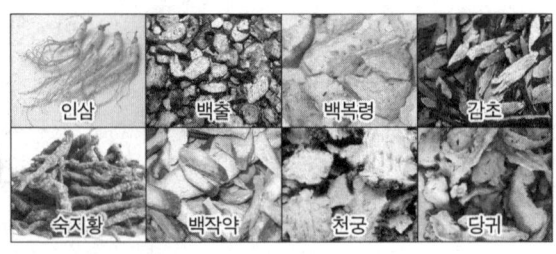

인삼·백출·백복령·감초·숙지황·백작약·천궁·당귀 각 5g을 달여 마신다. 땀을 많이 흘릴 때는 계지·황기·방풍을, 두통이 따를 때는 천마·세신을 가한다.

부돌 2성 조맥(소장실)이 부돌 3성 평맥(위실)으로 편차가 커져 있었다. 음양맥상의 편차가 커진 것을 말하지 않고, 팔물탕이 여성들에게 좋은 약이라고 하는데 먹어 보겠느냐고 하니, 먹겠다고 하여 오전·오후에 1첩씩을 먹게 하였다.

오후 5시경에 음양맥진을 보니, 좌측은 건강맥으로 좋아졌는데, 우측은 건강맥에서 촌구 2성 평맥(신실)으로 편차가 크게 벌어져 있었다. 그래서 뱃속이 편하느냐고 물어보니 "그 약을 먹으니까 하루종일 헛배부르고 그득하고 답답하다"는 것이다. 맞지 않는 한약이므로 먹지 말라고 하였다.

십전대보탕·쌍화탕은 기혈을 보하는 약재로 널리 이용되는 것이고, 팔물탕은 여성들에게 많이 이용되는 약재이다. 이 3가지 약재를 먹은 4명 모두에게서 부작용이 나타났고, 음양맥진도 편차가 크게 나타났다(가벼운 부작용이라고 하나, 많이 복용할 때 그 부작용은 크다).

2) 한약의 법제·수치 오히려 나쁘다
한약재에 열을 가할 경우, 음양맥상 반응이 더욱 악화된다

한약재를 다루는 데 법제·수치란 것이 있다. 한약의 효과를 증진시키거나 독성을 제거하고 효과를 변형시키기 위해서 법제·수치를 한다고 한다.

법제·수치는 물이나 술에 담그는 것, 불이나 숯불 위에서 살짝 굽거나 약간 태우는 것 등의 방법이 있다. 또는 꿀을 발라서 살짝 굽는 것 등이 있다.

천궁(川芎)은 절단하여 물 속에 1일 이상 담갔다가 기름을 빼서 써야 두통이나 부작용이 적거나 없어진다고 하나, 음양맥진으로 실험하여 보면 별 차이가 없다. 천궁이란 약재가 근본적으로 문제가 있기 때문이다.

반하(半夏)는 생강즙에 1일 이상 담갔다가 써야 반하의 독이 없어지는데, 이것은 음양맥진을 조절시키고 있었다. 제독을 한 반하는 음양맥상에서 매우 좋은 맥조절 반응이 나왔으나, 제독을 하지 않은 반하는 음양맥진에서 맥상의 편차를 더욱 크게 하는 반응이 나타났다(위험한 약재라는 뜻).

다음의 한약재들은 2가지 방법으로 실험을 해 보았다.

첫째는 좌측 대장실(부돌 3성 조맥), 우측 방광실의 환자에게 손에 5~7g 정도씩을 만지게 한 결과, 음양맥상의 편차가 더욱 차이나게 벌어졌다. 이 중에서 편차가 더욱 크게 차이나는 것, 약간 차이나는 것으로 구분을 하였다.

두 번째 실험으로는 좌대장실일 때 D3에 신서암봉을 붙이면 평인의 맥인 건강맥으로 나타난다. 우위실일 때 E42에 신서암봉을 붙이면 역시 평인의 건강맥으로 나타난다(평인의 건강맥이란 촌구맥과 부돌맥의 굵기가 동등한 경우를 일컫는다). 이때에 법제한 한약재를 만지게 하고 음양맥진을 진단한다.

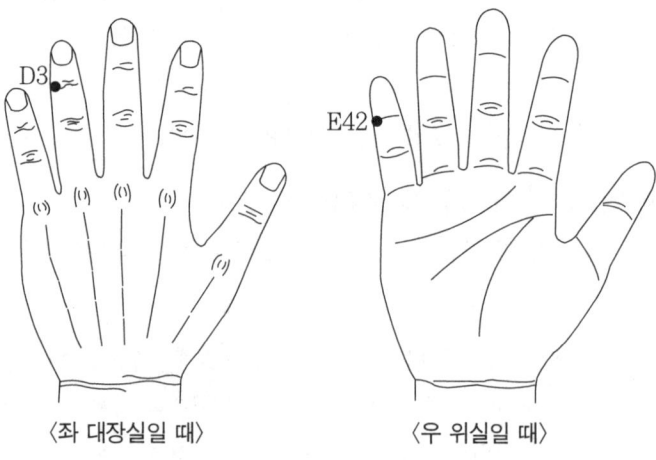

〈좌 대장실일 때〉　　〈우 위실일 때〉

한 가지 한약재를 만질 때마다 티슈나 물수건으로 손바닥을 닦고(법제한 약재가 손에 묻기 때문이다.), 다시 음양맥진을 확인하여 특정 한약재를 만지기 전의 상태를 확인한 다음에 다른 한약재를 만지고 음양맥진을 실험하는 방법이다.

이 두가지 실험에서 법제(굽는 것, 살짝 굽는 것, 검게 태우는 것, 꿀을 발라 굽는 것, 술에 담그는 것, 건조시키는 것)한 한약재들은 모두가 맥상을 악화시켰다. 법제·수치한 한약재 중에서 반하를 제외하고는 모두 음양맥상을 악화시켰다.

예를 들면 건강(乾薑)은 법제하지 않고 실험할 때는 대체로 좋은 반응이 나타났으나, 법제한 후 건강에서는 맥상을 악화시키는 반응이 나왔다.

우슬도 음양맥상을 일부 조절, 일부 악화시키는 반응이 있었으나, 주세(酒洗)를 했을 때는 음양맥상의 편차를 더욱 크게 하였다. 맥아(麥芽)·신곡(神曲)의 경우도 음양맥상의 편차가 심하지 않았으나 초(炒: 볶는 것)를 한 경우는 음양맥상을 더욱 크게 편차나게 하였다. 요컨대 법제한 한약재는 효과를 증진시키기보다 질병을 더욱 악화시키는 반응을 보였다.

지금까지는 한약의 법제가 매우 좋은 방법으로 생각을 하였으나, 오히려 질병을 더욱 악화시킬 수 있다는 사실을 발견하게 된 것이다. 법제하여 실험한 한약재들을 소개한다.

(1) 음양맥상의 실험에서 2가지 실험(병맥일 때, 건강맥일 때)의 반응

① 음양맥상의 편차를 크게 차이나게 하는 법제 한약(질병악화 반응)
- 향부자(동변침초: 어린아이 소변에 담갔다가 볶은 것)
- 두충염수초(두충을 소금물에 담갔다가 볶은 것)
- 경포부자
- 건강초흑(검게 볶은 것)
- 형개초흑(검게 볶은 것)
- 위령선 주세(酒洗)
- 사인 초연(炒研: 볶아서 빻은 것)
- 맥아초(麥芽炒)
- 두충초(杜沖炒)
- 신국초(神麯炒)
- 대두 황권초

② 음양맥상의 편차를 약간 악화시키는 법제 한약
- 황기밀구(꿀을 발라서 구운 것)
- 특황기밀구(상품의 황기밀구)
- 우슬 주세(酒洗: 우슬을 술에 담갔다가 건조시킨 것)
- 향부자초(炒)
- 아교주

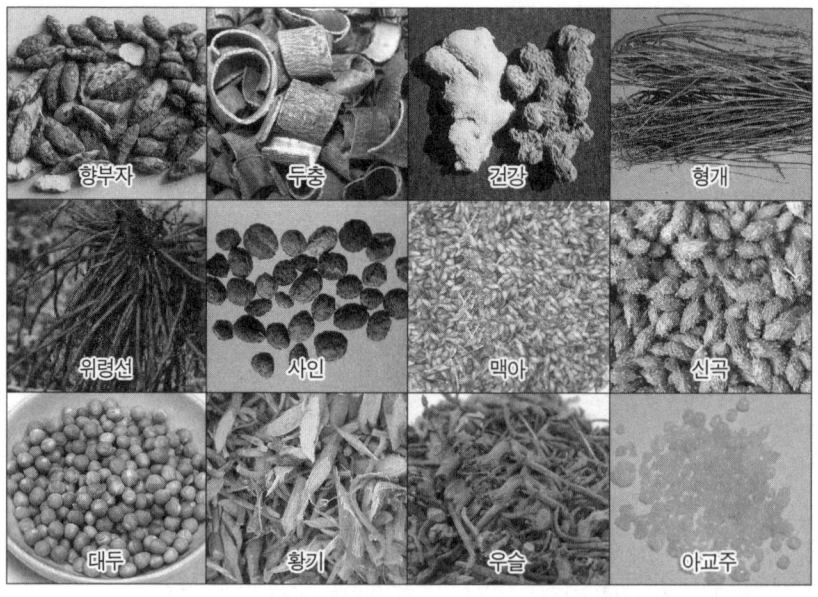

일반 한약재도 음양맥상을 편차나게 하므로 질병치료 효과보다 악화시킬 우려가 있는데, 법제를 하면 더욱 음양맥상을 편차나게 하여 질병을 크게 악화시킬 수 있다.

법제를 하는 이유가 효과증진, 온보, 효과변형을 시키려는 데 있는데 실제는 그렇지가 않았다. 한약재에 강한 열을 가하면 한약의 독성이 없어지는 것이 아니라, 독한 화학물질이 더욱 활성화되거나, 한약의 독을 태우면 일종의 환경호르몬(예를 들면 극미세량의 다이옥신 같은 물질들)이 방출되기 때문이라는 생각이 든다. 이것은 마늘의 경우도 마찬가지로 생마늘은 음양맥상 조절반응이 있으나, 구운 마늘은 음양맥상이 크게 악화되었다.

이와 같이 법제한 한약재가 질병을 더욱 악화시킬 수 있는데도 불구하고 매우 좋을 것이라고 고전을 믿고서 사용하는 것이 오늘날의 한방약의 실태인 것이다. 한의사들은 법제·수치에서 한약의 독성 제거나 특별한 효과가 나타나는 것으로 믿고 있는데, 사실은 정반대이다.

※ 참고

한약의 법제·수치에서 물에 담그거나 생강물에 담그는 것은 문제가 없으나, 강한 열을 이용하여 굽거나 볶는 것은 확실히 음양맥진실험에서 맥상이 크게 악화된다. 이것은 모세혈관의 수축작용이 강력해진다.

한약재를 강한 불에 법제하는 것도 나쁘지만 음식물을 요리하는 과정에서도 매우 좋지 않다. 요리과정에서 강한 열, 특히 강한 불에 '구이'를 하는 것은 발암 물질이 생길 수가 있다. 음식물도 이러한데 한약의 법제과정에서 불에 굽거나 볶는 것이 독성을 제거할 수 있다거나 효과를 변성시켜 좋은 효과가 나타날 것으로 생각하는 것은 큰 잘못이다. 출혈성 질환에는 도움이 될 수 있으나, 다른 질환인 경우에는 악화될 수밖에 없다.

(1) 요리과정 중에 발생하는 발암물질

숯불 구이를 하거나 혹은 훈연하거나 튀길 때 타기도 하고 갈색으로 변한 물질이 생겨나기도 하는데 이들은 강한 돌연변이원이다. 일부는 조리과정에서 나온 연기나 타 버린 물질이 축적되는 것이지만, 대부분은 단백질 성분이 분해되면서 나오는 것이다. 이렇게 타 버린 물질들을 분석한 결과, 몇몇 화합물은 돌연변이를 일으키고 암을 일으키는 것으로 밝혀졌다.

이러한 화합물 중 중요한 종류로는 헤테로사이클린 아민(heterocyclic

amines)이 있으며, 식품의 아미노산이 열을 받아서 생성되며, TrpP1, TrpP2, PhIP, IQ 혹은 MelQ 등의 약자로 불리는 화합물들이다. 이러한 화합물은 박테리아를 이용한 돌연변이 실험에서 아플라톡신에 준하는 정도, 혹은 이보다 강력한 돌연변이를 일으킨다는 것이 발견되었다. 이들 모두는 발암 물질이다. 헤테로사이클린 아민은 석쇠 구이를 한 소고기, 어류, 토스트, 빵 크러스트, 커피, 감자 튀김 및 다양한 음식에서 발견되었으며, 이것은 조리온도와 관련이 있는 것으로 보인다. 낮은 온도에서 끓이거나 혹은 전자레인지를 사용하는 것보다 구이를 하는 경우 더 많은 헤테로사이클린 아민이 발생한다. 또 다른 종류의 화합물에는 벤조피렌으로 대표되는 폴리사이클릭 아로마틱 하이드로카본(polycyclic aromatic hydrocarbon)이 있다. 이것은 발암 물질로도 작용되지만 다른 물질의 암을 일으키는 능력을 촉진시킨다.

(2) 한약 식품에서 주의해야 할 음식

일반적인 야채나 일부 식품에서도 발암물질이 검출되고 있는 것으로 밝혀지고 있다.

한약은 과학적인 연구나 검증 없이 치료제·보양제로 이용하고 있으므로 한약재가 들어간 식품이라면 모두가 좋은 것이거나 부작용이 없는 것으로 인식을 하고 있다. 일반 가정이나 식당에서도 한약재가 들어간 식품들을 서슴없이 사용하고 있다. 더 나아가 건강기능식품에도 한약재를 원료로 사용하거나 첨가하고 있으며, 또는 화장품에도 한약재를 넣어서 제작하여 판매하고 있다. 본서에서 보는 것과 같이 한약도 80% 이상이 음양맥진을 악화시키는 것이지만, 혼합처방일 때는 거의 97%가 음양맥진을 악화시키고 있다. 그러므로 한약재가 들어간 건강기능식품(인삼류는 제외), 한방 화장품이나 한방 술 종류들은 모두 주의를 해야 한다. 일반 가정에서 많이 먹고 있는 한약 식품들도 특별히 주의하는 것이 좋다.

그러나 아직까지 우리 국민들은 한약·한방식품에 대하여 부작용을 대수롭지 않게 생각하고, 부작용을 지나치게 관대하게 대처하고 있다. 혹시나 특별한 효과가 있을 것이라는 기대감을 가지고 이용하고 있는데, 앞으로는 인식을 바꾸어야 할 것 같다. 질병을 치료하는 방향의 음식이거나 인체에 큰 해가 없는 음식은 마음놓고 먹어도 상관없으나, 음양맥진을 악화시키는 음식들은 특별히 주의를 해야 한다.

한약 음식 중에서 방향성이 좋은 것일수록, 쓴맛이 있는 음식일수록 발암성분이 검출될 수 있으며, 한약신증 같은 부작용이 나타날 수가 있다.

다음은 주의해야 할 한약 식품들을 참고하기 바란다.

① 율무 : 성질이 차면서 음양맥진실험에서 맥상이 악화되므로 주의해야 한다.

② 식초 : 음양맥상을 악화시키는 식초가 많으므로 반드시 테스트한 후 먹되, 특별히 주의가 필요하다(매우 위험한 식품에 속한다).

③ 녹용 : K나라산 녹용은 나쁜 반응이 없었다.

④ 꿀 : 꿀은 많이 먹을수록 음양맥상에 악화반응이 나온다.

오히려 꿀은 맥상반응이 없거나 미약하지만 장기간 많이 먹는 것은 나쁠 수가 있다. 로얄제리를 실험해 보면 음양맥상에 악화반응이 크다. 로얄제리가 좋다고 하고 있으나 그 결과는 분명치 않고 오히려 나쁠 수가 있으니 조심해야 한다. 꿀에서 채취한 프로폴리스란 것도 소독용으로 쓰는 것은 좋을 수 있으나, 식용·건강식품으로 먹는 것은 주의해야 한다. 음양맥진 실험에서 악화반응이 나타나는 것이 있기 때문이다.

⑤ 누에 : 맥상에서 악화반응이 나온다. 누에가 들어간 제품은 모두가 주의해야 할 것 같다.

⑥ 대추 : 좋다는 인식이 있으나 오히려 음양맥상에 악화반응이 나오는 경우가 많다.

⑦ 산사자 : 한약제가 들어간 소화제이나, 음양맥상에 악화반응이 나오므로 주의해야 한다.

⑧ 도라지 : 음식으로 사용하나 음양맥상 악화반응이 나오므로 많이 먹지 않도록 주의한다. 기관지·기침·가래에 좋다고 하나 효과는 미지수이다.

⑨ 파 뿌리 : 음양맥상에 악화반응이 나오므로 주의한다(농약 주의).

⑩ 부추 : 음양맥상에 악화반응이 나오므로 많이 먹지 않도록 한다.

⑪ 박하 : 음양맥상에 악화반응이 나오므로 주의해야 한다. 일부에서는 발암 물질설(說)도 있다.

⑫ 고사리 : 발암 물질이 있는 것으로 알려져 있고, 음양맥상이 악화된다.

⑬ 감초 : 특별히 주의해야 할 한약재로 식품으로 사용하는 것은 중지해야 한다. 설탕보다 당도가 50배 높다(감초는 앞에서도 설명하였다).

⑭ 창출·백출 : 소화제라고 하나, 음양맥상에 악화반응이 나타나므로 위장질환을 악화시킨다. 주의해야 한다.

⑮ 황기 : 삼계탕이나 닭고기에 황기를 넣어 먹는데 특별히 주의해야 할 한약재이다. 음양맥진 반응이 악화되므로 가급적 먹지 않도록 한다.

⑯ 결명자 : 차로 달여 먹으면 눈이 밝아진다고 하나, 불에 볶는 순간 독성물질이 강해지기 쉽다. 음양맥상이 악화된다.

⑰ 갈근(칡뿌리) : 칡즙과 한약에서는 갈근탕으로 먹고 있으나, 음양맥상 반응이 악화되므로 특별히 주의해야 한다.

⑱ 당귀 : 방향성과 쓴맛이 강하므로 대표적인 독성물질이 들어 있다. 음양맥상이 악화되므로 주의해야 한다.

⑲ 약쑥(애엽) : 한국산 쑥으로 어린싹일수록 좋으나 중국산 약쑥은 주의한다. 명현 현상이 심하다.

⑳ 하수오 : 적·백 하수오가 있으며, 음양맥상에 약간 악화반응이 나타나므로 주의해야 한다.

㉑ 계피 : 음양맥상에 약간 악화반응이 나타나므로 식혜 등에 계피를 사용하지 않는 것이 좋다.

㉒ 구기자 : 보양제라고 하나 음양맥상에 악화반응이 나타나므로 특별한 효과성을 확인하기 곤란하며 주의해야 한다.

㉓ 복령 : 음양맥진에서 악화반응이 나타난다.

㉔ 산수유 : 보양제로 이용하나, 음양맥상에 악화반응이 크게 나타나므로 주의해야 한다.

㉕ 우슬 : 관절 질환에 쓰이나, 음양맥상에 악화반응이 나타나므로 주의한다.

㉖ 익모초 : 민간요법으로 많이 사용하며, 대단히 쓰다. 쓴 것일수록 독성물질이 강하므로 먹지 않는 것이 좋다.

㉗ 노회(알로에) : 성질이 차면서 음양맥진 반응에서 악화반응이 나온다. 식품·화장품 등에 이용하나, 주의해야 한다.

㉘ 식염 : 가급적 천일염이 좋다. 화학소금과, 강한 열에 볶거나 구운 소금(강한 열을 가한 모든 소금) 등은 음양맥상에 악화반응이 크게 나타나므로 특별히 주의한다. 천연소금이 좋으나 반드시 테스트한 후 선택한다.

㉙ 상수리·밤 : 음양맥상에서 약간 악화반응이 나오므로 다식(多食)하지 않도록 주의한다.

3) 결론 – 한약이 나쁜 줄 알고도 계속 투여하는 것은 '살인행위'이다

필자는 필자의 방법대로 연구한 내용을 본론에서 숨김 없이 그대로 밝혔다. 수지력 테스트의 방법은 자율신경, 호르몬의 분비에 의한 혈액순환 영향을 확인하는 우수한 실험방법이다. 그리고 음양맥진법은 동양의학의 최고 원전인 『황제내경』에 있는 진단법을 토대로 한 것이다. 그간에 믿지 않고 부정해 오며 사용하지 않았던 방법이지만 엄연히 고전에 그 근거가 나와 있다. 기준과 원리도 표시되어 있다.

서금요법이나 『황제내경』의 치료 목표는 편차 있는 맥상을 조절하여 평인으로 조절하는 것이 치료이며 효과이며 목표이다. 그러나 "한약재"의 실험(건강맥 실험)에서는 약 80% 이상이 오히려 음양맥상을 더욱 크게 편차나게 하여, 질병을 발생시키거나 악화시킬 수 있고, 더 나아가 난치병들을 유발시킬 수 있다는 사실을 확인하게 된 것이다.

한의학계 · 한약업계에서는 근거가 무엇이냐, 근거를 대라, 근거 자료를 요구하겠다고 하고 법적대응 · 고발을 하겠다는 등의, 반협박성 발언을 서슴지 않고 있다. 이에 대하여 필자는 심히 유감스럽게 생각한다. 필자가 한약재를 실험한 내용을 숨길 이유가 없고, 근거없이 한약문제를 지적한 것이 아니기 때문이다. 고려수지침학회는 많은 연구와 개발을 하고 있는 연구조직이다. 이러한 학회의 이름으로 밝히는 데 대하여 일단 불신의 태도로 대처하는 것은 더욱 유감이 아닐 수 없다.

◆ **한의약계는 보다 우수하고 간편한 실험 방법 제시 — 증명해야**

이번에 실험한 내용을 솔직하게 밝히고 공개하는 것도 떳떳하기 때문이다. 한의약계에서 한약 실험의 검증자료 요구를 한다고 하여 피할 이유가 없다. 학문이나 실험은 진실하여야 하고 필자의 한약 실험도 진실하기 때문에 공개한다.

필자의 실험방법을 믿지 못하겠다면, 한의약계에서는 보다 나은 객관성 있는 실험방법을 제시하여야 할 것이다. 보다 나은 실험방법이 없다면, 음양맥진의 실험방법을 따라야 한다. 물론 음양맥진법을 능숙하게 진단하기까지는 약간의 시간이 걸릴 것이다. 한의약계는 꾸준한 경험을 통하여 실험하여 보고, 음양맥상을 악화시키는 한약제를 투여해서는 안 된다. 한약을 실험해서 좋지 않다는 사실을 알고도 한약을 투여하는 것은 살인행위나 다름없다.

만약 한의약계에서 보다 나은 객관성 있는 실험방법을 제시하지 못한 채, 한약을 계속 투여할 경우, 앞으로 일어나는 상황은 한의약계의 책임이 아니라고 할 수 없을 것이다.

제3장

한약 복용 후의 효과·부작용 설문조사와 한의약이 조선왕조에 해를 끼친 사건들

1. 제1차 한약 복용 후의 효과·부작용에 대한 설문조사 보고서

부작용 경험 87.1%, 부작용 없음 12.9%, 한의사 처방 복용 76.1%
대부분이 한의사 진단 후 한약을 복용하였어도 부작용 많아

    필자가 수지력 테스트와 음양맥진법으로 한약을 실험한 결과(건강맥 기준 실험), 80% 이상이 음양맥진을 악화시키고 있었기 때문에, 실제 환자들의 실태는 어떤지 알고 싶었다. 음양맥진상으로 한약이 나쁘다면, 실제 설문조사에서도 어떤 반응이 있을 것이기 때문이다.
    그리고 한약은 효과보다 위험성이 많다는 사실을 확인한 후 향군한약학원 수료자들에게 사과광고를 낸 것에 대하여 한의계·한약계에서는 반성과 자숙, 연구를 하려는 것이 아니라, 오히려 중상모략하고 법적 대응을 취하겠다는 자세를 보였다. 필자는 실험을 통해 알게 된 사실을 실제 경험한 사

람들을 통해 확인하고 싶었다. 사실, 한약의 효과·부작용에 대해서 자신이 없으면 설문조사를 할 수 없는 것이다. 그러나 필자는 음양맥진의 실험을 확신하기 때문에 자신있게 설문조사를 실시하였다.

제18회 한일고려수지침학술대회(2006년 4월 29일)에서 본 학회와 보건신문사에서는 참가한 사람들을 대상으로 "한약 복용 후의 효과·부작용에 대한 설문조사"를 실시하였다. 그 설문조사 내용을 중앙리서치에서 종합통계를 내어 집계 보고하였다(2006년 5월 20일).

이 설문조사는 제1차 조사이다. 이 설문조사 결과에 대하여 대한한의사협회 등에서는 "고려수지침학회의 자체 조사"라고 폄하하고 있으나, 전국에서 학술대회에 참가한 831명의 응답자가 직접 작성한 것이며, 여기에는 한약 관련 사업자도 상당수 포함되어 있다.

본 학회와 보건신문사에서는 제1차 설문조사 내용에서 부작용이 지나치게 많이 나와, 신빙성을 확인하기 위하여 제2차 설문조사를 실시하였다. 그 결과는 뒤편에 소개하였다.

한방약은 질병치료가 목적인 바, 질병치료보다 부작용이 많은 한약을 계속 먹게 해서는 안 될 일이므로, 어떤 특단의 대책이 필요하다. 독성간염에서도 보는 것과 같이 한약의 부작용은 한의사가 조제한 한약에서 가장 많다는 사실을 중요시해야 할 것이다.

중앙리서치에서 통계·집계된 내용에는 설문조사에 대한 평가가 없다. 그래서 각 통계자료를 보면서 필자의 의견으로 평가하였다.

(1) 조사 목적

본 조사는 현재 시중에 유통되는 한약의 효과와 부작용에 대한 실태 파악을 통해 최근 불거지고 있는 한약의 인체 유해성 논란에 근거자료로서 활용하고자 한다.

(2) 응답자(profile)

구 분		사례수(명)	비율(%)
전 체		831	100.0
성별	남성	217	26.1
	여성	614	73.9
연령별	30~40대	261	31.4
	50대	265	31.9
	60대	224	27.0
	70대 이상	81	9.7
고려수지침요법사	예	653	78.6
	아니오	170	20.5
	무응답	8	1.0
주거지역별	도시	737	88.7
	농촌	90	10.8
	무응답	4	0.5

2. 한약의 부작용

한약 복용 후 부작용을 경험했다는 응답은 전체 87.1%에 달하고, 반면 부작용이 없었다는 응답은 12.9%에 그친 것으로 나타났다.

| 한약의 부작용 |

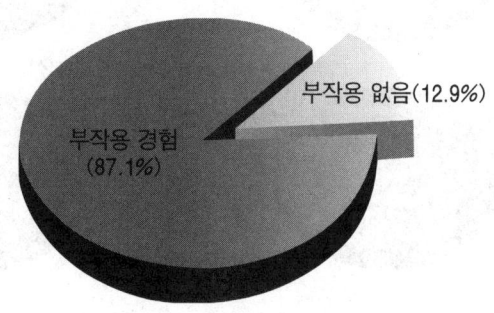

부작용 없음(12.9%)
부작용 경험 (87.1%)

| 응답자 특성별 |

구 분		효과 있음	효과 있으면서 부작용	효과 없이 부작용	효과 모르면서 부작용
전 체		12.9	21.5	25.2	40.4
성별	남성	9.2	16.1	25.3	49.3
	여성	14.2	23.5	25.1	37.3
연령별	30~40대	11.9	23.0	24.5	40.6
	50대	15.5	21.1	23.8	39.6
	60대	12.1	24.6	20.5	42.9
	70대 이상	9.9	9.9	44.4	35.8
고려수지침 요법사	예	11.3	19.3	27.1	42.3
	아니오	18.2	30.0	18.2	33.5
	무응답	25.0	25.0	12.5	37.5
주거 지역별	도시	13.3	22.1	24.6	40.0
	농촌	8.9	17.8	31.1	42.2
	무응답	25.0	0.0	0.0	75.0

〔Base = 831/단위=%/중복응답〕

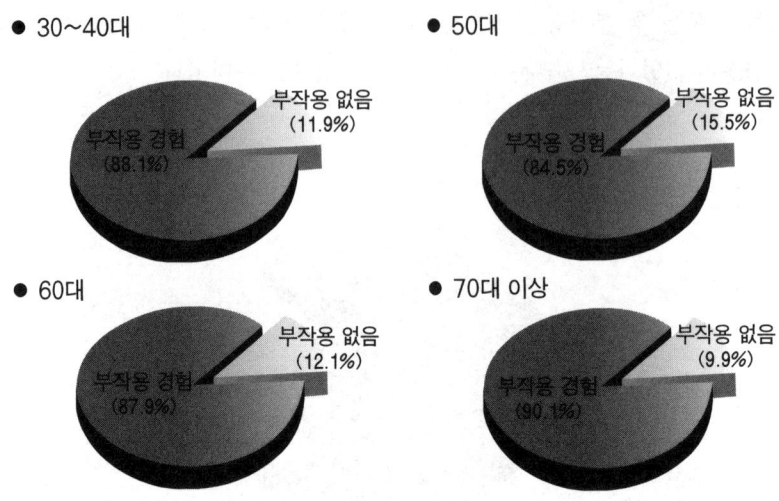

◀ 참고 평가 ▶

부작용의 연령별로 보면 70대 이상에서 부작용 사례가 압도적으로 높게 나타났다. 그 이유는 다음과 같이 평가된다.

① 노쇠하여 저항력이 약하고, 노인성 질병일수록 한약의 부작용에 대한 저항력이 약하기 때문에 부작용이 많은 것 같다.

② 건강한 사람은 상대적으로 한약의 부작용이 적거나 가볍게 나타나는 것 같다.

③ 70대 이상은 한약을 복용한 경험이 젊은 사람들에 비해 많기 때문에 그 만큼 부작용 경험이 많은 것 같다.

④ 한약재 실험에서도 노인성 질병의 경우 음양맥진 악화반응이 심했다.

(1) 한약의 부작용 사례

한약의 부작용 사례

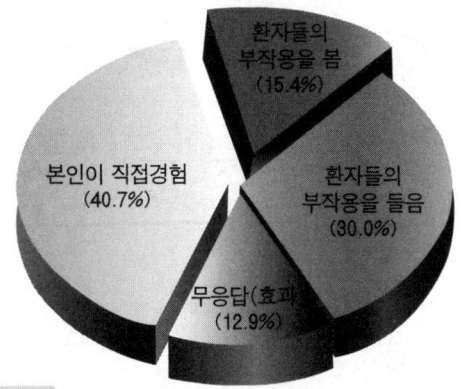

응답자 특성별

구 분		본인이 직접 경험	환자들의 부작용을 봄	환자들의 부작용을 들음	무응답(효과)
전 체		40.7	15.4	31.0	12.9
성별	남성	38.2	16.6	35.9	9.2
	여성	41.5	15.0	29.3	14.2
연령별	30~40대	40.2	17.6	30.3	11.9
	50대	41.1	15.1	28.3	15.5
	60대	38.8	13.4	35.7	12.1
	70대 이상	45.7	14.8	29.6	9.9
고려수지침 요법사	예	40.3	16.2	32.2	11.3
	아니오	41.8	11.8	28.2	18.2
	무응답	50.0	25.0	0.0	25.0
주거 지역별	도시	39.5	15.7	31.5	13.3
	농촌	48.9	13.3	28.9	8.9
	무응답	75.0	0.0	0.0	25.0

(Base = 831/단위=%/중복응답)

◀ 참고 평가 ▶

이번 설문조사에서 본인이 직접 한약을 먹어서 부작용을 경험한 사람이 40.7%로서 제일 많았다. 직접 복용한 사람의 응답이므로 신뢰성이 더욱 높다.

155

(2) 한약을 복용하게 된 동기

한약을 복용하게 된 동기에 있어서 건강증진 52.1%, 질병치료 51.0%로 두 가지가 비슷한 수준으로 나타났다.

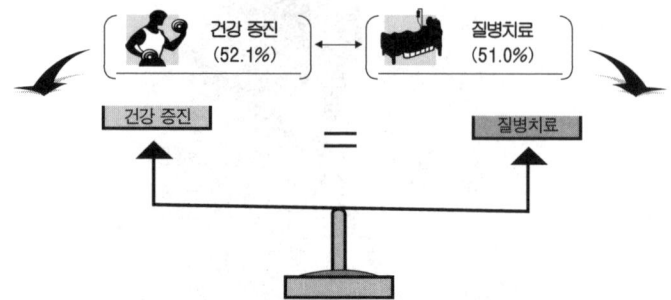

※ 남성의 경우 '건강증진'(53.5%)이, 여성의 경우 '질병치료'(52.6%)가 상대적으로 다소 높게 나타남.

(3) 한약의 구입 장소

한약은 한의원에서 구입하는 비율이 76.1%로 가장 높고, 뒤이어 한약방이 14.2%로 나타났다. 주로 한약을 구입하는 장소는 한의원과 한약방임을 알 수 있다.

한약 구입 장소

한의원에서 한약을 제일 많이 복용했는데도 부작용은 대단히 많았다.

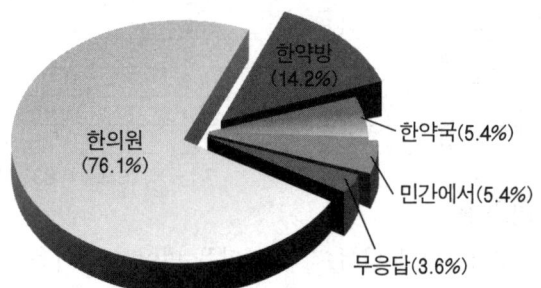

831명 중에서 76.1%가 한의원에서 한약을 먹은 것으로 나타났다.
한의원에서 한약을 처방하여 먹었어도 부작용은 대단히 많음을 확인할 수 있다.

응답자 특성별

구 분		한의원	한약방	한약국	민간에서	무응답
전 체		76.1	14.2	5.4	5.4	3.6
성별	남성	65.4	19.4	6.9	6.0	4.1
	여성	79.8	12.4	4.9	5.2	3.4
연령별	30~40대	82.8	14.2	5.4	3.4	2.3
	50대	75.8	14.0	3.0	5.7	4.5
	60대	74.6	12.5	6.7	6.7	3.1
	70대 이상	59.3	19.8	9.9	7.4	6.2
고려수지침 요법사	예	75.5	14.7	4.9	5.7	3.4
	아니오	78.8	12.4	7.1	4.1	4.7
	무응답	62.5	12.5	12.5	12.5	0.0
주거 지역별	도시	77.2	13.4	5.3	4.9	3.7
	농촌	68.9	20.0	5.6	8.9	3.3
	무응답	25.0	25.0	25.0	25.0	0.0

(Base = 831/단위=%/중복응답)

◀ 참고 평가 ▶

한의원에서 처방 조제된 한약을 복용한 사례가 대다수로 나왔다. 따라서 본 설문조사는 한의원 한약에 대한 설문조사나 다름이 없다. 한의원 한약을 복용하였어도 이렇게 많은 부작용을 일으키고 있다.

3. 한약 복용 후 부작용 유형

(1) 한약 복용 후 위장장애 부작용 유형

한약 복용 후 위장장애 증상 유형으로는 소화불량이 27.9%로 상대적으로 높게 나타났다. 뒤이어 헛배부름 21.2%, 설사 20.5%, 속쓰림 16.7%, 답답하다 16.2% 등의 순으로 나타났다.

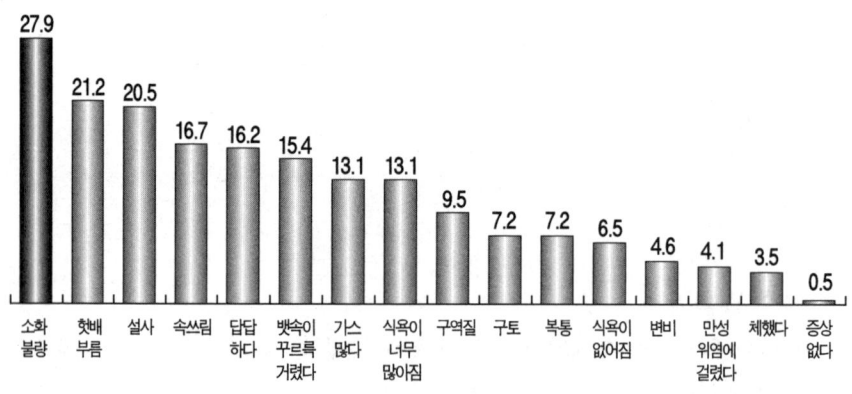

〔Base = 831/단위=%/중복응답〕

◀ 참고 평가 ▶

한약을 복용하면 제일 많은 부작용이 위장장애이다. 위 도표에서 보는 것과 같이 위장장애가 대단히 많다.

위장장애를 없애기 위해 사인·반하 등을 추가하여도 원래가 한약 처방에는 맥상을 악화시키는 약재가 많아 위장장애를 없애기가 힘들다.

응답자 특성별

구분		소화불량	헛배부름	설사	속쓰림	답답하다	뱃속이 꾸르륵 거렸다	가스 많다	식욕이 너무 많아짐	구역질	구토	복통	식욕이 없어짐	변비	만성 위염에 걸렸다	체했다	증상 없다
전체		27.9	21.2	20.5	16.7	16.2	15.4	13.1	13.1	9.5	7.2	7.2	6.5	4.6	4.1	3.5	0.5
성별	남성	30.0	23.0	18.4	17.1	14.7	18.4	15.7	6.5	9.7	4.1	6.9	4.1	7.4	5.1	3.2	0.5
	여성	27.2	20.5	21.2	16.6	16.8	14.3	12.2	15.5	9.4	8.3	7.3	7.3	3.6	3.7	3.6	0.5
연령별	30~40대	27.6	21.5	27.6	14.2	16.1	11.5	11.1	18.4	11.1	6.9	8.0	5.7	3.4	3.4	3.4	0.8
	50대	30.2	23.4	19.2	18.1	17.0	17.0	15.8	14.0	9.8	6.4	7.2	7.2	6.0	4.9	3.8	0.8
	60대	29.0	20.1	17.0	18.3	15.6	18.3	11.2	9.4	6.7	6.7	5.8	6.7	3.6	4.5	3.6	0.0
	70대이상	18.5	16.0	11.1	16.0	16.0	14.8	16.0	3.7	11.1	12.3	8.6	6.2	6.2	2.5	2.5	0.0
고려수지침요법사	예	28.2	22.2	20.5	15.5	16.8	16.8	14.4	12.9	9.5	7.0	7.2	6.1	4.7	4.3	3.5	0.5
	아니오	27.1	18.2	20.0	20.6	14.7	10.0	8.8	14.7	10.0	8.2	7.6	8.2	3.5	3.5	3.5	0.6
	무응답	25.0	0.0	25.0	37.5	0.0	12.5	0.0	0.0	0.0	0.0	0.0	12.5	0.0	0.0	0.0	0.0
주거지역별	도시	27.7	21.3	20.1	16.1	15.9	14.9	13.4	12.9	9.4	6.8	7.1	6.5	4.3	4.2	3.4	0.4
	농촌	30.0	20.0	22.2	22.2	20.0	18.9	11.1	15.6	11.1	11.1	8.9	6.7	5.6	3.3	4.4	1.1
	무응답	25.0	25.0	50.0	0.0	0.0	25.0	0.0	0.0	0.0	0.0	0.0	0.0	25.0	0.0	0.0	0.0

(Base = 831/단위=%/중복응답/무응답은 표시하지 않음)

위장장애가 있는 한약은 기대효과도 거의 없는 정도이며, 다른 부작용도 수반될 수 있다.

위장장애 부작용 유형에는 간염·독성간염의 증상들도 포함되어 있다. 설문조사만으로 간염·독성간염을 구별하기는 곤란하다.

한약재가 들어간 소화제를 복용하면 위장장애를 일으킬 위험이 많고, 위장장애가 발생되면 다른 질병들이 생길 가능성도 높아진다.

(2) 한약 복용 후 신경성 부작용 유형

한약 복용 후 신경성 증상 유형으로는 전신 무거움이 17.9%로 상대적으로 높게 나타났다. 뒤이어 머리가 무거움 15.2%, 지나치게 잠만 옴 11.9%, 두통 11.3%, 어지러움 11.1% 등이다.

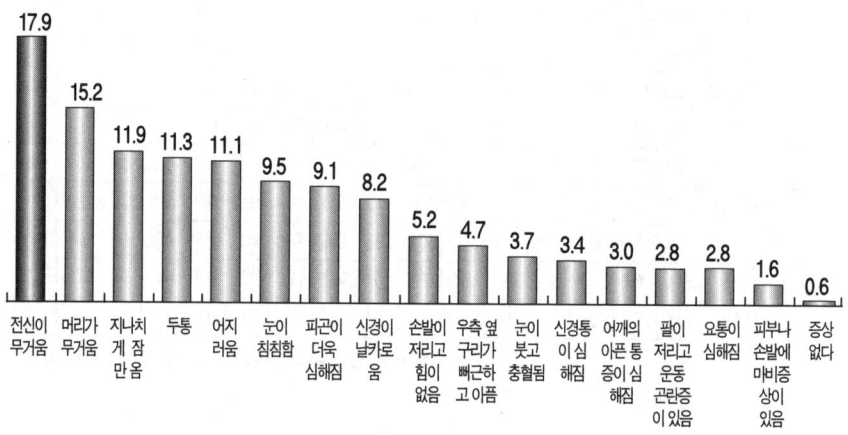

〔Base = 831/단위=%/중복응답/무응답은 표시하지 않음〕

◀ 참고 평가 ▶

전신이 무거움, 머리가 무거움, 지나치게 잠만 옴, 두통, 어지럼증, 눈이 침침함, 피곤이 더욱 심해짐, 신경이 날카로움 등의 모든 신경성 증상들은 간염이나 독성간염에서 나타나는 증상들이다. 여기에 위장장애나 심장·신장장애까지도 독성간염에서 나타나는 증상들이다.

응답자 특성별

구분		전신이 무거움	머리가 무거움	자나 깨나 졸림	두통	어지러움	눈이 침침함	피곤이 더욱 심해짐	신경이 날카로움	손발이 저리고 힘이 없음	우측 옆구리가 뻐근하고 아픔	눈이 붓고 충혈됨	신경통이 심해짐	어깨의 이픈통증이 더 심해짐	팔이 저리고 운동곤란증이 있음	요통이 더 심해짐	피부나 손발에 마비증상이 있음	증상 없다
전 체		17.9	15.2	11.9	11.3	11.1	9.5	9.1	8.2	5.2	4.7	3.7	3.4	3.0	2.8	2.8	1.6	0.6
성별	남성	20.3	18.4	11.1	9.7	10.1	13.8	10.6	6.9	6.0	4.6	3.7	3.7	5.1	2.8	2.8	1.8	0.5
	여성	17.1	14.0	12.2	11.9	11.4	8.0	8.6	8.6	4.9	4.7	3.7	3.3	2.3	2.8	2.8	1.5	0.7
연령별	30~40대	14.2	14.6	13.4	12.6	9.6	6.5	6.5	8.0	4.6	3.4	3.4	1.5	1.9	3.4	2.7	1.1	1.1
	50대	20.4	12.8	14.0	12.5	12.1	11.3	9.8	9.8	7.2	4.2	4.2	5.3	4.2	2.6	2.6	2.3	0.8
	60대	19.6	16.1	9.8	7.6	10.7	10.7	10.7	6.3	4.0	6.7	4.0	2.7	3.1	2.2	2.2	1.8	0.0
	70대이상	17.3	22.2	6.2	13.6	13.6	9.9	11.1	8.6	3.7	4.9	2.5	4.9	2.5	2.5	4.9	0.0	0.0
고려수지침요법사	예	20.1	16.4	12.6	11.5	10.3	9.5	9.2	8.1	5.2	5.4	3.8	3.7	3.2	2.1	2.9	1.5	0.3
	아니오	10.0	10.6	10.0	10.6	13.5	8.8	9.4	8.8	5.3	2.4	3.5	2.4	1.8	5.3	2.4	1.8	1.8
	무응답	12.5	12.5	0.0	12.5	25.0	25.0	0.0	0.0	0.0	0.0	0.0	0.0	12.5	0.0	0.0	0.0	0.0
주거지역별	도시	17.4	15.1	12.1	11.4	11.3	8.8	8.7	7.9	5.0	4.3	3.4	3.0	2.7	2.6	2.4	1.2	0.5
	농촌	22.2	14.4	11.1	11.1	10.0	14.4	13.3	10.0	6.7	7.8	6.7	6.7	5.6	4.4	4.4	4.4	1.1
	무응답	25.0	50.0	0.0	0.0	0.0	25.0	0.0	25.0	0.0	0.0	0.0	0.0	0.0	0.0	25.0	0.0	0.0

〔Base = 831/단위=%/중복응답/무응답은 표시하지 않음〕

 이것으로 볼 때 양의사들의 여러 단체, 대한간호협회학회지, 국립독성연구원 등에서 조사한 결과(독성간염이 한약의 부작용 원인으로 제일 많다는 것)가 본 설문조사 결과와 거의 일치함을 알 수 있다.

(3) 한약 복용 후 신장이상 부작용 유형

한약 복용 후 신장이상 증상의 유형으로는 뱃속이 항상 답답했다가 20.5%로 상대적으로 높게 나타났다. 뒤이어 얼굴이 부었다 18.7%, 손발이 부었다 14.7%, 소변이 잘 안 나옴 8.3%, 전신이 부었다 7.0% 등의 순으로 나타났다.

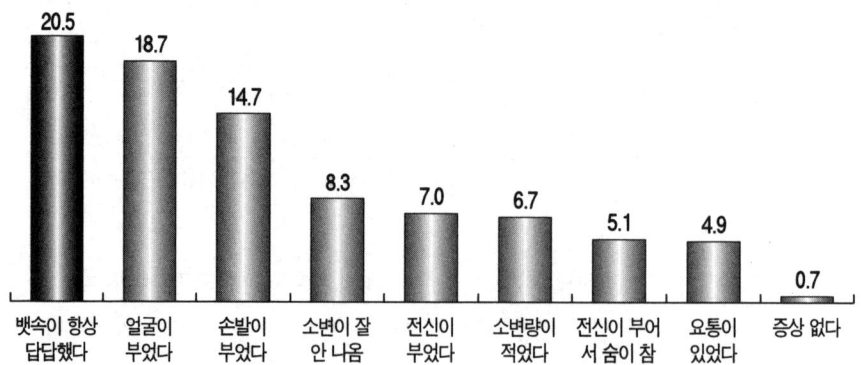

응답자 특성별

구 분		뱃속이 항상 답답 했다	얼굴이 부었다	손발이 부었다	소변이 잘 안 나옴	전신이 부었다	소변량이 적었다	전신이 부어서 숨이 참	요통이 있었다	증상 없다
전 체		20.5	18.7	14.7	8.3	7.0	6.7	5.1	4.9	0.7
성별	남성	23.0	15.2	14.3	13.8	5.1	12.4	5.5	5.5	0.0
	여성	19.5	19.9	14.8	6.4	7.7	4.7	4.9	4.7	1.0
연령별	30~40대	21.5	17.6	18.4	4.6	8.0	3.1	5.4	3.1	1.1
	50대	21.1	20.0	15.1	8.3	6.4	7.5	6.0	5.3	0.8
	60대	20.5	17.4	12.9	10.3	6.7	6.3	4.0	4.9	0.4
	70대이상	14.8	21.0	6.2	14.8	6.2	17.3	3.7	9.9	0.0
고려 수지침 요법사	예	21.7	19.8	15.9	9.0	7.5	6.3	5.8	5.2	0.2
	아니오	15.9	14.7	10.6	5.3	5.3	8.8	2.4	3.5	2.9
	무응답	12.5	12.5	0.0	12.5	0.0	0.0	0.0	12.5	0.0
주거 지역별	도시	20.4	18.5	14.1	7.7	6.5	6.9	5.2	4.3	0.8
	농촌	22.2	18.9	18.9	12.2	11.1	5.6	4.4	8.9	0.0
	무응답	0.0	50.0	25.0	25.0	0.0	0.0	0.0	25.0	0.0

〔Base = 831/단위=%/중복응답/무응답은 표시하지 않음〕

◀ 참고 평가 ▶

한약을 복용하면 얼굴·손발·전신·복부가 붓는 부작용이 대단히 많다. 이것은 감초를 장기간 복용했거나, 다른 한약들이 감초처럼 부신피질 호르몬을 분비시켜 제2차성 알도스테론증을 유발시켜서 신부전증을 일으키기 때문이다.

신부전증은 발생되면 회복되기가 대단히 어려운 질병이다. 학계에서 '한약 신증'은 정설로 인정된 내용이다. 한약을 장기간 먹으면 신장이상을 초래한다는 것을 이 설문조사에서 확인할 수 있다.

(4) 한약 복용 후 피부발진 부작용 유형

한약 복용 후 피부발진 증상의 유형으로는 피부가 가려움이 18.1로 상대적으로 높게 나타났다. 뒤이어 눈이 출혈됨(11.1%), 두드러기가 나타남(9.5%), 얼굴이 충혈됨(6.0%), 전신이 가려움(5.2) 등으로 나타났다.

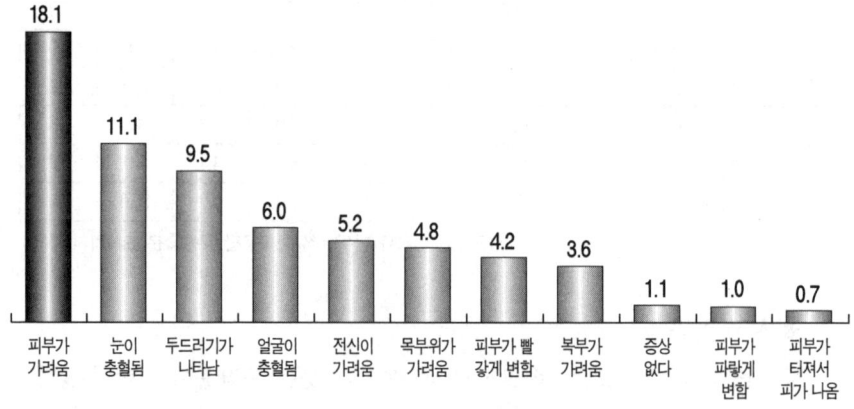

[Base = 831/단위=%/중복응답/무응답은 표시하지 않음]

응답자 특성별

구 분		피부가 가려움	눈이 충혈됨	두드러기가 나타남	얼굴이 충혈됨	전신이 가려움	목부위 가려움	피부가 빨갛게 변함	복부가 가려움	증상 없다	피부가 파랗게 변함	피부가 터져서 피가 나옴
전 체		18.1	11.1	9.5	6.0	5.2	4.8	4.2	3.6	1.1	1.0	0.7
성별	남성	23.5	13.4	11.1	9.7	6.9	5.1	3.2	5.5	0.5	0.9	0.9
	여성	16.1	10.3	9.0	4.7	4.6	4.7	4.6	2.9	1.3	1.0	0.7
연령별	30~40대	16.1	10.0	8.4	4.2	3.4	4.6	5.0	2.7	1.9	1.5	0.8
	50대	16.2	12.5	10.9	7.5	5.3	5.3	4.5	4.5	0.8	1.1	0.8
	60대	21.4	10.7	9.4	4.9	6.7	3.1	3.1	3.1	0.9	0.4	0.9
	70대이상	21.0	11.1	8.6	9.9	6.2	8.6	3.7	4.9	0.0	0.0	0.0
고려수지침요법사	예	18.7	12.3	9.3	6.3	5.2	5.2	4.1	4.0	0.6	1.1	0.6
	아니오	16.5	7.1	10.6	4.7	4.7	3.5	4.7	1.8	2.9	0.6	1.2
	무응답	0.0	0.0	0.0	12.5	12.5	0.0	0.0	12.5	0.0	0.0	0.0
주거지역별	도시	17.8	10.3	9.1	5.7	5.4	4.9	4.2	3.7	0.9	1.1	0.7
	농촌	20.0	15.6	12.2	7.8	3.3	4.4	3.3	3.3	2.2	0.0	1.1
	무응답	25.0	50.0	25.0	25.0	0.0	0.0	25.0	0.0	0.0	0.0	0.0

[Base = 831/단위=%/중복응답/무응답은 표시하지 않음]

(5) 한약 복용 후 심장이상 부작용 유형

한약 복용 후 심장이상 증상의 유형으로는 가슴이 두근거림이 23.5%로 상대적으로 높게 나타났다. 뒤이어 가슴이 답답함(17.0%), 혈압이 상승함 (9.9%), 가슴이 뻐근하고 아픔(5.7%), 부정맥이 나타남(4.5%) 등의 순으로 나타났다.

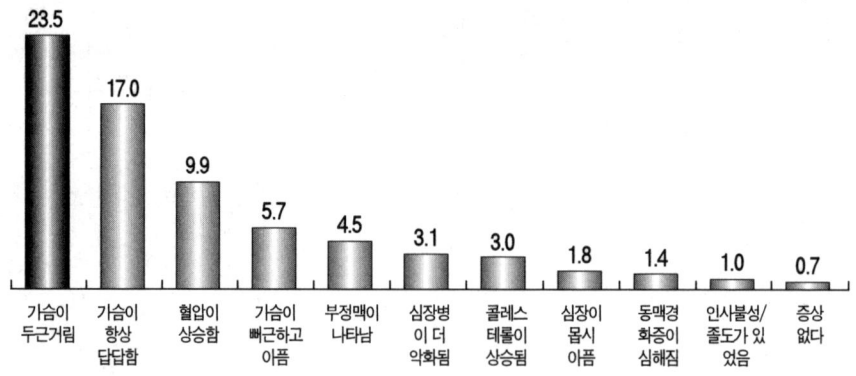

〔Base = 831/단위=%/중복응답/무응답은 표시하지 않음〕

응답자 특성별

구 분		가슴이 두근거림	가슴이 항상 답답함	혈압이 상승함	가슴이 빠근하고 아픔	부정맥이 나타남	심장병이 더 악화됨	콜레스테롤이 상승됨	심장이 몹시 아픔	동맥경화증이 심해짐	인사불성/졸도가 있었음	증상 없다
전 체		23.5	17.0	9.9	5.7	4.5	3.1	3.0	1.8	1.4	1.0	0.7
성별	남성	24.9	21.7	11.5	6.5	6.5	3.7	2.8	2.3	1.4	0.9	0.0
	여성	23.0	15.3	9.3	5.4	3.7	2.9	3.1	1.6	1.5	1.0	1.0
연령별	30~40대	23.0	15.3	7.7	3.1	3.8	1.9	1.5	0.8	0.8	0.8	2.3
	50대	24.5	17.0	11.3	6.0	4.2	4.2	4.2	3.8	1.1	1.5	0.0
	60대	22.3	18.3	7.1	7.1	3.6	2.7	4.5	1.3	1.3	0.9	0.0
	70대이상	24.7	18.5	19.8	8.6	9.9	4.9	0.0	0.0	4.9	0.0	0.0
고려수지침요법사	예	24.8	17.2	10.9	6.1	4.6	3.5	3.2	1.5	1.4	1.1	0.5
	아니오	18.8	15.9	6.5	4.1	4.1	1.8	1.8	2.9	1.8	0.6	1.8
	무응답	12.5	25.0	0.0	0.0	0.0	0.0	12.5	0.0	0.0	0.0	0.0
주거지역별	도시	23.6	15.7	9.4	5.2	4.2	2.8	2.6	1.8	1.4	0.9	0.7
	농촌	22.2	26.7	12.2	10.0	6.7	5.6	5.6	2.2	2.2	1.1	1.1
	무응답	25.0	25.0	50.0	0.0	0.0	0.0	25.0	0.0	0.0	0.0	0.0

[Base = 831/단위=%/중복응답/무응답은 표시하지 않음]

◀ 참고 평가 ▶

한약이 심장병과 중풍에 좋다는 속설이 있으나, 실제로는 한약 실험에서 심장에 미치는 영향은 매우 나쁘게 나타나고 있다. 심장병이나 중풍환자, 고혈압 환자는 한약을 반드시 주의해야 한다. 한약을 많이 먹으면 교감신경이 항진되기 때문에 고혈압·심장병이 생기게 된다.

(6) 한약 복용 후 여성질환 이상 부작용 유형

한약 복용 후 여성질환 이상의 부작용 유형으로는 살이 더 쪘다가 16.2%로 상대적으로 높게 나타났다. 뒤이어 소화가 안 됨(12.9%), 부종이 나타남(8.3%) 등의 순으로 나타났다.

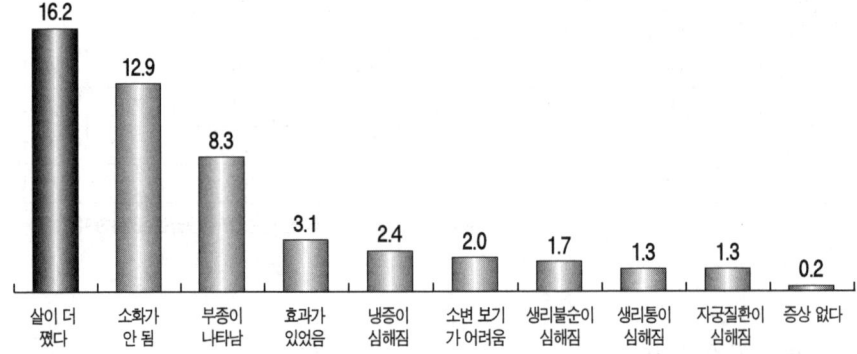

[Base = 831/단위=%/중복응답/무응답, 모르겠음은 표시하지 않음]

> 응답자 특성별

구분		살이 더 쪘다	소화가 안 됨	부종이 나타남	효과가 있었음	냉증이 심해짐	소변 보기가 어려움	생리 불순이 심해짐	생리통이 심해짐	자궁 질환이 심해짐	증상 없다
전 체		16.2	12.9	8.3	3.1	2.4	2.0	1.7	1.3	1.3	0.2
성별	남성	0.5	1.4	0.5	0.5	0.5	0.5	0.0	0.0	0.0	0.0
	여성	21.8	16.9	11.1	4.1	3.1	2.6	2.3	1.8	1.8	0.3
연령별	30~40대	20.7	12.3	10.3	1.9	2.3	1.1	3.4	2.7	1.9	0.4
	50대	20.0	16.6	9.4	4.2	3.8	2.3	1.1	1.5	1.5	0.4
	60대	11.2	12.5	5.4	3.6	0.4	1.8	0.4	0.0	0.9	0.0
	70대이상	3.7	3.7	6.2	2.5	3.7	4.9	1.2	0.0	0.0	0.0
고려수지침요법사	예	17.5	12.3	8.6	3.2	3.1	1.8	1.7	1.4	1.4	0.0
	아니오	12.4	15.9	7.6	2.9	0.0	2.9	1.8	1.2	1.2	1.2
	무응답	0.0	0.0	0.0	0.0	0.0	0.0	0.0	0.0	0.0	0.0
주거지역별	도시	15.3	12.9	8.4	3.4	2.6	2.0	1.8	1.2	1.5	0.3
	농촌	23.3	13.3	7.8	1.1	1.1	2.2	1.1	2.2	0.0	0.0
	무응답	25.0	0.0	0.0	0.0	0.0	0.0	0.0	0.0	0.0	0.0

(Base = 831/단위=%/중복응답/무응답, 모르겠음은 표시하지 않음)

◀ 참고 평가 ▶

한약을 복용할 때 남성은 보약 중심, 여성은 치료 중심이라는 특성을 보인다. 여성병은 치료 중심인데 한약을 먹으면 여성질병이 더욱 악화되는 부작용이 나타났다. 살이 찐다는 것은 호르몬의 부작용으로 인한 것이다.

여성질환이 있을 때는 한약을 특별히 주의해야 한다.

(7) 한약 복용 후 새로운 질병이 발생한 부작용 유형

한약 복용으로 인해 발생한 질병 유형으로는 간질환이 1.3%로 상대적으로 높게 나타났다. 뒤이어 위장병(1.2%), 간염(1.1%), 위염(1.1%), 소화불량(0.8%) 등의 순으로 나타났다.

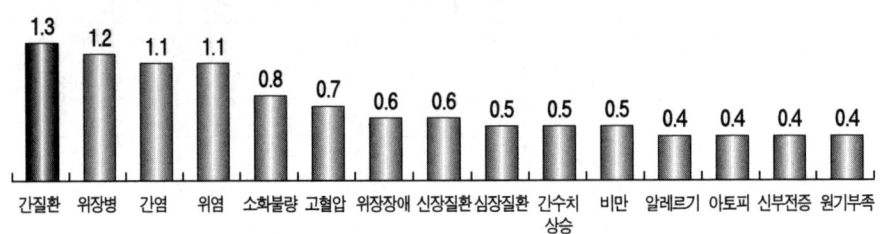

[Base = 831/단위=%/중복응답/무응답, 기타(0.4% 미만)는 표시하지 않음]

응답자 특성별

구 분		간질환	위장병	간염	위염	소화불량	고혈압	위장장애	신장질환	심장질환	간수치상승	비만	알레르기	아토피	신부전증	원기부족
전 체		1.3	1.2	1.1	1.1	0.8	0.7	0.6	0.6	0.5	0.5	0.5	0.4	0.4	0.4	0.4
성별	남성	0.0	1.4	0.9	0.5	0.0	0.5	0.5	0.5	0.5	0.0	0.0	0.5	0.5	0.9	0.0
	여성	1.8	1.1	1.1	1.3	1.1	0.8	0.7	0.7	0.5	0.7	0.7	0.3	0.3	0.2	0.5
연령별	30~40대	1.5	1.5	0.8	2.3	0.0	0.8	0.4	0.0	0.4	0.8	0.8	0.8	0.0	0.0	0.4
	50대	1.5	1.1	1.1	0.8	1.5	0.8	0.8	0.8	0.0	0.8	0.8	0.4	0.4	0.8	0.8
	60대	0.9	0.9	0.9	0.4	1.3	0.0	0.9	0.0	0.4	0.4	0.0	0.0	0.0	0.4	0.0
	70대이상	1.2	1.2	2.5	0.0	0.0	2.5	0.0	1.2	3.7	0.0	0.0	0.0	0.0	0.0	0.0
고려수지침요법사	예	1.2	1.2	1.2	1.4	1.1	0.9	0.5	0.8	0.6	0.3	0.6	0.5	0.3	0.3	0.3
	아니오	1.8	1.2	0.6	0.0	0.0	0.0	1.2	0.0	0.0	1.2	0.0	0.0	1.2	0.6	0.6
	무응답	0.0	0.0	0.0	0.0	0.0	0.0	0.0	0.0	0.0	0.0	0.0	0.0	0.0	0.0	0.0
주거지역별	도시	1.2	1.4	1.1	1.2	0.8	0.8	0.4	0.7	0.5	0.4	0.4	0.4	0.3	0.4	0.4
	농촌	2.2	0.0	1.1	0.0	1.1	0.0	2.2	0.0	0.0	1.1	1.1	1.1	0.0	0.0	0.0
	무응답	0.0	0.0	0.0	0.0	0.0	0.0	0.0	0.0	0.0	0.0	0.0	0.0	0.0	0.0	0.0

[Base = 831/단위=%/중복응답/무응답, 기타(0.4% 미만)는 표시하지 않음]

(8) 한약의 부작용을 널리 알리겠는가

한약의 부작용에 대해서 널리 알리겠느냐는 응답에 전체 응답자 중 절반이 넘는 52.8%가 알리겠다고 응답했다.

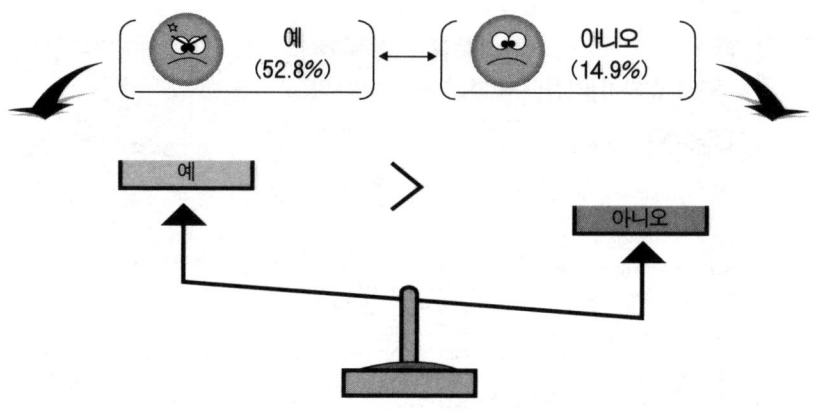

[Base = 831/단위=%/무응답은 표시하지 않음]

(9) 결론

제1차 한약 복용 후의 효과·부작용 설문조사에서 보는 것과 같이 한약의 부작용은 실제로 심각하다.

제2차 설문조사에서도 언급하겠지만, 질병의 치료효과보다 부작용이 많은 한약을 국민들에게 복용하게 하여야 할 것인가? 한의약업계와 보건복지부에서는 국민들에게 한약의 심각성을 널리 알려서 한약의 이용을 특별히 주의하도록 하여야 할 것이다. 90% 이상 외국에서 수입한 저질 약재로 조제하고, 거기다가 고가인 한약을 언제까지 먹게 할 것인가? 다시 한 번 묻지 않을 수 없다.

(10) 제1차 한약 복용 후의 효과·부작용 설문조사 발표 후의 반응

고려수지침학회와 보건신문사에서는 2006년 4월 29일의 설문조사 내용을 중앙리서치에 통계를 의뢰했다. 통계를 의뢰하면서 주요한 내용을 기사화하여 『보건신문』에 "한약 효과 미미하면서 부작용 심하다"를 2페이지에 걸쳐 특집으로 소개를 했다.

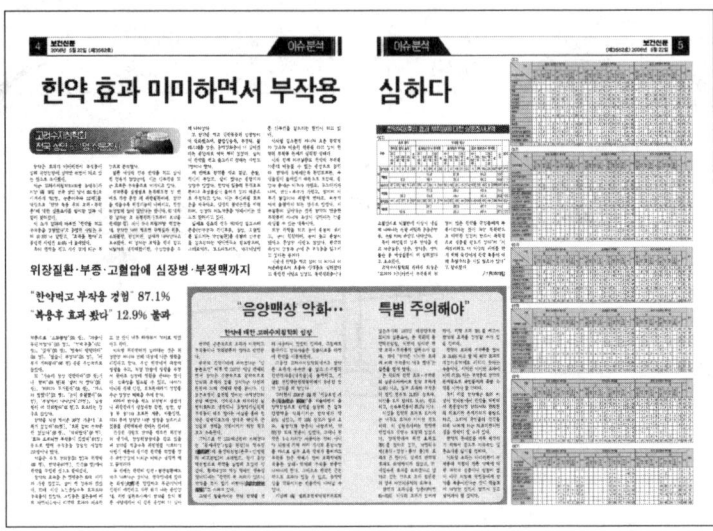

이 내용이 나가자, 많은 반발성·항의성 문의가 잇따랐다. 그 중에서 한국내과의협의회에서는 『보건신문』 내용기사를 13,000여 부를 다시 인쇄하여 전국의 병원에 모두 배포한다는 보도기사까지 나오게 되었고, 실제로 13,000여 부를 인쇄하여 전국의 대·중·소형 병원에 배포하였다.

여기에 대하여 인터넷신문에서도 민감하게 보도를 하였다. 그리고 대한한약협회도 항의성 전화와 대책회의가 이어졌고, 경동시장의 한약발전협의회에서도 민감하게 대책회의를 열고 있었다.

대한한의사협회는 보도자료를 통해서 불신과 불만을 토로하였다. 이때 발표한 한의사협회의 보도자료를 소개한다. 그리고 대한한약협회가 보건복지부에 제출한 건의서 내용과 한방계 신문에 실린 기사 내용을 뒤편에 부록으로 소개한다.

한의약계의 반응은 연구태도보다는 지극히 과격하게 대응하고 개선의 노력이 보이지 않는다(제8장 부록 p.439 참조).

4. 제2차 한약 복용 후의 효과 · 부작용에 대한 설문조사 보고서
한약 부작용 91.4%나 되고, 효과는 7.6%로 나타나(무응답 1.1%)

"제1차 한약의 효과 · 부작용 설문조사"가 보건신문에 특집으로 소개되었을 때 87.1%의 부작용과 12.9%의 효과성에 대하여 많은 사람들이 대단한 관심과 놀라움을 가지고 있었다. 그러나 한의약계에서는 87.1%의 한약 부작용을 인정하지 않고, 학술대회에 참석한 사람들만을 대상으로 한 설문조사라고 이의를 제기하면서 불신을 표명하였다.

앞에서 보는 바와 같이 한의약계에서는 반성이나 연구는커녕 감정적으로 대처하고 민 · 형사상의 고발까지 거론하고 있으므로 본 학회와 보건신문에서는 여기에 대한 대응을 하지 않을 수 없게 되었다. 법정으로까지 간다는 계획 아래 자료수집, 증거수집을 하지 않으면 안 되었던 것이다.

이에 필자는 한의계의 이의 제기가 전국 대상이 아니라는 것과, 부작용이 87.1%나 나오는 데에 무슨 착오가 있는 것이 아닌가 하여, 5월 중순부터 고려수지침학회의 전국의 지회를 통해서 찾아오는 회원과 일반인을 대상으로 제2차 '한약의 효과와 부작용에 대한 설문조사'를 실시했다.

제2차 설문조사는 응답자가 총 1,115명이었다.

제2차 설문조사의 내용도 제1차 때의 설문을 그대로 이용하였다.

대한한의사협회측에서는 진단 · 체질 · 복약지도를 말하고 있으나, 한의사들 자체도 객관성 있는 진단 · 체질을 구별 못하고 처방도 각양각색이므로 설문조사에서는 부작용 증상의 결과만을 확인할 수밖에 없는 것이다.

이 설문조사는 한약의 효과와 부작용을 알아보는 것으로, 설문조사의 '대상'이 문제가 아니라 '부작용'이 문제인 것이다.

제2차 한약 복용 후의 효과 · 부작용에 대한 설문조사 내용의 요점을 정리하여 소개한다(2006. 7. 31 중앙리서치 통계조사 보고).

(1) 본 조사의 목적

본 조사는 현재 시중에 유통되는 한약의 효과와 부작용에 대한 실태 파악을 통해, 한약의 인체 유해성 논란에 대한 근거자료로서 활용하고자 기획·추진되었다.

(2) 조사대상

한약을 복용한 경험이 있는 전국 20대 이상 성인 남녀
자기 기입식 조사 1,115명, 신뢰수준 95%, 최대 허용 오차 ±2.9%p
조사기간 : 2006년 5월 15일~6월 22일
조사기관 : 고려수지침학회

▶ 총 1,115명(95% 신뢰수준에서 최대허용오차 ±2.9%p) ◀

구 분		표본수
성별	남성	290명
	여성	823명
	무응답	2명
연령별	20대	3명
	30~40대	460명
	50대	337명
	60대	228명
	70대 이상	86명
	무응답	1명
거주지역별	도시	991명
	농촌	115명
	무응답	9명
고려수지침요법사 여부	예	643명
	아니오	463명
	무응답	9명

(3) 한약에 대한 인식조사

① 한약 복용 동기

한약을 복용하게 된 동기는 건강 목적(46.2%)과 질병치료 목적(43.9%)이 서로 비슷한 수준으로 나왔다. 30~40대는 건강 목적, 50~70대는 질병치료 목적이 컸다.

② 한약 구입처

한의원을 통해 구입한 비율이 75.1%로 나타났고, 다음은 한약방·한약국·민간의 순으로 집계되었다(농촌지역이 한약 이용률이 높게 나타났다).

(4) 한약 구입처

한의원 75.1%, 한약방 16.8%, 한약국 6.7%, 민간 6.1%였다. 거주지역으로는 도시보다 농촌에서 한약에 대한 의존도가 상대적으로 높았다.

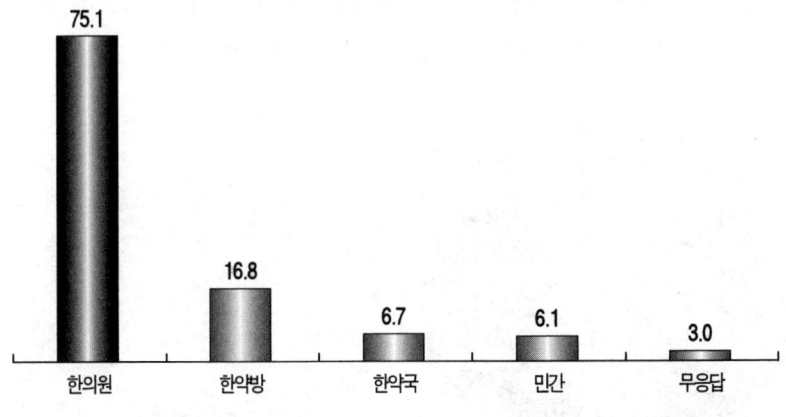

(Base = 1115명, 단위=%, 중복응답)

구 분		사례수(명)	한의원	한약방	한약국	민간	무응답
전 체		(1115)	75.1	16.8	6.7	6.1	3.0
연령별	20대	(3)	100.1	0.0	0.0	33.3	0.0
	30~40대	(460)	78.1	15.0	7.4	4.6	2.8
	50대	(337)	72.7	18.4	4.7	6.8	3.0
	60대	(228)	72.8	18.9	7.5	6.1	1.8
	70대 이상	(86)	70.9	15.1	9.3	9.3	7.0
	무응답	(1)	0.0	0.0	0.0	100.0	0.0
성별	남	(290)	71.7	16.9	7.6	4.5	2.8
	여	(823)	76.4	16.8	6.4	6.6	2.9
	무응답	(2)	0.0	0.0	0.0	50.0	50.0
거주 지역별	도시	(991)	76.4	15.7	6.1	5.8	2.9
	농촌	(115)	65.2	25.2	13.0	8.7	2.6
	무응답	(9)	55.6	22.2	0.0	11.1	11.1

(5) 한약 부작용 사례 경험여부 - 91.4%가 부작용

한약 부작용 사례에 대해 '직접 경험하였다'는 응답이 45.6%로 나타났고, '부작용 목격'은 11.3%, '부작용을 들은 경우'는 28.2%로 나타났다. 반면, '효과 있다'는 응답은 7.6%, '효과와 부작용 동시에 있다'는 응답은 6.3%로 종합적인 한약 부작용 경험 비율은 91.4%에 이르고 있다.

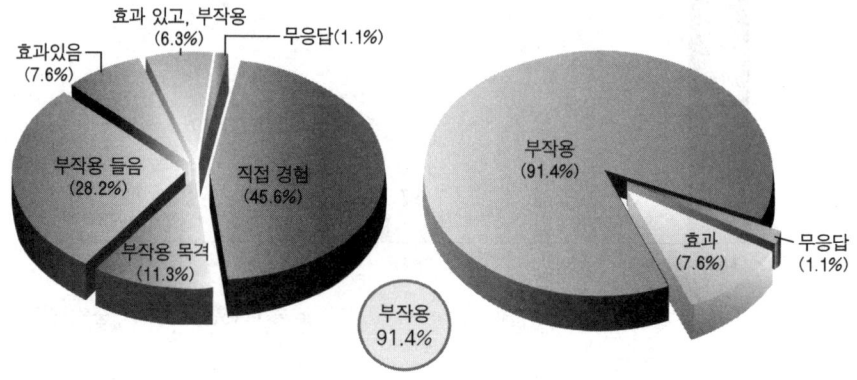

(Base = 1115명, 단위=%, 중복응답)

구 분		사례수 (명)	직접 경험	부작용 목격	부작용 들음	효과 있음	효과있고 부작용	무응답
전 체		(1115)	45.6	11.3	28.2	7.6	6.3	1.1
연령별	20대	(3)	0.0	0.0	100.0	0.0	0.0	0.0
	30~40대	(460)	42.0	12.6	28.0	8.9	6.5	2.0
	50대	(337)	43.6	12.5	27.9	8.3	7.1	0.6
	60대	(228)	51.8	8.3	28.9	5.7	5.3	0.0
	70대 이상	(86)	57.0	8.1	25.6	3.5	4.7	1.2
	무응답	(1)	100.0	0.0	0.0	0.0	0.0	0.0
거주 지역별	도시	(991)	45.3	10.4	29.1	7.9	6.4	1.0
	농촌	(115)	47.8	18.3	21.7	5.2	5.2	1.7
	무응답	(9)	44.4	22.2	11.1	11.1	11.1	0.0
고려수지침 요법사	예	(643)	45.9	12.4	28.8	6.5	5.8	0.6
	아니오	(463)	44.9	9.5	27.9	8.9	7.1	1.7
	무응답	(9)	55.6	22.2	0.0	22.2	0.0	0.0

(6) 한약 복용 후 부작용 발생률

한약 복용 후 부작용 발생률은 '위장장애'가 80.7%로 가장 높았고, 여성질환 · 신경성 증상 · 신장이상 · 심장이상 등이다.

피부발진을 제외한 부작용은 각 질환별로 2명 중 1명 이상이 경험한 것으로 나타났다.

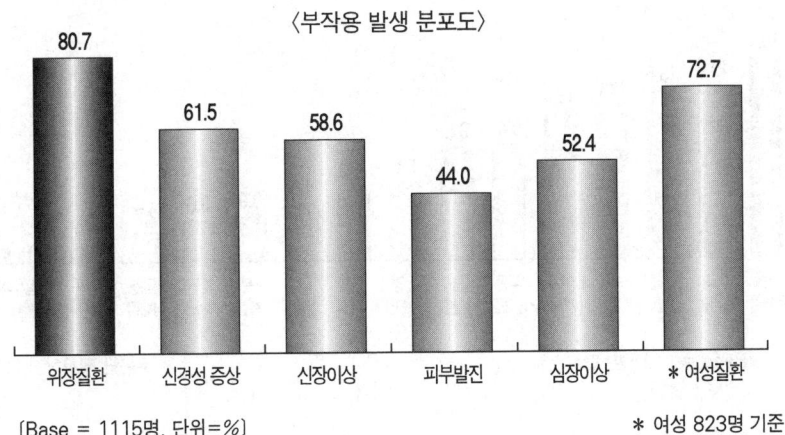

〈부작용 발생 분포도〉

위장질환 80.7, 신경성 증상 61.5, 신장이상 58.6, 피부발진 44.0, 심장이상 52.4, *여성질환 72.7

〔Base = 1115명, 단위=%〕   * 여성 823명 기준

① 한약 복용 후 위장장애 부작용

한약 복용 후 위장장애 유형으로 소화불량이 가장 많았고, 그 뒤를 이어 헛배부름 · 설사 · 속답답 · 뱃속 꾸르륵거림 등이 나타났다.

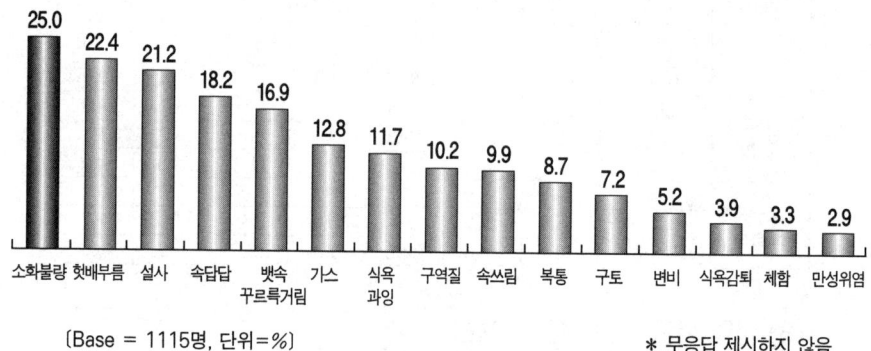

② 한약 복용 후 신경성 증상 부작용

한약 복용 후 신경성 증상 유형으로 '전신 무거움'이 가장 많았고, 머리 무거움, 지나친 졸음, 두통, 어지러움 등이 상대적으로 높은 것으로 나타났다.

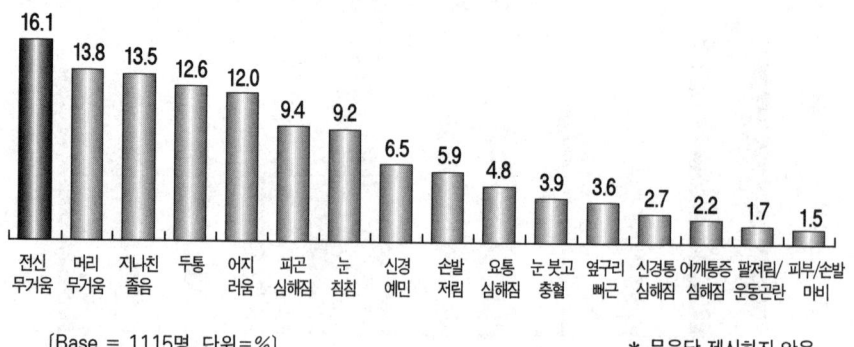

◀ 참고 평가 ▶

위장장애 · 신경성 증상은 거의 대부분 간염 증상들과 중복된다. 이러한 증상들을 치유하기 위해 한약을 먹고 이상한 부작용이 나타나 병원에서 검사하여 보면 독성간염으로 진단되는 것이다.

③ 한약 복용 후 신장이상 증상 부작용

한약 복용 후 신장이상 증상 유형으로 뱃속 답답함이 가장 많았고, 그 뒤를 이어 얼굴 · 손발 부종이 상대적으로 높게 나타났다.

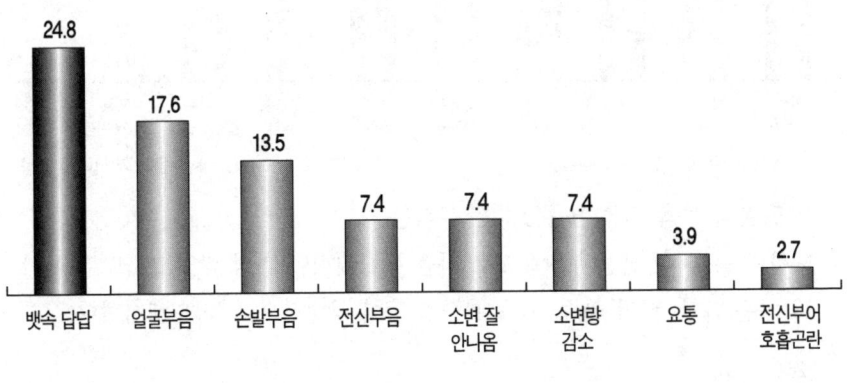

④ 한약 복용 후 피부발진 이상 부작용

　한약 복용 후 피부발진 부작용으로 피부가려움이 가장 많았고, 그 뒤를 이어 두드러기, 눈 충혈, 전신 가려움, 목부위 가려움 등이 상대적으로 높게 제시됐다. 전반적으로 국부 또는 전체적인 피부 가려움증이 가장 많은 것으로 나타났다.

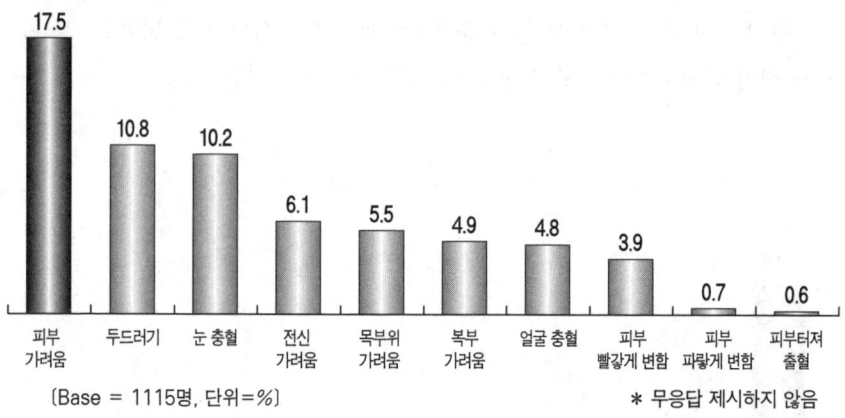

⑤ 한약 복용 후 심장증상 이상 부작용

　한약 복용 후 심장 부작용으로 가슴 두근거림이 가장 많았고, 그 뒤를 이어 가슴 답답, 혈압 상승, 가슴 뻐근함 등이 상대적으로 높게 제시됐다.

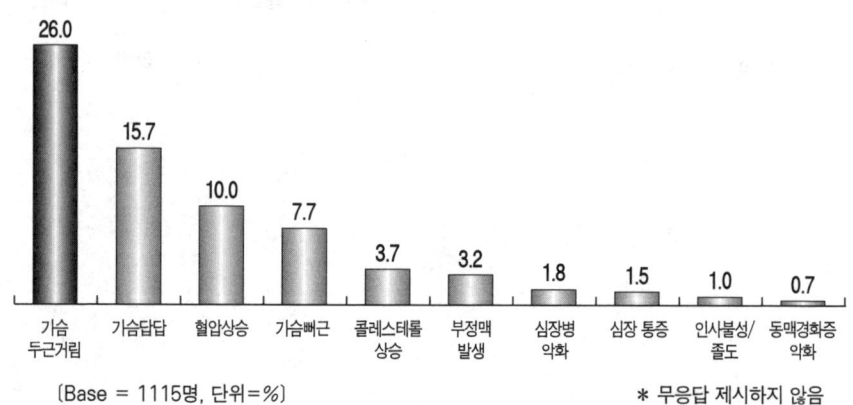

⑥ 한약 복용 후 여성질환 증상의 부작용

한약 복용 후 여성질환 부작용으로 체중 증가가 가장 많았고, 그 뒤를 이어 소화불량, 부종, 냉증 등이 상대적으로 높게 제시됐다.

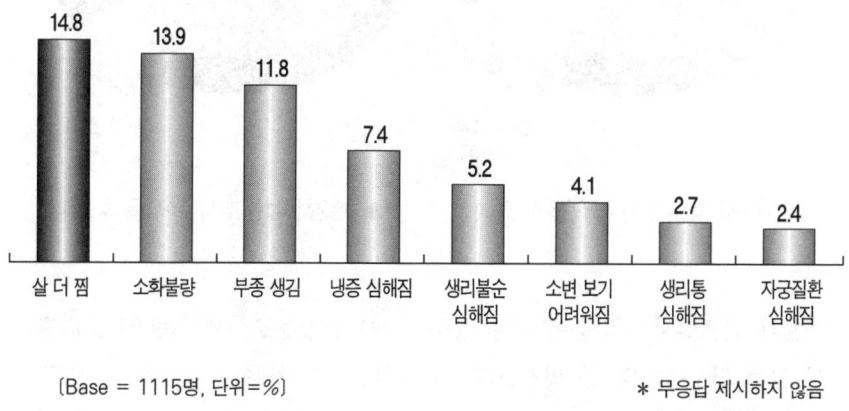

(Base = 1115명, 단위=%)   * 무응답 제시하지 않음

제2차 한약 복용 후의 효과·부작용 설문조사에서도 한약의 부작용이 심각한 것으로 집계되었다.

제1차 설문조사에서 한약의 부작용은 87.1%였었던 데 비해 제2차 설문조사에서는 91.4%로 나타났다. 이것은 한약이 위장 내에서 부교감신경·미주신경을 자극하여 교감신경을 항진시켜(건강기능식품이나 한약에서는 이것을 명현 현상이라 부른다) 질병을 악화시키는 반응이다.

한약을 긍정적인 효과 측면에서 본다면 부작용 없이 순수한 효과는 제1차에서 12.9%, 제2차에서는 7.6%에 불과하였다.

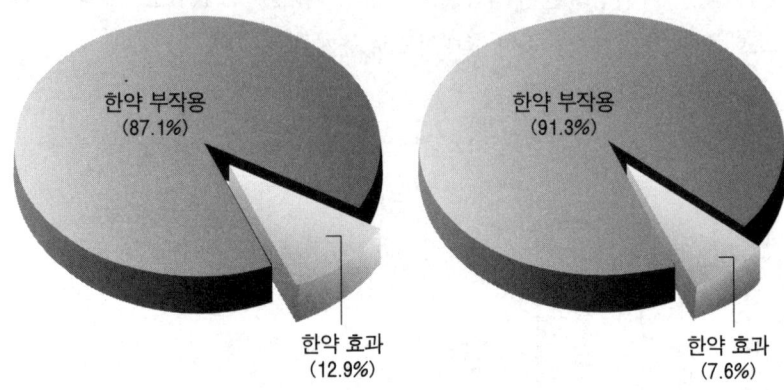

▲ 제1차 설문조사 부작용과 효과   ▲ 제2차 설문조사 부작용과 효과

   효과 있으면서 부작용이 있는 경우도 제1차 설문조사에서는 21.5%(효과 있는 경우 12.9%를 합해도 34.4%)였고, 제2차 설문조사에서는 효과 있으면서 부작용이 6.3%, 효과 있음 7.6%로 집계돼 부작용과 효과를 합해 13.9% 정도였다. 이러한 수치는 한방약의 효과라기보다 위약효과의 가능성을 시사하는 것이다.
   위와 같은 내용으로 볼 때, 한약은 효과는 거의 없고 부작용은 심한 한약재라고 할 수 있다. 아무리 한의사한테 한약을 처방해서 복용을 하여도 효과를 기대하기는 곤란하며, 오히려 부작용으로 인해 심각한 피해를 입을 수도 있다는 결론이다.
   필자가 음양맥진에서 건강맥에 영향을 주는 실험에서도 81%가 맥상악화, 13%가 일부효과·일부 맥상악화, 6%가 효과 약재였다. 한의사들이 말하는 소위 진단이나 체질진단을 하면서 처방한 5가지 이상의 혼합처방에서는 97%의 한약이 맥상을 편차나게 한다(즉, 질병을 악화시킬 수 있다)

는 결론과 거의 일치가 되는 것이다.

한의사의 한약 처방을 100% 나쁜 것으로 보지 않는 이유는, 효과 약재 6%, 일부 효과·부작용 약재 13%이므로 한방약이나 1~2가지로 쓸 때의 효과성을 예측한 허용치이다.

제1차 설문조사 결과도 놀라웠지만 제2차 설문조사에서는 더욱 놀랄 만한 결과가 나온 것이다. 한방약을 먹는 사람들의 90% 정도에서 부작용이 나타났고, 효과를 보는 경우는 극히 일부라는 설문조사의 결과를 한의약계에서는 인정하지 않으려 하고 있다. 오히려 반성이나 연구, 대책이 없이 고발이니 하면서 협박을 하고 있는 것이다.

5. 한방약이 질병을 악화시키는 이유와 구체적인 악화 내용들

『황제내경』 "한약 먹지 말라" 강조

우리나라에서의 동양의학(소위 한의학)이라는 것은 중국에서 연구된 침구학과 한방약을 주축으로 한다. 한국을 제외한 세계 여러 나라에서는 이 동양의학을 '중국 전통의학'이라고 부르고 있다.

그러나 침구학과 한약은 그 근원과 학문의 발달과정에서 완전히 별개의 분야이다.

침구학은 지금부터 약 1,100여 년 전에 쓰여졌다고 하는 『황제내경』(黃帝內經: 저술 연대 미상. 양나라 때 전원기가 썼다는 설과, 삼황오제 때 황제가 썼다는 설이 있으나, 후대에 저술하여 황제의 이름으로 위탁하였다는 것이 정설임)에서부터 유래가 되었다. 『황제내경』에는 침·뜸·폄석·안마·약물요법에 대한 언급이 있으나 모두 침에 대한 이론이며, 한약에 대한 언급은 없다. 다만 『영추』 제1편에서 한약은 독(毒)이 있으니 먹지 말기 바란다(九鍼十二原…, 余欲勿使被毒藥…)라고 하였다.

그리고 뜸·안마·폄석요법에 대해서는 추가적인 설명이 거의 없다. 오직 침에 대한 이론과 해부·생리·병리·진단법·처방·경락에 대해서 기술하였고, 침의 종류를 소개하고 있다.

그런 반면 한약은 중국의 전국시대(B.C 1~2세기경)에 처음으로 『신농본초경』이 출간되어 단편적으로 사용되다가, 학문적인 체계를 세운 것은 한나라 때 장사 태수인 장중경(張仲景)에 의해서였다. 그는 이 당시에 독감과 전염병이 창궐(猖獗)하여 수많은 사람이 죽어가자, 한방약을 연구하고 질병을 연구하여 한약이론의 기초가 되는 『상한론(傷寒論)』을 연구하였다.

『상한론』에는 병기(病氣)의 침입에 따른 부위와 증상에 따라서 한약을 써야 하는 방법은 설명돼 있으나, 『상한론』에는 해부학, 침구학, 경혈학, 내장이론, 오행론은 거의 전무하다. 이러한 상태로 의학이라기보다는 한방약 이용론으로 볼 수 있다.

오늘날의 한의약은 『상한론』을 기본으로 하면서 억지로 『황제내경』의 이론체계를 결부시켜 이용하고 있다.

그리고 한약은 상한론식으로 발전하는 한편, 후세방(대증요법)으로도 발전하여 내려오고 있고, 한방의서에 관한 책자는 엄청난 종류와 방대한 양이 있다. 이것은 근본이치와 객관성이 없다는 뜻이나 마찬가지이다. 그러므로 처방도 주관적이므로 9,600가지가 넘고 있다.

이와 같이 한약에 대한 연구를 하였으나 객관성 있는 실험이나 방법이 없이 옛 사람들이 써 놓은 것을 그대로 믿고서 2,000여 년간을 내려온 것이다. 조선시대의 의서(醫書)로는 『동의보감』, 『방약합편』 등이 있으나, 옛 사람들의 처방을 그대로 인용·활용하면서 한약재의 성분 검사, 부작용과 효과 유무 등을 객관적으로 실험한 내용이 전혀 없이 사용하고 있는 실정이다. 이와 같은 것은 현재도 마찬가지이다.

한약재가 어떻게 인체에 나쁜지의 실험은 음양맥진 실험이 최초라고 생각한다. 이제 한방약이 어떻게 하여 음양맥진상에 나쁘고, 인체에 왜 나쁜지에 대한 설명을 하고, 구체적인 질병에 대한 한방약의 위험성을 언급하려고 한다.

인체는 스트레스를 받으면 대뇌에서 즉각 인지하여 혈액순환에 영향을 주어 부신피질과 교감신경 말단 부위에서 아드레날린을 분비시켜 대항, 저항을 하게 된다. 이때 지속적인 스트레스가 주어지면 아드레날린이 과잉 분비된다. 그러면 교감신경 항진증상과 동일하게 된다. 아드레날린은 일관성이나 지속·반복되는 경우에는 시상하부에서 교감신경을 흥분시킨다. 교감신경이 항진되면 모세혈관을 수축시키고, 손발과 피부·내장의 온도가 떨어져 냉해지면 심장의 압력이 증가하여 심박동이 빨라지고, 호흡은 얕고 빠르게 되면서 혈압은 상승하고, 과립구가 많아지면서 면역력의 핵심인 임파구가 적어진다. 아울러 위장·소화기관은 이완이 되면서 소화액의 분비가 안 되어 소화를 시키지 못한다.

이러한 증상의 악화 정도와 부위에 따라서 환자의 80~90% 이상에서 질병이 발생되거나 악화된다. 혈액순환 장애로 인체에 나쁜 호르몬이 분비가 된다. 모든 감기, 원기부족, 성인병, 소화질병 … 등이 교감신경 항진성 병들이다.

교감신경이 항진되면 부교감신경은 저하된다. 부교감신경 항진성 질병은 얼마 되지 않는다. 부교감신경을 우위로 할 때 인체의 모든 기능이 정상을 회복하고 질병도 치료할 수가 있다.

부교감신경을 우위로 하면 교감신경은 저하된다. 부교감신경을 우위로 하기 위해서는 신체를 따뜻하게 하고(손 부위의 서암뜸법이 가장 효과적이다. 그 이유는 손에 교감신경이 제일 많아 교감신경을 자극주면 속히 저하되고, 온열자극은 부교감신경을 우위로 하고 손에는 피하지방이 적고 모세혈관이 풍부하고 혈액의 저류현상이 많으며, 뜨거운 피가 심장에 도달하는 시간은

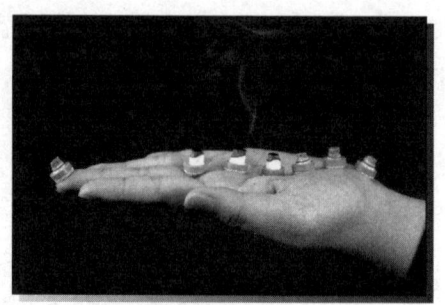
▲ 뜸 뜨는 모습

약 4~5초 걸리고, 심장에 들어간 뜨거운 피는 전신을 1주하는 데 약 25초가 걸린다. 복부의 뜸은 20여 일이 지나면 복랭증이 생기며, 기타 부위는 손처럼 효과적이지 못하다), 휴식과 안정, 적당한 영양을 공급한다. 그러면 모세혈관이 확장되어 심장의 압력이 떨어지고 혈압도 안정상태로 회복되고, 호흡도 길어지고 임파구도 많아져 각 방어 세포들이 세균·바이러스·암세포를 제거하고 항체를 만들게 된다. 그러므로 질병에 걸리면 휴식과 안정, 체온보호를 하는 것만으로도 많은 질병들을 물리칠 수 있게 된다.

이 과정에서 어느 정도까지는 안정을 찾을 수 있지만, 구체적으로 자율신경이 조절되기까지는 많은 시간이 걸린다. 이럴 때 서금요법(瑞金療法)을 이용하면 큰 도움이 된다. 자율신경이 속히 조절되도록 도와줘 치료가 되는 것이다.

자율신경을 조절하기 위해서는 혈액순환 조절이 첫째이다. 혈액순환이 원활하면 아세틸콜린, 세로토닌 같은 인체에 좋은 호르몬이 분비되면서 자율신경을 조절한다. 반면에 혈액순환이 안 되면 인체에 해로운 호르몬들이 분비되어 질병을 악화시킨다. 혈액순환이 잘 돼 호르몬 분비가 되면서 자율신경계가 조절되고, 이어서 백혈구에 있는 림프구의 양이 조절되고 활동하여 질병의 원인을 제거하고 각 장부와 기관의 기능들이 개선된다.

질병을 보는 관점에서 침구학은 장부·경락·허실을 진단하고 치료한다고 하나, 진단법이 불명확하고 혈액순환 조절이 불완전하다. 한방약이 가장 큰 문제이다. 앞에서도 누차 언급을 했지만, 음양맥진법으로 한방약 170여 가지를 실험해 볼 때(건강맥 변화실험), 약 80% 이상이 음양맥진을 악화시키는데, 이것은 곧 교감신경을 악화시키는 것이며, 약 6~10% 정도가 자율신경 조절 효과가 있고, 약 10% 정도가 일부 조절 효과가 있으며, 일부는 자율신경을 불균형하게 조절하고 있는 것이다.

지금까지의 한방약은 구체적인 질병치료를 할 수 있는 것으로 생각하였으나, 그렇지가 않고 오히려 악화시키는 반응이 있어서 충격을 주었던 것이다. 상한론 방법이나 변증논치 방법에 대한 질병의 본질은 파악하지 못한 채 피상적인 증(證)과 증상들을 보고 경험적으로 쓰여졌던 한약을 사용하면서도 효과 유무나 부작용 유무에 대한 연구·실험 없이 쓰여지는 것이 가장 큰 문제이다.

한방약은 수백년 전의 이론으로 진단과 처방을 하고 있다. 우주과학의 시대에 1~2천년 전, 몇 백년의 이론과 학술만을 믿고 사용한다는 것이 얼마나 시대에 뒤떨어지고 객관성이 없는 것인가를 생각해야 할 것이다.

(1) 감기

한방약 - 악화시켜 속히 치료할 뿐 한약 먹지 않아도 나을 감기이다
만성감기 - 한방약 오래 쓸수록 위험

날씨가 추워져 체온이 떨어지면 감기 바이러스가 침입한다. 이때 오한·두통·발열·무기력·땀이 있거나 없는 증상이 나타나는데, 상한론에서는 태양증, 표실증(表實症)이라고 한다.

이때가 교감신경이 항진되는 순간이다. 인체는 모세혈관의 수축, 신체 냉증(오한)이 나타나면 심장부·대동정맥의 중심온도가 높아진다. 바이러스나 세균에 감염되면 제일 연약한 호흡기인 비점막이나 인후·편도선에 열이 모이면서 염증을 일으키게 하여 열을 발생시킨다. 열이 발생되면 손발이

따뜻해지고 혈액순환이 잘 되어 부교감신경이 우위(優位)로 되면서 임파구가 크게 늘어나 각 세포들이 바이러스를 모두 제거시킨다.

인후·편도선에 염증이 있을 때 해열제를 많이 쓰면 열이 떨어져 임파구가 줄어들어 임파구가 바이러스 제거를 완전하게 하지 못하고 만성감기로 변한다.

세균이나 바이러스의 강도에 따라서 발열의 강도도 비례한다. 고열일수록 강한 바이러스가 침투한 것이며, 강한 바이러스이므로 높은 열을 내어 임파구를 활성화시켜 임파구의 각 세포들이 바이러스를 제거시킨다.

고열일 때 약간의 해열제가 필요하나, 웬만한 열은 참으면서 보온시키면 임파구가 늘어나 바이러스를 제거시킨다. 감기에 걸렸을 때 차게 하면 잘 낫지 않는다. 감기에 걸렸을 때 고춧가루를 넣은 콩나물국을 먹고 신체를 따뜻하게 하는 것은 교감신경을 극도로 악화시키면서 속히 부교감신경이 우위로 회복되게 하는 방법이다.

한약들은 약 80% 이상이 교감신경 항진제이다. 교감신경이 항진되어 감기증상이 있을 때 어떤 종류의 감기약이든 먹으면(교감신경을 최대한 항진시키면) 반사적으로 부교감신경이 갑자기 우위로 작용하여 열을 발생시키고 땀을 조절하여 임파구를 늘려서 바이러스를 제거시킨다.

한방약은 교감신경을 최고로 속히 항진시키는 효과가 있다. 교감신경이 최고로 항진되면 내열이 발생하여 신체의 위기 조절능력이 작용하여 교감신경이 스스로 억제되면서 부교감신경이 우위로 작용되어 회복효과가 나타난다.

한방약은 이러한 감기 초기에는 확실한 효과가 있으나, 감기약을 지나치게 쓰면 오히려 더 위험할 수가 있다.

그리고 만성감기일 때 한약을 쓰면 교감신경을 항진시키게 되므로 오히려 잘 낫지 않는다. 한약을 오래 먹을수록 만성감기로 고생하는 이유가 여기에 있다. 즉, 만성감기는 교감신경 항진증인데 한방약도 교감신경을 항진시키므로 감기가 더욱 심할지언정 나아질 수가 없다. 이때는 한방약보다는 부교감신경을 우위로 하는 방법, 예컨대 휴식 · 안정 · 온보 · 영양보충이 더 좋다.

한방약은 유일하게 감기, 독감 초기, 세균침입 초기에 효과가 있다고 볼 수 있다. 그래서 한방약이 상한론 중심으로 발전을 했던 것이다. 그러나 감기에 걸렸을 때 이러한 위험하고 강력한 방법보다는 부교감신경을 우위로 하는 방법이 순리이고 왕도이다.

감기에 쓰이는 한방약들은 교감신경을 항진시키는 데 대단히 강력한 약재들이다. 그래서 감기약을 잘못 쓰거나 지나치게 쓰면 더욱 위험할 수가 있다. 감기에 걸렸을 때 안정 · 휴식, 온열요법, 약간의 해열제로도 잘 낫지 않으면 병원의 검사에 따라서 치료하는 것이 과학적인 치료인 것이다.

(2) 중풍

한방약 많이 먹으면 중풍 발생 확률 높아진다

과거 우리나라 사람들에게 중풍환자가 참으로 많았다. 사망원인의 제1위가 고혈압에 의한 뇌출혈이었다. 이 고혈압의 원인은 식생활 문제, 특히 염분 섭취량이 지나치게 많은 것과 스트레스와 운동부족, 생활습관의 문제도 있으나, 한방약을 많이 먹었던 영향도 있는 것 같다. 그동안 우리는 한방 보약과 한약 치료제를 얼마나 많이 먹었던가?

고혈압에서 뇌출혈 · 중풍의 후유증은 앞에서 언급한 것과 같이 교감신경 항진에서 나타나는 질환이다. 교감신경이 항진되면 모세혈관 수축, 손발 냉증, 심박 증가, 빠른 호흡, 혈압항진, 소화불량, 신경과민, 홧병, 심장병으로 이어질 확률이 높다. 최고로 항진되면 뇌출혈이 일어나고 후유증들이 나타나게 되는 것이다.

한방약을 실험하여 보면 교감신경을 항진시키는 질병들을 악화시키는 반응이 심하게 나타난다. 특히 한방약 중에서 중풍·고혈압·반신불수에 쓰이는 한약들을 실험하여 보면 놀랄 정도이다.

동양의학에서 중풍이란 '바람에 정확히 맞았다'는 뜻을 가지고 있고, 풍(風)은 모든 질병의 시초라고 말하고 있다. 고전에서는 모든 질병의 대명사로 '-풍'이란 말을 썼다. 두통을 두풍, 견통을 견풍, 피부병을 피풍, 관절통을 관절풍, 간병을 간풍, 심장병을 심풍 등으로 표시할 정도로 풍의 질병을 중요시하였다.

그러나 보통 중풍이라 하면 뇌혈관 질환과 그 후유증들을 지칭한다. 뇌혈관 질환은 뇌출혈·뇌혈전·뇌경색 등으로 분류된다. 뇌출혈은 고혈압에 의해서 발생되며, 뇌혈전은 심장병으로 인해 발생되고, 뇌경색은 동맥경화증에 의해 주로 발생이 된다.

고혈압이 극심하면 뇌내의 모세혈관에 압력이 증가하여 꽈리처럼 부풀다가 터져서 뇌출혈을 일으킨다. 뇌출혈은 뇌내 실질부위에서의 출혈과 지주막하 출혈로 나타난다. 지주막하 출혈의 특징은 두통이 극심하게 나타나다가 출혈이 되며, 심하면 생명에 위험을 주나, 뇌출혈 중에서는 심하지 않은 편이다. 그러나 뇌내에서의 뇌출혈은 뇌출혈된 부위에 따라서 뇌기능에 손상을 주게 된다. 인사불성에서부터 정신을 차려도 후유증이 남는 언어장애·구안와사·전신불수·반신불수·수족불수·마비간·치매증상·감각이상·행동이상 등이 나타나며, 회복되기가 매우 어렵다. 뇌출혈은 과거에 대단히 많았고, 최근에는 줄어들고 있다고 하나 아직도 대단히 많다.

뇌출혈의 가장 큰 원인은 고혈압이다. 고혈압을 극도로 악화시키는 극심한 스트레스를 받으면 뇌출혈이 된다. 그러므로 고혈압 환자들은 절대적인 안정과 스트레스 제거에 신경을 써야 한다.

뇌출혈을 일으키는 고혈압은 그 원인이 다양하다. 원인을 알 수 없는 본태성 고혈압과 원인이 분명한 증후성 고혈압이 있다.

본태성 고혈압은 유전인자와 환경인자로 분류한다. 스트레스, 운동 부족, 식염 과다섭취, 비만, 흡연, 냉증 등과 아울러서 교감신경 항진을 일으키는 원인에서 발생한다. 유전인자와 환경인자에서 원인이 없어도 교감신경 항진증이 되면 반드시 고혈압이 발생한다. 이 고혈압을 일으키는 원인 중의 하나가 곧 한방약의 장기간 과다 복용이다. 한방약은 교감신경을 항진시키는 약재가 80~90% 이상이고, 한방약 처방일 때는 97% 이상이다.

증후성 고혈압은 신부전증·부종·신장염에서 제일 많이 발생한다. 부신피질호르몬의 이상분비에서도 나타난다. 주로 식염의 과다섭취에서 나타나는 것으로 알려져 있다. 고혈압에 나쁜 식염의 과다섭취에 주의를 해야 한다. 그러나 평소에 식염 과다섭취를 하지 않아도 한방약을 장기간 많이 먹을 땐 신부전증이 심각하게 나타난다.

감초만 해도 부신피질호르몬을 자극해서 아드레날린을 분비시켜서 교감신경을 항진시키고, 제2차성 알도스테론증을 유발시켜 단백뇨를 일으키고, 신부전증을 발생시켜서 얼굴·손발·전신에 부종을 일으킨다. 한약 부작용 중에 흔한 것의 하나가 부종 현상이다. 이것은 신부전증을 일으켰기 때문이다. 감초가 교감신경 항진을 야기시키듯이 기타의 80% 이상의 한약재와 한방약이 감초 이상으로 교감신경 항진증을 일으킨다. 모든 한약재를 음양맥진법으로 실험하면 음양맥상에서 음증(촌구맥 성대)은 음증을 더욱 심하게 하고, 양증(부돌맥 성대)을 더욱 악화시켜 양증을 심하게 나타나게 한다. 그러므로 한방약이 얼마나 중풍에 해로운가를 알 수가 있을 것이다.

지난 2006년 3월에 LA를 간 적이 있었다. LA지회의 인수한의원 원은순 원장(수녀를 그만두고 미국한의사가 되었다)은 당뇨와 고혈압으로 약 15년간 고생을 하고 있었다. 필자가 방문하였을 때 마침 고혈압을 치료하려고 한방약을 처방하여 달여 먹으려고 하고 있었다. 필자는 잠깐만 기다리라고 하고서 처방된 고혈압 한방약을 하나씩 테스트해 보았다. 당시는 좌우 위실

(양증, 부돌 3성 평맥)이었다. 고혈압 한방약을 만지게 하고 음양맥진을 봤더니 부돌 3성 평맥이 즉시 4~5성 이상으로 크게 악화되었다. 다시 한약재 한 가지씩을 검사해 본 바, 모두 악화반응이 나타났다. 그리고 평소에 먹던 양방 의사가 처방해 준 고혈압약(양약)을 음양맥진으로 테스트를 해 보았다. 부돌 3성의 위실맥이 평인지맥인 건강맥으로 나타났다.

필자는 이 실험에서 새로운 사실을 알았다. 양방약은 부작용이 많기 때문에 고혈압약도 당연히 맥상을 악화시키리라고 생각했는데, 의외로 건강맥이 나온 것이다. 그래서 양약인 고혈압약은 큰 도움이 되겠지만, 한방약은 절대 먹지 말라고 하였다. 원 원장은 이 양약을 먹고서 혈압이 많이 좋아졌다고 하였다. 고혈압에 한방약이 나쁘다고 하면 한방 관련 인사들은 노발대발하면서 믿기지 않는다고 반감을 가지고 놀라움을 표시했을 것이다. 원은순 원장도 한방약으로 고혈압과 당뇨를 치료하려고 수없이 복용했지만, 효과는커녕 점점 악화되었기 때문에 필자의 지적에 긍정적인 입장이었다.

한방약에서는 일종의 환경호르몬이나 어떤 독성이 있는 것 같다. 그러므로 만지기만 하여도 즉시 음양맥진 반응이 극도로 편차가 커지고 있는 것이다. 원은순 원장이 신부전증 · 부종 · 소변불리 · 고혈압 · 당뇨 등을 앓고 있는 것도 한방약의 지나친 복용으로 인한 부작용이 아닌가 의심이 간다.

또한 뇌출혈일 때 한방약을 먹게 되면 더욱 악화될지언정 나을 수가 없으며, 후유증인 경우도 마찬가지이다. 뇌압이 높아져 출혈되어 뇌실질에 손상을 받았을 때, 한방약을 먹으면 고혈압을 항진시키고, 모세혈관이 장애를 받으면 중풍 후유증은 더욱 악화되기는 쉬워도 치료되기는 극히 어려운 것이다.

그리고 동맥경화증으로 인하여 뇌경색이 발생되었을 때에도 한방약은 해로울 수밖에 없다. 뇌경색증은 뇌내의 모세혈관에 경화증이 발생되어 뇌혈관이 손상을 받아 혈액순환이 안 되어 나타나는 증상들이다. 한방약을 먹으면 교감신경 항진이 되어 고혈압을 상승시키면서 모세혈관이 수축된다. 뇌내의 모세혈관도 당연히 수축된다. 동맥경화로 인하여 뇌의 모세혈관들이 경화증이 생길 때 또다시 모세혈관 수축이 된다면 어떻게 될 것인가. 당연히 뇌경색이 더욱 악화될 수밖에 없다.

뇌혈전인 경우는 심장병에서 발생된다. 심장병으로 인하여 찌꺼기가 뇌의 모세혈관을 막아 뇌의 실질부위에 손상을 받아 일어난다. 보다 큰 혈관을 막으면 속히 사망할 수도 있다.

한방약을 먹으면 아드레날린이 과다 분비되면서 심장의 압력은 당연히 증가한다. 이어서 교감신경도 항진된다. 심장기능에 이상이 생겨 찌꺼기는 더욱 많이 생기고, 뇌의 모세혈관은 수축이 되어 뇌혈전이 악화될 수밖에 없다.

뇌출혈이나 뇌혈전·뇌경색의 질병 양상은 다르나, 발병 체계는 거의 비슷하다. 즉, 한방약을 복용하는 순간부터 이물질에 의한 독성 스트레스가 발생 → 부신피질, 교감신경 말단 - 아드레날린 과다분비 → 시상하부 - 교감신경 항진 반응 → 증상 악화로 나타나고 있다. 부신피질을 자극하여 아드레날린 등의 호르몬을 과다분비시키는 것이 한약의 가장 큰 특징으로 판단된다. 음양맥진법에서 음증이든 양증이든 즉시 음양맥상이 모두 편차반응을 일으키기 때문이다.

또한 중풍으로 인한 후유증들도 마찬가지이다. 대뇌의 실질기관에 혈액순환 장애가 나타나서 일어나는 후유증이다. 이때에 한방약을 먹으면 모세혈관이 더욱 수축되어 자연적인 회복을 오히려 방해하는 결과가 나타난다.

그렇다면 중풍에 많이 쓰이는 한방약들의 처방을 살펴보자.

1990년경 보건복지부에서는 11개 기성한의서를 인정하였는데 한의사들은 그 복지부 인정 서적을 사용하고 있다. 11개 한의서 중에서 통상적으로 가장 많이 쓰이는 한방 처방서는 역시 『방약합편』이다. 한방 처방은 각자의 주관적 경험이나 취향에 따라서 처방이 매우 다양하다. 그러나 『방약합편』의 내용들은 많이 쓰이므로 『방약합편』을 중심으로 중풍에 쓰이는 한방 처방을 검토하여 보자.

▶ 소속명탕(小續命湯)

『방약합편』의 중통(中統) 제1처방에 소속명탕은 뇌일혈·뇌충혈·요실금·부종에 쓰이는 처방으로 일체의 풍증 초기와 중간에 무한표실(無汗表實)한 것을 다스린다고 되어 있다.

그 처방은 방풍·방기·관계·행인·황금·백작약·인삼·천궁·마황·감초·부자이다. 이 중에서 음양맥진으로 실험하여 보면 인삼만 어느 정도 맥진조절이 되고, 나머지는 모두가 음양맥진을 악화시키고 교감신경을 흥분시키는 약재이다. 특히 마황이란 약재는 맥상을 크게 악화시키므로 고혈압·중풍환자가 복용한다면 더욱 악화되면 되었지 조절할 수가 없는 약재이다.

▶ 소풍탕(疎風湯)

특히 소풍탕이란 것도 6부(六腑)의 이상에서 발생한 중풍을 다스리고, 수족불인(手足不仁)에 쓰이는데, 먼저 해표한 후에 다스린다고 한다는 처방이다. 그 처방은 강활·방풍·당귀·천궁·적복령·진피·반하·오약·백지·향부자·제지·세신·감초이다. 여기에서 반하·진피는 맥상조절 반응이 있지만, 나머지는 혈압을 악화시키므로 6부에서 발생한 중풍·손발마비를 다스린다는 것은 있을 수 없다. 더욱 악화될 뿐이다.

▶ 강활유풍탕(羌活愈風湯)

강활유풍탕은 6부와 5장(五臟)에서 발생된 것을 먼저 보약을 먹은 다음에 다른 약을 복용하라고 하고 있다.

창출·석고·생지황·강활·방풍·당귀·만형자·천궁·세신·황기·기각·인삼·마황·백지·감초·박하·구기자·시호·지모·지골피·독활·두충·진범·황금·백작약·감초·육계이다.

이 중에서 인삼만 맥조절 반응이 있고, 나머지는 모두가 음양맥진을 악화시킨다. 음증이든 양증이든 6부와 5장에서 원인이 된 것이니 모두가 악화될 수밖에 없다.

▶ 오약순기산(烏藥順氣散)

일체의 풍병을 다스린다는 오약순기산이 있다. 일체의 풍병에는 먼저 이 약을 복용하여 기도(氣道)를 소통시킨 다음에 풍약을 쓴다. 또는 반신불수와 관절풍을 다스린다고 한다. 그 처방은 마황·진피·오약·천궁·백지·백강잠·기각·길경·건강·감초를 쓰고 있다. 이 중에서 진피(일부 농약 있는 것은 맥상 악화)와 건강은 맥조절이 가능하나, 마황·오약 등은 음양맥상을 크게 악화시켜 질병을 악화시킨다.

※ 각 처방에서의 배합비율은 중요치 않아

각 한약재는 처방에 따라서 배합비율이 달라진다고 하나, 전체적 한약 효과는 부신과 교감신경 말단에서 아드레날린을 과다분비하고 교감신경을 항진시키는 약재들의 몫이다. 모두가 맥상을 악화시키는 약재이므로 배합비율은 중요하지 않다. 방제학에서 가감법을 자세히 설명하고 있으나, 실제 약효과가 나타나는 것이 아니므로 아무런 의미가 없다. 만약에 약효과가 나타날 때는 처방 비율을 엄밀히 따질 필요가 있는 것이다.

한약은 이처럼 음양맥상을 80% 이상 악화시키므로 수많은 부작용들이 나타나게 되는 것이다. 만약 고혈압이나 중풍환자가 한방약을 먹는다면 혈압이 더 오르고 심장이 더 두근거리고 머리가 어지럽고 손발이 싸늘해지고 호흡이 빠르게 되면서 위장장애·설사·복통 같은 증상들이 나타난다.

우황청심원도 앞에서 설명한 바와 같이, 우황청심원에 들어가는 30가지 약재에서 맥진 조절반응이 있는 한약재는 인삼·주사·건강·금박뿐이다. 이 중에서 주사·금박은 중금속의 위험이 있다. 30가지 중에서 서각·사향은 맥진실험을 해 보지 못했다. 서각과 사향·인삼·주사·건강·금박이 들어 있어도 나머지 24가지가 음양맥상을 악화시키므로 혈압 진정효과를 가져올 수는 없다. 악화된다는 것은 편차가 더욱 크게 차이난다는 뜻이다. 우황청심원을 입에 넣거나 먹고서 맥을 보면 더욱 분명하다.

그렇다면 중풍환자에게 있어서 한방약을 먹으면 효과있는 이유는 가짜약의 효과이거나 면역력의 효과이다.

중풍환자는 고혈압이고 교감신경 항진증이다. 이때 체온을 온보시키면서 안정과 휴식을 30~40분간 취하면 자연히 부교감신경이 우위로 회복되고 교감신경이 저하되어 모든 질병들은 가벼워진다. 이러한 자율신경 조절의 효과이지 한방약은 교감신경을 더욱 악화시킬지언정 진정시킬 수가 없다. 그러므로 모든 중풍환자들이 한방약을 먹으면 나을 것이라는 기대는 너무나 막연한 잘못된 상식이라고 볼 수밖에 없다. 뱃속을 편하게 하는 음식을 먹기만 하여도 부교감신경이 작용하여 회복할 수도 있으므로, 교감신경을 진정시킬 수 있는 서금요법들을 이용한다면 뇌혈관질환을 속히 회복치료할 수가 있다.

뇌출혈이 발생되어 인사불성이 되면 편안하게 눕히고, 혁대·넥타이를 풀어 주고 따뜻하게 온보시킨 다음에 응급실에 급히 연락을 취한다. 그리고 수지침의 사혈침으로 열 손가락끝을 찔러서 피를 빼주고(사혈은 모세혈관을 확장시키는 효과가 있다. 즉, 교감신경 억제, 부교감신경 우위를 조절하는 응급처치이다). 신서암봉으로 A6·8·10·12·16·18·20·22·24·28, E8, I2, M4·5에 붙여주어 숨을 잘 쉬게 도와주고, 대뇌혈류 순

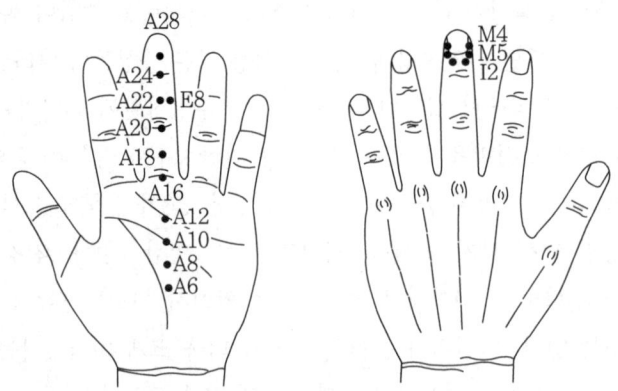

서금요법은 부교감신경 우위 처방, 교감신경 억제 처방이다.

환을 잘 되게 도와준다. 그러면 곧 깨어날 수 있고, 이송 도중에 회복될 수도 있다. 또는 응급실에 가서도 회복되거나 병원치료에서도 속히 회복이 될 수가 있다.

그래도 정신을 못 차리면 하루에 한두 번 정도 사혈을 한다. 그리고 기본방(A8 · 10 · 12 · 14 · 16 · 18)과 위승방(뇌압을 낮추는 처방) · 심정방(지혈 처방, 출혈된 혈액 재흡수 처방)을 시술한다.

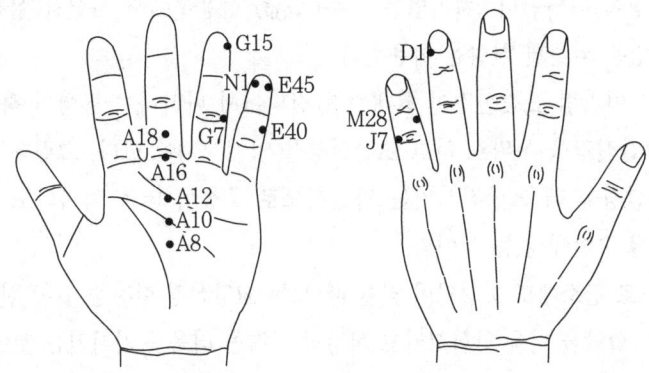

이와 같이 계속 시술하면 뇌혈관이 곧 안정되면서 정신을 차리게 된다. 완전히 정신을 차릴 때까지 심정방 · 위승방, E8, I2, M4 · 5, A8 · 10 · 12 · 14 · 16을 시술한다.

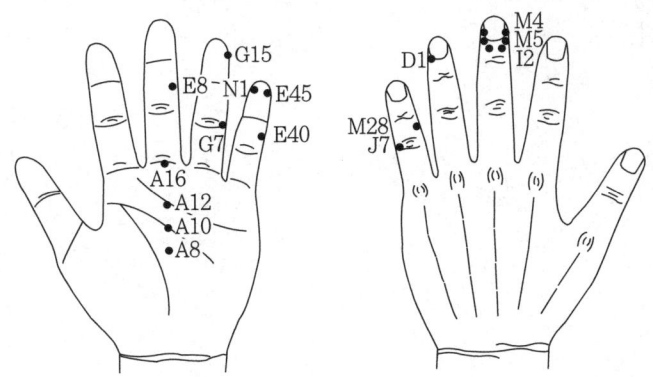

정신을 차린 후 후유증이 발생되면 환자의 장부허실을 구별하면서 수지침·서금요법을 시술하되, 서암뜸을 많이 떠서 온열요법으로 부교감신경을 작용시켜 모세혈관을 확장하여 뇌손상을 속히 회복시켜야 한다. 중풍의 후유증은 뇌손상된 부분이 회복되는 기간이 필요하다. 최소한 3~6개월간 이상의 치료가 필요하다.

지주막하 출혈도 급격한 두통이 있은 다음에 어지럽고, 심하면 인사불성 같은 증상이 나타난다. 처치법은 두부(頭部) 상응부에서 사혈을 실시하며, 다른 처방은 뇌출혈 처방을 이용한다.

중풍은 이처럼 교감신경이 최대한 항진되어서 나타나는 질병의 하나이므로, 부교감신경을 우위로 하고 교감신경을 억제시켜야 한다. 그런데 한방약은 교감신경을 더욱 항진시키는 약들이므로 중풍이 더욱 악화되고 치료에 장애가 될 수밖에 없는 것이다.

그러므로 평소에도 고혈압이 있을 때(모두 교감신경 항진증이다) 한방약을 먹으면 고혈압을 더욱 악화시키고 심장의 압력을 더욱 증가시키는 것이다.

한방약을 장기간 먹을 때 모두가 고혈압이 될 수밖에 없다. 한약재의 약 80% 이상이 교감신경 항진작용을 일으키고 있기 때문이다. 한약이든 보약이든 치료약이든 1제 이상 한약을 먹을 경우, 고혈압·동맥경화증·심장병을 악화·유발시킬 수밖에 없다. 더 많이 장기 복용하는 경우 문제는 더욱 심각하다.

6. 한약과 침이 조선왕조와 우리 민족에게 해를 끼친 사건들

중국에서 전래된 한약과 침술(돌침이 우리나라에서 시작되었다고 하나, 문헌적 근거는 모두 중국고전에서나 찾아볼 수 있다)은 삼국시대부터 사용되었다. 고려시대에는 보다 더 적극적으로 이용한 것 같다. 고려시대에는 궁중에서 한약을 많이 이용하였고, 침구의(鍼灸醫)가 한약을 겸하기도 하였다. 고려시대에 『향약비급방』, 『한약구급방』이 쓰여졌고, 조선 초기의 세종대왕 때 두 가지의 책을 한데 모아 『향약집성방』이 나오게 된 것이다.

『향약집성방』은 민간 약초요법, 한약, 한방약과 침구 처방에 대한 것으로 그때까지 내려온 의약을 총정리하였다. 『향약집성방』과 중국에서의 침구학과 한방약에 관한 책자들이 수입되면서 조선 초기부터 한약과 침술의 이용이 크게 늘어났다.

당시만 하여도 질병에 걸리면 다른 대안이 없었기 때문에 침·뜸과 한약을 이용하였다. 한의약 책자는 모두 한문으로 기록되었으므로 한문을 아는 계층인 중인 이상의 사대부, 양반 계층에서 하나의 상식적인 학문으로 읽고 연구하고 이용을 했었다. 선조 때의 명의(名醫)로는 이석간(李碩幹)·채득기(蔡得己)·박염(朴廉)·허임(許任)의 사의(四醫)를 꼽을 수 있다. 이외에도 많은 약의(藥醫)·침구의(鍼灸醫)가 탄생되었고, 급기야 허준(許浚)이 등장하여 『동의보감』까지 저술되기에 이르렀다.

그 후 『동의보감』은 대명작으로 알려져 최고의 베스트셀러가 되었다. 구한말까지 수십 종류의 목판본 『동의보감』이 출판되었고, 오늘날까지 한의약의 원전으로 받들고 있다. 이러한 『동의보감』은 한의약의 자체 내에서 볼 때 대단한 원전이지만, 음양맥진 등의 실험과 부작용의 사례, 농약·중금속 문제 등이 속속 드러나는 상황에서 그 가치가 여전히 유효한지는 의문이 아닐 수 없다.

그동안 한의약 학자들은 한의약이 완전하다고 믿고 고전과 『동의보감』 등 한의약에 스스로 중독되어 한의약의 문제점을 돌아볼 수가 없었고, 그 피해가 어느 정도인지도 모르고 그간 사용을 해 왔던 것이다. 오늘날도 한의사들은 한약으로 많은 사람들의 질병을 치료하고 있다는 착각에 빠져 있고, 그 한의약의 효과가 어느 정도이고, 어느 정도의 부작용과 피해가 있는지도 모르고 있다.

한방약의 효과성은 본 학회에서의 두 차례에 걸친 설문조사에서 여실히 드러났다. 순수한 효과는 12.9% 이하이고, 일부 효과·부작용, 일시적인 효과는 34.4% 내외인데, 34.4%의 효과는 한방약의 효과로 인정하기 어렵다. 위약(僞藥)효과도 38%까지 나타나고 있으며, 안정·휴식도 효과에 영향을 미치기 때문이다. 그 외 60% 정도는 효과없이 부작용·질병이 악화된 것으로 나왔다(부작용, 일부 부작용을 포함하여 87~91%가 부작용이다). 그리고 독성간염 문제와 농약 중독·중금속 중독도 큰 문제가 되고, 음양맥진법의 실험에서 건강맥상을 나쁘게 하는 한약재가 80%가 넘는 것을 감안하면, 한약 위험성의 수위(水位)는 매우 심각한 것이다.

이번에는 우리 역사상 한방약과 침술이 얼마나 큰 피해를 끼친 것인가를 한 번 생각할 필요가 있다. 필자는 이덕일 씨가 지은 『조선 왕 독살사건』을 읽고서 새롭고 놀라운 사실을 알 수가 있었다. 조선 왕의 독살사건(진실 여부를 떠나서)은 침과 한약을 모르고 이용한 데서 비롯된 것임을 알게 되었다. 그 책의 내용 중에서 중요한 독살사건이라고 지목하는 내용을 살펴보자.

(1) 선조의 중풍, 한약 복용 후 악화되어 사망하다

선조(宣祖)는 40년 이상 재위(在位)를 하면서, 죽은 뒤에는 독살설에까지 휘말리게 된다.

'선조의 독살설'에는 한약을 잘못 먹고 죽었다는 설(說)과, 찹쌀떡을 먹고 죽었다는 설이 전해지고 있다.

『선조실록』에 따르면, 다음과 같이 기록되어 있다고 한다. (『조선 왕 독살사건』 50페이지 참조)

선조 재위 40년 가을에 병세가 위독해져 기(氣)가 막히면서 갑자기 넘어졌다. 의식을 잃고 쓰러진 선조는 기운이 조금 안정되자 "이 어찌된 일인가?" 하면서, 불안한 소리를 지르기도 했다. 어의(御醫)는 말하기를 "추운 아침에 일찍 기동하여 한기가 밖에서 엄습한 탓"이라 하며, 인삼순기산(人蔘順氣散)을 권했다. 그러나 며칠 후 다시 호흡이 가빠지며 가래가 끓었다. 의약청에서는 중풍기에 가까운 증세라고 진단했다.

그러던 선조의 병이 조금 차도를 보였다. 병세가 차도를 보이자, 또 다시 세자 광해군(光海君)을 꾸짖기 시작했다. 감정이 극도로 악화되어 병은 다시 위독해진다. 세상을 떠나던 재위 41년 1월, 선조는 다시 위독해져 약방의 입진을 받았다. 그해 2월 1일 약방의 문안을 받고 "어젯밤에는 편히 잠을 잤다"고 말하더니 그날 오후부터 갑자기 병세가 악화되었다. 약방에서 강즙·죽력·도담탕(導痰湯)·용뇌소향원·개관산(開關散) 등을 들였으나 효력이 없었다. 세자가 어의에게 진찰하게 하자, 어의가 말했다. "일이 이미 어쩔 수 없게 되었으니 어찌 할 바를 모르겠습니다." 그날 인목왕후가 선조의 병상을 지키고 있었는데, 유영경 등 여러 대신이 "고례(古禮)에 부인의 손에서 임종하지 않는다"며 왕비에게 밖으로 나와 달라고 요청하는 와중에, 안에서 곡성이 들려 비로소 선조가 세상을 떠난 것을 알고 모두 통곡하였다.

그러나 『광해군 일기』에는 찹쌀밥에 관한 기록이 나온다. 선조가 승하하던 당일 미시(未時: 오후 1~3시)에 찹쌀밥을 올렸는데, 위(上)가 갑자기 기(氣)가 막히는 병이 발생하여 위급한 상태가 되었다는 것이다. 이 기록을 보고 후인들이 쓴 『연려실기술(燃藜室記述)』·『남계집』에서는 "임금의 몸이 이상하게 검푸르니, 밖의 소문이 헛말이 아니다"라고 기록하고 있다.

위의 두 기록 중에서 『광해군 일기』의 "찹쌀밥을 먹고 기가 막혀서 사망했다"는 설은 신빙성이 적다고 생각한다. 당시만 해도 지엄한 궁중이고 음식제조 상궁들의 감시·검열이 심했고, 조선왕조 사망사건 중에서 음식에 직접 독약을 넣은 경우는 없었다. 그리고 찹쌀밥을 먹고 급체했다고 하여도, 당시의 침술수준으로도 쉽게 치료할 수가 있을 것이기 때문이다.

『선조실록』의 기록이 정확하다고 생각한다. 선조가 갑자기 의식을 잃고 쓰러진 것은 고혈압이 극심하여 가벼운 인사불성을 일으켰던 것이다. 교감신경 항진증에 의한 고혈압 증상인 것이다.

이때 어의가 처방한 약방이 인삼순기산이다. 인삼순기산은 『중의방제 대사전』을 찾아보면 몇 가지 처방이 나온다.

당시 어의가 한기가 엄습한 것으로 진단하였으면, 마황·건갈·백출·감초(구)·길경·인삼·건강·향백지의 처방을 썼을 것이다〈이 처방은 감기로 인하여 두통, 열 발생, 사지 동통, 풍사상공(風邪上攻), 두목혼통(頭目昏痛), 이명(耳鳴), 목현(目眩) 등에 쓰이는 약재이다〉.

또 다른 인삼순기산의 처방은 여러 가지가 있다.

첫째 처방은 건강·인삼·천궁·감초·고경(苦梗)·후박·백출·진피·백지·마황·갈근이며, 둘째 처방은 천궁·길경·백출·백지·진피·기각·감초(초)·마황·인삼·건강(포) 등이다.

인삼순기산은 대체로 기허중풍(氣虛中風)에 쓰이는 처방이다. 이들의 약재 중에서 인삼·건강·진피 등 몇 가지를 제외하고는 모두가 교감신경 항진제이다. 선조가 갑자기 고혈압으로 원기가 극도로 약해져 일시적으로 졸도한 상태는 교감신경이 극도로 항진되어(교감신경이 극도로 항진되면 교감신경은 저하되어 부교감신경이 우위로 된다), 부교감신경이 우위에 있을 때였을 것이다. 이때 교감신경 항진제인 인삼순기산을 복용하여 약간의 차도가 있었던 것 같다. 그러다가 광해군을 꾸짖으면서 극도로 흥분되어 고혈압이 다시 극도로 악화된 것 같다.

고혈압이 악화되는 상태에서 강즙(생강즙)·죽력·도담탕·용뇌소합원·개관산 등을 복용하게 했다고 하였다. 이들 약재 중에서 생강즙은 고혈압 진정에 도움이 되나, 죽력은 한방에서는 청열(淸熱)·활담(滑痰)제로서 교감신경을 진정·억제하기 위한 용도로 쓴다고 하나, 실제로는 교감신경을 항진시킨다. 즉, 혈압을 더욱 상승시킨 것이다.

도담탕의 약재로는 반하·남성·귤피·기각·적복령·감초가 있으나, 반하·귤피를 제외하면 모두가 고혈압 항진제에 해당된다.

용뇌소합원은 기(氣)로 인한 인체의 질환을 다스린다고 하여 장기간 복용하게 한 것 같다. 용뇌소합원은 백출·목향·침향·사향·정향·안식향·백단향·주사·서각·가자피·필발·소항유·유향·용뇌의 처방이다. 이들 약재들은 약간의 교감신경 억제제도 있으나, 대부분이 고혈압을 항진시키는 교감신경 항진제이다.

개관산(開關散)은 오공·백간잠·천남성(포)·사향·조각자 가루로 만들어 생강즙에 섞어 손가락으로 찍어 치아를 문지르는 구급법이다. 이들 약재 역시 교감신경 항진제이다.

그러므로 선조는 고혈압(교감신경 항진에서 발생)인 상태에서 극도로 흥분했을 때, 또 다시 교감신경 항진제 한약들을 복용하였으니, 급성 뇌출혈로 사망한 것이라고 볼 수 있다.

현재 중풍환자에게 한약들을 복용시키고 있으나, 처방약의 97%가 중풍을 악화시키고 있음을 알아야 한다. 이러한 사실을 알 리 없는 어의들이 선조의 고혈압에 한방약을 써서 치료하려 했으니, 이는 더욱 고혈압을 악화시켜서 죽게 한 것이나 마찬가지이다.

그리고 한방 처방에서 군신좌사(君臣佐使)에 따라 한약의 용량에 차이를 두고 있긴 하지만 음양맥진 실험결과, 이들의 처방용량 가감은 의미가 없었다. 80% 이상이 맥진을 악화시키는 약재인데 용량만 조절한다고 되겠는

가. 각 한약재의 성미와 작용이 있다고 하나, 고전에 기록된 대로 효과는 신빙성이 없다.

(2) 소현세자, 침 맞은 지 3일 만에 사망

　인조(仁祖) 재위시에 청나라 태종과 용골대가 침략한 정묘호란에서 삼전도의 비극이 있었다. 당시에 청태종은 왕자들을 볼모로 데리고 갔다. 그 중에서 소현세자는 청나라에서 9년간 볼모생활을 통해 많은 학문·견문·지식을 섭렵하고, 특히 프랑스 신부와 교제를 함으로써 성리학(性理學)의 세계에서 벗어나 천주교를 중심으로 한 새로운 서양문명을 접할 수 있는 계기를 가질 수 있었다. 훗날 소현세자가 임금이 되었다면 조선을 개화하는 데 큰 역할을 했을 것이다. 그러나 인조와의 반목 때문인지 질병치료를 잘못해서인지 소현세자는 사망하고 말았다.

　기록에 의하면 소현세자가 귀국 두 달 만에 병석에 누운 이유는 분명하지 않으나, 학질(虐疾)이라고 한다. 당시 세자의 학질을 치료하던 어의 이형익이 세자 독살설의 한가운데 위치한 인물이라고 한다. 이형익이 세자의 열을 내리게 한다면서, 학질이 발병한 날부터 침을 놓았는데 침을 맞은 세자가 3일 만에 세상을 떠나고만 것이다.

　학질은 한열이 왕래하여 열이 너무 많아 정신이 혼미하기까지 하는 질병이다. 침술로 어떻게 치료를 하였는지 처방이 나와 있지 않으나, 침구처방에 의하면 두뇌 부위에 다침을 하는 것이 해열처방이라고 되어 있으므로 아마도 많이 자침하였을 것이다(고전에 해열처방으로 59자(刺)란 처방이 있다. 주로 머리의 110개 혈에 침을 찌르는 것이다).

　얼굴과 두뇌 부위는 미주신경이 많이 분포되어 있어서, 두뇌 부위에 침을 많이 놓았다면 더욱 악화될 것은 명확한 사실이다. 제대로 치료도 못하고 사망한 것이다(미주신경을 침으로 자극하면 미주신경과 부교감신경이 저하되어 교감신경이 극도로 항진되어 사망했을 것으로 판단된다).

(3) 효종, 종기에 산침(散針) 맞고 출혈 - 독삼탕 먹고 사망

효종(孝宗)은 북벌(北伐)계획과 강력한 왕권확보를 위해 노력한 임금이다. 그 계획을 추진하였다면 우리의 고토(古土)를 찾을 수도 있었을 것이라는 기대도 해 본다. 그러는 와중에서 정치적인 음모가 있었을 수도 있을 것이다.

『효종실록』에 처음 병세가 기록된 날은 재위 10년 4월 27일이라고 한다. 잠시 실록 속으로 들어가 보자.

머리에 난 작은 종기의 독이 점점 퍼져 얼굴에까지 번졌는데, 의원이 문안했을 때 효종이 "종기의 증후가 날로 심해 가는 것이 이와 같은데도 의원들은 그저 심상한 처방만 일삼고 있는데, 경들은 그렇게 여기지 말라" 하였다.

종기를 진단한 어의의 처방은 산침(散針: 병처를 중심으로 놓는 침술)이었다. 이를 통해 독기를 배설시켜야 한다는 것이다. 이러한 와중에 어의 신가귀가 효종이 아프다는 말을 듣고 철문 밖에 나가 입궐을 청했다. 효종이 그를 입실시켜 "침을 맞아야 하겠는가?"라고 물었다. "종기의 독이 얼굴로 번져 농증(膿症)을 이루려 하니, 반드시 침을 놓아 나쁜 피를 뽑아낸 뒤에야 효과를 거둘 수 있습니다."라고 하였다.

이때 어의 유후성이 "경솔하게 침을 놓아서는 안 된다"며 말리고 나섰다. 이때 세자(현종)가 일단 수라를 든 후에 침을 맞을지 여부를 논의하자고 중재에 나섰으나, 효종은 이를 물리치고 침을 놓으라고 명했다.

수전증 환자였던 신가귀는 손을 떨면서 효종에게 침을 놓았다. 침을 놓은 구멍에서 피가 나오자, 효종은 "가귀가 아니었다면 병이 위태로울 뻔했다" 하면서 침을 맞았다.

그러나 침구멍에서 피가 그치지 않고 계속 솟구쳤다. 『효종실록』에서는 침이 혈락(血絡)을 범한 탓이라고 기록돼 있는데, 신가귀가 일부러 혈락을 범했다고는 볼 수 없고, 해부학적 지식의 부족과 수전증에 의해 실수를 해서 큰 혈관을 자침했기 때문일 것이다. 아마도 종기의 독이 얼굴에까지 번졌다는 기록으로 보아 얼굴·귀 앞뒤, 목 부위에도 자침을 했을 것으로 보인다.

대동맥을 찔렀기 때문에 피가 그치지 않자, 약방에서 급히 청심원과 독삼탕(獨蔘湯)을 올렸다. 독삼탕을 먹은 효종은 정신이 혼미해졌다. 효종이 삼공과 송시열, 송준길, 약방제조를 부르라고 명했다. 그러나 이들이 달려가 어상 아래 부복했을 때, 효종은 이미 승하한 뒤였다. 그야말로 순식간에 효종이 세상을 떠난 것이다.

조선왕조 이래 효종과 같은 원대한 뜻을 갖고 북벌계획을 세우고 추진했던 임금은 없다. 효종이 침과 한약으로 죽음에 따라서 모든 계획은 허무하게 되었다.

■ 침술 부작용 심할 수 있다
 - 침술 부작용도 어느 위치에서 어느 때 어떻게 발생할지 몰라

효종의 종기에 대해서 어의 신가귀가 무리하게 얼굴 부위에 침을 찌름으로써 출혈이 그치지 않은 사건은 침시술의 중대한 부작용이다.

근자에 한의사들이 침시술을 한다 하고, 일반에서도 체침들을 연구하면서 시술하고 침구사법을 추진하고 있으나, 체침(전신에 자침하는 중국 전래의 침술)은 전신을 대상으로 장침, 굵은 침을 자입하므로 항상 위험성을 동반하며 부작용이 실로 대단히 많다. 체침을 연구하는 사람들에게 미안한 말이나, 체침은 함부로 연구도 하지 말고, 함부로 시술이나 치료도 받아서는 안 된다. 그리고 한의사들한테도 함부로 체침을 맞지 않도록 한다. 언제 어느 때 부작용·위험이 나타날지 모르는 상황이다. 특히 두뇌·귀 앞뒤·목부위·어깨·가슴부위·척추·내장부위·대혈관 신경·건(腱)부위 모두가 위험할 수 있다. 그렇다고 효과 또한 많지 않고, 과학적 규명과 객관성도 부족하다.

효종의 종기를 치료한다고 신가귀가 수전증의 떨리는 손으로 이곳저곳을 마구 찌르다가 대혈관을 찔러서 출혈이 그치지 않은 것도 개탄할 일이지만, 더욱이 한심스러운 것은 이런 출혈 환자에게 독삼탕을 먹게 한 것이다. 이것은 불난 곳에 화약을 넣은 것과 마찬가지이다.

인삼이 보약이기는 하나, 인삼을 먹으면 모세혈관이 더욱 확장되어 더욱 출혈이 된다. 인삼은 열(熱)약이지 지혈시키는 찬(冷)약이 아니다. 침을 놓아 출혈시켜 놓고서 독삼탕을 먹게 하였으니, 이 얼마나 무지한 처방인가. 인삼은 분명히 맥조절 반응이 있으나, 약간 지나치면 모세혈관을 흥분시켜 발열(發熱)현상이 나타나고, 더 심해지면 알레르기 반응이 나타난다.

효종의 종기에 만약 붙이는 고약을 썼으면 오히려 좋았을 것이다. 효종의 사망에 대해서는 많은 논란이 있는 것 같다. 좌우간 우리 민족의 원대한 꿈을 이루려다 효종이 침 잘못 맞고, 좋다는 독삼탕을 먹고서 급사했으니 애통한 일이다.

(4) 현종, 복통에 뜸 뜨고 인삼차 먹고 악화되어 사망

현종(玄宗)의 사망 관련 내용은 『조선 왕 독살사건』의 본문 165~168페이지의 내용을 인용하면 다음과 같다.

"현종은 복통이 심하였는데 그 병명을 알 길이 없으나, 8월 7일에 복부가 당기고 아프면서 설사하고, 맥박이 빨라지고, 열이 나며, 헛배가 부어오르고, 대변이 묽고 잦으며, 소변이 안 좋아 열과 설사가 나타났다"고 되어 있다.

이것은 식중독이나 급성 대장염, 또는 급성간염이나 급체 같은 질병이었던 것 같다. 이것도 교감신경 항진증에 의한 질환이다. 이때 복부가 아프다고 하여 침이나 뜸을 떴다면, 반드시 복부에 침·뜸을 했을 것이다.

복부는 부교감신경과 미주신경이 많이 분포되어 있다. 자율신경에 자극을 주면 해당 자율신경을 저하하는 작용이 나타난다.

예를 들면 이침(耳針)에서 귓구멍 부위는 미주신경 분포지역이므로 귓구멍부위에 침을 찌르면 구역질·구토·어지러움과, 심하면 복통·설사가 일어난다. 부교감신경이 크게 저하되고, 교감신경이 항진되기 때문이다(이침에서는 이 부작용을 이용하여 금연·금주·살빼는 방법으로 이용하나, 모두 위험하다). 이침에서 명현 현상이라는 부작용을 알아보자.

▶ 이침 치료시의 부작용들

① 이침 시술시의 명현 현상들(미주신경을 자극하여 발생하는 부작용 현상들)

명현 현상이란 미주신경을 자극하여 나타나는 부작용 현상들이다. 『이혈 상담 건강법』의 명현 반응을 보자.

이침 시술자들은 명현 현상을 "새로운 질서"를 잡기 위해서라거나 '현재의 치료법이 잘 듣고 있다'는 뜻이라는 어처구니 없는 말들을 하고 있으나, 명현 현상은 부작용 현상이다.

② 이침의 이완 반응(이것도 부작용 현상이다)

기운이 없고 어지러우며, 몸이 늘어지는 무기력감, 피부에 울긋불긋한 발진, 눈곱이 끼거나 여드름이 심해지고 습진이 생기며, 온몸이 가렵다.

③ 이침의 명현 현상 - 질병의 상태에 따른 명현 반응

- 산성체질 : 혀, 목, 입안이 마르면서 졸음, 빈뇨, 방귀
- 만성피로 및 충혈 : 구토, 피부가려움증, 물집 형성, 혈변
- 기관지 : 빈혈, 구토, 갈증, 가래를 쉽게 토해내지 못하는 현상이 나타남
- 소화기능 이상 : 명치 끝이 뜨겁고 답답하며, 음식 섭취시 통증 수반과 속이 더부룩하며 구토 증세가 생길 수 있다.
- 배변기능 이상 : 상태에 따라 차이는 있으나 설사가 잦은 경우가 있다.
- 빈혈 : 윗배 불편, 다몽, 갈증, 코피(혈액이 부족한 여성에게서 많이 나타남)
- 소변 및 생리기능 : 얼굴에 물집이나 여드름이 생기며 다리에 부종 증세
- 혈당조절이 안 됨 : 당분의 양이 많아지고 손발 부종 및 무기력한 상태
- 고혈압 : 어지럽고 머리가 무겁고 무기력 상태가 1~2주 있을 수 있다.
- 스트레스 : 잠을 쉽게 잘 수가 없고, 오히려 흥분되는 듯한 느낌이 있다.
- 항문치질 : 때로는 배변시 피를 배설할 수도 있다.
- 호흡기 : 가래가 많이 생기며, 우유빛 또는 누런 가래가 나올 수 있다.
- 여드름 : 초기에는 다수 많아지지만 곧바로 없어질 수 있다.

다른 『이침 도해 처방집』의 주의사항을 보자.

안면 창백, 이마에 식은땀이 나고 어지럽고, 가슴이 답답하고, 눈앞이 캄캄하고, 기운이 쑥 빠지고, 속이 메슥메슥하고, 귀울림이 나타나고, 사지가 싸늘해지고, 눈을 치켜뜨고, 입에서 거품이 나오고, 맥상이 침체되고, 정신을 잃고 쓰러진다.

〈이개(耳介)의 신경분포도〉

귓구멍 주변이 미주신경 분포지역이다. 미주신경에 침자극을 주면 부교감신경 저하, 교감신경 항진 반응이 심해진다.

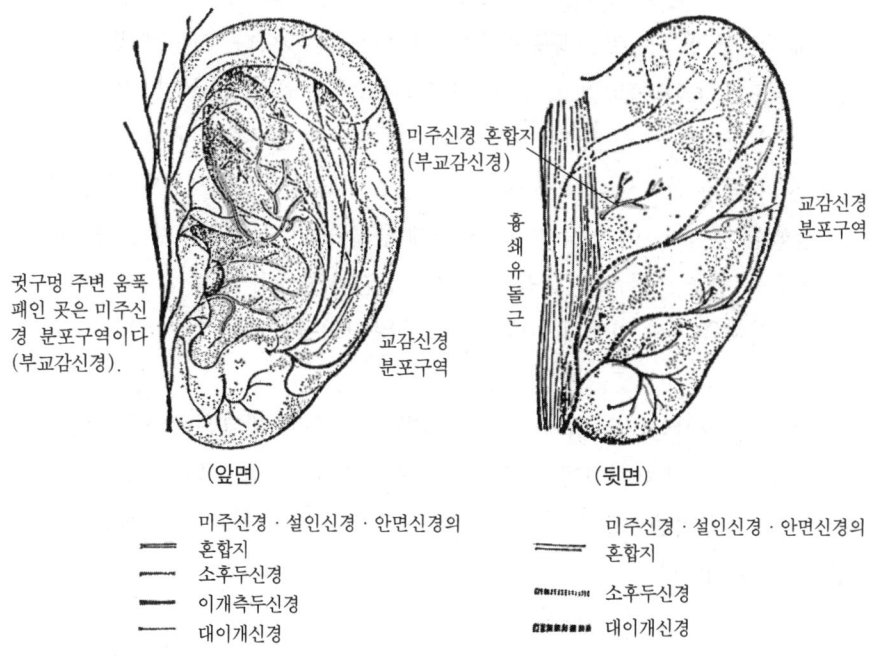

※ 이침도 매우 위험한 시술이다. 한의사들의 이침 시술은 금지시켜야 한다. 일본 후생성에서도 자국 침구사들에게 이침을 주의하도록 하여 일본에서는 이침을 거의 시술하지 않는다.

서금의학(瑞金醫學)에서 수지침의 손 부위는 교감신경 밀집지역이다. 수지침 부위에 자극을 주면 교감신경이 억제되면서 부교감신경이 우위로 상승되어, 자율신경조절 현상이 일어나 치료효과가 우수한 것이다.

복부의 내장에는 부교감신경과 미주신경이 대단히 많이 분포되어 있다. 복통·설사로 땅기고 아플 때 복부에 침·뜸을 하면 증상은 일시적으로 가벼워지나, 부교감신경은 더욱 저하되고 교감신경은 더욱 항진되어 질병이 극도로 악화되는 것이다.

인삼차는 온보제(溫補劑)로서 좋기는 하나, 인체의 모든 물질을 흥분시키는 작용을 하는 것 같다. 그러므로 맥박은 더욱 빨라지고 열이 달아오르고, 교감신경 항진으로 요통증세까지 나타나게 된 것이다. 시령탕(柴苓湯)을 올렸으나 효과가 없었고, 특히 백회(百會)에 뜸을 뜨고서 병세가 매우 위독해진 것으로 기록되었다(머리 부위도 미주신경 분포지역이다).

당시의 뜸은 반드시 피부를 태워서 염증을 나타나게 하였으므로 열은 더욱 심했을 것이며, 머리 정수리의 백회에 뜸을 뜨면 2~3장까지는 가벼워지나, 5~7장을 뜨면 열은 더욱 심하고 정신혼미 증상은 더욱 심해진다. 여기에 인삼차를 계속 마시게 하였으니 질병은 악화될 수밖에 없어 결국 죽고만 것이다.

현종의 급성간염(?)·급성대장염·위염·식중독과 발열은 침·뜸, 인삼차를 이용하여 더욱 악화된 사건으로 볼 수밖에 없다. 침·뜸이 좋은 줄 알고 적응증·부적응증도 모르고, 그 작용도 파악하지 못하고 찌르다가 현종은 죽고 만 것이다.

(5) 경종, 한열질환에 한약 먹고 악화되어 사망

당쟁에 휩싸이던 경종(景宗)은 건강이 쇠약해졌던 것 같다. 재위 4년 8월 2일에 경종이 갑자기 위급해졌다. 한열의 징후가 심해지므로 왕세자가 병 치료를 총지휘했다.

한열이 심한데 약방에서 시진탕과 우황육일산·곤담환 등의 약제를 처방하고, 어의 이공윤이 도인승기탕을 올렸으나 모두 효험이 없었다. 8월 6일 창경궁 환취정으로 옮겨 몸조리를 했는데, 다음 날 설사 기운이 있는 데다 한열까지 겹쳐 약방에서 시호백호탕을 지어 올렸는데도 한열 때문에 수라를 거의 들지 못하여 복약을 정지하였다. 소변이 잘 나오지 않으므로 시령탕(柴苓湯)과 육군자탕(六君子湯)을 올렸으나, 환후가 더욱 허약하고 피로가 중첩되었다.

이러한 와중에 8월 20일에 대비전에서 게장과 생감을 보냈다. 이때 어의 이공윤과 다른 어의들은 "게장과 생감은 의가(醫家)에서 꺼리는 음식이다. 올리지 말라"고 권유했으나, 세자 연잉군은 어의들의 반발을 누르고 경종에게 올렸다. 경종은 입맛을 되찾아 수라를 들었고, 세자가 권하는 생감을 들었다. 생감에 급체하여 그날 밤부터 경종은 가슴과 배가 조이는 듯 아파왔다.

어의들은 낮에 먹은 생감과 게장이 원인이라며 두시탕(豆豉湯)과 곽향정기산(藿香正氣散)을 처방했으나, 복통·설사가 더욱 심했다. 약방에서는 황금탕(黃芩湯)을 지어 올렸으나 설사의 증후가 그치지 않아 정신이 혼미해졌다. 내의원(內醫院)에서는 탕약을 정지하고, 인삼과 좁쌀로 끓인 죽을 올렸다.

이런 혼돈 속에서 어의와 세자가 대립한다. 어의들의 반대를 무릅쓰고 세자는 경종에게 인삼과 부자를 올렸다. 경종은 눈동자가 조금 안정되고 콧등이 다시 따뜻해지다가 결국 새벽 3시경에 승하하고 말았다.

이 내용에서 전문가가 아닌 왕세자가 인삼과 부자를 올렸다고는 하나, 복통·설사·급체에 좋은 한약은 없다. 복통·설사·한열의 증후는 교감신경 항진증의 상태이다. 그러므로 두시탕·곽향정기산·황금탕 모두 효험이 없었던 것뿐만이 아니라 질병을 더욱 악화시킨 것이다.

한의약에서 곽향정기산을 많이 쓰는데, 체했을 때 먹으면 구토·설사를 더욱 심하게 한다(미주신경을 억제하기 때문이다). 질병을 악화시켜 구토·설사를 시키는 약제이지, 위장기능을 조절·소화시키는 약제는 아니다. 급체 환자에게 인삼·부자를 복용하게 함으로써 질환을 더욱 악화시켜 일찍 사망하게 한 것이라고 보인다.

왕세자가 어의의 반대를 무릅쓰고 먹게 한 것에 어떤 정치적인 의도가 있었는지는 모르나, 좌우간 한방약으로 수명을 단축시킨 것은 의심의 여지가 없다.

(6) 한방약 지식 많던 정조대왕, 경옥고 먹고 위독 사망

정조(正祖)는 재위 24년 5월경부터 종기가 나서 붙이는 약을 사용했으나 효과를 보지 못했다. 6월 14일 의관 정윤교는 고름을 빨아내는 것이 가장 좋다고 하였다.

정조는 두통이 많을 때는 등쪽에서도 열기가 많이 올라오니, 이는 다 가슴의 화기(火氣) 때문이라고 하였다. 종기는 머리에서 등쪽으로 번지고 열기까지 올라와 후끈후끈했다. 어의 이사수가 "소운산·백호탕(白虎湯)은 지나치게 찬 약"이라고 염려하자, 정조는 "이것이 맞는 약이므로 어쩔 수 없이 쓴다"고 하고, 정조는 소운산에 황금·황련 등을 추가할 정도로 한약을 잘 알고 있었다.

6월 16일 약원에서는 사순청량음 두 첩과 금연차·우황고(牛黃膏)를 올렸고, 내의원의 두 번에 걸친 주청을 거부할 정도로 상태는 나쁘지 않았다.

다음날 가감소요산 세 첩과, 금연차 한 첩을 달여 오라고 명했다.

6월 20일에는 가감소요산을 중지하고, 유분탁리산 한 첩과 삼인전라고(三仁田螺膏)와 메밀밥을 지어 오라고 했다. 메밀밥은 종기에 붙여 고름을 빼는 데 사용하려는 것이었다. 그러나 종기는 더욱 높이 부어 오르고, 당기고 아파 고통스러우며, 한열도 있어서, 정신이 흐려져 꿈인지 생시인지 구분 못할 때도 있다고 하였다.

6월 22일에 의원 진찰을 허용했다. 23일에는 도제수 이사수에게 고통을 호소했다. "고름이 나오는 곳 외에 왼쪽과 오른쪽이 당기고 뻣뻣하며, 등골뼈 아래쪽에서부터 목뒤 머리난 곳까지 여기저기 부어 올랐는데, 크기가 어떤 것은 연적 만큼이나 크다"고 했다.

이때 서정수가 효과를 보았다고 하는 연훈방(烟熏方)을 사용하여 6월 25일 정조의 증세가 한결 좋아졌다. 그 후 피고름이 흘러나와 몇 되가 넘을 정도였다. 피고름이 나왔으니 근이 녹는 것을 알 수 있다고 경사라고 하였다.

6월 26일 이사수가 다시 경옥고(瓊玉膏)를 권하자 "경들이 나의 체질을 몰라서 그러는데, 나는 원래 온제(溫劑)를 복용하지 못하는데, 음산하고 궂은 날에는 그와 같은 약들을 더욱 먹지 못하니, 그 해로움은 반드시 일어난다. 체질과 사리를 따져볼 때 오늘은 결코 복용할 수 없다" 하였다.

연훈방을 쓴 후 종기가 좋아질 무렵 여러 의관들이 경옥고를 권하자, 드디어 경옥고를 들었다. 정조는 경옥고를 든 후 잠자는 듯 정신이 몽롱한 상태가 계속되어 밤잠을 제대로 이루지 못했다.

6월 27일 정조는 정신이 혼미한 상태에서 정사(政事)를 걱정했다. 정조는 계속 정신없이 혼미한 상태에 있었다.

6월 28일, 정조는 지방의관 김기순 등이 대령했다는 말에 "오늘날 세상에 병을 제대로 아는 의원이 어디 있겠는가, 하지만 불러들이라"고 냉소적으로 대답했다. 그러나 이때 정조는 이미 위독한 상태에 빠지고 말았다.

이 내용에서 연훈방으로 종기가 좋아졌을 때 원기회복과 종기의 상처 회복을 위해 어의들이 강력히 권하는 경옥고를 먹고 곧바로 악화되어 정신혼미가 계속되다가 결국 사망하고 만 것이다.
　정조의 종기와, 열과 화가 올라가는 것 등의 증상은 역시 교감신경 항진증이다. 대식세포와 과립구가 작용하기 위해 교감신경이 극도로 항진된 상태이다. 모든 한방약의 97% 이상이 교감신경 항진을 촉진시키므로, 종기와 홧병이 나을 수는 없었던 것이다. 연훈방으로 피고름이 나와서 어느 정도 회복될 때 경옥고를 먹고서 정신이 혼미해져, 결국 사망한 것이다. 이것은 정조의 경험례를 무시하고 이사수 등 어의·의관들이 경옥고를 먹게 하여 죽게 한 것이나 마찬가지이다. 조선 역사상 의관들의 가장 큰 실수인 것이다.
　여기에서 경옥고가 어떤 약이냐 하면, 한의약계에서는 모두 잘 아는 보약제 종류이다. 경옥고는 생지황즙을 내고, 인삼가루와 백복령 가루를 내어 꿀에 넣고 중탕을 해서, 먹기 좋은 고약 형태로 만드는 것이다. 이 경옥고를 먹으면 정(精)을 채우고 골수를 보하며, 모발을 검게 하고 치아를 나게 하고, 만신이 모두 충족하여 모든 병을 제거한다고 한다. 그래서 일반인들도 경옥고를 만들어 먹고, 약국 등에서도 경옥고를 만들어 판매하고 있다. 그러나 음양맥진법으로 실험하여 보면 생지황·백복령은 음양맥진을 크게 악화시키고, 인삼은 맥상조절에 도움이 되나, 인삼은 물질을 활성화시키는 작용이 있는 바, 좋은 물질을 활성화시키는 것은 상관 없으나, 생지황·백복령의 약 기운을 활성화시키면 질병악화 작용이 나타난다. 꿀도 적당량은 크게 나쁘지는 않으나, 계속해서 먹으면 맥상이 나빠진다.
　경옥고의 작용이 이와 같이 해를 주고 있는데, 경옥고의 폐해를 모르고 정조에게 먹게 하였으니, 교감신경 항진을 촉진시켜 정신혼미, 심장병 악화(화병), 열(熱) 악화로 사망하게 된 것 같다. 오늘날에도 경옥고가 좋다고 일부 제약회사·한의원에서 만들어 팔고 있는데, 경옥고는 절대로 보약이 아니고, 위험한 한약재일 수 있다.

여기에서 주목할 것은 성전고(聖傳膏)와 연훈방이란 방법이다. 성전고와 연훈방은 『동양의학 대사전』, 『동의보감』, 『중의약 대사전』, 『방약합편』에는 나오지 않은 방법인데, 처방의 이름으로 보면, 연기를 쏘인다는 처방인 것 같다. 어떤 약을 태워서 연기로 쏘이는지는 알 수 없으나, 종기 치료에 효험이 있는 것 같다. 한방약의 법제·수치 중에 한약을 불에 굽고 약간씩 태우는 경우 교감신경 항진효과가 나타나 모세혈관 수축작용을 일으켜 지혈작용을 하는 것과 일맥상통하는 점이 있다고 생각한다.

7. 한방약이 좋은 치료제인 줄 알았던 과거

고려나 조선왕조 시대에는 특별한 의술이 없었기 때문에, 한약과 침구술에 의존했던 것은 사실이다. 침구술의 경우는 위험성과 부작용이 있을지언정 그 효과성은 확실하다.

그러나 한약은 위에서 보는 것과 같이 그 피해가 실로 대단하다. 위에서 당파에 휩싸인 경우인 선조, 소현세자, 효종, 현종, 경종, 정조대왕의 사례만 언급하였지만, 조선왕조 중에서 약 40%가 종기로 말미암아 사망하였다는 논문도 있다. 그 외의 임금들은 거의 모두가 질병으로 사망했을 것으로 추산되는데, 이때마다 한약을 복용시켰을 것으로 생각한다. 질병을 치료한다는 믿음 아래, 탕제(湯劑)를 사용했을 것이다.

그러나 한방약의 치료제는 믿음과 반대로, 임금들의 수명을 재촉하고 단축하였을 것이라고 추측된다. 그러므로 조선왕조 때의 왕들의 평균수명이 40세였다는 것이 이해가 간다. 한방약이 치료제였고 효과가 있었다면 더욱 장수했어야 할 것이다. 질병을 치료하는 약인 줄 알고 믿고 사용한 것이, 오히려 질병을 발생시키거나 악화시킨 피해는 궁중에서만 일어난 일은 아닐 것이다. 일반 사대부나 일반 백성들에게서의 부작용, 질병악화의 정도는 얼마나 심했을 것인가를 생각해 보면, 한방약이 우리 민족과 조상들에게 끼친 해악이 어느 정도인가를 알 수가 있을 것이다.

　이제 한의약에 관계하는 모든 사람들은 한약을 심사숙고하고, 또 신중하게 판단하여 한약의 문제점을 올바로 인식하여야 할 때가 되었다고 생각한다. 이와 같은 지적에 대하여 "한의약을 근본적으로 부정하는 세력"이라고 무조건 매도해서는 안 되며, "한약 죽이기"라고 무조건 감정적으로 대처할 사항도 아니다. 한의약에 관계되는 모든 사람들도 아플 때 한약을 직접 먹어 보면 알 것이다. 특히 장기복용했을 때의 부작용도 잘 알 것이다. 또한 보약이라는 것도 한국에서만 권장하고 있고, 한의약계의 수익의 수단으로 이용하고 있다.

　한방의 원조국격인 중국이나 일본의 경우에는 보약의 개념이 없고, 우리나라의 한의사들처럼 남용하지도 않는다. 그러나 우리나라의 한의사들은 보약들을 남용하여 질병이 없는 사람까지(악화되는 줄도 모르고) 비싼 값으로 얼마나 많은 한약을 권장하고 있는가?

8. 짝퉁 녹용에 값싼 녹용, 광록병 감염으로 수입금지
- 문제 녹용을 고가품 원용(元茸) 러시아산 둔갑시켜 한의원에서 처방 판매
― 『보건신문』 2006년 9월 18일자에 게재된 내용임 ―

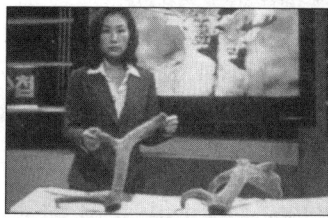
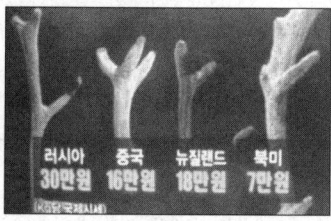

▲ 지난 12일 방영된 MBC PD수첩 '한의학 미스터리, 녹용' 편. 녹용의 불법 유통현장을 적나라하게 고발해 소비자들의 경각심을 불러일으켰다.

"한의사들 모두 혀 깨물고 자살해야"(SONAMU39). "여러분들도 정부에 건의해 주세요. 한약을 마음 놓고 먹을 수 있게 해 달라고요"(SEASTAR16). "한의학계는 먼저 스스로 또 다른 모순들도 자정해 나아가는 모습을 보여야 할 것입니다"(ELLIEMYLOVE).

지난 12일 오후 11시 5분 MBC「PD수첩」제작진이 수입 금지된 북미산 녹용이 최고급 러시아산 녹용으로 바뀌어 유통되는 현실과 이에 대한 한의학계의 무책임한 처사를 적나라하게 고발하자, 주요 방송사 및 신문사의 인터넷 게시판에는 한의사와 정부를 일제히 비난하는 네티즌들의 글로 쇄도했다.

이날「PD수첩」은 '한의학 미스터리, 녹용' 이라는 타이틀로 왜곡된 녹용시장과 한의학계 내부에서 불거진 '원용(元茸)' 논란 의혹들을 추적, 집중 방영했다.

「PD수첩」에 따르면 시중에 유통되고 있는 녹용 중에는 약효가 거의 없는 순록의 뿔이나, 광록병 감염 가능성 때문에 수입이 금지된 북미산 녹용이 포함돼 있다. 순록은 암수 모두 뿔이 나고 (사슴에선 수컷에서만 녹용 생산) 회분율이 높기 때문에 의약품용 녹용으로 인정되지 않고 있고, 북미산 녹용은 2001년 북미산 사슴에서 광우병과 비슷한 만성소모성질환(CWD)이 발견된 이래 수입이 금지되고 있다.

하지만 시장조사 결과 순록은 유명 한의원과 한약재 시장에서 버젓이 녹용으로 유통되고 있으며, 북미산 녹용도 중국이나 홍콩과 같은 제3국을 경유해 우리나라에 일부 유입되고 있었고, 녹용 중 최상급으로 평가하는 러시아산 녹용으로 둔갑해서 유통되고 있는 것으로 확인돼 충격을 던져주고 있다.

유통구조 추적 결과 중국을 통해 북미산 녹용이 밀수입되고 있었으며, 캐나다 현지에서 한인이 한국 밀수출을 겨냥해서 녹용 가공 공장을 직접 운영하는 곳도 있었다.

북미산 녹용 엘크는 국제시세 7~8만원이지만 러시아산 녹용 원용은 30만원 이상이다. 그럼에도 대부분 원용으로 비싸게 거래되고 있었다.

또한 최근 신모 원장의 폭로로 불거진 원용을 둘러싼 논란도 한의학계의 낙후된 현실을 그대로 보여주고 있다. 논란의 요지는 한의사들이 출자한 (주)한의유통사업단(대표 김정렬·전 서울시한의사회장)에서 수입이 금지된 북미산 녹용을 그보다 훨씬 품질이 높다는 러시아 원용과 섞어 팔아 왔다는 주장이 제기된 것이다.

한의학계는 처음에는 유통업자에게 자신들도 속았을 뿐이라고 주장했으나 취재 결과 불법상황을 묵인하거나 오히려 부추겨서 이익을 챙긴 것이 아니냐는 의혹을 제기했다.

그러나 해당 업체는 러시아의 알타이 공화국에는 북미 사슴의 일종인 엘크와 사실상 유사한 종이 서식하고 있다고 반박하면서 쌍방 간의 원용 논란은 더욱 뜨겁게 전개되고 있다.

사실 원용은 한의학, 본초학 고전이나 현 교과서에는 없는 개념이다. 단지 한의사들이 임상학적으로 효능이 가장 좋다고 믿어왔던 러시아 녹용을 다른 녹용들(뉴질랜드, 중국, 북미)과 구분해 원용, 즉 품질이 으뜸인 녹용으로 불러 왔다.

이번에 「PD수첩」은 녹용의 DNA 분석을 통해 시중에서 유통되고 있는 러시아 원용의 실체를 밝혔으며, 순록의 뿔이 녹용으로 둔갑하는 현장과 북미산 녹용이 중국이나 홍콩을 통해 한국으로 어떻게 유입되는지 그 경로를 확인해 주었다.

무엇보다 한약재의 대표적 의약품인 녹용에 대해 기본적인 효능 검사나 규격화조차 갖추지 못하고 있는 한의약계의 후진적 행태를 조명했으며, 녹용의 생약 규격에 대한 보다 체계적인 정비가 필요함을 강조했다.

「PD수첩」 이모현 PD는 "취재가 계속되는 가운데 한의사협회는 러시아산 녹용 원용은 현실적으로 없다고 발표해서 혼란을 야기했으며, 그럼에도 원용의 가격을 받은 것에 대해서는 별다른 답변을 하지 못했다"고 밝혔다. 특히 이 PD는 "한의사협회는 녹용간의 효능이나 구체적인 연구결과도 없이 값비싼 녹용만을 권유한 것에 대해 책임을 면키 어려울 것"이라며 "나아가 국민건강을 책임질 수 있는지에 대해 의문"이라고 지적했다.

그러나 대한한의사협회는 13일 성명서를 통해 일부 한의사의 부적절한 처신으로 인해 국민들에게 본의 아니게 실망과 심려를 끼친 것에 대해 깊은 유감을 표시하고, 「PD수첩」의 왜곡 편파보도로 인해 1만6,000여 한의사의 명예를 실추시키고 국민에 대한 한의사의 의료윤리를 무참히 짓밟아 버린 데 대해 즉각 사과하고 정정보도할 것을 요구했다.

한의협은 또 보건복지부와 식품의약품안전청에 불법 녹용의 유통업자를 사직당국에 즉각 고발조치하고 건전한 녹용의 수입 유통관리를 위한 종합대책을 조속히 수립할 것도 주문했다.

이에 대해 한 소비자는 "한의사들이 무섭다고 느껴지는 것은 한약 팔아먹을 때는 뭐에 좋다 뭐에 좋다 온갖 감언이설로 속이고 나중에 문제가 있는 녹용이라고 증거를 들이대니 완전히 돌변해서 악마 같은 존재로 변하는 한의사들이 무섭다"고 비난했다.

제4장
한약 부작용의 원성 - 하늘을 찌르고 있다
〈인터넷에서 떠도는 한방약 부작용들〉

　한의사들은 한방약은 천연 약재이므로 한약에 독성이 없거나 미약하다고 하고, 일부에서는 한약도 약이기 때문에 부작용이 있을 수 있다고 말한다. 또는 한약의 부작용 증상을 효과증상으로 오도하고, 부작용 증상을 명현(瞑眩)반응이라고 하면서 환자들을 혼란스럽게 하고 있다. 한약의 독성에 의한 부작용을 환자들의 체질탓으로 미루어 전문지식을 모르는 환자들은 아무 말도 못하게 환자들을 현혹시키고, 부작용은 한의사들의 책임이 아니라고 발뺌을 하고, 한 발 더 나아가 "한약의 부작용은 한약으로 다스리라"는 표어까지 만드는 등 너무나도 무책임한 말들이 난무하고 있다.
　한약·한방약을 전문으로 연구하고 환자를 진료한다는 사람들이 한약의 부작용에 대한 정의를 내리지 못하고, 한약 부작용의 실태조차 파악하지 못하면서 한약은 무조건 좋은 것으로만 선전하며 환자에게도 그걸 믿게 하는 것은 전근대적인 사고방식이지 과학자의 자세가 아니다. 구체적으로 사례들을 연구해 보면서 그 실태를 알아보자. 인터넷상에 있는 몇 가지의 사례들을 다음과 같이 발췌·정리하였다.

1. 한약 많이 먹어 살찐 것 - 부작용이다
한약 먹고 부작용 무릎통증 심할 때 - 감초를 달여 먹으라니!

　무릎 관절통은 일반적으로 류머티스성 관절염과 퇴행성 관절염으로 분류된다.

　무릎 관절통이 있을 때 한약을 먹으면 당연히 더 아플 수밖에 없다. 한방약을 먹는 순간, 부신피질과 교감신경 말단에서 아드레날린이 과잉분비되며 장기간 복용할수록 교감신경 항진이 일어나 모세혈관을 수축시킨다. 무릎의 모세혈관 장애로 관절통이 생겼는데 한약을 먹으면 모세혈관 수축이 더욱 심하여 몸의 기운이 빠지고, 숨이 가빠지고, 무릎통증이 생길 수 있다. 일어서거나 앉을 때, 자세를 바꿀 때, 무릎을 폈다 굽혔다 할 때, 더욱 심할 수가 있는 것이다.

　이럴 때는 당연히 한약을 중지해야 한다. 한약을 먹으면 혈액순환이 좋아진다고 하나, 80~90% 이상이 혈액순환을 나쁘게 한다.

　환자는 한약의 부작용으로 무릎이 아파서 고생하는데, 어느 한의사의 답변을 들어 보면, 요절복통하고 기절초풍할 답변을 하고 있다.

　감초를 진하게 달여서 2~3일을 먹으라고? 감초가 어떤 약인데……. 감초에 대해 자세히 모르고 먹으라고 하는 것 같다. 2,000여 년 전 내려온 한방 책자만 믿고서 처방을 하니까 어쩔 수 없는 것이다.

　감초를 진하게 달여 먹으라니! 무릎통증이 더 심하라는 처방으로밖에 들리지 않는다.

　어느 환자는 녹용이 들어간 비싼 보약을 3년씩이나 먹고, 부작용을 해소하기 위해 계속 한약을 먹고 있다. 한방약을 먹으면 교감신경을 항진시켜 음양맥상이 크게 악화된다. 지속적으로 먹어 교감신경이 극도로 항진되면, 생리작용에 의해 부교감신경이 반대로 우위에 있게 된다.

식욕항진증은 부교감신경 항진증과 미주신경 항진증에 해당된다. 부교감 미주신경은 침샘과 위장에 들어가 위장운동을 촉진시키고 침샘과 위액을 과다 분비시켜서, 위장의 소화기능을 지나치게 촉진시키는 것이다.

미주신경 항진의 부작용은 쉽게 억제·진정시킬 수가 없다. 더구나 한약으로는 더욱 악화시킬 뿐이다. 한약을 장기복용하여 발생한 부작용은 한약을 먹을수록 심하게 나타난다. 한방약으로는 해결이 어렵다는 얘기이다.

이때는 부교감신경을 억제하는 방법을 써야 한다. 자율신경 조절은 쉽지가 않다. 반드시 의사와 상의해야 할 것이다.

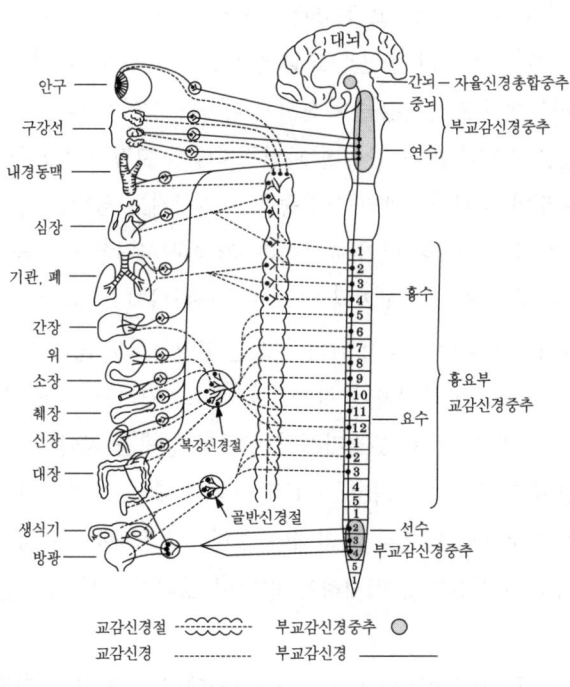

〈자율신경계의 분포〉

미주신경이 많이 모여 있는 귓구멍 주변에 여러 개의 이침(耳針)으로 자극하거나, 이어폰을 계속 끼고 있도록 한다(평상시의 귓구멍 주변의 이침 치료는 부교감신경을 억제시켜 위험하다). 그래도 안 되는 경우 서금요법을 이용하려면 A8·10·12·14·16과 M3·4·5, E8, I2에 장시간의 자극을 주어야 미주신경의 진정이 가능하다.

한약의 부작용은 자율신경을 부조화시켜 발생된 문제를 가지고 설왕설래하고 있는 것이다. 그런 사정을 알 리 없는 한의사들은 한약 부작용을 올바로 연구하거나 파악하지도 않고 한약을 투여하고 있다.

알레르기는 원인과 종류가 다양해서 단정짓기는 어렵다. 그러나 서양화된 음식의 과식과 편식, 그리고 영양과잉과 스트레스에 의한 과민성 질환이라고 추정되고 있다. 이 역시 부신과 교감신경 말단에서 아드레날린이 과잉분비되고, 시상하부에서 교감신경을 항진시켜 나타나는 혈액순환 장애의 일종이다.

이와 같은 과민체질, 교감신경 과민증자에게 교감신경을 항진시키는 한약을 먹임으로써 교감신경과민 항진증을 악화시키고 있다. 한약에는 교감신경 항진을 일으키는 물질이 있기 때문이다. 건강한 사람은 한약을 먹어도 교감신경 항진반응이 나타나지 않거나 미약하게 나타나지만, 과민한 사람과 허약한 사람은 알레르기 증상이 즉시 나타나고 잘 없어지지도 않는다.

한약을 먹어 생긴 부작용은 한약으로 해소하기가 극히 어렵다. 이때는 음식 주의, 스트레스 제거, 부교감신경 우위의 방법을 써야 한다. 심하면 우선은 양방병원에 가서 처치하고, 근본적인 과민체질, 교감신경 과민증은 생활습관 개선과 서금요법으로 관리해야 한다. 서금의학은 부교감신경을 우위로 조절하고 교감신경을 억제하는 방법이 많다. (이와 유사한 질문이 대단히 많다.)

포털 사이트 네이버(www.naver.com)에서 신음하는 환자들의 부작용 사례를 하나씩 연구하면서 검토하여 보자.

『질문 : 한약 먹고 식욕이 너무 왕성해 괴로워

어혈(瘀血) 때문에 녹용을 넣은 보약을 먹었는데, 올해가 3년째인데요. 이번에 약재를 몇 가지 뺏다고 하는데, 그 때문인지 부작용이 너무 심하거든요. 이뇨제를 비롯해 살이 찌지 않는 약을 넣지 않았다고 하는데, 그 때문인지 아니면 녹용을 그동안 너무 많이 먹어, 양기가 너무 많아서인지는 모르겠습니다(비쌌지만 의사를 믿고 계속 먹었는데).

어쨌든 심할 정도로 허기가 지고 허기가 지니 많이 먹게 되고, 지금은 살이 쪄서 허리가 아플 지경입니다. 이제 한 달 반이나 지났는데도 여전히 소화가 심하게 잘 되고(음식이 배에서 녹아 버리는 느낌) 허기가 줄어들지를 않습니다.

이 배고픔은 단순한 식욕이 아닌 생존을 위해 먹어야겠다 싶을 정도의 느낌이 드는 허기라 정신력으로 극복이 너무 힘듭니다.

6월말에서 7월초까지 12봉지 정도 먹었는데요. 대체 언제쯤 이 약효(부작용)가 없어질까요? 삼황탕·사위탕 비스름하게 만들어 먹어서 많이 호전되긴 했지만, 약을 먹지 않으면 다시 심한 허기와 설탕처럼 단 침이 흐릅니다(믿을 의사가 없어 제가 스스로 지어 먹었음).

처음 녹용을 지어 준 한의사 말로는 이 증상을 없애려면 오래 걸린다고 하던데요. 어째 어혈치료는 몇 년씩 오래 걸리고, 약효는 몇 달 안 돼 금방 없어지던데 이런 부작용은 이렇게 오래 가나요? 언제쯤 정상적으로 살 수 있을까요? 아니면 아시는 명의 좀 소개해 주세요. 너무 괴롭습니다.』

『질문 : 한약 먹고 부작용이 생겼는데요.

제가 6학년 때였습니다. 좀 몸이 약한 편에 속하고 살이 안 쪄서 저와 부모님은 한약방에 가서 살찌고 건강해지는 한약을 지어 왔습니다.

한약을 지어 온 날 저녁밥을 먹은 뒤에 한약을 복용한 저는 온몸에 알레르기가 나서 간지러워서 도저히 잠을 잘 수가 없는 거예요. 그 다음날 바로 그 한약방에 가서 왜 그러냐고 물었더니, 제 몸에 한약이 안 맞다더군요. 한약을 먹지 말아야 할 체질이라나? 정말 어이 없었습니다. 부모님과 안면이 있는 아시는 분이라 뭐라고 하지도 못하고……. 그 한약을 먹은 뒤 4년이 흘렀는데요, 아직도 제 피부가 살짝 긁히거나 부딪치거나 하면, 부풀어 올라 빨갛게 되고 간지럽기도 합니다.

6학년 이후로, 일명 ABC라든가, 손으로 장난치기, 그런 것을 해 본 적이 없어요.

약이란 약은 거의 먹어 봤는데, 간지러운 것만 사라지고 완전히 낫지는 않더라고요.

지금은 4년 전보다 훨씬 좋아졌지만, 한약 먹기 전의 피부로 돌아가고 싶어요. 정말 한약이 체질에 맞는 사람도 있고 맞지 않는 사람도 있을까요? 이 알레르기를 고칠 수는 없는 걸까요?』

『답변 1 : 체질에 맞지 아니하면 충분히 있을 수 있는 일이라 생각됩니다.

한약에 무엇 무엇을 넣었는지 상세히 적어 쪽지나 메일을 보내주시길 바랍니다.

약은 좋은 것이 아닙니다.

한약이라 함은 자연의 약초·약석, 약이 되는 동물들이 가지고 있는 약간의 독을 가지고 치료하는 것을 뜻합니다. 모든 식물들은 대개 약간의 독을 가지고 있으나, 그것이 어떤 병에 맞고 어떤 체질에 맞는다 함은 판이하게 다름을 일단 알려드립니다.

또한 앞의 네티즌이 말씀하시길, 태양인은 아주 드물다 하셨는데, 꼭 그런 것은 아닙니다. 6.25전쟁을 겪고 시련을 겪으면서 태음인 수는 약간은 감소하고, 태양인 수는 아주 약간 증가하여 현재는 약 5% 정도 존재합니다. 그래도 드물긴 매한가지군요.

한약은 자기 체질에 상통하게 지어야 합니다. 메일이나 쪽지를 보내 주시면 잘 읽어 답변을 드리겠습니다.』

『답변 2 : 답변들이 자꾸 사상의학에 치우치는데, 중의학에서는 사상의학을 자세히 안 배우거든요. 왠지 아시나요? 지금 시대는 피가 하도 많이 썩은지라 사상의학은 별로 도움이 안 되거든요. 그냥 그쪽에 가깝다 이 정도지요.

사상의학으로 환자를 치료하려고 노력 너무 하지 마세요. 그러다가 나중에 큰일납니다. 환자를 볼 때는 사상의학으로 하는 것보다 진맥을 잡고 묻고 보고 듣고 하여 치료해야 합니다. 질문하신 분께서는 한약방에 가서 묻지 마세요. 한의원을 가셔서 물어보시고, 그래도 여전하시다면 큰 병원에 가셔서 검사를 받아 보시는 것이 가장 좋은 방법일 듯합니다.』

한약 부작용을 체질이 맞지 않는 것이라고 몰아붙이고 있다. 필자가 한약·한방약을 실험해 본 결과, 건강한 사람은 한약 부작용이 미미하거나 거의 없고, 환자의 질병이 심할수록 부작용도 심하게 나타났다. 그런데 체질 탓으로 몰아붙이면 전문적인 지식이 없는 환자는 그 말에 속아 넘어간다. 체질 탓이라고 몰아붙이는 한의사가 더 큰 문제이다.

2. 한약신증(漢藥腎症 : Chinese Herb Nephropathy)
한약 먹은 후 신부전증 심각

한약효과 부작용에 관한 설문조사를 하여 보면, 얼굴이 부었다, 손발이 부었다, 전신이 부었다, 소변이 잘 안 나온다 등의 내용이 많이 나타난다. 이것은 한약의 부작용으로서 신부전(腎不全)을 일으키는 증상이다. 신장은 한 번 손상을 받으면 재생되기가 극히 어려워, 신부전증은 난치성·불치성 질병으로 보는 것이다. 나중에는 신투석(腎透析)까지 해야 하고, 소변도 잘 나오지 못한다. 그 결과는 뻔한 것이다.

한약의 부작용에 대한 논문들이 대단히 많다. 한약효과에 대한 연구논문들이 나올 때마다, 한약효과보다는 부작용 측면이 더욱 많이 드러난다. 한약 부작용 중에서 가장 유명한 신종 용어가 '한약신증'이란 것이다. 한약의 부작용으로 신장이상을 느끼는 것을 말한다. 한약이 신장에 미치는 부작용이 얼마나 많고, 또 심했으면 한약신증이란 용어까지 탄생되었는가 생각할 필요가 있다.

그렇다면 한약신증은 비단 감초에 의해서만 초래되는 것은 아님을 알 수 있다. 사실 좋다고 믿고 있는 감초가 엄청난 부작용을 일으킨다는 사실에 주목해야 한다.

저칼륨증은 감초를 먹으면 칼륨 배설이 많아진다는 것으로, 저칼륨혈증의 결과로는 탈력감·사지 경련·마비 등이 온다고 한다. 대단히 무서운 부작용이다.

감초를 먹으면 나트륨의 배설을 억제시켜 신체에 남게 함으로써 이뇨작용을 억제시키는 것이다. 그러므로 그 결과 신부전이 일어나 얼굴·신체가 붓게 되는 것이다. 여기에서 일반 부종이 생기고 체액이 증가되면 감초 성분이 다 빠져 나가 정상으로 회복된다고 하지만, 신장은 한 번 기능상에 이상이 생기면 다시 회복되기 어려워 건강상태가 나쁠 때마다 얼굴·손발·

전신이 붓고, 소변이 잘 안 나오게 된다.

 이들 부종들은 이뇨제를 써도 잘 안 되고, 설사 효과가 있어도 부작용이 나타날 수 있다.

 그리고 감초의 작용으로 신체나 내장·신장의 모세혈관을 수축시켜 혈압을 상승시키고, 심장에 압력을 높인다. 신장에 혈액공급이 안 되는 결과로 부종이 생긴다. 이어서 알도스테론증이 생기면 혈압 상승, 심장압력 상승, 신부전증을 일으킨다.

 이와 같은 현상은 감초에서만 나타나는 것으로 알려지고 있으나, 170여 종의 한약재 중에서 약 80% 이상이 감초와 같은 성질을 갖고 있는 것 같다. 감초가 음양맥진을 악화시키듯이, 다른 한약재들도 나쁜 반응이 나오는 약재가 대단히 많다. 따라서 어떤 종류의 한약재를 먹든지 간에, 신부전증이나 부종 같은 현상을 볼 수가 있는 것이다. 다만, 건강한 사람은 부종 현상이 가볍거나 모르는 정도로 나타나고, 건강상태가 좋지 않은 사람들은 부작용이 심각하게 나타난다.

 한약의 이뇨제는 이뇨시키는 한편으로 부작용이 심각하다. 한약을 먹어서 신부전증을 일으켰을 때는 한방약으로는 해소할 방법이 없다. 한의사들은 한약을 먹어서 생긴 부종은 한의원에서 해결하라고 하는 것 같은데, 한약으로는 해소할 방법이 없다. 오히려 악화될 소지가 많다.

 한약을 먹고 나타난 신부전증의 부작용에 대해서 한의사들이 말하는 것을 보자. 한의대에서 6년간 한방을 배우고서도 한약 부작용의 원인조차도 모르고, 한약 부작용에 대해 예측하지도 못하고, 나타나는 부작용 증상도 파악하지 못하고, 부작용에 대한 대책도 없이 설왕설래하고 있는 것이다.

 부종은 한방이론으로서는 치료할 수가 없고, 한의학 이론으로서는 이론상에 문제가 있어서 신부전증을 치료할 수가 없다. 신부전증·신장염증은 분명히 실증성(實症性)의 질병이다. 한의학이라는 이론에서 신(腎)은 허

(虛)는 있어도 실(實)은 없으므로 보(補)를 할지언정 사(瀉)는 없다 하고, 신장염을 다스리는 방법의 이론이 없다. 신부전은 양방으로도 치료하기 어려운 질병으로 안다.

필자도 한약을 많이 먹어 신부전증의 부작용이 있었다. 저녁에 자고 아침에 일어나면 얼굴이 퉁퉁 붓고 손도 부기가 있었고, 소변이 잘 안 나오기도 했었다. 한약재가 좋다고 보약을 많이 먹었던 탓이라고 생각된다. 수많은 강의를 하고 연구하고 원고를 쓰다 보니 항상 피로에 젖어 있었다. 그래도 일을 해야 하므로 원기를 보충하려고 한약을 많이 먹었던 것이 위장질환과 신부전으로 나타났던 것이고, 급기야 심장병인 부정맥까지 나타났었다.

다행히도 수지침 건강법과 기능성 알음식을 장기간 먹고서, 위장증상은 거의 100% 완전 회복되었고, 신부전증도 매일 저녁 발지압판 위에서 걷는 운동을 하고 자는 날은 부기도 없고, 소변도 시원스레 잘 나온다. 이뇨제는 일절 먹지 않았다. 그리고 서암뜸을 떠서 피로를 예방·회복시켰다. 이제는 얼굴 붓는 증상은 거의 없어졌고, 건강이 많이 좋아졌다.

한약을 먹고 발생된 신부전증(얼굴·손발·전신이 붓는 증상)은 수지침 건강법을 실시하되, 중증은 의사의 진단과 처방에 따라서 치료하도록 한다.

한의사의 한의약 이론은 한마디로 체계성과 현실성이 부족하고, 가공적인 이론이 많다. 한약은 감초뿐만이 아니라, 모든 한약재의 80%가 신부전증을 유발할 수 있으며, 처방약은 장기간 복용할 때 거의 90% 이상이 신부전증을 유발할 수 있다. 그러니 한방약으로 신부전증을 치료할 수가 없는 것이다.

한약을 먹고 얼굴과 전신이 붓는 사람이 대단히 많다. 인터넷에 있는 신부전의 부작용 사례를 인용해 본다.

『질문 : 한약도 부작용 같은 것이 있나요?

　제가 얼마 전에 한약을 먹기 시작했는데, 먹는 이유는 신장이 좋지 않아서였습니다. 이제 약을 먹은 지 일주일이 되어가는데 이상하게 몸이 전보다 더 무겁고, 아침에 일어나기가 힘들고 개운하지도 않고, 얼굴도 약 먹기 전보다 더 붓는 것 같고, 그래서 한약이 제 몸하고 맞지 않는 게 아닐까 하는 생각이 듭니다.

　한약 먹을 때 먹지 말라는 것은 안 먹었고요. 시간 맞춰서 딱딱 잘 먹었는데, 한의원에 가 보기 전에 다른 분들의 의견을 듣고 싶어서 이렇게 질문을 올립니다.

　한약도 부작용 같은 것이 생길 수 있나요?』

『답변 1 : 먼저 신장이 좋지 않다는 진단을 어디서 받으셨는지 궁금하군요. 만약 양방의원에서 받으신 진단이라면 신장질환이 의심됩니다.

　한약도 약이니만큼 당연히 부작용이 있습니다. 하지만, 부작용에 비해 그 효과가 월등하기 때문에 약으로 쓰이는 것이죠. 이것은 양약이든 한약이든 마찬가지입니다. 때문에 자신에게 맞는 처방을 받기 위해서 한의사의 진단을 받은 후에 약을 사용해야 합니다.

　일단 본인도 생각지 못한 반응이 나타나는 것이므로 약의 복용을 중단하시고, 약을 지은 곳에 문의를 해 보세요. 한의원에서 지은 것이라면 처방에 따른 부작용에 대한 예상을 할 수 있으므로 적절한 조치를 내려 줄 것입니다. 하지만 한의원이 아닌 건강원이나 다른 곳에서 약을 지었다면, 약의 구성내용을 받아서 한의원에 문의해 보시는 것도 방법입니다.』

『답변 2 : 잘은 모르지만 한약방에서 진맥하고 지었으면 사이비가 아닌 이상 괜찮다고 봅니다. 그런 현상은 독소를 빼는 현상으로 보이고요. 저 같은 경우는 설사를 며칠 했어요. 그래도 의심스러우면 지금 한약방에 가서 물어보세요. 전화로 문의해도 되고, 그게 확실합니다.』

『답변 3 : 있다 뿐이겠습니까. 그보다 더 심한 일도 왕왕 있는 일입니다. 이는 공인된 의원을 두고라도 말하는 것입니다.

　질문자가 말씀하신 증세는 모두 신장이 악화되는 증세로, 이는 단지 부작용이나 몸에 맞지 않는 것 뿐만 아니라, 원래 질문자의 증상이 악화일로에 있던 것이라 약을 먹어도 별 도움이 안 되었던 것이고, 약을 복용하지 않았더라면 더 심했을 경우가 아닌 이상 이는 분명한 오용(誤用)으로 보여집니다.

　부작용이란 것은, 예를 들어 진통제 복용에 따른 식욕부진처럼 치료를 위해 부득이 감수해야 하거나, 흔히 수반되기 쉬운 정도를 말하고 있을 뿐입니다.

　그런데 주치료에 비해 부작용도 만만치 않거나 심지어 배보다 배꼽이 더 크면 취해 쓸 수 없는 것입니다. 더구나 치료와는 적중도 되지 않는 오용은 아예 여기 부작용에도 들지 않는 다른 분야입니다. 왕왕 명현현상이니 호전반응이니 하고, 심지어 거꾸로 된 핑계를 대며 계속 복용을 강요하고, 또 그런가 하면 악화일로를 걷다가 마침내 몹시 어려워져서야 다른 방법을 찾는 경우도 비일비재합니다.

　비록 일률적으로 말할 수는 없다 해도 부작용 없이 잘 치료되는 것일수록 좋은 약인 것이 당연하며, 마찬가지로 꼭 부작용을 눈에 지켜봐야만 약발이 세어 잘 듣는 증빙이 되는 것도 아닙니다.

　무허가 조제 같으면 더 말할 것도 없고, 몸은 하나 뿐이고 약이 매번 다 적중한다는 보장은 없는 것이니, 문제를 느꼈으면 이제라도 늦기 전에 조속히 되돌리고 새로 적중한 치료로 나가는 것이 필요할 듯합니다.』

『답변 4 : 이런 질문을 들을 때마다 정말 화나고 답답합니다.

일본·중국에서는 한약재의 독성과 부작용은 상식이며 물어볼 필요도 없는 내용입니다. 그래서 약을 투여하고 반응을 살피고 가감하고 하는 한의사와 전문가가 있는 것이 아닙니까?

제일 많이 사용하는 감초의 감초산(glycyrrhizin acid)에 의한 위 알도스테론증으로 저칼륨혈증·나트륨 체액저류·부종·체중증가가 나타나는 경우가 흔히 있어요.

저칼륨혈증의 결과로 탈력감·사지 경련·마비 등이 올 수도 있고요.』

※ 참고 : 한약을 장기간 복용하면 신부전은 당연히 나타날 수밖에 없다. 한의사들은 많은 임상을 하면서도 환자에 대한 관찰을 하지 않고, 이 핑계 저 핑계를 대면서 부작용을 희석시키고 또 감추려고 하고 있다. 심지어 한약은 부작용에 비해 효과가 크다고까지 말하고 있다. 실험과 설문조사에 의하면 효과는 극히 미미하고 부작용만 심한 것이 한약이다.

3. 비염 고치는 한약 먹고 무릎통증 생기니 감초를 달여 먹으라 한다?

『질문 : 한약 복용 후 부작용

비염이 심해서 한약을 지어 먹었는데요. 한약 재료 중에 몸에 안 맞는 게 있었던지 아니면 약이 너무 독했던지 약 복용 후 얼마 안 돼서(한 2~3일 후부터) 몸에 기운이 빠지고, 숨이 가빠지고, 무릎에 통증이 생겼습니다.

처음에 이런 증상들은 조금 있으면 나아지겠지 하고, 약을 꾸준히 복용했습니다. 지금은 다 먹은 상태입니다.

그런데 이런 증상들이 없어지지 않고 계속되고 있습니다. 지금 약을 복용하지 않은 지 2주 정도 되었는데 특히 무릎통증이 심합니다. 일어서거나 앉을 때, 자세를 바꿀 때, 무릎을 폈다 굽혔다 할 때 가장 심합니다. 뭐랄까 무릎뼈가 서로 엇갈린 느낌이랄까, 하여튼 통증이 너무 심해서 제대로 걸어 다니지 못할 정도입니다.

한약 재료 중에 몸에 안 맞는 것이 있으면 이렇게 부작용이 생기나요? 먹지 말라는 음식을 먹어서 그런 건 절대 아니고요.

한약 복용 후에 부작용을 고칠 수 있는 방법과, 무릎통증을 없앨 수 있는 방법을 알려 주셨으면 좋겠습니다.』

『답변 : 혹시 사상의학이라고 여기는 한방 주술사나, 약방에서 지은 것은 아닌지요?

약 재료 중에 몸에 안 맞는 게 있었든지 약이 너무 독했든지 했을 것입니다. 약이 안 맞으면 이제라도 약을 지은 곳으로 가서 의논을 하든지 항의를 하든지 하십시오. 그 비싼 한약에는 '복약지도료'라 하여, 약이 맞지 않으면 바꿔 주거나 환불의 가능성도 내포하고 있는 것이기 때문에 가능합니다.

약을 거꾸로 지어서 그런 것 같습니다.

한약 복용 후 부작용은

첫째, 약을 지은 곳으로 가서 의논하고 해결책을 찾으십시오.

둘째, 그래도 효험이 없다면, 감초를 진하게 달여서, 한 대접씩 한 이틀 정도 들어 보시고, 그래도 효험이 없다면 미나리즙을 내서 아침·낮·저녁에 한 잔씩 며칠 들어 보신 다음, 셋째, 부추즙을 내서 들어 보시면 어떨까 합니다.』

※ 참고 : 한약 부작용은 극심하다. 교감신경을 항진시키므로 모세혈관이 수축되어 환자에게 제일 취약한 무릎 부분의 모세혈관이 수축되어 무릎통증이 나타난 것이다. 그런데 "약이 독하거나 맞지 않으면……" 등으로 회피하고 있다. 특히 감초는 세계적으로 유명한 부작용 약재인데, 감초를 진하게 달여서 한 대접씩 달여 먹으라고? 게다가 미나리즙·부추즙을 권하고 있으니, 이것이 오늘날 한의학의 현주소이다.

4. 한약 부작용 – 간염·위염 발생되었는데
   – 몸에 불을 땔 때 원칙 있다니?

　한약을 먹을 때 가장 많은 부작용이 독성 간염이라고 한다. 앞에서 언급한 것과 같이 이것은 대한의사협회, 대한간호협회, 국립독성연구원 등에서의 공통된 견해이다.

　한약은 1개월 분이면 대단히 많은 약이다. 몸이 차가우니 몸을 따뜻하게 해 준다는 처방이라고 한다. 그런데 먹고 난 부작용이 간염증세이다(자세한 것은 병원검사에서 확인해야 한다).

　간염증상들은 심한 두통, 눈이 빠질 듯한 증상, 구역질, 극심한 피로로 졸림, 조금만 움직여도 밀려드는 피곤, 눈충혈, 뒷목 뻐근함, 머릿속이 멍함 등이 나타난다.

　이러한 증상은 분명히 한약으로 인한 독성간염의 증상이다. 그런데 한의사들은 한약 부작용에 의한 간염 증상을 한약 때문이 아니라고 하면서, 머리에 침이나 놔 주고, 답변을 들어보면 동문서답하듯 선문답이나 하고 있는 것 같다.

　간염치료는 우선 한약을 중지하고 병원의 치료를 받는 것이 타당하다. 우선 간염증상이 어느 정도 회복되면서 완전 회복되지 않으면, 간염 바이러스를 제거하기 위해서 수지침 처방에 따라서 서암뜸을 뜬다.

　처음에는 3~5장을 기본처방에 뜨다가, 차츰 5~10장씩을 매일 1~2회씩 뜬다. 손 부위의 요혈에 뜨면 임파구를 활성화시키고, 임파구의 B세포·T세포를 증가시켜 항체를 만들거나 바이러스를 제거할 수 있다. 기타 서금(瑞金)요법은 만성간염 회복에 도움이 된다.

『질문 : 한약 부작용일까요?

서른넷의 가정주부입니다. 2004년 12월 10일경 임신을 위해 몸을 보해 준다는 한약을 먹었습니다(1개월분). 한의원에서 맥을 짚곤 제 몸이 차가우니 몸을 따뜻하게 해 준다는 처방이 내려졌습니다.

약을 채 다 먹기 전, 여러 가지 증상들이 나타났습니다. 심한 두통, 눈이 빠질 듯한 증상, 구역질, 졸림, 조금만 움직이면 밀려드는 피곤함, 눈충혈, 뒷목 뻐근함, 머릿속 멍함 등 전에 느껴보지 못했던, 확연히 차이나는 증상들입니다. 다시 그 한의원을 찾아가 증상을 얘기했더니, 몸에 열이 많아 그 열이 머리로 올라가서 그렇다고 하면서 머리에 침을 놔주었습니다. 한약 때문이 아니냐 하니, 한약 때문이 아니라고 합니다.

한약이 무조건 좋은 줄 알았던 저였기에 마저 먹으려 했으나, 증상이 너무 심해 몸이 괴로워 다 먹지 못하고 버렸습니다. 시간이 지날수록 증상들이 좀 약해지는 것 같아, 한약기가 다 빠지면 괜찮으려니, 모르는 생각에 한약재가 독(毒)일 게 뭐 있으랴 싶어, 그냥 기다렸습니다. 그러다 임신이 잘 안 돼 산부인과를 가게 되었는데, 피검사 결과 유즙 분비호르몬(수유시 분비되는 호르몬, 정상치는 8~30 정도) 수치가 197까지 올라가 있는 것입니다.

뇌종양이 의심돼 MRI 촬영도 했지만, 종양은 없었고, 아직까지 그 수치를 낮추는 약을 먹고 있는데, 문제는 다른 건 다 괜찮은데, 두통과 구토를 할 것 같은 메슥거림은 여전하네요. 신경외과에 가서 두통약을 처방받아 증상이 약해지긴 했지만, 매달 주기적으로 나타납니다. 여기저기 검색 결과 한약이 호르몬 계통에 혼란을 줄 수 있다는 내용도 있고, 여자 몸에 좋은 약물이 유즙 분비 호르몬 수치를 높인다는 내용도 있고, 두통은 물론 제가 겪은 모든 증상이 한약 부작용에 관련 있다는 걸 알게 됐는데, 좀더 확실한 내용을 알고 싶어 이렇게 글을 올립니다. 그리고 만약 한약으로 인한 두통이 맞다면 이런 두통은 어찌 하면 나을 수 있는지도 알려 주세요.』

『답변 : 불은 위로 향하고, 물은 아래로 향합니다. 질문자께서 몸이 차다는 진단을 받고 드신 처방약은 몸을 따뜻하게 하는 성질의 약인 것으로 추정됩니다.

몸에 불을 땔 때는 원칙이 있습니다. 물이 넉넉한 사람은 불을 세게 때도 괜찮으나, 물이 부족한 사람은 불이 세면 열기가 머리까지 올라가서 질문자가 겪는 증상이 나타나게 되므로, 물(음)을 보하는 약을 함께 써서 몸을 덥혀야 합니다. 질문자께서 약을 드실 때, 먹는 양을 줄여서 드시면 증세가 완화되기도 합니다.

농사꾼이 봄에 씨앗을 심는 것은 날씨(온도)가 따뜻하기 때문입니다. 사람의 씨앗도 따뜻해야 자라날 수가 있는 것입니다.

사람의 인체는 각각 좋아하는 온도가 있으며, 이것을 맞추어 주는 것이 건강을 유지하는 비결입니다. 그 다음은 순환을 좋게 하는 것이고요.

열기가 올라와 생긴 두통이라면, 음을 보하는 음식이나 약으로 쉽게 치료가 되지만, 다른 이상으로 생긴 두통이라면 그 원인을 제거하는 것이 두통의 치료방법이라 생각됩니다.』

『질문 : 피부가 안 좋아서 한약을 먹기 시작했는데, 이후 급성간염이란 판명을 받았습니다. 도와주세요.

2005년 12월에 회사에 입사를 하면서 건강검진을 받고 아무 이상없이 입사 후 몇 개월이 지났습니다.

그러던 중 고등학교 때부터 피부로 인해 고민을 하다가 한약을 먹으면 피부가 좋아질 수 있다고 하여 한의원에 가서 한약을 지어 먹기 시작하였습니다.

한약 20일치를 두 번 먹었는데 피부에 별다른 호전을 보이지 않아 한약을 새로 지으러 가서 너무 효능이 없는 거 같다고 몇 번의 항의를 하였고, 한의사가 봤을 땐 호전되고 있으니 너무 걱정하지 말고 먹으면 된다고 하여 새로 지어 준 한약을 다시 먹기 시작했습니다.

그런데 제가 항의를 많이 해서 그랬던 것인지, 한약이 이전에 비해 좀 진해진 것 같고, 먹고 나서는 구토가 막 나오려고 하는데 그냥 참고 마셨습니다.

그렇게 며칠이 지났고, 1년에 한 번씩 회사에서 정기검진을 하였는데 간 수치가 400~500이 나오면서 급성간염인 것 같다고 재검을 받아야 한다고 통보가 왔습니다. 안 그래도 그 이전부터 한약을 먹으면 너무 메스꺼워서 한 이틀 정도를 먹지 않고 있었는데, 여기저기 알아 보니 아무래도 한약 때문에 간 수치가 너무 높아진 것 같습니다(새로 지은 한약을 4~5일 정도 먹었는데, 소변이 약간 붉고 심하게 진해진 것을 보고 추측을 하고 있습니다).

이런 경우 제가 한의원에서 보상을 받을 수 있을까요?

큰 금액을 바라는 것은 아니오나, 만약 제가 급성간염이라 입원치료를 해야 한다거나, 약을 복용해야 한다면 그것에 대한 보상은 받고 싶습니다.

가능할까요? 도와주세요.』

『답변 : 한국소비자보호원에 고발하셔야 합니다.

한약의 경우 한의원마다 처방이 다릅니다. 같은 이름의 한약이라고 하더라도, 들어 있는 약재의 종류에 차이가 있을 수 있고, 용량도 다를 수 있습니다. 또 생약이라는 것은 생산지와 생산연도에 따라 성분의 차이가 있을 수밖에 없습니다.

그렇기 때문에 한약의 부작용을 증명하기는 매우 까다롭습니다.

독성간염에 대한 지금까지의 연구들을 보면, 가장 큰 원인이 한약과 민간요법입니다. 주의하시는 게 좋습니다.

보건복지부에서도 똑부러진 답을 주지는 못하고 있고요. 다만, 한국소비자보호원(http://www.cpb.or.kr)의 분쟁조정 사례에 아래와 같은 안내가 나와 있습니다.

한국소비자보호원 - 상담마당 - 사례안내 - '한약'으로 검색』

『질문 : 〔한방〕 한약 복용 후 독성 간염이 발생된 경우 한의원의 책임 여부

저는 20대 기혼녀로 출산 후 비만이 나아지지 않아, 비만 치료를 목적으로 2004년 3월 한의원에서 한약을 받아 약 2개월 정도 복용하였습니다. 한약 복용 중 구토와 메스꺼움이 있었으나, 한의원에서 일시적인 증상이니 괜찮다고 하여 한약을 계속 복용했습니다. 이후 눈에 황달기까지 나타나기 시작하여 2004년 4월 병원에 가서 진찰받은 결과, 급성 간염으로 간수치가 1,000 이상으로 나왔으며, 급성간염에 대해 입원조치가 필요하다고 하여, 약 2주일 동안 입원하였습니다. 현재도 간에 대한 추적관찰을 계속하고 있는데, 이런 경우도 한의원에 책임이 있는지요?』

『답변 : 독성간염 증상에 대한 조치 미흡시, 한의원의 책임이 일부 있을 것으로 보입니다.

한약 복용 후 독성간염 발생에 대해 2004년 1월 식의약청·국립독성연구원에서 독성간염 환자를 대상으로 조사한 결과, 간독성의 원인이 한약이라는 것에 대해 명확히 입증되지는 않았으나, 인과관계가 있어 일부 문제로 지적되고는 있습니다. 비록 한약 자체에 독성간염을 일으킬 만한 재료가 없다 하더라도, 한약의 재배나 생산·유통관리 등으로 인한 부작용(독성간염 등) 발생 가능성이 있어, 한약 부작용에 대해 많은 논란이 있는 실정입니다. 본 건의 경우, 간수치 증가와 약 중단 후 간수치 감소 등을 확인하여 약인성 간손상에 해당되거나, 한의사가 한약복용 전 부작용 발생 가능성에 대한 설명이 부족했거나, 한약 복용중 이상증상 호소에 대해 적절한 조치 없이 한약을 계속 복용하게 했다면, 한의원에 일부 책임이 있는 것으로 보입니다. 그러나 한약 복용 후의 간염발생에 대해 한의원의 명확한 책임이 밝혀지기 어려워, 위자료 등의 배상이 쉽지 않습니다. 다만, 입원비와 관련하여 협의가 가능한 경우로 보입니다.』

『질문 : 한약을 잘못 먹어 대변에서 피가 나왔어요.

　얼굴에 여드름과 습진 등, 아토피 증세가 갑자기(올해) 생겨 한의원을 방문하여 치료제라고 하는 한약을 받아 와 먹었는데, 2첩을 먹으니까 갑자기 감기 및 오한이 생기고, 심하게 복부가 타 들어가는 느낌을 받았습니다. 그 전에 한의사로부터 들은 얘기가 있어(한의사의 말은 "감기처럼 오한이 들고 설사가 나면 약을 중단 또는 줄이라"는 말을 들었음) 한약 복용을 중지하였지만, 계속하여 심한 복부의 통증과 설사를 동반하면서 대변에서 피가 나와, 그 다음날 119에 실려 병원으로 가서 진짜 죽을 고비를 넘기고, 약 2주 동안 병원에 입원하였다가 나왔는데, 현재도 계속 치료중에 있으며, 병원에서는 "감염성 설사 및 궤양성 대장염으로 의심이 된다"고 했습니다. 병원에 입원해서 약 3일 넘게 계속하여 항문에서 피가 나오는 등, 심한 고통을 받아 한의원에 문의를 하니, 처음에는 자신들의 잘못을 인정하더니, 며칠 뒤에는 "갑자기 한약으로 인한 것이 아니라"고 하여, 병원 의사에게 왜 이런 증상이 나타나는지 물어보니, "정확한 원인은 알 수 없지만 음식이나 약물로 인한 장염증세"라고 하였습니다.

　그 당시 집에서 밥도 거의 먹지 않는 상태에서 한약만 먹었고, 한약을 먹고 난 뒤에 이런 증상이 나타났는데, 왜 이런 증상이 일어났는지 모르겠습니다. 정확한 답변을 부탁드립니다.

　저는 여자이고 35세입니다. 원래는 얼굴에 아토피가 없었는데 올해 갑자기 생겼고, 그 한의원에서 4번에 걸쳐 한약을 먹었는데, 계속하여 약효가 나타나지 않았습니다. 그 한의사가 "체내에 열을 내리는 약을 처방한다"고 하면서 지어온 약을 먹은 후에 갑자기 그렇게 되었습니다. 한의사는 그 후에 찾아갔을 때 똑 같은 약을 지었다고 거짓말을 하면서 처방전을 복사를 하니 이미 약은 다른 약으로 처방전을 바꾸어 놓은 것 같았습니다.』

『답변 1 : 한약 부작용으로 온 것이 맞는 것 같습니다.
　한의원에서 발뺌한다고 될 일도 아니고, 말씀드리고 치료비와 약값(한약)을 환불해 주는 것은 물론이고 정신적인 위자료까지 달라고 하세요.
　미안한 마음을 가지고 사과를 한다면 정신적인 위자료는 봐주시든가요.』

『답변 2 : 의료사고군요.
　복용하신 처방약 중에 강한 사하약(변비를 치료하며 설사를 일으키는)인 '대황'이나 '망초'가 들어 있었을 가능성이 큽니다. 임상경험이 부족한 한의사의 경우, 심한 변비(열성) 증상이 있는 경우, 극히 주의해서 처방해야 하는 약재인데, 한의학이론 중에 대장의 열로 인해 얼굴에 여드름이 심한 경우, 설사를 시켜 열을 빼내는 이론이 있는데, 이런 식으로 적용해서는 절대로 안 되는 것이죠.
　설사를 시키지 않고 얼굴의 열을 식히는(한의학적으로 염증을 치료하는) 좋은 약재가 얼마나 많이 있는데, 이런 식으로 환자를 고생시키다니, 그런 의사는 문닫고 좀더 제대로 배워서 경험을 많이 쌓아야 될 것 같습니다.
　주변 어른들의 조언과 조력을 얻어서 적절한 보상을 받으시기 바랍니다.

　※ 참고 : 한약 먹고 간염이 생긴 증상들을 보고서 "불을 땔 때는 원칙이 있다"는 것이 한약계의 대답이다. 간염의 열을 물(음)을 보하는 약을 함께 쓰라니……. 한약을 더 먹고서 간염이 더 악화되기를 바라는 것과 무엇이 다른가?
　한약을 먹고 발생한 부작용은 한의사와 충분한 상의를 하되 여의치 않으면 본서의 내용과 부작용들을 참고하여 법정 소송을 하는 것도 검토해야 한다.

5. 한방약 부작용으로 인한 '위장병 발생' 한약으로 조리하라고?

교감신경이 항진되면 위장은 늘어지면서 위액분비가 안 된다. 그래서 소화불량·위장병이 나타난다.

한약은 교감신경 항진작용이 강하므로 한약을 넘기기만 해도 구역질·구토 같은 증상들이 나타난다.

교감신경이 심하게 항진된 경우에는, 소위 비위가 약하다고 하여 평소에도 구토·구역질 같은 증상이 나타날 수 있는데, 더구나 교감신경을 항진시키는 한약을 먹으므로 당연히 나타날 수밖에 없다.

한약의 소화제나 보양제·보음제 등 기혈(氣血)을 보하는 약들도 모두가 교감신경 항진제이다.

『질문 : 한약(보약)을 먹고 위장병이 생겼는데 어떻게 해야 하나요.
얼마 전에 한의원에 가서 진맥받고 보약을 지어 먹었습니다. 자취생활을 오래 하다 집에 내려가 있었기 때문에, 부모님이 하루 세끼 꼬박꼬박 잘 챙겨 주셨죠. 그런데 약을 하루치 남겨 뒀을 때 새벽에 속이 너무 불편해 일어나 구토를 했습니다. 분명 체한 느낌은 아니었고, 뱃속에 들어 있는 것도 없었습니다. 나온 것은 그저 조금의 끈적한 액체뿐이었습니다. 물을 마셔도 바로 토해서 아무것도 먹을 수 없었죠.

사실 지난 2년간 물만 마셔도 토하는 증상이 몇 번 있었습니다. 그러나 모두 술을 마신 후였고, 이제는 술을 마시지 않아 더 이상 그런 일도 없었습니다. 그리고 병원에서는 반나절이나 하루 정도 아무것도 먹지 말고, 좀 괜찮으면 조금씩 먹어 보라고 해서 늘 그렇게 했습니다. 이렇게 하고 나면 다시 잘 먹었습니다.

이번에도 그럴 것이라 생각하고 기다렸습니다. 그런데 그날 저녁에는 열이 많이 나더니, 그 후로는 식욕이 나질 않고 소화도 힘듭니다. 3일간은 미음을, 지금은 죽을 해서 먹고 있습니다. 많이도 못 먹고 반공기씩 겨우 먹고 있습니다. 왜 그런 것인지 모르겠습니다. 게다가 이렇게 못 먹는데도 몸무게는 그대로네요.

술을 마신 것도 아닌데, 식사를 제대로 안 한 것도 아닌데, 갑자기 왜 이런지 모르겠습니다. 설 연휴 전부터 그랬으니까 시일이 꽤 지났는데도 살이 빠지지 않는다는 것도 이상합니다. 왜 이럴까요.

어제는 부모님이 남은 한약마저 먹으라고 해서 죽을 먹은 뒤 한 봉지를 먹었는데, 또 토할 뻔했습니다. 혹시 한약 부작용은 아닌지, 이제 곧 개강을 하게 되어 서울에 올라가야 하는데 부모님이 이대로는 절대 서울 못 보낸다 하시며 걱정이십니다.』

『답변 1 : 한약이 위장장애를 초래하는 경우가 있답니다. 십이지장 출혈을 일으켜서 응급으로 수술한 경우도 보고가 되었답니다. 질문자 분은 한약을 드시지 마시고, 일단 내과에 가서서 다시 진찰을 받으십시오. 미란성 위염 등 증세를 다스린 후에, 다시 진맥을 받아서 드시거나 하시지요. 그런데 그런 보약 먹지 마시고 음식에서 보약을 찾으십시오.』

『답변 2 : 한약은 보하는 약과 사하는 약, 그리고 화해하는 약 등이 있습니다. 질문자께서 복용한 약은 보하는 약 중에서 숙지황 등의 약재가 포함된 약인 듯합니다. 이럴 경우 원래 위장기능이 허약하거나, 더 이상 보음(補陰)이 필요하지 않은 사람의 경우, 일종의 부작용이 초래될 수 있습니다. 현재 그러한 상태로 여겨집니다.

이에 대하여는 속에 체한 기운을 잊어버리고, 건위보비(健胃補脾) 작용의 약들을 복용하면 다시 건강한 모습으로 돌아갈 수 있습니다. 걱정하지 마시고 적절한 한의원을 찾아 한약으로 조리하시기 바랍니다.』

※ 참고 : 한약재 80%, 처방약은 97% 이상 위장병을 일으킬 수 있다. 한약이 위장에 있는 부교감신경·미주신경을 억제하기 때문이다. 그런데도 또 한약을 먹으라고 권하고 있다. 한의사들 자체도 한약의 부작용의 원인을 모르고 있다.

6. 체한 증상에 한약 복용하여 어지러움증 생기는 것
- 악화시키는 증상 — 한약 부작용, 한약으로 해소할 수 없다

체한 증상이 있을 때 한약을 먹으면(한약으로 만든 소화제도 비슷하다) 체한 증상이 더욱 심하여진다. 이때 침을 맞았더라도 증상이 완해될 뿐 위장질환을 근본적으로 치료할 수 없다. 뇌압이 높은 증상의 하나로 어지러운 증상이 남아 있는 것이다.

한약 복용은 결과적으로 교감신경을 흥분시키는 방법이므로 한약 부작용을 한약으로 해소할 수가 없는 것이다. 한의사들은 한약 부작용은 한약으로 풀어야 한다고 하는데, 한약으로 한약 부작용을 해소할 수가 없다. 그런데도 한약 부작용을 한약으로 풀라고 한다.

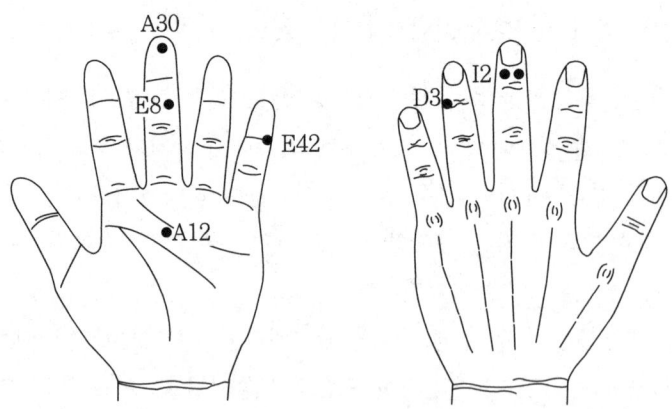

〈체한 증상의 서금요법 처방〉
이 곳에 기마크 서암봉을 붙이거나 침봉으로 20분간 반복 자극한다.

체증인 위실증상은 교감신경 항진증이므로 교감신경이 제일 민감하게 분포되어 있는 손 부위에서, 서금요법의 방법에 따라 교감신경을 진정시키는 시술을 하면 잘 낫는다. 우선 6호 서암봉으로 A12에 붙여 주고, 유색 1호 서암봉으로 E42, D3번에 붙인다. 뇌압 조절, 혈액순환 조절을 위해 E8, I2, A30에 유색 1호봉을 붙여 준다.

『질문 : 한약을 복용하면서 심한 어지럼 증상과 속쓰림 증상이 나타나는 이유가 뭔가요?

얼마 전 한약방에서 진맥을 하고 혈전 및 체지방(체력) 검사를 하였는데 몸이 좋지 않아 한약을 지었습니다.

지금 3일째 복용 중인데, 어제는 한약을 먹지 못했습니다. 왜냐 하면 먹은 지 이틀 만에 가만히 앉아 있지도 못할 정도로 어지럼 증상이 나타나서, 하루 세 번 복용하는 약을 한 번으로 줄였습니다. 약을 안 먹으면 괜찮고 약을 먹으면 멀미하는 것처럼 어지러운데, 왜 그러는 건가요?

해당 한의원 원장은, 전화했더니 오히려 약을 더 많이 먹으라고 하는데요, 정말 어지러워서 죽을 것 같습니다. 이 약을 먹어도 괜찮을까요?』

『답변 : 뭐가 잘못 되었을까요? 약이 잘못되었을까요, 아니면 복용방법이….

한약도 먹으면 부작용이 있답니다. 속이 메스껍거나, 쓰림이 있거나, 머리가 아프거나, 설사를 하거나 등등. 그러면 보통은 맞지 않은 것이며, 복용하지 말아야 합니다.

그러나 한의사가 처방을 할 때, 소기의 효과를 내기 위하여 그 과정을 거치기도 하지요.

한약은 꼭 진맥을 하고 처방해야 합니다. 이는 체질과 약성을 맞추는 과정인데, 이를 상식으로 알고 생활에 활용하도록 하여 보세요.

한방의 기미는 맛이며, 체질도 이의 맛에 맞아야 합니다.

조금만 알면 건강에 크게 도움이 되고, 자신의 건강은 자신이 관리해야 합니다.』

『질문 : 한약 부작용으로 인한 소화불량과 처방전 보관기한?

약 1년 전쯤에 한약을 복용하였습니다. 종로에 있는 한의원에서요.

항상 보시던 선생님이 딴 데로 가셔서, 젊은 의사분한테 진료를 받아 약을 복용했습니다. 약을 복용하던 중 설사 증세가 있어서, 다시 지어 먹고서는 조금 덜하긴 했는데요. 아무튼 끝까지 모두 먹었습니다.

그런데 그 뒤로 소화불량이 무지하게 심했습니다. 위가 마치 쇳덩이가 된 듯한 증상이었고, 살도 빠지고, 혈변도 보았습니다.

그 한의원에서는 다시 와 보라고 하였지만, 도무지 믿음이 가질 않아 대학병원으로 갔고요. 대장·위장 내시경, CT촬영, 피검사, 초음파 등등 모두 했습니다. 진찰결과는, 경미한 십이지장염이 있으니 걱정하지 말라고 하더군요.

그동안 커피·탄산음료를 즐겼던지라 한약 부작용이라고는 생각 못하고, 담배도 끊고, 탄산음료와 커피도 끊고, 세끼 식사에 규칙적인 생활을 했습니다. 하지만, 차도가 없더군요. 벌써 1년입니다. 최근에는 머리도 아프고 어지럽고 해서 일상생활이 엉망이 돼 버린 건 어찌 보면 당연한 것 같습니다.

지난 1년을 고생한 거는 둘째치고, 이제 직장도 나가고, 결혼도 하고, 할 일이 태산 같은데, 이런 몸으로 정상적인 생활이 가능할지 절망감에 미칠 지경입니다.

그 뒤로 담적을 치료한다는 병원도 가 보고 다른 대학병원도 가 봤지만, 위산과다·식도염이 있다고 하긴 했는데, 약을 먹어도 전혀 효과가 없습니다.

취업준비도 해야 하는데, 쉬는 것조차도 그리 편치가 않고, 요즘은 어지럼증 때문에 나가 돌아다니기도 겁이 나네요.

오늘 그 한의원에 찾아가 그때의 처방전을 손에 넣으려고 하였으나, 폐기했다고 그러더군요. 이제 막 1년이 넘은 건데. 법적으로 아무 문제가 없는 것인지요?

사실 이 한의원에 법적으로 무슨 행동을 하겠다는 생각은 없었고, 그때의 처방전을 받아서 대학교 내의 한방병원에 가서 치료를 해 보겠다는 실낱같은 희망을 가지고 있었는데, 너무 절망적입니다.

이렇게 처방전을 자기 맘대로 폐기시킬 수 있는 것인지요? 참고로, 그 한의원에서 소화 안 되는 약재가 들어갔다는 것을 인정하였습니다. 그리고 저같이 한약 부작용으로 인한 경우에 한약으로 다시 치료할 수 있는 방법이 없는 건지요?

도움될 수 있는 말씀 부탁드립니다. 사소한 것이라도요.』

『답변 1 : 그렇게 경솔하게 폐기할 수 없는 것입니다. 처방전도 그렇지만, 진료기록부를 요구하셔야 되겠고요.

진료기록부는 보관기간이 10년입니다.

진료기록부는 없는 것이 아닌, 안 보여주려는 의도가 다분히 있지 않나 봅니다. 그러니 꼭 필요하다면 합법적인 서류형식으로 요구를 하시면 되겠습니다.

한약으로 입은 피해는 한약으로 다스림이 좋습니다.

질문자님은 엄연한 고통을 당하고 있는데도, 양방의 검사는 소화불량에다 혈변에다 여러 증상이 있음에도, 대장·위장 내시경, CT촬영, 피검사, 초음파 등을 통한 진찰결과는 "경미한 십이지장염이 있으니 걱정하지 말라"고 했으니 답답한 것이지요.

질문자님의 문제를 해결하는 데는 법적인 것은 차지하고라도, 가급적이면 진료기록부가 있었으면 좋겠네요. 사용했던 약재를 알면 치료하기가 훨씬 쉽답니다.

설득에도 응해 주지 않는다면, 공식적인 절차를 밟고라도 질문자님의 문제가 잘 풀렸으면 좋겠습니다.

이런 문제는 사이버상으로 문의하기보다 보건소나 시·군·구청의 위생과로 문의하시면 더 좋은 답을 얻을 수 있을 줄 압니다.』

『답변 2 : 네. 한약으로 인해 생긴 부작용은 한약으로 해결이 가능합니다.
먼저, 같은 한의사로서 한약을 복용하여 몸에 장애가 생기게 된 점, 진심으로 사과드립니다.
자세한 건 복진을 통해 정확한 몸의 상태를 파악해야겠지만, 일단 올리신 글로 미루어 짐작컨대, 진무탕(眞武湯)이란 처방이 가장 좋을 듯 싶습니다.
어디든 가셔서 진무탕이란 엑스제를 달라고 하시면, 아마 쉽게 구할 수 있을 걸로 사료되고요. 만약 진무탕을 복용하였는데도 설사가 그치지 않는다면 삼령백출산(蔘苓白朮散)이라는 약을 복용하시기 바랍니다.
제가 보기에는 진무탕으로 어지럼증과 설사가 해결이 될 것 같고요. 엑스제로도 비교적 효과가 빨리 나타나는 편이니까, 구할 수 있으시면 구해서 드시기 바랍니다.』

『답변 3 : 처방전이 아니고 진료기록부입니다.
진료기록부는 5년간 보존하게 되어 있습니다.
한약재로 인하여 위장에 손상을 주었으니, 현재는 한약보다는 양약으로 증세를 조절하시는 것이 더 경제적이며 효과적입니다.
또한 약으로 치면 위장약뿐 아니라, 간기능 개선제를 드시면 도움이 됩니다. 장증상과 동반된 다른 증세 모두를 침이나 주사로 치료하여야 합니다. 장만 치료하면 좋아지지 않습니다.』

『질문: 한약 먹고 체했는데, 한약의 부작용인지 알고 싶습니다.
한약을 먹기 시작할 즈음 컨디션도 안 좋고, 마침 좀 심하게 체했습니다. 체한 증상이 남아 있는 상태로 한약을 1주일 정도 복용하였습니다. 체한 증상인지 한약의 부작용인지 몰라도, 그 1주일 동안 메스꺼움과 어지러운 증상은 계속되었습니다(멀미하는 것처럼). 한의원에다 한약의 부작용이 아닌지 문의를 했는데, 한약의 부작용은 아닌 것 같고 체기가 남아 있어서 그런 것 같다며, 침을 맞고 체했을 때 손을 따는 것처럼 발가락을 따고, 3일치 한약 소화제를 주었습니다.

그리고 지난번 한약은 소화제를 3일치 복용한 후에 복용하라고 하더군요. 침을 맞고 나니 그 전처럼 심하게 어지럽지는 않은데, 아직도 음식을 맘대로 못 먹고, 가끔 머리가 멍한 것 같은 약간의 어지러운 증상이 남아 있습니다.

체한 증상이라면 이렇게 오래 갈 수도 있나요? 체한 지 1주일 정도 되었거든요. 제가 지은 한약은 소화기 계통을 튼튼하게 해 주는 약으로 알고 있습니다. 약간 초록빛을 띠고 맛이 엄청 쓰더라고요.

체기가 남아 있는 것인지, 아니면 한약을 복용하면서 생기는 증상인지……. 더 큰 병일까봐 너무 불안합니다. 한의원을 다니는 관계로 일반 병원에 가기도 쉽지가 않은데 계속 체한 증상 치료를 받아야 하는 것인지 염려됩니다. 병원에서는 아니라고 하지만, 그렇다면 한약의 부작용일 수도 있는 건지 알려 주세요.』

『**답변** : 퍽이나 유감입니다. 체증에는 침과 한약 효과가 매우 좋은 편인데, 효과를 못 보고 계시다니요.

"한약 먹고 어지러울 수 있나요?" 하신 질문에 대한 답변은 당연히 한약도 잘못 처방되면 부작용이나 후유증이 있을 수 있다는 겁니다.

그러나 발가락을 땄다고 한 데서 힌트를 얻는데요. 둘째발가락을 땄다면 체증에 대한 처방이 그리 잘못된 것만은 아닐 것 같다는 짐작을 해 볼 수도 있습니다.』

※ 참고 : 한의사들도 한방약을 연구하면서 한약을 전혀 먹어 보지 않은 것 같다. 한약이 체증에 좋다고 하는데, 체했을 때 한약을 먹어 보면 위장이 더 답답하고 묵직하여, 체기가 심할 때 한약을 먹으면 울컥하고 토하는 것이 대부분이다. 한방약은 위장기능을 크게 악화시킬 뿐이다.

7. 한약 먹고 '급성간염', 한의원에서 보상해 줘야 하는 것 아닌가요?

한약의 근본문제가, 약재에 독성물질이 있을 수 있는 데다가 농약 등 중금속 오염의 가능성, 유통과정에서의 표백제 · 색소 · 방부제 등을 첨가하므로 어떤 물질이 들어가 있는 것인지 알기가 어렵다는 데 있다. 그런데도 한의사들은 한약처방을 해서 투약할 때도 한약 부작용에 대해서는 전혀 연구가 없다.

한의사들 나름대로 최선을 다해서 처방을 한다고 하나, 그 한약을 먹어서 어떤 부작용이 생길지는 전혀 모르고, 분명치 않은 효과만을 강조하고 있다. 그리고 한약 부작용이 나타나면 한약 부작용에 대처하는 연구도 전무하다. 겨우 위장장애가 올 때 소화제를 추가한다고 하나, 소화제 자체에서도 부작용이 나오는 경우가 많다. 또 한약의 복용횟수를 줄이라거나, 다시 한의원에 매달리라고 한다. 한약 부작용은 한의원에서 해소할 수 있는 방법이 없다.

음양맥진 실험으로 볼 때 한약을 먹으면 먹을수록 질병이 악화되거나 발생된다는 것은 확실하다.

독성간염을 예방하는 가장 올바른 길은 한약을 먹지 않는 것이다. 그리고 한약을 먹다가 부작용이 생겼을 경우도 한약의 복용을 중단하는 것이 최상의 방법이다. 아무리 한약을 바꿔서 빼고 넣고 한다고 하더라도 한약 자체가 문제이므로 좋은 방법이 없다.

우선 독성간염, 급성질환은 병원에서 진료를 받고, 어느 정도 만성으로 이행되면 스스로 관리하는 길밖에 없다.

『질문 : 한약을 먹고 급성 간염에 걸린 경우, 한의원에서 보상을 해 줘야 하는 것 아닌가요?

저희 엄마(55세)가 좀 뚱뚱하십니다. 5년 동안 중국서 식당을 하시다가, 지난 3월 14일에 한국에 오셔서 종합건강검진을 받으셨는데, 비만·지방간·고혈압 외에는 건강하다는 결과가 나왔습니다. 그러던 중 사촌언니가 한의원에서 약을 먹고 살을 뺐다고 하기에, 중국에 돌아가기 전에 한의원에서 비만치료 한약을 1달치 지어 가지고 가셨습니다.

그런데 약을 먹으면 속이 울렁거리고 몸이 지치고 힘이 들어 한의원에 전화했더니, 반 봉지씩 먹으라고 했답니다. 입맛이 없다고 하시기에 그냥 그러려니 하고 드시다가, 지난 5월 28일에 심한 황달증세와 온몸이 무기력해지는 증상이 있어서, 한국에 오셔서 병원검사를 받으니, GOT·GPT 수치가 1,000을 넘는 거예요(기준이 40 이하, 지난번 종합검진 때에는 20 정도).

병원에서 너무 심하다고 해서 입원치료 중이며, 진행성 급성간염으로 사망할 수도 있다는 청천벽력 같은 이야기를 들었습니다(불과 한 달 전만 해도 건강하시던 분이). 한의원에 전화해서 말하니, 자기네 약에는 문제가 없답니다. 그러다 한약 외에는 1년 전부터 드시던 고혈압약 말고는 드신 게 없으신데, 일단은 여러 가지 검사를 해 봐야 진단이 나온다고 하는데, 약물 중독성 급성간염으로 보인다고 합니다. 정말 어이없고 황당합니다.』

※ 참고 : 양의사들이 2005년 6월에 설문조사, 2003년 대한간호학회지에서 조사한 결과, 한약 먹고 독성간염 걸린 것이 제일 많았고, 국립독성연구원에서는 2003년에 연구한 바에 의하면, "해마다 1,904명이 위중한 독성간염에 걸리는데 한의원 한약이 49%를 차지한다"고 한다. 설문조사에서도 위장장애·신경장애가 제일 많은데, 이것은 대부분이 간염증세들이다.

그런데도 한약에는 문제가 없다고 강변하고 있다. 한의사들은 한약의 문제점이 이렇게 심각한데도 그 심각성을 깨닫지 못하고, 그 부작용에 대한 연구대책이 전혀 없는 것이 큰 문제이다.

8. 임신부는 한약 금기해야 한다
한약재 80% 이상이 인체에 나쁘다

    임신부는 매우 허약하다. 허약하다는 말은, 쉽게 말하여 자율신경이 예민하여 자율신경 실조현상을 일으켜서 증상의 변화가 심한 것을 뜻한다.
    음양맥진법으로 한약재를 검사하여 보면, 80% 이상이 음양맥진의 맥상을 악화시킨다. 이것은 질병을 악화시킨다는 의미이다. 임신부가 한약을 먹게 되면 교감신경을 항진시켜서 건강상태를 더욱 나쁘게 할 수가 있는 것이다. 임신부가 교감신경이 항진되면 손발이 차고, 모세혈관이 수축되고, 혈압이 오르고 맥박이 빠르고, 위장장애가 심하고, 소화액 분비가 안 되어 위장장애가 심해진다.
    그러나 지나치게 탈진된 경우, 부교감신경 항진증이 있을 때, 일부 한약을 먹으면 아드레날린의 분비로 잠시 기운을 차릴 수는 있다. 지나치게 탈진되지 않는 경우도, 한약의 독성이 체내에 남아 있어, 교감신경 항진현상이 심하게 나타날 수가 있다.
    그리고 임신부는 아기를 잉태하고 있으므로, 임신부가 먹은 모든 한약 기운은 아기에게 곧바로 전달된다. 그러므로 함부로 약을 먹지 말라는 것이다. 임신부가 한약을 먹으면 아기에게도 전달되어, 그 아기는 신경과민형 체질로 바뀌게 된다. 그러므로 임신부는 한약을 먹지 않는 것이 상책이다.
    한약은 독성물질, 일종의 환경호르몬이 있어서 부신과 교감신경 말단에서 아드레날린을 과잉분비시키므로, 질병악화 반응이 나타난다(한약재 약 80% 이상). 다만, 건강상태가 좋으면 부작용이 없거나 약하게 나타나고, 건강상태가 나쁠수록 부작용은 민감하다. 사상체질과는 관계가 없다.

『질문 : 한약 먹고 생리통이 생겼습니다. 부작용일까요?

한 달 전에 임신하고 싶다고 말하고, 한의원에서 약을 지어 먹었습니다.

그런데 이번 달에 임신은커녕 생리주기만 늦춰져서 생리를 어제 시작하더군요. 그런데 문제는 없던 생리통이 너무 심해 잠을 한숨도 못 잤습니다. 밑이 빠질 듯하고, 어찌나 고통스러운지 정신을 다른 데 돌려 보기도 하고, 아시는 분이 있을까 해서 새벽 4시가 넘은 이 시간에 글을 올리고 있습니다. 없던 생리통이 생기는 거 보면 이거 한약 부작용인가요?

생각할수록 화가 치밉니다. 너무 고통스러워 힘든 정도로 아픕니다. 날이 새면 당장 그 한의원에 전화해 볼랍니다. 뭐라고 할지 걱정도 됩니다(만약 임신이 안 된다면). 다음 생리에도 또 이럴까 걱정됩니다.』

『질문 : 모 산부인과에서 임신 초기에 한약을 먹으면 아기한테 유해할 수도 있다던데 그런가요?』

『답변 : 참으로 안타까운 현실입니다. 환자를 위하여 동서양 의학을 막론하고 무엇을 기여할 것인가를 고민해야 할 처지에 있는 사람들이, 환자들에게 오히려 혼란을 가져올 말을 하니 말입니다. 물론 임신 중에는 좋은 것만 보고 생각하며, 정갈한 음식을 먹고, 약 같은 것은 먹지 않으면 그보다 더 좋은 일은 없겠지요.

하지만 부득이한 경우가 임신 중이라고 해서 생기지 말란 법이 있습니까? 이것이 세상살이인 것을…….

약은 사실상 잘못 먹으면 한약이나 양약이나 마찬가지입니다. 단지 한약은 생약이 주가 된다는 점이 다르지요. 하지만 그 약이 지니고 있는 성질을 몰라서 좋다는 말만 듣고 쓰면 역효과를 가져올 수가 있습니다. 그것이 어떤 약들이냐? 한방의사의 처방도 받지 않은 민간약을 말하는 것이지요. 그러나 민간약은 한약이 아닌 것입니다. 아마 그런 종류의 약을 말하는 것이지, 한방에서 진맥을 받고 복용하는 약을 해롭다고 하였다면, 양방의 그 산부인과 의사도 별 볼일 없는 의사가 아닌가 싶습니다.

　제가 이런 말씀을 드리기에 자유스러운 것은, 한의사가 아닌 재야 의학인이기 때문입니다. 만약에 제가 한의사라면 초록은 동색이라는 취급을 받을 수도 있고, 아전인수라고 할 오해의 소지도 있는 것이죠. 그러니 편견 없이 들어 주시기 바라면서······.

　한의사들도 한약 복용시에 양약은 가급적 병용하지 말 것을 금기(禁忌)사항으로 당부할 때도 있긴 합니다. 그러나 그것은, 임신부는 한약을 먹으면 독이 된다는 근거 없는 비방, 또는 한방을 하시(下視)하는 그런 의미의 얘기가 아니라, 그 약성을 알아 병용하면 해로운 것을 알기 때문에 약효를 최대화하려는 의미인 것입니다. 즉, 임신부에게는 한방에서도 되도록 약을 쓰지 않고 치료에 도움을 주려하나, 주로 임신부들에게는 어떤 현상들이 일어나느냐 하면, 빈혈·입덧입니다. 이런 질병을 치료하는 약재는 음식보다는 조금 더 약성이 있다고 할까요? 혈을 만들거나 혈을 만드는 것을 도와주는 등의 약재는, 말하자면 성질상 평(平)하고 독성이 없는 것들에 속합니다.

　그러나(한약이라도 들어야 하는 경우가 없기를 바라지만) 만약에 그런 경우가 생긴다 하더라도 한의사를 믿고 절대 안심하고 복용하셔도 좋습니다.

　단, 무엇을 주의해야 하느냐? 아무리 생약이라고 해도 민간약들은 함부로 사용하지 말아야 하며, 태양인이니, 태음인이니 하는 검증도 되지 않은 이론으로 환자를 다루는 의원에서는 병을 의뢰하지 않는 것이 좋겠습니다.』

　※ 참고 : 재야 한약인이 쓴 내용이라고 하나, 한약의 위험성·부작용을 모르기 때문이다. 한약재 80% 이상, 한방약 97% 이상이 교감신경을 항진시키고 있는데, 아무리 한의사가 처방을 해도 임산부의 부작용은 마찬가지이다. 각종 설문조사에서도 '한의원 한약'에서 부작용이 제일 많은 것을 감안할 때, 한의사의 처방약이 어떤가를 생각할 수 있다. 임신부는 한약을 절대 주의해야 한다.

9. 한약 먹고 피부 얼룩반점 나타날 수 있다
한약 복용 후 아토피 반응 일으켜 생길 수도

『질문 : 한약 먹고 후유증이 어떤 것이 있나요?

어릴 때 한약 먹고 머리가 바보가 됐다든가, 한약 먹고 머리카락이 새치가 되었다든가, 비만이 되었다든가 하는 얘긴 많이 들어 봤는데, 제 친구가 (양방인지 한방인지) 어릴 때 엄마가 약을 잘못 먹여서, 피부가 얼룩소처럼 변하는 돌연변이가 됐거든요. 사실 저도 몸이 안 좋아 한약을 먹고 있는데, 한약의 부작용은 잘 모릅니다. 어떤 것이 있나요? 세포에 돌연변이까지 일으킬 정도인가요? 주로 어떤 한약재가 그런가요?』

『답변 : 저는 이 질문에 다른 사람들이 올린 답변을 보고 커다란 충격을 받았습니다. 질문의 요지와는 전혀 관계 없는 답을 주고 있으니 말입니다. 그래 하루 동안을 생각하다가 그대로 둬서는 안 되겠기에 날밤을 새며 답변을 올립니다.

질문자 친구의 엄마가 잘못 먹은 약을 분명히 알았으면 합니다. 양약인지, 한약인지, 아니면 민간요법으로 만든 약인지를.

피부가 얼룩소처럼 되는 증상은 어느 약이든 잘못 쓸 때 일어날 수 있습니다. 그러나 한의사가 처방한 한약은 그렇게 급속적인 변화를 일으켜 피부를 얼룩송아지처럼 만들 가능성은 아주 희박함을 말하고 싶네요. 그 약효가 은은하게 느껴질 뿐 아니라 효과도 양약에 비해서 느리지만 안전하게 목적을 달성하는 편입니다. 앞서 말씀드린 바처럼 돌연변이를 일으킬 정도의 약은 사용하지 않습니다. 만약 어떤 문제가 있을 때 한의사와 상의하면 약으로서 그 문제를 풀 수 있답니다. 주의하실 일은 한약도 처방이 있는 약이기를 기대합니다.』

※ 참고 : 한약은 자율신경을 부조화시켜서 교감신경을 항진·악화시킨다. 피부의 모세혈관이 수축되어 피부질환이 나타날 수 있다. 아토피를 가지고 있을 때 한약을 많이 먹으면 아토피가 더욱 악화되어 혈색소 침착이나 변성이 일어날 수 있다. 자주 나타나는 현상은 아니나 한약의 부작용으로서 아토피가 악화될 수 있다.

10. 한약 먹으면 고혈압 생긴다

지금까지 한의사들은 한약이 혈압을 상승시키는 줄은 꿈에도 몰랐던 것이고, 한약을 쓰면서도 혈압을 인하시킨다고 믿고서 투약을 하고 있다.

한약을 먹어 고혈압이 발생되었다면, 당연히 한약은 즉각 중지해야 한다. 그리고 의사와 협의하여 고혈압약을 꾸준히 먹는 것이 좋다. 양약의 혈압약은 혈압강하제라면, 한약은 혈압상승제이므로 고혈압이 있는 사람은 한약의 복용을 절대 중지해야 한다.

모든 중풍을 한의사들이 한약 먹고 침놓아 치료한다고 하는데, 양방 치료가 과학적이다. 인사불성 등 급박한 증상에는 침술의 응급처치가 효과 있으나, 만성화된 고혈압은 한약으로는 거의 불치이다.

그리고 근자에 자질이 부족한 한의사들이 많은 것 같으니 주의를 해야 한다.

인터넷에 올라온 글을 소개한다.

『질문 : 한약 부작용인지 봐 주세요. 한약 먹은 후에 고혈압이 심해졌어요.

엄마가 20일 전에 한의원에서 한약을 지으셨어요(분명 한의원 맞습니다. 한약방 아니고요).

엄마는 고혈압이 심하셔서 20년 전쯤부터 꾸준히 혈압약을 복용하셨고, 한달에 한 번씩 혈압을 체크하러 병원에 가십니다. 그리고 혈압약도 한 달치 받아오시고요. 3월 중순쯤 병원에 갔을 때, 혈압이 120/90 정도였다고 합니다.

  엄마가 3월 말경부터 한약을 드셨어요. 집 근처 한의원에서 지었는데, 진료 때 혈압도 안 재고, 먹는 약도 있냐고 묻지도 않으셔서, 엄마가 혈압 얘길 못하셨대요. 엄마도 진료 당시 잊으신거죠. 그런데 한의원에서 집에 오자마자 생각이 나서 한의원에 전화를 하셨고, 간호사가 받아서 말했더니, 간호사가 한의사 선생님께 전해드린다고 했대요. 그리고 그때부터(3월 말경부터) 한약을 먹기 시작해서 4월 15일까지 한약을 모두 드셨어요. 재탕까지 드셨더라고요.

  한약을 드시는 중에 어지럽고, 힘들고 가끔은 토할 것 같다는 말씀을 하셨는데, 그게 일이 힘드셔서 그런 것인 줄 알았고, 체해서 그런 줄 알았어요. 그런데 17일날 혈압을 체크하러 다니시는 병원에 갔더니, 의사 선생님이 깜짝 놀라면서, 쇼크받은 일 있었느냐며 혈압(160)이 많이 올라갔다고 염려하시더래요.

  그래서 그런 얘기할 겸 오늘 한의원에 갔더니, 한의사 선생님이 혈압을 쟀는데 180이 나왔답니다. 한의사 선생님은 약은 잘 지었는데 부정맥이 있다고 하셨대요. 부정맥을 치료해야 하고, 15만원이 드는데 계약금을 걸고 가라고 했답니다.

  그 와중에 엄마랑 저랑 통화가 돼서 엄마 말씀을 듣고는 의심이 생겼습니다. 한의원에 전화해서 한약 때문에 엄마 혈압이 올라간 것 같다고 하니까. 그건 아니라며 부정맥이 있는데 그걸 치료해야 한다고 합니다.

  잘못된 한약 때문에 엄마 혈압이 너무 많이 올라간 것 같은데, 뜬금없이 부정맥이라뇨? 한 달 전만 해도 병원서 그런 말 없었는데, 그럼 한약 먹고 혈압도 너무 높아지고, 부정맥도 새롭게 생겼다는 말인가요? 너무 어의가 없습니다. 이거 정말 한약 잘못 지은 거 아닐까요? 한 달 사이에 어떻게 이렇게 될 수가 있습니까?』

『답변 : 한의원 잘못이 맞는 것 같습니다. 고혈압이라고 밝혔음에도 불구하고 제대로 혈압도 재지 않고 대충 약을 지은 것 같네요. 제대로 지으면 한약은 많은 효과가 있습니다. 때로는 양약보다 효과가 빨라 저도 놀랄 때가 많습니다. 하지만 한의원의 과실에도 불구하고, 한약을 계속 권하고 제대로 검사도 안 한 채 약을 권한다는 건 100% 한의원 책임입니다.

질문자의 어머니 증상을 고치려면 처방전이 필요합니다. 어떤 약을 썼는지 알아야 그에 대한 대처를 하고 치료를 할 수 있습니다.』

『답변 : 혈압약 드실 때는 한약 드시지 마세요.

한약 때문에 혈압약의 효과가 떨어지는 경우가 많습니다. 제발 드시지 마세요. 아니면 한약 먹는다고 혈압약 타는 병원 주치의에게 얘기를 하시든가요. 병원에서는 왜 혈압이 올라갔는가 영문도 모릅니다.

한약 때문에 혈압약 약효가 떨어지는 경우도 있고, 한약이 올리는 경우도 있죠. 뜬금없이 부정맥이라니, 그러면 병원에서 알았겠죠. 심전도 찍어 보면 부정맥인지 아닌지 바로 나오는 것을……. 계약금 15만원이라니? 몇 천원 병원에 더 내시면, 심전도 검사를 바로 할 수 있습니다. 부정맥은 심전도를 찍으면 바로 나옵니다.

한약 때문인지 아닌지 간단히 확인할 방법은 있죠. 혈압약을 드시면서 한약을 끊어 보시면 됩니다. 한 1주일 지나면 무엇 때문인지 알겠죠.

병원 주치의와 얘기하시고 한의원에서 이러더라 얘기하시고요. 부정맥인지 아닌지 보고 싶다고 해 보세요. 그럼 심전도도 찍을 것입니다. 그럼 바로 나옵니다.』

※ 참고 : 한약 많이 먹으면 고혈압이 생긴다는 말은 앞에서 여러 차례 언급하였다.

11. 한약 먹으면 복통·설사·장염이 나타날 수 있고, 한의사 처방이라도 차이가 없다

　평소 건강상태가 좋으면 한약을 먹어도 복통·설사가 가볍거나 없을 수가 있으나, 건강상태가 나쁠수록 한약 부작용이 심하게 나타난다.

　모든 소화제는 한방약의 경우 97% 이상이 교감신경을 항진시킨다. 한방약에 소화제가 대단히 많으나, 실제는 교감신경 항진제이므로 소화제를 먹고서 악화될지언정 나을 수가 없다.

　인터넷상에서 떠도는 한의사는 대부분이 젊은층으로 경험·경륜이 적은 한의사들인 것 같다. 한의사의 처방이라도 장기능이 허약한 사람에게 한방약을 투여하면 복통·설사와 장염은 피할 수가 없다. 한약 자체에 문제가 있고, 진피·인삼·건강이 있어도 창출·향부자·목향·감초 등이 모두가 교감신경을 악화시키기 때문이다.

　그리고 한약을 먹을 때 위장장애는 곧 간장에도 영향을 미치게 된다. 위장장애나 간염은 근본적으로 한약 치료에 의존하면 안 된다.

　인터넷상의 글을 소개한다.

『질문 : 요통으로 인하여 한약을 한 달째 먹는 중입니다(혈액순환과 자궁을 따뜻하게 하는 약이라고 함).

　설사가 심해서 하루 3번 먹던 것을 1개씩으로 줄인 후 조금 나아진 상태입니다(한의사 처방). 요즘은 머리가 심하게 아프고(항상 왼쪽 눈썹 위) 어질어질하고 소화불량인듯 조금만 먹어도 많이 더부룩해요.

　네이버 지식인에서 찾아보니 모두 한약 부작용 중 하나인 듯합니다. 한의사 분과 상의해도 특별한 조치는 없고 조금씩 천천히 조심하라는 의견밖에는 없고, 일주일 전부터 나타나기 시작한 것 같아요.

　한약으로 다스리는 방법이 있으면 가르쳐 주세요.』

『답변 1 : 질문자의 질문만으로 어떠한 병증 상황인지, 어떠한 처방을 쓴 것인지 알기 힘들군요.

그런데 한약을 복용하고 나서 소화가 안 되고 설사·두통 등 제반 증상이 나타나는 걸로 봐서, 또 용량을 줄였는데도 그리 많이 개선이 안 되는 것으로 봐서 처방이 맞지 않는 것으로 판단됩니다.

이 경우는 약을 바꿔 써야죠.

환자에 대한 병증 진단이나 체질 진단은 틀릴 수도 있는 문제거든요. 이런 경험이 환자에 대한 판단을 더 정확하게 할 수 있는 데이터가 될 수 있을 것입니다.』

『답변 2 : 안타깝습니다. 한약이 맞는 사람도 있지만, 그에 비해 부작용은 엄청 심각하다고 생각합니다. 돈 아깝다는 생각 마시고 즉시 약 복용 중단을 권합니다. 혹시 약제 중에 숙지황이라는 약재가 들어가 있을 수도 있는데, 평소 소화기가 안 좋은 사람에게는 치명적일 수도 있습니다. 빠른 쾌유 바랄게요.』

『질문 : 한약 부작용과 환불

한약을 1월달부터 먹기 시작했습니다. 먹은 이유는 습관성 장트러블 때문에 장을 튼튼히 하기 위해서 한약을 지었습니다.

그런데 한약을 한 봉지 먹은 뒤 곧 장에서 뭔가 다른 느낌의 통증이 느껴졌습니다. 약한 장으로 인하여 다시 아픈 줄만 알았지, 한약이 그 원인일 것이라고는 생각을 못했습니다.

그렇게 이틀 정도를 먹고 도저히 아랫배가 너무 아파서 한약을 중지했습니다. 한약 먹을 때 대변을 보면 카라멜 같은 액도 아니고, 변비가 심해져서 항문에서 피가 많이 나오기에 겁이 나서 한약을 먹지 아니하였습니다. 그랬더니 다시 뱃속은 편안해지고 생활하는 데 지장이 없었습니다.

이러한 증상이 일시적인 수도 있다는 생각에 속이 괜찮아지면 또 한약을 먹었습니다. 그런데 역시나 또 위의 증상의 반복이었습니다. 한약방에 전화를 해서 물어봤더니, 그렇게 아프면 반 봉지씩만 먹고, 그래도 아프면 한약을 들고 오면 다시 지어 준다는 말을 했습니다.
반 봉지씩 먹어도 아픈 건 마찬가지이고, 이제는 한약 먹기가 두렵습니다. 다시 지어 준다고 해도 먹기가 두렵습니다. 이런 상황에서 환불을 받을 수 있을까요? 저는 술도 마시지 않습니다. 그렇다고 스트레스를 많이 받지도 않습니다. 한약 먹고 우연히 간검사를 하게 되었는데 간수치도 상당히 올라갔습니다.
월요일날 한약방에 찾아갈 것인데 환불을 안 해 준다고 하면 어쩌죠? 한의학 전문가님들의 답변을 부탁드립니다. 환불 받을 수 있게 자세한 답변 좀 부탁드립니다.』

『답변 1 : 한약방에서 지으셨나요? 환불해 달라고 하세요. 당연히 부작용이 있는데 왜 환불을 안 해 줍니까?
질문자와 같은 증상은 한약으로 잘 치료됩니다. 그러나 이러한 증상이 있다는 것은 한약을 잘못 처방한 것으로 보입니다. 간수치가 올라갔다면 한약을 중지하세요. 그러다 시간이 지나면 정상으로 돌아옵니다.
환불을 받는 방법은 여러 가지 있을 수 있는데요. 제가 보기에는 일단 병원에서 검사를 받은 것을 참고로 하시기 바랍니다. 한약으로 인해 간수치가 올라갔다는 소견서나 검사결과를 가지고 가시면 더욱 확실할 것입니다.
다음부터는 정확한 진찰을 받고 한의원에서 치료하시기 바랍니다.』

『답변 2 : 거의 모든 약은 간을 거친답니다. 간은 대사·해독기관이라고 생각하셔도 무방하죠.
본인께서 말씀하시는 장관 트러블이 습관성이라면 아무래도 스트레스에서 기인할 확률이 높은데요. 내과 검진을 받으시는 것을 권장합니다.』

※ 참고 : 건강상태가 나쁘다는 것은 소화력이 나쁘거나, 면역력이 허약한 상태를 말한다. 장기 기능이 허약한 것은 거의 모두가 교감신경 항진증이며, 모든 한방약은 교감신경 항진제이다. 그러므로 위장·대장기능이 나쁜 사람은 누구한테서 한약을 먹어도 위장장애·대장염까지도 일으킬 수 있는 것이다. 한의사의 스승격인 노련한 한약업사가 한약을 지어도 한약 부작용의 위장 증상은 피할 수가 없다. 당연히 나타날 수 있는 부작용을 연구하지 않고 환자의 체질탓으로 몰아붙이고 있는 것이 오늘날의 한의사들이다. 한약방의 한약업사들이 경험과 경륜이 많아 한약 부작용을 최소화시킬 수는 있으나, 한약에 근본적인 독성이 있어서 부작용을 완전히 없앨 수는 없다.

12. 한약 먹고 악화된 간기능, 한약으로 해소할 수 없어

간기능의 이상은 어느 정도 나빠졌을 때 검사상에서 확실하게 나타나고, 초기나 가벼운 경우는 검사상에 나타나지 않는다. 검사상에 나타나지 않는 간기능의 이상은 동양의학적으로 설명이 가능하다. 간장과 가장 밀접한 기관이 눈이다. 그 증상은 피곤, 머리 부분의 증상, 피부혈색의 변화, 근육과 소화불량 증상으로 나타난다.

즉, 눈이 피곤하고 충혈되면서 시력이 감퇴되고, 머리가 무겁고 어지러우며, 심하면 두통이 생겨 정신집중이 안 되고, 신경이 과민하여지며, 얼굴색이 벌겋게 달아오르고, 항상 피곤하고 잠이 자주 오거나, 불면증에 시달리고, 항상 포만감·소화불량 증상이 나타난다. 더욱 심하면 관절통·근육통이 나타난다.

만약에 한약을 먹어서 위와 같은 증상이 나타났다면 간기능에 이상을 초래하고 있다는 증거이다. 이 증상이 오래가고 악화되면 독성간염·간염으로 진단이 된다.

한약을 먹어서 발생된 부작용은 한약으로 풀 수가 없는 것이다. 한약은 인체의 기능을 악화시키는 많은 독성물질을 함유하고 있어서 간장에 손상을 주고 있으므로 어떤 한약을 먹어도 간장의 부작용은 해소할 수가 없는 것이다.

그리고 한약의 보약도 교감신경을 항진시키므로 보통 사람에게는 도움이 안 된다.

한약이 도움이 될 수 있다면, 부교감신경 항진증으로 극도의 무기력증일 때 한약을 먹으면 아드레날린이 나와서 약간의 힘을 생기게 할 수 있는 정도이다. 또 한약은 자체에 독성이 있어서 간장에 부담을 준다. 보약이라는 약을 먹어 본 수많은 사람들을 대상으로 실시한 설문조사에서 "모르겠다, 효과 없다, 부작용만 나타난다"는 내용이 대부분이었다.

인터넷의 내용을 들어 보자. 간장기능에 분명히 영향을 주고 있는데, 명확하지 않은 한열이론, 수승화강 이론을 들먹이고 있다.

『질문 : 한약 부작용으로 간질환이 생길 수도 있나요?

건강한 서른셋의 제 신랑이 한의원에 가서 녹용을 넣어 보약을 지어 먹었습니다.

진맥시 비듬이 있고 피부가 닭살피부라고 얘기하면서 다른 이상없이 건강하다고 했고, 진맥하면서도 건강한 체질이라고 했습니다.

이렇게 지은 약을 5봉지를 먹은 뒤 온몸이 후끈거리며 벌겋게 달아오르고, 얼굴을 포함한 상반신 전체에 두드러기가 확 피었습니다. 3일 정도 지나면서부터는 두드러기가 없어졌고, 한 이틀 정도 회사에서 점심을 먹으면 조금씩 얼굴이 피기도 했다가 없어지기를 반복하다가 3~4시간이 지나면 괜찮아지곤 했습니다.

증세가 없이 한 이틀 지나 다 나은 듯싶어서 저녁회식에 술을 마셨더니 다시 얼굴이 붓고 손발이 부었습니다. 그런 부기(浮氣)는 이틀째 계속되고 있습니다. 이틀 전부터는 손바닥·발바닥에 동전만큼 큰 것부터 검은콩만 한 작은 것까지 4~5개씩 반점처럼 속에 생겨, 발디딜 때도 아프고 살짝 눌려도 아픕니다. 물론 손바닥과 발바닥의 전체 색은 열이 나는 것처럼 벌겋고요. 신랑 회사는 식품회사라 형식상이긴 해도 건강검진을 한 해에 한 번씩 하는데 이상이 없었습니다.』

『답변 1 : 그렇게까지 걱정하시지는 마시길 바랍니다.

　보약을 지어 드셨다는데, 5봉지라면 한 번 먹을 양의 5회분을 드셨단 말씀이신 것 같네요. 일단 몇 번 드셨다면 그 약이 몸에 받지를 않으니까 약을 안 드시면 됩니다.

　그리고 한의원에 가셔서 다시 진맥을 받으신 후, 약재를 바꿔서 다시 달여 드셔 보시면 될 것 같고요. 그래도 안 맞으면 아깝지만 버리시든지, 아니면 변상하라고 하세요.

　그리고 몇 번을 다시 지어도 계속 몸에 안 맞으면 거기 가지 마세요. 그 한의원은 이 약 먹고 나서는 가지 마시길 당부드립니다. 원래 한의원은 약을 지으면 이익이 많이 생깁니다. 그래서 한 번에 많이 지어 주죠. 아무리 보약이라지만, 일단 몇 첩을 먹어 보고 반응을 봐서 먹어야지. 원래 한약은 증상에 따라서 몇 번 먹어 보고 반응을 살펴서 또 짓는 것이거든요. 돈에 눈이 멀었군요. 그런 주의점도 안 일러주는 곳에 가지 마시길 바랍니다. 의사로써 상식이 없는 사람입니다. 양심도 없고요. 하긴 요즘 상식과 양심이 안 통하는 시대이긴 하군요. 도움이 되셨길…….』

『답변 2 : 생길 수 있답니다

　첫째로, 약이 나쁠 경우, 중국산 같은 경우 오히려 해로운 경우가 많답니다. 너무 싼 곳도 의심해야죠.

　그리고 실력에 따라 양심에 따라 다르답니다. 진맥하는 것은 오랜 경험으로 실력이 쌓여야 하거든요.

　부작용 같네요. 드시지 마시고 보상받으세요.

　그리고 한약 지으실 때는 믿을 수 있는 곳, 경험 많은 곳에서 지어야 안전하답니다.

　건강하시다면서 왜 보약을 지으셨는지요. 보약은 허할 때 먹는 건데…….』

『답변 3 : 한약을 체질과 증에 맞게 지어야 합니다. 한의사도 바둑처럼 18급부터 9단까지 있다고 가정하면, 한의사 면허를 받았다고 해도 너무나 큰 차이가 있다고 인정되지요.』

『답변 4 : 약은 약이 될 수도 있고, 독이 될 수도 있는 것입니다.

　치료목적으로 사용시 약초 식품으로 사용량의 수배에 달하는 많은 양을 약재로 사용합니다. 소량을 먹을 때는 식품일 수 있으나, 양이 많아질수록 성질이 강해지는 것입니다. 결국은 간(肝)에 부담을 줄 수밖에 없습니다.

　차로 즐기는 정도라면 몰라도, 필요 이상 장기간 복용시는 주의하는 것이 좋을 듯합니다.』

『답변 5 : 어떤 약을 먹고 있는지 알 수가 없기 때문에 정확하게 뭐라고 딱 집어서 말하긴 그렇습니다만, 부작용으로 짐작됩니다.

　일단 약은 지어 주신 선생님에게 직접 문의를 해 보는 게 좋겠습니다. 역시 가장 정확한 정보는 담당 선생님만 아실 테니까요.

　중간에 생리가 있거나 감기에 걸렸거나 음식조절을 잘못했을 경우에도, 비슷한 증상이 있을 수는 있습니다. 이런 것들이 없는 경우에는 거의 부작용이 맞을 것 같고요.

　그리고 약에서 나는 냄새는 일반적으로 삼(蔘) 냄새보다는 당귀·천궁의 냄새가 가장 강하답니다.』

※ 참고 : 한약재 중에서 녹용은 음양맥진법으로 실험해 보면, 각 나라 산지별로 사슴의 종류마다 차이가 있으며, 음양맥진 실험에서도 약간 좋은 반응이 있으나 대부분 맥상반응이 매우 나쁘게 나타나고 있어서, 즉시 문제가 될 수가 있다. 간염 증세에 신부전까지 나타나면 부작용이 점점 심해지는 것이다. 녹용이든 한약재든 모두가 독성간염의 원인이 될 수가 있는데, 한의약계로서는 시원한 연구나 대책이 없다. 독성 있는 한약재를 가지고 한의사가 한약으로 짓는다고 해서 달라질 것은 없다. 그리고 한약의 부작용을 한의사가 해결할 수 없다. 한의사의 대책은 한약을 중지하거나 복용량을 줄이거나 한약을 다시 지어 주겠다는 것뿐이고, 한약의 독성을 해소할 대책이 없는 것이다. 냄새가 독한 약일수록 독성은 강한 편이다.

『질문』: 작년에 재수할 때(2003년 8월) 여름쯤 수험생에 좋다는 한약을 먹었는데 그 뒤로 눈도 충혈되고 몸도 축 처지고 피곤하고 말이 아니었습니다. 간기능 검사 등 모든 검사를 해 봤지만, 아무 데도 이상이 없고 이유를 모른 채 계속 피곤하고, 눈도 충혈되고 뻑뻑하게 지냈습니다. 머리도 맑지 않아 공부를 해도 머리에 안 들어오는 느낌이었습니다. 분명 그 전에는 다 알던 것이었는데, 봐도 제대로 기억이 안 되고 이상한 기분이었습니다. 열이 오르고 눈도 충혈되고 따갑습니다.

다시 말씀드리지만 머리도 맑지 않고 공부해도 하나도 머리에 안 들어오고, 밥을 많이 먹어도 포만감이 잘 들지 않고 얼굴에도 열이 오릅니다.

지금 증상을 정리하면 다음과 같습니다.
① 머리가 맑지 않고, 뭐가 희뿌옇게 낀 듯이 흐리멍텅합니다.
② 머리가 둔해진 것 같습니다.
③ 얼굴에 열이 오르고 빨개집니다.
④ 많이 먹어도 포만감이 들지 않습니다.
⑤ 가끔 몸이 축 처집니다.
⑥ 눈이 충혈되어 있고 뻑뻑합니다.

⑦ 지루성 피부염이 생겼습니다(피부가 건조해졌습니다).
⑧ 목이 자주 마릅니다.
⑨ 머리도 빠집니다.

『**답변** : 한약 부작용이 맞습니다. 한의학 공부하는 사람으로서 안타깝네요. 질문자께서 열거하신 증상을 보면, 열이 위로 떠서 그렇습니다. 열이 위로 뜨는 것은 여러 가지 이유가 있을 수 있겠지만, 보약을 드시고 그런 듯하니 거기에 준해서 말씀드리면, 보약을 지을 때 몸 안에 기혈순환을 확보하지 못한 상태에서 몸을 보하려 했기 때문에 열이 위로 뜬 것 같습니다. 보하는 약을 먹었는데 몸의 여기저기가 막혀 있으면, 우리 몸은 보약의 힘을 얻어서 뚫으려 할 것입니다. 그런데 보약은 힘을 실어 주는 작용도 하지만 틀어막는 작용이 대부분입니다(틀어막아서 몸의 기운이 새어나가는 것을 막기 위함이죠. 나쁘다는 뜻이 아닙니다. 오해하실까 봐서). 그래서 막힌 부분을 뚫지 못한 채 기운이 다 위로 뜨다 보니, 뚫으려고 애쓸 때 발생하는 열과 함께, 위로 떠서 그렇게 된 것 같습니다. 따뜻한 기운이 느껴졌던 것은 위로 떠서 그랬을 수도 있습니다.

대략 이상의 두 가지 경우가 원인이 된 것 같습니다만, 질문하신 분을 직접 뵙지 못한 상태에서는 어떤 것이라고 말씀드릴 수는 없겠습니다. 못 미더우시겠지만, 다시 한 번 한의원이나, 급이 높은 한방병원에 가시어 정확한 진단을 받으시고 치료 받으셨으면 좋겠습니다.』

※ **참고** : 한약 먹어 생긴 부작용으로서 간염 초기 증상이다. 간염 증상에서 미열이 나고 있는 것인데, 보약을 먹어 열이 위로 뜬 것이라고 표현하고 있다. 한의학의 이론은 질병의 원인과 진단도 구체성이 없고, 치료법도 열(熱)이니 한(寒)이니 통(痛)이니 하고 있어 구체성이 없으므로 양의사들한테 지탄을 받고, 비과학적이라고 하는 것이다. 보약을 먹고서 간염이 발생된 사례들은 대단히 많다.

▶ 한약(漢藥)이 독(毒)이 된 사연(임혜기 재미 소설가)

① 간(肝) 이식수술 성공 후 사망한 이유

뉴욕의 마운트 사이나이 병원은 미국에서 가장 유능한 간(肝) 이식수술 병원의 하나로 알려져 있다. 이 수술을 받으려는 많은 환자들이 이곳을 찾는데, 얼마 전 동생에게 자신의 간을 떼어 준 형이 수술 후 사흘 만에 죽게 된 일이 이 병원에서 일어났다. 밝혀진 보고에 의하면, 수술 후 따라야 할 합당한 관심과 치료가 부족했기 때문에 빚어진 결과라고 한다.

단 한 사람의 경험 없는 레지던트가 서른 명이 넘는 환자를 보면서 피를 토하는 이 환자에 대해 속수무책이었다고 한다. 딸꾹질로 시작된 증상을 방관했고, 담당의사에게 이상(異常)을 보고도 하지 않다가, 나중에는 손을 쓰지 못하게 된 것이다.

이 기사를 읽으며 나는 내가 앓게 된 병을 비교해 생각하게 되었다. 약의 효능만 강조했을 뿐 약으로 인한 해로움에 대해 전혀 들은 일이 없어서 앓게 됐기 때문이다. 두 번이나 같은 증세로 앓게 된 나의 병은 이렇게 시작했다.

남아메리카 파라과이의 인디언 마을, 아마존의 밀림 속이라고 믿고 싶은 어느 작은 마을을 가려고 준비 중이었다. 당시에는 지금 이 시간쯤이면 돌아와서 의기양양하게 여행기를 쓸 수 있을 것으로 알고 있었다. 그런데 부질없이 앓아 누우면서 여행계획은 수포로 돌아갔고 병을 앓게 된 경위를 체험이랍시고 쓰게 되었다.

평소에 자신이 제법 건강하다고 생각하고 있었다. 때문에 사람들이 모이면 나오는 병 자랑도 내세울 것이 없었고, 몸에 좋다는 거시기한 음식이나 약 이야기를 들어도 전혀 관심을 갖지 않았다. 한데 항상 귀가 솔깃해지는 것이 단 하나 있었다. 그건 변비에 좋다는 약이다.

그런 참에 오지(奧地)로 여행을 떠나게 되자, 그곳의 화장실 사정이 신통치 않을 것이라는 걱정이 생겼다. 신문 한 뭉치를 다 읽고 나오는 악습을 가지고 있는 터라 신경이 쓰이지 않을 수 없었다. 나의 고민을 흘려듣지 못한 언니는 해결사를 자칭하며 아는 한의사와 의논하게 되었다. 언니는 몇 해 전에도 제주도 여행길에서 특효약을 구해다 주는 등 동생의 딜레마를 수수방관하지 못하는 지원자였다. 만사 해결이라며 신이 나서 지어 온 환약(丸藥)을 보고 솔직히 마음이 내키지 않았다. 비슷하게 생긴 변비약을 먹고 간염을 앓은 적이 있기 때문이다.

8년 전에도 한국에서 내가 직접 지어 온 환약을 하루에 30알씩 한 달 가량을 먹었다. 그리고 간염이 생겨 앓게 되었을 때, 그 한약이 원인이라고 단정하지 못했다. 그때는 직장생활을 하며 밤늦도록 번역을 했고, 번역된 책에 문제가 생겨 한국을 오가야 했었다. 입맛이 없고 기운이 없고 피곤한 것은 스트레스와 과로 때문이라고 스스로 진단했다. 그런 상태에서 워싱턴 출장을 다녀오게 되었는데, 기차 속에서 꿈 속을 헤매듯 실신상태인 나 자신을 발견하게 되었다. 도저히 더 이상 일을 할 수가 없을 만큼 피곤했다. 열흘간의 휴가를 신청하고 파리로 갔다. 스트레스에서 벗어나 쉬겠다는 계획이었는데, 날마다 박물관을 찾아다니는 걸 휴식이라고 여겼다.

돌아오는 날 비행장에 마중 나온 남편은 황달이 와서 눈이 노래진 나를 데리고 병원으로 직행했다. 간염이라는 진단과 함께, 일을 중단하고 영양을 섭취하며 요양하라는 선고를 받았다. 당시 한약에 대해 생각이 미치지 못한 나는 서울에서 먹은 생선회나 술잔 돌리기가 간염을 유발한 바이러스의 제공자라고 굳게 믿었다. 그러나 그때 의사가 급성 A형 간염으로 추정한다면서도, 확실하게 단정하지 못한 이유를 8년 후인 이번에 알게 된 셈이다.

그 당시 4개월 정도의 휴식을 취하면서 건강을 회복한 나는 어느 날 가지고 있던 변비 치료 환약에 생각이 미쳤다. 다시 시작하기로 마음먹었다. 환약을 먹은 그날 밤 오한이 나고 고열이 났다. 몸살 감기가 온 것으로 알고 아침에 일어나 해열제와 감기약을 먹고 쉬자 곧 괜찮아졌다. 그리고 얼마

후 다시 환약을 먹었을 때 똑같은 증세가 반복됐다. 그때서야 그 환약이 열과 오한을 일으킨다는 깨달음이 왔다. 가지고 있던 것을 모두 버렸다. 그러나 한약이 감기증세를 준다고 여겼을 뿐이다. 간(肝)을 상하게 만든 원인이 한약(漢藥)이었다는 것 같은 과정을 되풀이하고 이번에야 확실히 알았다.

② 간(肝)을 상하게 하는 약초들

이번에 지어 준 환약은 하루에 열다섯 알을 먹다가 증세가 좋아지면 양을 줄이라고 했다. 1월 초부터 시작해 한 달 동안 먹기 시작했다. 날마다 먹지는 않았다. 생각나면 먹었고, 잊었다가 열심히 먹으라고 채근을 받고서 먹기도 했다. 소변이 조금씩 노래지는 기분이 들었다. 물어보자 대황(大黃)이라는 약재가 들어가는데 이것이 소변을 노랗게 만드니까 염려 말라고 했다. 1월 초에 등산을 다녀온 이튿날 오한이 나고 열이 나는 감기를 앓게 됐다. 춥지는 않았지만 바람이 심했는데 그만 몸살이 났다고 생각했다. 그 전날 한약을 먹은 건 잊고 있었다. 계속 피곤한 기분이 들었다.

조금만 바람을 쐬면 재채기가 심하고 기침을 했다. 여행 떠날 날짜는 다가오는데 이렇게 감기가 떨어지지 않으면 안 된다는 걱정만 했다. 여행을 6일 앞둔 저녁 이삼일 걸렀던 한약 열다섯 알을 먹고 잤다. 그날 밤 오한이 나고 열이 나서 한밤에 깨야 했다. 그때서야 8년 전에 똑같은 증세로 앓았던 생각이 났다. 감기 증세가 예전에 한약을 먹었을 때와 같다는 생각은 의심할 여지가 없었다. 아침에 일어나 타이레놀을 네 시간마다 두 알씩 삼키자 열도 내리고 머리가 아픈 것도 가셨다. 이번 한약도 전과 똑같은 증세를 준다는 걸 확인한 셈이다. 다시는 그 약을 먹지 않겠다고 결심했다. 하지만 간염이 또 오리라는 생각은 하지 않았다. 당시 A형 간염이라고 들었고, A형은 면역이 생기면 다시 앓지 않는다고 들었기 때문이다.

감기 증세와 피곤한 것 때문에 여행을 포기할 수 없다고 마음먹었다. 내가 황달기가 있다고 여긴 남편이 여행을 떠나야 하는 날 아침 내과의사 형님에게 나를 데려갔다. 첫눈에 황달이 왔다고 진단한 후 여행은 안 된다는 것이다. 나는 A형 간염을 앓았기 때문에 다시 앓을 이유가 없다고 해 봤지만, 그렇다면 더욱 안 좋은 간염일 수도 있으니 당장 검사에 착수하라고 했다. 이때쯤에는 괜찮다고 우길 수가 없었다. 그 날부터 20여 일간 상태는 계속 나빠지기만 했기 때문이다.

똑같은 증세로 같은 의사를 찾아가야 했다. 뉴욕대학병원 간(肝) 전문센터의 토바야 과장은 물론 나를 기억하지 못했지만, 같은 병으로 또 찾아왔다는 사실을 듣고 한심하게 여기는 듯했다. 한약 이야기를 하자, 어떤 종류의 약초(藥草)를 먹었느냐고 했다. 그는 무릎을 치며 벽에 걸어 놓은 인쇄물을 떼어 보여 주었다. 간을 상하게 하는 것으로 밝혀진 식물 이름 서른 두 개를 인쇄한 종이였다. 봐도 알 턱이 없었다. 적혀 있는 약초 이름이 샤오-차이-후-탱(Xiao-chai-hu-tang) 하는 식으로 써 있으니 알 도리가 없을 터였다.

③ 한 시간 30분 걸린 MRI 검사

우선 아홉 가지 피검사를 했고, 초음파(울트라 사운드) 검사와 자기공명 진단촬영을 했다. 초음파를 체크하는 요원이 고개를 갸웃거리며 한없이 시간을 끌다, 다시 다른 의사를 부르겠다며 나가자 심장이 두근거리기 시작했다. 혹시 이상한 세포라도 발견한 건 아닐까 싶었다. 뭔가 좋지 않은 것이 자라고 있는데, 해로운 약까지 먹는 바람에 결정적으로 쓰러지게 됐다는 상상도 했다.

하지만 단순히 한약 때문이라는 믿음은 있었다. 의사는 마침 중국계였다. 「차이니즈 메디슨」을 먹은 후 건강이 나빠졌다는 고백을 하자, 그는 이제야 이해가 간다는 얼굴이 되었다. 간에 어떤 장애물도 보이지 않는데, 간의 상태가 심각한 것이 이들을 갸웃거리게 만든 이유인 듯했다.

이튿날 받은 MRI 검사는 몹시 괴로웠다. 기력이 더욱 빠지고 힘든 상태인

데 기계에 넣고 "세월아 네월아" 시간을 지체하는 데에는 정말 미칠 지경이었다. 예전에도 이렇게 오래 걸렸는가 기억해 보았지만 생각이 안 났다. 안에서 정 힘들면 누르라고 손에 쥐어 준 공을 누르고 싶은 충동을 억지로 참았다.

 묶인 채 밀실에 갇힌 공포라는 것이 그런 것인가 보다. 그 안에서 한 시간 반 이상을 있었다. 왜 그렇게 오래 걸렸는지 이해가 안 돼 끝난 후 묻지 않을 수 없었다. 보통 오래 걸린다면서도 미안하다는 말을 하는 걸 보니 틀림없이 딴 볼일을 봤다는 의구심이 났다. 한 번 촬영에 1,400달러를 지불하는 검사라니 간단히 할 면목이 없어 일부러 오래 끄는 것인가 따위의 의심까지 들었다.

 ④ 의사의 심각한 표정

 검사 결과 바이러스에 의한 간염이 아니라고 했다. 유독성 물질이 유발한 급성 간질환이라는 병명이다. 어떤 종류의 독소가 어느 만큼 간을 상하게 했는지 알 수 없으니 계속 검사를 해야 했다. 피검사를 사흘 걸려 했다. MRI에서도 이상이 발견되지 않아 이젠 피검사에 의존해서 상황을 파악해야 하는데, 검사결과와 상태는 더 안 좋아지고 있었다. 꼼짝 안 하고 쉬는데도 계속 나빠지기만 했다. 얼굴은 흑갈색으로 변하고 눈은 달걀 노른자처럼 노랬다.

 빌리루빈(적혈구가 수명을 다하고 파괴되면서 그 속의 헤모글로빈이 대사과정을 통해 생성되는 것으로 헤모글로빈의 노폐물임)의 수치가 15이고, 정상인은 20~40이라는 혈구(SGPT)가 정상보다 100배 높은 상태라는 것이다.

 세 번째 검사 결과가 나온 후 의사는 진찰실로 들어와 보고서를 보며 한숨을 쉬고 아무 말도 하지 않았다. 나는 또 가슴이 철렁했다. 뒤늦게 암세포라도 발견했다는 통보를 하려 한다고 추측했다. 의사의 얼굴이 그만큼 심각했.

 의자에 앉아 있는데 머리에 있던 피가 아래로 빠지며 몸이 서늘해지는 기분이 들었다. 암 선고를 듣는 사람들을 드라마를 통해 봤지만 이 순간 그 말을 들으면 어떻게 대응해야 하나 표정관리를 염려하기도 했다.
 차트를 계속 검토하던 의사는 "세 번째 검사에서도 좋아지는 기미가 없다. 한 번 더 검사해서 결과를 본 후 입원을 고려하자"고 했다. 암 선고가 아니라 안도는 했지만, 점점 나빠진다니 이젠 회생 불가능한 간(肝)을 가지고 만성적인 간염을 앓으며 살아야 하는가 싶은 불안이 찾아왔다. 무언가 조금 들은 풍월은 이럴 때 온갖 상상을 하게 만든다. 재생이 되지 않아 이식수술을 받아야 한다면 어쩌나. 이렇게 코카콜라를 바른 듯한 흑빛 얼굴과 노란 눈으로 힘없이 살아야 하면 어쩌나.
 특별히 입원을 해도 따로 할 수 있는 치료는 없다고 했다. 자연에게 치유를 맡기고 기다리는 것이 방법이었다. 다만, 내출혈 따위의 위험이 생길까봐 병원에 두고 지켜본다는 거다. 증세는 기운이 없고 식욕이 떨어지는 것 이외에 몸이 가려웠다. 간에서 걸러내지 못한 유해요소가 핏줄을 타고 돌면서 가려운 증세가 생긴다고 한다. 못 견디게 가렵지는 않은데 기분 나쁘게 가려웠다. 가려우면 잠을 깨서 못 잔다는 말을 듣고 의사는 약을 처방해 주었다.
 약을 먹은 날은 하루종일 꼼짝할 수도 없었다. 누워서 몸을 뒤척일 수조차 없었다. 한 자세로 계속 누워 있으면 몸이 배겨서 돌아눕고 싶은데 그럴 힘도 없었다. 누군가 문을 두드리는 소리가 들리고 면식도 없는 사람들과 아프가니스탄의 공습을 피해 도망다니는 꿈을 꾸기도 했다. 사람이 들어와 옆에 눕는 착각이 들고 아무도 하지 않은 말을 혼자 듣기도 했다. 의도는 있는데 가스를 몸 밖으로 내보낼 수도 없었다. 0.05g 정도의 에너지는 가해야 방귀가 분출된다는 생리도 이번에 알았다. 가려움증을 삭이는 안정제 계통의 약이라는데 이 약이 나를 완전히 무기력하게 만들었다. 간에서 전혀 약 분해를 못해서 그렇다고 했다.
 그 알약 대신 주스에 타서 마시는 분말을 다시 받았다. 하루에 세 번 마시라는데 이틀쯤 먹으니까 가려움증이 없어진 듯했다. 이때쯤은 검사 결과도 처음으로 좋게 나왔다. 한 번 밑바닥을 친 후 좋아지는 곡선을 그리자, 나날이 괄목할 양상으로 회복되기 시작했다. 서서히 얼굴빛도 돌아오게 되었다. 꼭 한 달 열흘을 이렇게 부질없이 앓은 셈이다.

⑤ 한약은 그만(No More Chinese Medicine)

아직 정기적인 검사는 계속 중이다. 의사는 백지에 40포인트의 큰 글씨로 "한약(漢藥)은 그만"(No More Chinese Medicine)이라고 써 주었다. 액자로 만들어 벽에 걸어 놓고 수시로 보라는 거다. 미국의 의사들, 특히 간 전문의는 많은 대체의약들이 간(肝)을 상하게 하는 독성이 있다고 여긴다. 동양약을 권하지 않는다. 에너지를 만드는 것으로 알려진 마황(麻黃)이라는 한약은 사상자도 상당히 보고됐다고 했다.

약이 되지만 독이 되는 이중성이 있다는 것이다. 한의사들은 반기를 들지만 임상실험이 확실치 않은 한약을 미국 의사들은 절대 믿지 않는다. 양약은 부수적인 해(害)가 있지만 한약은 무해(無害)하다고 여기는 건 검증이 안 됐기 때문에 나오는 착각이라는 것이다. 이곳의 제약회사에서 연구하는 친지 한 분이 이런 말을 했다.

"미국의 제약(製藥) 과정은 어떤 약이 사람들을 얼마만큼 치료했는지 그 결과에 관심을 두지 않는다. 그 약이 어떤 해를 남기는가 검증하고 연구하는 것이 제약의 원칙이고 환자에게 알리는 우선 요소"라고 했다. 100명에게 투약한 결과 10명의 암환자를 고쳤다 해도, 20명의 심장에 이상이 왔거나 간장을 상했다면 절대 항암제로 허가받을 수 없다고 했다.

약을 먹고 누군가가 병이 나았다면 그것을 모두에게 해당되는 명약으로 치는, 검증 안 된 논리를 우리가 받아들여선 안 된다는 거다. 간 이식이 90%의 성공률이 있어도 3%의 피해자가 생기면 재검토해야 한다는 앞서의 논리도 그래서 나오는 모양이다. 내가 먹은 한약이 변비의 즉효약인지는 몰라도, 간의 기능을 죽여 버린다면 '빈대 잡으려고 초가삼간 태우는 꼴'

아니겠는가.

　최후의 아이러니는 가려움증 때문에 먹게 된 파우더의 부작용이다. 복용 후의 효능보다는 부작용에 대해서만 설명서에 상세하게 써 있었는데, 가장 큰 부작용으로 변비가 될 가능성을 말하고 있었다. 결국 '변비 고치려다 변비 만드는 약'으로 투병을 마감한 것이다.　〈월간조선 2002년 5월호 게재 내용임〉

13. 먹을수록 피로를 심하게 하는 보약

　녹용은 산지에 따라서 효과에 차이가 크다. 설사 부작용이 없더라도 효과성은 미미한 정도인데, 녹용과 함께 들어가는 당귀·천궁·숙지황 등 보약제가 모두 교감신경 항진제에 속한다.

　건강한 사람은 내성이 있고 저항력이 있어서 반응을 모르나, 허약한 사람은 한약 부작용이 곧 나타나고, 질병이 있는 사람은 그 부작용이 심하게 나타난다. 현재 한의사들은 한약을 쓰면서 몇 년 전, 몇 천년 전의 경험담 같은 이론을 실험도 안 해 보고 한약이 어떤 작용을 하는지 연구가 되어 있지 않다.

　한의사들은 많은 보약을 권장하고 있으나, 정작 중국의 한약계통에서는 보약 사용이 극히 적다. 보약은 한국인에게 많이 알려져 있고, 비싼 보약을 한의사들이 적극 권장하여 수익을 챙기는 수단으로 이용하고 있을 정도이다.

　보기약(補氣藥)에 쓰이는 인삼·황기·산약·백합·백출·대조·황백·봉밀·감초 중에서 인삼과 봉밀을 빼고는 모두가 교감신경 항진제이다. 그런 한약을 먹을수록 질병만 악화된다. 인삼도 과용시에 알레르기를 발생하거나 독성 한약을 활성화시킬 수 있어 주의해야 한다. 봉밀은 보약개념보다 식품개념으로 이해하면 좋다.

　보혈약(補血藥)에 쓰인다는 숙지황·하수오·백작약·당귀·아교·구기자들은 음양맥진을 악화시키고, 교감신경을 항진시키는 대표적인 약재들이다.

보기약 처방에 사군자탕 · 보증익기탕 · 삼경백출탕 · 삼기건증탕 · 독삼탕 · 녹용대보탕 · 육군자탕 · 황기팔물탕이 있는데, 인삼이나 반하 · 사인 · 진피 등 몇 가지만 약간의 반응이 있을 뿐, 나머지 한약처방도 음양맥진을 모두 악화시키는 처방들로서 보기약으로서 의미가 없다. 그리고 사물탕 · 쌍화탕 · 십전대보탕 · 귀비탕 · 양심탕 · 교애팔물탕 · 양혈자생탕 등이 보혈하는 효과가 있다고 한의사들은 장담하고 있으나, 이들 한약재를 먹으면 거의 모두 소화불량 · 복통 · 설사 · 무기력 · 피부발진 · 알레르기 등이 발생된다.

앞에서 말한 대로 한약인 한방약(처방)은 부교감신경 항진증으로 교감신경을 저하시킨다. 따라서 아드레날린을 분비시킬 필요가 있는 탈진 · 무기력일 때는 도움이 되나, 교감신경이 항진된 모든 사람에게는 보약이 부작용을 일으킨다.

교감신경이 항진된 사람에게는 휴식 · 안정 · 영양보충과 온열(溫熱)요법이 최상의 방법이다.

『질문 : 한약(보약) 부작용?

제가 지금 고3이라서 요즘 하도 졸리고 몸에 기운도 없고 해서 보약(녹용이 들어감)을 먹고 있는데 약 2주 정도 지났습니다.

별로 썩 좋아지는 것 같지도 않고, 잠도 줄지 않는 것 같고, 머리가 아프고, 눈 바로 위의 눈썹 있는 부분의 뼈 사이의 근육도 자주 아프면서 머리도 아픕니다. 이게 스트레스 때문인가요, 아니면 보약 때문인가요?

제가 2월말~3월초에도 보약(녹용이 들어간 것)을 먹었었는데, 너무 자주 먹어서 그런가요? 고2 때도 녹용이 들어간 보약을 1년에 한두 번은 먹었던 것 같은데요. 보약 먹으면 머리가 나빠진다고들 하는데, 보약을 먹어도 학교에서 너무 졸리고 머리가 맑아지는 것 같지도 않고, 그래서 질문 드립니다. 상담 혹은 빠른 답변 부탁드려요.』

『답변 : 한약의 부작용이라고 보기는 어렵습니다. 지금 이야기하신 증상으로만 종합해 보면, 흔히 스트레스라고 이야기하는 심화(心火)로 인한 것으로 보는 것이 맞겠습니다. 녹용은 경우에 따라서는 효과가 늦게 나타나기도 합니다. 그리고 피로가 안 풀린다고 하셨는데, 보통 피로감이 풀리기 위해서는 숙면이 필요하고, 자시(子時) 무렵을 지나면서 간(肝)에 혈이 저장되면서 피로를 풀게 됩니다. 그러나 이 시간을 자지 않고 깨어 있을 경우, 이러한 기능이 원활히 일어나지 않으므로 피로가 잘 안 풀리게 되죠.

조금 더 일찍 자고 일찍 일어나는 방향으로 생활습관을 바꿔 보길 권해 드립니다. 적어도 11시쯤에는 잠자리에 들어서 12시쯤에는 숙면을 취하고 있는 상태가 되어야 합니다.』

『질문 : 보약 부작용인가요?

며칠 전부터 보약을 지어 먹게 되었는데요. 처음에는 어지럽고 가슴이 콩닥콩닥 뛰고 답답한 증세로 약을 지었는데, 위(胃)가 안 좋아서 그렇다고 해서 보약을 먹게 되었습니다. 이상하게 자꾸 오줌이 마렵고, 설사는 그 전부터 조금했지만 계속 나아질 기미를 안 보입니다.

그럼, 보약을 잘못 지어 그런 것인가요? 부작용인가요? 화장실을 갔다 와도 또 가고 싶네요. 물도 많이 먹지 않는데 그렇습니다. 이 찝찝한 보약은 그만 먹어야 될까요?』

『답변 : 결론부터 말씀드립니다. 부작용 같으니 약을 지은 한의사와 의논하여 호소하시는 설사 등의 문제가 없는 약으로 바꿔 짓는 것이 좋겠습니다.』

※ 참고 : 한약의 부작용으로 부교감신경이 극도로 쇠약해져 피로가 심한 때 부교감신경을 억제시키는 한약·보약을 먹으면 더욱 피곤하고 나른해진다. 이러한 한약 부작용을 한약 부작용이 아니라고 한다. 한약에 보기약·보혈약이 있다 하나, 한약이 교감신경 항진, 부교감신경을 억제시킨다는 사실만은 분명하다.

질병이 있어 피곤하면 질병을 치료하면 되는 것이다. 굳이 보약을 쓸 필요가 없기 때문에 중국에서는 보약을 거의 쓰지 않는다. 유독 한국의 한의약계에서만 보약을 강조하면서 비싼 보약을 환자들에게 권하고 있는 것이다. 한약 먹는 사람들 50%가 보약으로 먹는다고 하는 설문조사가 있다. 이것은 크게 잘못된 인식인 것이다.

허약한 신체를 튼튼하게 하는 것은 올바른 질병치료와 올바른 건강관리 밖에 없다.

14. 한약 부작용 중 두드러기·알레르기 단연 선두

한약의 독성물질에 의한 반응인 명현현상은 부작용 반응이지 치료반응 아니다

한의사들은 한약의 부작용에 대한 사전 연구가 극히 부족하다. 일부 소화불량이나 설사 정도만 나타나는 것으로 알고, 한약 부작용의 처치도 올바로 하고 있지 못하다. 부작용 있는 한약을 투약하면서 이렇게 연구가 미흡한 한약을 투여하는 것은 참으로 한심한 일이다.

한약 복용 후에 약간이라도 이상한 증상이 나타나면, 한약 때문이 아니라고 하거나, 효과반응이 나타나려는 명현(瞑眩)반응이라느니, 한약 부작용은 한의원에 가서 해결하라느니 하는데, 참으로 기가 막히는 노릇이다.

명현반응은 부작용 반응으로서 절대 효과반응이 아니다. 약간 어지럽거나, 울렁거리거나, 답답하거나, 피곤한 증상, 열이 있는 증상 등을 말하는데, 이러한 증상은 부작용 현상이다. 그리고 한약은 생약(生藥)이라서 부작용이 없다고 하는데 그렇지 않다.

한약을 먹고 난 두드러기를 음식을 잘못 먹은 것으로 호도하려는 것은 말도 안 된다. 한약에 알 수 없는 독성물질이 많이 있을 수 있기 때문이다. 간장에서 모두 해독을 시키지 못하기 때문에 나타나는 현상들이다. 한약을 먹

고 피부가려움 · 알레르기 · 반점 · 충혈 등은 대단히 많다. 설문조사에서도 대단히 많이 나타나고 있다. 이런 피부의 부작용은 대단히 오래 간다. 한약 부작용은 한약으로 도저히 해소할 수가 없다. 한약을 먹고 온몸에 열이 나는 것도 우선은 간장 손상이나 독성간염의 한 증후에 해당될 수가 있다. 간염증상이므로 열이 나고, 열이 나면 비강(鼻腔)의 점막이 부어서 코가 막힐 수도 있다.

한약을 복용하여 생긴 약독을 해독하기 위해 미나리 생즙을 갈아 먹으라고 한다. 이것이 오늘날의 한의사 수준이다. 생미나리에는 각종 잡균 · 세균 · 바이러스 · 벌레가 들어 있을 수 있는데, 생미나리즙을 먹고서 간장이 괜찮겠는가? 한의원에서 지어 준 한약을 먹고 부작용이 나타난 것도 억울한데, 한약 부작용을 해소한다고 처방해 주는 것이 겨우 생미나리즙이라니…….

한약을 먹고 부작용이 발생하면 즉각 중지하되, 가볍고 증명할 수 없는 것은 그냥 지나친다 하여도, 그 부작용이 심한 때는 한약을 지어 준 한의원에 대해서 피해보상 수순을 밟는 것도 적극 검토해야 할 것이다.

한약을 먹고 두드러기 · 복통 · 설사는 모두가 한약의 부작용이다. 두드러기는 식중독으로 인한 증상일 수도 있으나, 매일 먹는 동일한 음식에서는 두드러기가 거의 생기지 않는다. 만약 특별한 음식을 먹은 것이 없는데 한약을 먹고 난 후에 두드러기가 발생했다면 한약의 부작용이라고 의심해 봐야 한다.

인터넷상의 내용을 읽어 보자.

『질문 : 저희 엄마가 어제 새로 지어온 한약을 드시고 나서,
　　　　오늘 손과 발에 두드러기가 생기셨거든요.
다른 알레르기가 생길 만한 것을 드신 적이 없는데 한약을 먹은 다음날부터 그러는데, 무슨 이상이 있어서 그럴까요? 한의원에 다시 가 보니 자기네가 지어 준 약 때문에 그런 것이 아니라고, 자세히 말해 주지도 않으니 정말

답답합니다. 아시는 분이 있으면 도와주세요.』

『답변 : 한약을 먹고도 부작용이 생길 수가 있습니다. 가장 많은 부작용은 소화불량이나 설사이고요. 두드러기 같은 것이 나타날 수도 있습니다. 한약의 부작용은 원인을 찾기가 아주 어려울 때가 많고요. 한약으로 인한 부작용이라면 약을 중단하면 금방 소멸됩니다. 그렇지 않고 다른 원인의 부작용이라면 한약을 중단해도 사라지지 않습니다. 일단 한약을 중단해 보시고 잘 살펴보시기를 바랍니다.』

『질문 : 한 달 전에 제가 아토피가 조금 있어서 치료차 한의원에서 한약을 지어 먹었습니다.

한약 복용 1주일이 지나자, 갑자기 저녁에 온몸에서 열이 나서 잠을 못 자고, 수면중 코가 막혀서 숨쉬기가 곤란하며, 피부가 나무껍질처럼 딱딱해졌습니다.

한의원에서 이러한 증상을 말하자, 명현(瞑眩)반응이라고 괜찮다며, 계속 복용하라고 하더군요

그러나 10일째 되던 날 정말 밤에 온몸에 열이 나서 한숨도 못 자고, 코는 계속 막히고 피부가 한마디로 난리가 났습니다. 아! 미치겠습니다. 한약 정말 괜히 먹었다는 후회감만 들고, 몸은 극심할 정도로 망가져 버렸습니다.

지금 약은 끊은 지 10일 정도가 되는데, 이러한 증상은 조금도 개선되지 않는군요. 도대체 무엇 때문에 이런 일이 일어났고, 어떡하면 다시 예전의 몸으로 돌아갈 수 있는지 한의사 분들의 조언 좀 부탁 드립니다.』

『답변 1 : 한약재 중에 피부트러블을 일으키는 것이 있지요. 명현반응은 호전을 전제로 한 것입니다. 증세가 더 심해졌다면 중단하십시오. 또한 불면증이나 열감을 초래하는 것도 한약재 때문입니다. 당장 약을 중단하십시오.』

『답변 2 : 한약의 부작용 때문에 복용을 중단하고, 예전의 몸으로 돌아갈 수 있는 조언을 구하고 있는데, 당장 약을 중단하라네요. 썩은 고기도 마다

않고 주워 먹는 아프리카 하이에나처럼, 내 공 따먹기에 급급해 하고 있는 것 같고요.

한약재에 뭐가 들어가 있는지 모르니 좀더 구체적인 대처방법을 제시할 수 없어 미안합니다. 그러나 분명한 것은 한약재의 부작용 가능성인데, 좋아지기 위한 명현반응이라고 답변하는 한의사는 해결방안을 의논할 상대가 못 되는 것 같으니, 한약으로 인한 약독을 제하는 방법 중 하나인 미나리생즙을 갈아 드시는 방법을 권해 올립니다. 미나리를 날로 으깨서 짜든지 믹서로 갈아서 하루 매 끼니마다 석 잔 정도를, 약반응 증세를 보면서 며칠간 들어 보셨으면 합니다. 그리고 먹다 남은 약은 버리지 말고 있다가, 문제가 계속될 때 피해보상을 받을 수 있는 여지를 남겨 두셨으면 합니다.』

『질문 : 위장질환이 심하여 한약을 한 달 가량 복용했습니다.

그런데 도중 몸에 두드러기가 심하게 났는데, 한의사는 몸 안의 독소가 나오는 것이라며, 그런 경우가 종종 있다고 계속 복용해도 된다고 했었거든요.

복통이 너무 심해서 내과에서 내시경 검진을 했는데, 내과 의사는 몸에 두드러기가 나는 것은 한약이 몸에 안 받으니까 나는 것이라고, 당장 한약을 갖다 버리라고 하는데, 어느 분의 말이 맞는지 너무 헷갈려요. 부작용이라면 한의사한테 한약값을 되돌려 받을 수 있을까요? 한약을 먹고 나서 두드러기만 난 것입니다. 복통은 원래 위장질환이 심해서 계속 있었어요. 한약과는 무관한 것이지요.』

『답변 1 : 일단 그 두드러기는 치료과정에서 당연히 발생하는 명현현상일 수도 있고, 부작용일 수도 있어요. 독소를 배설하는 과정에서도 발생할 수도 있지만, 일단 복통을 동반하는 것으로 봐서는 부작용일 가능성이 높다고 생각됩니다. 일단 확률상 그렇다는 것입니다. 정확하게 알기 위해서는 다시 진맥을 해 봐야겠죠.

그런데 질문자 분이 가장 잘 알 수 있는 방법이 있어요. 그 두드러기가 나면서 그 후로 몸 컨디션이 어떤가, 진짜로 몸의 독소가 배출되는 것이라면, 초반에는 몸이 더 힘들어지더라도 한 달쯤 지난 후라면 치료 전보다 몸이 더 가벼워지는 게 정상입니다. 더 힘들어졌다면 일단은 부작용일 가능성이 높고요. 그냥 비슷하다면 정말 자세히 진맥을 해 봐야 알 수 있겠네요.

다른 한의사에게 물어보는 게 좋겠습니다. 양의사는 무조건 부작용이라고 하거든요. 만약 정말 부작용이라면 한약값을 되돌려 받을 수 있습니다. 상태에 따라서는 쉽게 받을 수도 있고요. 그 한의원에서 버티게 되면 법적으로 해결할 수도 있어요. 물론 이 때는 시간이 아주 오래 걸리고 상당히 노력을 해야 해요. 그런데 일반적으로는 한의원측에서도 쉽게 처리하길 바라는 경우가 많습니다. 그리고 부작용이라면 그 한의사가 사실 제일 잘 알고 있거든요. 그러면 되돌려주는 경우가 많겠죠.』

『답변 2 : 한의학의 입장에서는 두드러기나 아토피성 같은 병증을 몸에서 해로운 물질을 밀어내느라 나는 현상으로 봅니다. 즉, 해로운 물질을 흡수하지 않고, 밀어낼 수 있을 만큼 몸이 건강해졌다는 것이지요.

반면 서양의학에서는 이 원인을 알아내지 않고 그냥 증세만 없애려고 합니다. 그러니까 몸의 저항을 없애서 겉으로 보기에만 멀쩡하게 보이는 방법을 택하는 것이지요. 해로운 것이 밀려나오지 못하고 그대로 몸에 흡수되는 것을 증세가 완화되었다고 해서 나은 것으로 치부하는 것입니다.

그 해로운 물질을 그대로 받아들여서 또 다른 병이 생기고, 이 병을(근본적으로 해로운 물질을 배출하는 게 아닌) 증세만 완화시키는 방법을 택해서 점점 병이 더 커지게 되는 것입니다.

두드러기는 몸의 면역력 강화로 해로운 물질을 배출하는 것으로 볼 수 있고요. 하지만 복통의 원인은 잘 모르겠네요. 두드러기와는 별도로 복통이 왜 일어나는 것인지 알아 보세요. 그리고 한약 때문에 몸이 보강돼서 해로운 물질을 밀어내는 것이 아니라, 행여나 체질에 맞지 않은 한약 자체가 해로운 물질이 돼서 그걸 밀어내려고 두드러기가 나는 것일 수 있으니, 다른 한의원을 한 번 찾아 보세요.

아무리 좋은 약재라도 체질에 따라 해롭게 작용하는 것이 있고 이롭게 작용하는 것이 있습니다. 누구에게나 좋은 음식은 현명한 우리 선조들이 주식으로 택한 쌀 말고는 거의 없습니다.

병원으로 가면 어떤 두드러기든 증세만 없애려고 하니, 일단은 한약 안에 든 약재들을 알아내서 다른 한의원을 한 번 찾아가 보세요.』

『질문 : 한약 부작용에 대해서 알고 싶어요.

제가 지금 한약을 먹고 있습니다. 왜 먹냐 하면 불면증에 우울증도 있다고 해서요. 그래서 먹고 있는데요. 지금 먹은 지 2주가 됐는데, 이상하게 밥만 먹으면 바로 배가 아프고 설사를 해요. 제가 회사를 다니면서 학교를 다니고 있어서 아침도 못 먹고 저녁도 못 먹고, 점심 한 끼로 살고 있는데, 그나마 먹는 점심도 자꾸 설사를 하니 너무 고통스럽습니다. 정확하게 이런 증세가 보이는 건 4일 됐고요. 약간의 두통과 어깨결림 이런 것도 있고요. 이게 혹시 한약 부작용일 수도 있나요?』

『답변 : 56세인 저도 회사를 다니면서 학교를 다니고 있습니다. 그러나 어떤 일이 있더라도 끼니는 꼭 찾아 먹고 있습니다. 이것이 건강으로 가는 첫 걸음이기 때문이죠.

그러기 때문에 새벽 3시에 자고 7시에 일어나 출근하는 생활을 해도 건강전선에 이상징조가 없습니다. 다른 답변 듣기 전에 반드시 식사는 하도록 하십시오. 부작용이기 쉽습니다.』

※ 참고 : 한약의 부작용이 심각한데도 한의사들은 한약의 독성이나 부작용에 대한 연구나 대책이 없이 한약을 투여하고 있다. 한의대에서 한의약을

공부했다고 하나, 부작용에 대한 대책이나 올바른 연구도 못하고 있다. 환자는 자율신경 부조화를 일으킨 상태이므로 환자가 한약을 먹으면 거의 97% 이상이 한약 부작용을 일으키고 있음을 알아야 한다. 이러한 부작용을 가지고 이러쿵저러쿵하고 있다. 한약의 부작용을 명현현상(효과현상?), 병기를 밀어내는 현상(?)이라고 하고 있는 것이다.

15. 한약재 부자(附子)의 부작용

해독법도 없으면서 부자 함부로 쓰고 있다

『질문 : 부자의 부작용을 치료할 수 있는 방법 좀 알려주세요.

저희 외숙모가 아랫배와 손발이 차가워서 한의원에 가서 약을 지었는데, 한의사가 체질을 알아보지 않고 처방을 잘못 했나봐요.

뭔가 외숙모 몸에 맞지 않아서 부작용이 일어났습니다. 몸에서 열이 정말 열대야처럼 끓고 열꽃이 난다고 합니다. 큰 대야에 물을 가득 담고 얼음을 많이 띄운 다음에, 매일 거기다가 얼음 마사지를 해야만 살 것 같으시답니다. 잠도 하루에 30분 이상 주무시질 못하신데요. 거기다가 밤에 눈 좀 붙이려고 누워 있으면, 검정도포에 검정갓을 쓴 저승사자가 빨리 가자면서 재촉을 한다고 합니다.

정말 오늘 병문안을 갔다 왔는데 눈물이 멈추질 않았습니다. 제발 저희 외숙모 좀 살려 주세요. 지푸라기라도 잡는 심정으로 부자(附子) 부작용에 대한 좋은 음식과 방법 좀 알려 주시기 바랍니다. 내공(來貢) 많이 걸겠습니다.』

『답변 1 : 부자는 열(熱)을 돋구는 약으로 처방전에 의한 중량(重量)을 철저히 지켜야 할 약입니다. 극비리에 관리되었던 궁중의 사약이 어떤 약재를 사용했는지 모르나, 부자를 사용했을 것이라고 추측할 정도의 독이 있는 약으로, 전문가도 단방으로는 잘 사용하지 않을 정도입니다. 미나리 아재비과에 속하는 부자는 우리나라 산 어디에서나 자라는 약초로, 노인이나 여성이 기력이 쇠할 때, 냉대하(冷帶下)를 치료할 때 달여서 복용하면 큰 효과를 볼 수 있는 약입니다. 보라색 꽃들이 초롱모양으로 피며, 토란처럼 생긴 부자의 덩이 줄기를 약용으로 쓰지요.

이 약을 사용할 때 절대 주의할 사항은 달인 후 완전히 식힌 후에 복용해야지 뜨거울 때 마시면 사망에 이를 정도로 위험합니다.

하복부와 아랫배가 차가운 증세에 대해 한의원에서 외숙모께 처방해준 약은 중량을 제대로 지키지 않았을 리 없습니다. 지시한 복용법을 지키지 않았기 때문에 장부가 손상을 입어 열꽃이 나면서 사경을 헤매게 되었으리라 봅니다.

단, 복용법을 잘 지켰다면, 남아 있는 약을 감정의뢰해 볼 것을 권유하며, 일단 약을 복용 중단하셨을 줄 압니다.

이를 복용했을 때 해결책은?

사실은 참 어렵습니다. 차가운 증세는 덥게 할 수 있으나, 더위를 맞는 등 뜨거운 증세는 고치기가 더 어렵다고 하였습니다. 그러나 손을 놓고 있을 것이 아니라, 차선책을 강구해야겠지요. 얼음찜질이나 하고 있을 것이 아니라, 시일이 경과하기 전에 약독을 씻어내야 합니다.

얼른 생녹두를 물과 함께 갈아서 들게 하십시오. 그것을 마시고 나면 효과가 더 좋을 것이나, 안 그렇더라도 해독에 좋으니 3~4회 정도 드십시오. 중간에 돌미나리를 갈아 즙으로 마시는 것도 좋습니다. 그리고 한의원에 가셔야 합니다. 그래서 뜨거워진 장부를 차갑게 해 주지 않으면 안 됩니다. 속히 가 보시기 바랍니다.

한의원의 처방을 받은 후로는 녹두나 미나리 사용은 금해야 합니다.』

『답변 2 : 일단 약을 중지하세요. 한약은(솔직히 전 한약에 대해 믿지 않습니다) 잘 쓰면 약, 못 쓰면 독이 됩니다.

제 친구분 어머님도 한약 잘못 드셔서 큰일 날 뻔했습니다. 일단 중지하세요. 그리고 맘 독하게 먹으시라고 하세요. 병원(한약 처방한 병원 말고 종합병원이요)에서 해 주는 처방대로 따르세요.

검정도포는 심신이 약해져서예요. 마음 편히 가지시라고 안심시켜 드리세요. 그리고 모든 원기회복에는 밥이 최고입니다. 괴롭더라도 식사를 잘 하시게 하세요.

안타깝습니다. 일단 잘못된 약 기운이 떨어지기를 기다려야 합니다. 그래도 약을 끊은 후부터는 점점 좋아질 겁니다.』

『답변 3 : 빠른 쾌유를 빕니다.

생명에는 지장이 없을 것입니다. 그러므로 너무 염려하지 않아도 될 것이라 생각됩니다. 이유는 한의원에서 처방한 약을 드셨다면 중량을 엄수하였을 것이며, 법제한 부자(附子)를 처방했을 것이기 때문입니다. 부자는 맹렬한 약으로 약간의 독성을 가지고 있으므로 법제하여 처방됩니다.

약이란 치료를 목적으로 하나, 잘못 쓰면 독이 될 수도 있는 양면성을 가지고 있습니다. 그러므로 정량(定量), 복용방법, 주의사항, 기타 의사의 지시에 따라야 합니다. 의사의 지시대로 차게 복용하지 않고 뜨겁게 복용하거나 정량을 지키지 않거나 복용시간을 앞당겨 드시거나 약을 드시기 전후하여 바로 더운 음식을 먹을 경우, 부작용이 있을 수 있습니다.

명현(瞑眩)일 수도 있습니다. 명현이라 함은 A라는 병을 치료하기 위하여 약을 복용하였는데, 오히려 증상이 더 심해지고, 평소에 불편하였던 다른 증상까지 심하게 또는 가볍게 나타나는 반응을 말합니다. 한방에서는 명현이 있을 경우 보다 효과가 빠르게 치료됩니다.

약을 지어 온 한의원에 가서 상의하시면 빠를 것입니다.

다른 방법(1일 복용량):

녹두 200g, 돼지간 200g, 감초 100g, 석고 30g, 치자 20g

녹두와 돼지간을 달인 물에 감초·석고·치자를 넣어 다시 끓인 다음, 식혀서 3~4회 나누어 복용합니다. 2~3일이면 회복할 수 있습니다.』

『**답변 4** : 저희 아빠가 부자를 드셨는데, 드신 이유는 밥맛을 돌게 하기 위함이었던 것으로 기억됩니다.

저 어렸을 적에 아빠가 교통사고를 당하셔서 가끔 체력이 많이 떨어지셨거든요. 그런데 약 복용 후에 〈그때는 부자(附子)인지도 몰랐지요.〉 머리가 아프시다고 하시더군요. 그때 중단하긴 했는데, 꽤 장기간 드신 모양이에요. 그 뒤로 고혈압이 더 심해지셨습니다. 다른 한의원에 가서 물어보니, 부자는 정말 신중하게 써야 한다고 하더군요. 농도를 짙게 하면 사약이 될 수도 있다고, 독을 써서 병을 낫게 하는 방법 중 하나라고. 바로 중단하셔야 할 것 같습니다. 부디 쾌유하시기를 바랍니다.

그 뒤로 계속 병원을 다니면서 다스리고 있고요. 한의원을 곧 바로 바꿨습니다.

무엇보다도 혈압을 조심하게 해 드리세요.』

※ 참고 : 부자는 함부로 사용하는 약이 아니다. 경륜이 많은 한의사·한약업사도 부자는 '평생에 1냥도 쓰지 않는다' 는 말이 있다.

그런데 근자에 한의사들은 경험 없이 방제학에 나와 있는 처방만 보고서 마구 부자를 쓰고 있다. 부자의 부작용이 나타나면 처치방법도 연구해서 치료해야 하는데, 그런 연구도 없이 부자를 쓰고 있다. 부자의 독을 줄여준다는 포부자도 생부자와 다름없이 부작용에 차이가 없고, 오히려 포부자가 더 나쁠 수가 있다. 모든 한약재의 80% 이상이 부자처럼 독성이 강하지는 않으나, 모두 독성을 가지고 있어 교감신경을 흥분시키고 있는 것이다.

16. 한약 - 추간판 탈출증 요통에 효과 미미
한방약은 모세혈관을 수축시키기 때문이다

근자에 추간판 탈출증 환자가 많아져 요통으로 시달리는 환자들이 대단히 많다. 양·한방에서 척추 추간판 탈출증(디스크라고 함)을 치료한다고 한다. 양방의 경우는 요통을 다스리는 이치가 분명하나, 한약으로 디스크 요통을 치료한다는 데에는 문제가 있다.

디스크는 목디스크와 허리디스크로 나누고, 허리디스크는 제3~4번, 제4~5번, 제5번과 제1천골 사이에서 추간판 탈출증이 많이 발생한다. 디스크란 추골과 추골 사이에서 완충 역할을 해주는 추간판이 탈출된 것을 말한다.

추간판이 탈출되는 이유는 여러 가지가 있으나, 결과적으로는 '수핵' 때문이다. 수핵이 갑자기 적어지면 추간판인 디스크가 쭈그러들어 옆으로 탈출되어 신경을 압박하여 통증이 나타난다.

추간판의 미세한 모세혈관이 수축되면 수핵이 줄어들고, 모세혈관이 확장되어 혈액순환이 잘 되면 추간판이 원위치로 돌아와 요통이 없어진다. 추간판의 모세혈관이 수축되는 이유는 교감신경의 항진에 의한 반응이다. 과로, 무리, 스트레스, 위·간장·방광·대장의 질병들은 교감신경항진을 일으켜 모세혈관 수축현상이 나타난다. 이때는 디스크의 위치와 정도에 따라서 극심한 요통이 나타난다.

본서에서 누누이 언급하고 있듯이 한방약은 80~97%가 교감신경 항진제 역할을 한다. 한방약을 먹으면 추간판의 모세혈관은 줄어들 수밖에 없다. 한방약을 먹을수록 혈액순환장애가 발생하기 때문이다.

한방약을 먹으면서 요통에 효과가 있었다면 그것은 위약효과이거나 휴식과 안정에 의한 효과이다. 한방약으로 디스크 요통을 다스리는 데는 한계가 있다. 그런데도 불구하고 요통을 한약으로 다스린다 하여 한약재 등을 만들어 고가에 판매하고 있는 것 같다.

디스크 통증이 발생되면 첫째로 스트레스를 제거하고, 휴식과 안정을 취하는 것이 좋고, 모세혈관 확장을 위해 충분한 영양을 보충하고 온열요법을 하는 것이 가장 좋다 (구체적인 내용은 『서금요법 개론』을 참고하기 바란다).

제5장
한방약 부작용에 관한 연구들[*]

1. 한약 부작용 많은데도 애써 피하려는 태도
한의약의 단점을 드러내는 것

앞에서 한약 부작용 사례를 통해서 보다시피 한약의 부작용은 심각하다. 한약의 효과, 부작용 설문조사(보건신문 2006. 5. 22), 국립독성연구원(2003), 한국소비자보호원(2006. 6. 15), 범의료한방대책위원회(2005. 6), 대한간호협회(2004) 조사와, 필자의 음양맥진실험에 의한 한약의 효과실험(2006. 2) 등에서 한약의 부작용이 심각하게 언급되었다. 기타 많은 논문들에서도 한약의 부작용이 계속 나오고 있다.

이처럼 한약의 부작용이 많은데도, 정작 한의사들은 한약 부작용에 대해 심각하게 생각하지도 않고, 특히 임상연구를 적극적으로 하지 않고 있다. 한약을 쓸 때 어떤 부작용이 나타날지 모르기 때문에, 부작용을 체질 탓이라고 환자에게 몰아붙이고, 한약 부작용이 발생되었을 때 처치·해소 조치를 제대로 못하고 있다.

필자가 주장했듯이 한약재 80% 이상이 부신피질 호르몬을 자극하여 아드레날린을 분비시켜서, 음양맥진의 맥상을 악화시키고 있었다. 이것은 곧

―――――
주(註): *인터넷에서 인용하였다.

질병을 악화시킨다는 의미이다. 모든 부작용 증상들은 질병의 악화반응인데, 부작용을 명현현상이라고 얼버무리는 것은 잘못된 일이다. 체질이 맞지 않아서가 아니다. 건강상태가 양호하면 부작용 증상이 나타나지 않거나 가볍고, 건강상태가 나쁠수록 질병악화와 부작용 증상도 분명하고 심하다. 특이체질이라는 것은 극도로 쇠약한 환자의 경우이다. 한약 독성 때문에 부작용이 나타난다. 이러한 부작용 문제는 인터넷에서도 토론이 이어지고 있다. 인터넷상의 글을 옮긴다.

『질문 : 의사와 한의사 중 누가 혹세무민하는가?… 네티즌 판단 기대

현대의학에서 사용하는 약뿐 아니라 한약에도 수많은 부작용이 있다는 주장에 대하여 몇몇 한의사들은 "한약에는 부작용이 없으며, 부작용이 있다는 의사들의 주장은 한방을 깍아내리려는 거짓말"이라고 합니다. 그것이 사실일까요? 먼저 의사도 한의사도 아닌 한국소비자보호원 직원의 글을 보겠습니다.

한국소비자보호원에서 펴낸 『소비자 시대』 2002년 10월호에는 「주의해야 할 한방 의료사고」라는 제목의 글이 있습니다. 그 글에서 들고 있는 예(例) 중 하나는 한약을 먹은 후에 독성간염이 생겨 한의사가 치료비와 위자료를 배상한 사례입니다. 독성간염이 한약에 의한 것이 아니었다면 한의사가 치료비와 위자료를 주었을 리 없습니다. 이 글에 실린 한방 전문가의 주장에 따르면, 독이 없는 약물이라 하더라도 병에 대한 처방이 적당하지 않으면 간기능이 저하될 수 있다고 합니다. 부작용이라는 말을 애써 피하고 있지만, 그것이 한약의 부작용이 아니면 무엇이라는 말일까요?

어떤 한의사들은 한약의 부작용을 명현반응·특이반응·이상반응 등으로 표현하여 한약에 문제가 있는 것이 아니라, 그것을 먹은 사람의 체질에 문제가 있는 것처럼 호도하면서 부작용이라는 말을 피합니다. 때로는 한약을 먹고 부작용이 나타나더라도, 그것을 부작용이라고 하지 않고 지나가기도 합니다.

▶ 한약 - 동맥경화증, 심장병자 주의

좋은 콜레스테롤(HDL) 낮추고, 나쁜 콜레스테롤(LDL) 높인다

동의대학교 한의과대학 김종원 교수가 주관 연구자인 「한방치료기술 연구개발사업 최종보고서」에서 '사상체질별 당뇨치료 한약재의 효능규명 및 임상적 적용'이 그 예입니다. 이들이 연구대상으로 삼은 인동등지골피탕과, 양격산화가목단피탕을 당뇨병 환자에게 투여한 결과 HDL콜레스테롤(흔히 좋은 콜레스테롤이라고 말하는 것)이 유의하게 감소하고, 총콜레스테롤과 LDL콜레스테롤(흔히 나쁜 콜레스테롤이라고 말하는 것)이 유의하게 증가하였다고 기술하고 있습니다. 그러나 이 논문에서는 그런 효과를 부작용이라고 표현하지 않고 지나갑니다.

물론 모든 한의사들이 이렇게 부작용을 언급하지 않거나, 명현반응·특이반응·이상반응 등의 용어로 호도하지는 않습니다. 한의사들 중에도 한약이 일으키는, 원하지 않는 작용에 대하여 부작용이라는 표현을 사용하는 이들이 있습니다. 한의사들 중에도 한약이 부작용을 일으킨다는 사실을 인정하는 사람들이 있는 것입니다. 경희대학교 한의과대학 조기호 교수가 대한한의학회지에 발표한 '청혈단의 임상적인 부작용에 대한 연구'는 경희대학교에서 개발한 청혈단이라는 한약의 부작용에 대한 논문입니다.

▶ 한약 포제(炮劑) - 부작용에 미치는 영향이 크다

또한 경희대학교 한의과대학 김호철 교수가 주관 연구 책임자인 「보건의료기술 연구개발사업 요약보고서」 '한약재 수치법제의 규격화 연구'에는 "포제는 한약의 임상에서의 치료효과와 부작용에 미치는 영향이 크다"라고 하였습니다. 한약은 부작용이 아예 없다면 있을 수 없는 표현입니다.

▶ 한약 장기간 복용 - 간기능에 영향

그뿐 아닙니다. 경희대학교 한의과대학 김영석 교수가 주관 연구 책임자인 「한방치료기술 연구개발사업 최종보고서」 '뇌졸중에 인용되는 한방처방의

임상적 효능과 산화질소의 역할에 미치는 영향 및 구성약물간의 약효에 대한 연구'를 보면, 급성기 중풍 환자에게 흔히 사용된다는 청폐사간탕(清肺瀉肝湯)·성향정기산(星香正氣散)·양격산화탕(凉膈散火湯)의 부작용에 대하여 기술하고 있습니다. 뿐만 아니라 이들 세 가지 한약을 장기간 복용하면, 간기능에 영향을 미칠 수 있다고 하였습니다. 우리나라 사람들이 한방에 대하여 가장 호감을 가지는 부분의 하나가 중풍인데, 급성중풍 치료에 가장 흔히 사용한다는 한약에도 부작용이 있고, 간독성의 가능성도 있는 것입니다.

물론 의사들이 알고 있는 한약의 부작용은 그보다 훨씬 광범위합니다. 그 중 피부에 생기는 부작용을 보겠습니다. 대한피부과학회에서 1999년 7월 한 달 동안 전국 126개 병·의원에서 조사한 바에 의하면, 약물에 의한 피부병은 800례(例)였습니다. 이 가운데 7.6%인 53례가 한약에 의한 것으로 추정되었습니다.

한약 중에 간(肝)에 독성을 나타내는 것이 있다는 것은 의사들 사이에서는 새삼스러울 것도 없습니다.

대전성모병원의 안병민 교수가 쓴 '생약·한약재 등 식물제제에 의한 간손상의 빈도'에 의하면, 2002년 3월부터 8개월 동안 대전성모병원에 입원한 급성 간질환 환자 104례(例)의 원인 중, A형 간염이 22례(21%)로 가장 많았고, 식물제제가 21례(20%)로 그 뒤를 따르고 있습니다. 이 식물제제 중 한약이 8례(8%)를 차지하고 있습니다. 뿐만 아닙니다. 한림대학교 김동준 교수가 쓴 '식이유래 독성간염의 진단 및 보고체계 구축을 위한 다기관 예비연구' 결과는 더욱 놀랍습니다. 2003년 7월부터 같은 해 11월까지 전국 7개 대학병원에 입원한 독성간염 환자를 대상으로 조사한 결과에 따르면, 원인물질 중 가장 흔한 것이 한약으로 49%를 차지하였습니다.』

※ 전체 위중한 독성 간염 중에서 한약에 의한 독성간염은 64%이고, 그 중 한의원에서 한약을 먹어 독성간염이 발생된 경우가 49%이다.

이런 연구결과에 대해 어떤 한의사들은 '한방 돼지고기'·'한방 양념치킨' 등 한방이라는 말이 남용되고 있고, 개소주 집에서 만든 것이나 약재시장에서 달여 온 것도 한약이라고 부르는 현실에서, 그것이 어떻게 한약에 의한 것이라고 단정할 수 있느냐고 반문합니다. 한의사가 지은 것만 한약이라는 것입니다. 일리가 있는 주장입니다. 그런데 안병민 교수의 연구에서 한약이란 한의사로부터 처방받은 제제에 한정된 것이고, 김동준 교수의 연구에서 말하는 한약 역시 한의사가 제조한 한약을 뜻하는 것입니다. 한약 재료를 사용한 그 외의 것은 모두 한약재로 분류하였습니다.

한약은 부작용이 없다고 말하는 사람이 있다면, 그 사람은 한약이 부작용이 있다는 사실을 모르고 있거나, 부작용이 있다는 사실을 알면서도 숨기고 있는 것입니다(인터넷에서 인용).

2. 한방병원에서 마약 처방한다?
일부 한의사 응급상황 핑계, 마약성분 발륨 등 투약
양·한방 협진 - 한방병원 경영난도 큰 요인

〔인터넷에서 떠도는 내용임〕 11월 29일 밤 10시 서울시 A한방병원의 응급실 당직 한의사가 중풍으로 쓰러져 방금 입원한 김모(54) 씨에게 링거(수액제)와 발륨(Valium) 처방을 지시한다. 신경안정제와 근육이완제로 쓰이는 발륨은 마약 성분이 함유된 향정신성 의약품, 법적으로는 양의사가 반드시 마약대장에 자필로 서명한 뒤 투여하도록 규정된 의약품을 무자격자인 한의사가 처방전을 내고 있었다.

링거도 한의사가 처방할 수 없는 전문 의약품이기는 마찬가지이다. 그렇지만 이 병원에서는 양의사의 처방전 없이도 각종 전문 의약품이 응급상황이란 미명하에 남용되고 있었다.

"퇴근하기 전 양의사 선생님에게 미리 이런 환자가 들어올 때는 발륨을 쓰라는 지시를 받았고, 내일 아침에 과장(양의사)이 서명하면 문제없는데 왜 그러십니까?"

한의사는 무자격 처방임을 지적하는 기자에게 대뜸 이렇게 쏘아붙였다. 이 병원은 대부분의 중소 한방병원처럼 양의원(신경외과 또는 내과)이 함께 있는 양·한방 협진병원이었지만, 야간 당직은 한의사들만이 번갈아 서고 있었다.

▶ 한의사들만 교대로 야간 당직

"그래도 양의의 처방전이 없는데 어떻게 마약을 씁니까?" 기자의 계속된 질문에 화가 난 듯 그는 핸드폰을 꺼내 어디론가 전화를 건다. "선생님 저 김인데요. 경련을 일으키는 환자에게 발륨을 썼더니 기자가…" 전화를 마치고 난 한의사는 기자에게 "이제 됐습니까? 구두로 처방전을 받았습니다."라고 말했다. 그는 처방전을 받았다는 전제하에 또 다른 양약의 투여를 지시했다.

"그럼 어떡하란 말입니까? 숨이 넘어가는 환자에게 다른 방법이 없지 않습니까? 전국적으로 응급환자에 대한 양·한방의 협진이 이루어지는 곳은 손으로 꼽습니다." 자정 무렵이 지나 환자의 맥박이 정상으로 돌아오자, 김이라는 인턴 한의사는 중풍 응급환자를 맞는 당직 한의사의 어려움을 이렇게 호소했다.

이처럼 한방병원 한의사의 불법 양방진료는 위험수위에 이르렀다. 중풍전문치료 병원임을 앞세워 우후죽순으로 생겨난 중소 한방병원들은 불법적인 양방진료로 대형 종합병원의 응급실로 향해야 할 '초응급환자'들의 생사 여부를 결정하는 마지막 5분인 '골든타임'을 허비하고 있었다. 치료시기를 놓친 환자들은 불구가 되거나 사망하는 사례까지 발생하고 있다.

전국적으로 한방병원은 137개, 이 중 양·한방 협진을 하지 않는 곳은 3~4개 병원에 불과하다. 경희대의료원을 비롯한 몇몇 대형 한방병원을 제외한 중소 한방병원들은 지난 95년 이후 중풍과 연관성을 가진 내과나 신경외과 의원 중 하나(의사 1명)를 병원 내부나 근처에 개업하고, 이를 '양·한방 협진'이라고 표현하고 있다. 하지만 한방쪽에서 양방에 환자를 넘기는 경우는 거의 드문 실정이다. 그런데도 이들이 굳이 양·한방 협진을 고집하는 데는 그만한 이유가 있다.

"양방의사가 없는 병원에는 양약을 공급할 수가 없죠. 그건 완벽한 불법 유통입니다." 20년째 약품 도매상을 운영하고 있는 최모(46) 씨는 한방병원들이 뇌졸중(중풍) 응급환자를 유치하기 위해서는 양의약품이 필요하고, 이를 구입하기 위해서는 실제 진료 여부와 관계없이 양의사의 면허가 필수적이라고 귀띔했다. 중풍 응급환자를 치료하고 입원시키지 않으면 병원 경영이 어렵다는 게 그의 전언이다. 결국 한방병원 내 양의사는 자신의 양방 환자들을 치료하느라 일과시간 중에는 응급환자를 돌볼 시간이 없고, 양의사가 퇴근한 한방병원은 양약은 있지만, 양의사가 없는 사각지대에 놓이게 된다는 것이다.

대구시 동구 신천동 김모(당시 51세) 씨는 한방병원에서 '양방 치료'를 받다가 숨진 억울한 사연의 주인공이다. 김씨는 지난 95년 8월 5일 얼굴 경련과 손발 저림을 호소하며, 대구시 수성구 B한방병원에 입원한 지 3일 만에 숨졌다. 입원기간 동안 김씨 간호일지에는 한의사가 처방을 내렸는데도 한약은 하나도 없고 양약 처방만 가득했다. 역시 가장 많이 투여된 약품은 마약성분의 발륨이었다.

'8월 5일 16:30 혈압 180/100… 혈압강하제 아달라트 설하(혀밑) 투여, 8월 6일 02:30 경련과 발작(혈압 200/100) 아달라트 한 알과 진정제 발륨 한 앰플 근육주사, 07:00 재발(혈압 230/100) 정맥 절개 및 발륨 한 앰플 근육주사, 16:00 당뇨병 치료용 인슐린 제제(NPH) 16단위 주사, 24:00 소염 진통제 디프라신 한 알 경구 투여….'

간호일지에는 처방을 낸 한의사의 이름이 분명히 명시돼 있었다. 한의사가 마약 성분의 발륨을 멋대로 처방했을 뿐 아니라 그것도 혈관에 주입했고, 수액제(링거) 속도와 용량까지 조절하고 있었다. 또 과다 투여되면 저혈당으로 사망할 수 있는 당뇨병 치료제(NPH)를 주저없이 피부 밑에 주사했다. 피하주사제는 혈관 내에 투입될 경우 급격한 흡수로 치명적인 부작용을 나타내므로 주사할 때 세심한 주의가 필요하다. 여기에 혈압의 변화에 따라 민감하게 용량을 조절해야 하는 혈압강하제 아달라트까지….

▶ 숨진 50대 김모씨 양방치료뿐 - 한약을 중단하라

'HERB HOLD' 다른 무엇보다 한의사가 간호일지에 적어 놓은 이 한 마디는 김씨의 상황을 단적으로 드러낸다. '한약을 중단하라' 는 이 말은 김씨의 상태가 더 이상 한의사가 치료할 수 있는 영역을 벗어났음을 의미하는 문구이다. 한의사 스스로 한방으로 치료가 불가능함을 인정하는 것이다. 심근경색증으로 진단받은 김씨는 2일 동안 한의사에게 양방진료를 받다가 결국 치료시기를 놓쳤다. 병원 한쪽에서 개업하고 있던 신경외과 원장이 간호일지에 등장하는 것은 3일째 되던 날이었는데, 그것도 초청형식으로 온 것이 전부였다. 그러나 이미 김씨는 손을 쓸 수 없는 상태였고, 인근 대형병원으로 옮기던 중 사망했다.

"한의사들이 양의사의 구체적인 지시도 없이 양약을 투여하는 등 양방 치료행위를 한 잘못이 있고, 망인에 대해 양방치료를 주로 했다면 이 사실을 가족에게 알려 치료를 이 병원에서 계속할 것인지 여부를 선택하도록 할 설명의 의무를 위반한 잘못이 있다." 대구지법 제11 민사부는 지난해 6월 이 한방병원의 과실을 인정하고, 김씨의 가족에게 6,100만원을 배상하라는 판결을 내렸다. 판결문에서 재판부는 "다른 종합병원으로 전원(傳院)시켜야 함에도 막연한 불법 양방치료로 환자를 사망에 이르게 했다"고 판시했다.

법의학상담소 민경찬 소장(해부학 전문의)은 "한방병원에 가는 응급환자

대부분이 뇌나 심장·혈관계통에 문제가 있는 사람들인데, 이들 중 당뇨나 고혈압이 원인이 돼 발병한 사람은 응급처치가 잘못될 경우 즉사할 수밖에 없다"며 "한의사들이 이를 충분히 알고 있으면서도 위험한 줄타기를 하고 있는 것"이라고 주장했다. 특히 민 소장은 "김씨 같은 환자의 경우 온갖 통증을 겪으면서도 24시간 이상 버텼다는 것은 충분한 치료 기회가 있었다는 증거"라고 목소리를 높였다.

▶ 무리한 환자 욕심, 치료시기 놓쳐

약사의 조제행위가 금지된 지난 7월 의약분업 후에도 한방병원 한의사의 불법 마약처방과 양약처방은 사라지지 않고 있다. 다리에 참을 수 없는 통증이 찾아와 지난 9월 청주시내 C한방병원에 입원했던 이모(59) 씨의 간호기록도 앞서의 김씨와 별반 다르지 않다.

'발륨, 아달라트, NPH, TA(당뇨병 치료제)…….' 일반적으로 양방의 뇌졸중이나 심근경색증 응급환자에게 투여되는 약품이 한의사의 처방만으로 투여되고 있었다.

"며칠 있으니까 다리가 검푸르게 변하면서 통증이 더욱 심해졌어요. 병원을 옮기려고 해도 옮겨주지 않고……." 일주일을 이 병원에 머물다가 서울의 J대학병원으로 옮긴 이씨는 소스라치게 놀랐다. 중풍이 아닌 '심부정맥 혈전증'으로 '하지 괴사 증상'(다리가 썩어 들어가는 증상)이 진행되고 있었던 것. 이씨는 이 한방병원을 고소할 예정이다.

대한병원협회의 한 관계자는 "소문은 들어왔는데 사실인 줄 몰랐다"며 중소 한방병원의 경우 응급환자에 대한 24시간 양·한방 협진이 사실상 불가능하다"고 말했다. 하지만 이 관계자는 "한방 수련의들도 양방 관련 과목에 대한 실습을 많이 해 의료사고 위험이 크지 않고, 일부 의료사고의 경우도 한의사의 양방진료가 문제가 됐다기보다는 진단 자체를 잘못해 일어난 사고로 보는 것이 옳다"고 주장했다.

"한방병원 한의사의 양약처방이 관례화돼 있다는 것을 압니다. 법이 선행되고, 현실이 그 테두리 속에서 규정된다면 좋겠지만, 현재는 현실에 법이 따라가는 상황입니다. 한방병원의 응급관리체계를 비롯한 법적인 책임 문제를 따로 규정한 한방관련법 제정을 준비중입니다. 보건복지부 한방제도과 김용호 과장은 '의사법'만 있지 한의사에 관한 법률이 따로 없는 탓으로 돌렸다.

"알고 보니 그게 양약이었어요. 글쎄, 치료를 못하면 다른 병원으로 보내야 할 것 아닙니까?" 지난 5월 22일 뇌졸중으로 전북 정읍의 한 한방병원에 입원했다가 3일 뒤 아산 J종합병원으로 옮겨진 김모 씨(74)는 한방병원의 간호일지를 해석해 준 양의사에게 이렇게 말했다.

한방병원 한의사들의 무리한 환자 욕심이 유구한 역사 속에서 발전해 온 한방치료의 탁월성을 깍아내리지 않을까 우려된다.

3. 한의대 교수 K씨의 증언 — 한약 신비주의에 빠져 있다
한의대 교수로 재직했던 K씨 증언 "수백년 전 처방 그대로"

"경희한의대 교수 8명에게 진찰을 했더니 처방이 다 다르더라. 한방은 환자를 대상으로 생체실험을 하는 것이나 마찬가지다."

한의사와 의사 면허를 두 개 다 가지고 있는 전문의 K씨(66)가 31일 대한개원의협의회 산하 범의료한방대책위원회(위원장 장동익) 위원으로 합류하면서 한 말이다.

과거 경희한의대 교수로 3년간 재직한 바 있고, 현재 서울에서 동네의원을 운영하고 있는 K씨는 한방진료의 폐해를 더 이상 묵과할 수 없다며, 반드시 의료일원화를 해야 한다고 못박았다.

그는 "국민들이 한약 신비주의에 빠져 있고, 당장 부작용이 나타나는 게 아니어서 그냥 넘어간다"면서 "간염이나 간암인지 모르고 보약 지어 먹다 간경화나 간암으로 죽는 사례를 적지 않게 봐 왔다"고 고발했다.

K씨는 "한방은 형이상학적"이라면서 "한의대 다닐 때 교수들에게 과학적 근거가 뭐냐고 물으면 속 시원하게 대답하지 않아 논쟁을 벌인 게 한두 번이 아니었다"고 덧붙였다.

의대에 다시 진학해야겠다고 결심한 것도 한의대 교수들의 어처구니 없는 처방을 보고 난 직후였다. 그는 친척이 위장병이 있다며 한약을 지어 먹겠다고 하자, 모교 한의대 교수 8명에게 차례로 진찰을 받게 했다고 한다. 그랬더니 놀랍게도 8명 모두 진단이 달랐고, 처방도 제각각이었다는 것이다.

K씨는 "한의사들은 4백여 년 전의 『동의보감』과 처방전을 지금도 그대로 따르고 있을 뿐만 아니라, 의학이 하루가 다르게 발전하고 있음에도 불구하고, 증명되지도 않은 옛날 풀뿌리를 쓰고 있다"면서 "이는 환자를 대상으로 생체실험을 하는 것과 마찬가지"라고 맹비난했다.

이어 그는 "한약재 대부분이 중국에서 들어오는데, 농약 덩어리"라면서 "그나마 생각이 있는 한의사 친구들은 하루 정도 물에 담궈 두었다 쓰지만, 대부분 그냥 달여 쓴다. 환자들은 무조건 보약이 좋다고 생각하지만 돈만 허비하는 것"이라고 잘라 말했다. 특히 그는 "한의대에서조차 돈만 벌려고 하고 연구에 투자를 하지 않는 게 현실"이라며 "약의 효능과 안전성을 검증하지 않으니까 환자들이 피곤하다고 하면 간이 나쁜지 어디가 안 좋은지 알지도 못하면서 보약이나 지어 준다"고 비난하고 나섰다.

그는 "한방의 폐해는 보통 심각한 문제가 아니다. 그렇다고 한의사들에게 맡겨둬서도 안 된다. 국민의 건강을 위해 누군가 욕을 먹더라도 반드시 의료일원화를 해야 하며, 이것은 절대 밥그릇 문제가 아니라"고 단언했다.

4. 한약은 자연 그대로 약을 쓰기 때문에 해가 없다?

이런 주장의 뒤에는 자연은 그저 좋은 것이고, 인공은 무조건 나쁜 것이라는 논리가 숨어 있습니다. 그래서 자연의학인 한방은 좋은 것이라는 것입니다. 그런데 과연 한약은 '자연 그대로의 약'을 쓰는 것일까요? 결론부터 말한다면 한방에서 자연 그대로의 약을 쓰는 경우는 없습니다.

만약 깊은 산속에 있는 산삼이 저절로 뽑혀서 흙이 털리고 사람의 입으로 들어간다면 그것이 바로 '자연 그대로의 약일 것' 입니다. 그렇지만 산삼을 사람이 캐지 않는 한, 사람의 입에 들어올 이유가 없습니다. 사람이 산삼을 캐는 행위 자체가 바로 자연의학을 주장하는 사람들이 그렇게 혐오하는 '인공' 입니다. 한약에 사용하는 한약재라는 것이 모두 '인공'을 거쳐야만 약재로 사용되는 것입니다. 한발 양보해서 한약재를 채취하고 수집하고 운반하는 것은 인공에서 제외해 준다고 해도 여전히 문제는 남습니다.

한약재는 수치(또는 포제·법제)라는 과정을 거칩니다. 한약은 한약재의 성분이 아니라 성질을 이용하는 것이라 주장하는데, 수치(水治)는 바로 한약재의 성질을 변화시키는 과정인 것입니다. 한방에서는 한약재를 수치하면 한약재의 성질이 바뀐다고 하지만, 실제로 한약재에 들어 있는 여러 성분의 물리적·화학적 변화가 일어나는 것이 잘 알려져 있습니다. 간단한 예를 든다면, 수삼을 쪄서 홍삼으로 만드는 과정이 수치입니다. 수삼이 홍삼으로 바뀌면서 수삼에는 없던 여러 가지 사포닌이 생기는 것이 알려져 있는데, 이것이 수치과정에서 생기는 화학적 변화인 것입니다. (수치과정에서 생기는 물리적·화학적 변화는 한국한의학연구원 김진숙의「수치 한약재 및 그 함유제제의 안전성 평가연구」, 경희대학교 김호철의「한약 수치·법제의 규격화 연구」, 한국한의학연구원 김진숙의「개별 한약재에 대한 수치·법제방법의 표준화 연구」등에서 자세히 볼 수 있습니다.)

이 수치야말로 '인공'이 아니고 무엇이겠습니까? 한약은 '자연 그대로의 약'을 쓴다는 말 자체가 허구인 것입니다.

▶ 수치 이야기가 나왔으니 관련된 이야기

개개의 한약재는 부작용이 있을 수 있지만, 수치를 통하여 독성을 없애므로 안전하게 사용할 수 있다고 주장하는 한의사들이 있습니다. 수치라는 말은 약효를 조절하거나 배가하기 위하여 가공처리함으로써 약재 본래의 성질을 변화시키는 기술을 이르는 것입니다. 이론대로라면 수치를 통하여 한약재의 독성을 없앨 수 있을 것입니다. 그런데 그 수치라는 것이 그리 간단한 것이 아닌 데다가, 정해진 방법이 있는 것이 아닙니다. 그러므로 수치는 하는 사람마다 나름의 방법으로 한다는 것이 위에 예시한, 수치에 대한 논문에 지적되어 있습니다. 그러므로 수치를 잘 한다면 독성을 없앨 수도 있겠지만, 그렇지 못하는 경우도 염두에 두어야 합니다.

위에서 예를 든 「수치 한약재 및 그 함유제제의 안전성 평가연구」에 의하면 부자(부정맥을 일으키는 것으로 내과의사들 사이에 잘 알려져 있는 약초)를 수치하여도 독성을 일으키는 주성분인 아코니틴 알칼로이드(aconitine alkaloid)의 양이 줄어들 뿐 완전히 없어지지 않습니다. 뿐만 아니라 수치한 부자를 동물 실험에 사용한 결과 고농도에서 안전하다고 하였으나, 동시에 실험동물의 장기의 조직을 검사하니 간과할 수 없는 변화가 있었다고 합니다. 같은 논문에는 일본에서 6년 동안 46건의 부자 중독이 있었으며(대한내과학회지를 검색해 보면 우리나라에서도 부자 중독이 적지 않음을 알 수 있었을 텐데, 일본의 예만 인용한 이유는 알 수 없습니다), 그 중에서는 수치한 부자를 사용한 한약의 경우도 있음을 명시하고 있습니다.

독성이 있는 한약재를 수치하면 독성이 줄어든다는 것은 사실이 아닌 것입니다.

마지막으로 정제되지 않은 한약재를 여러 가지 함께 사용함으로써 생기는 문제점이 있습니다. 한의사들의 주장대로라면 한약은 자연 그대로의 약을 사용하기 때문에 한약재 하나에는 수많은 성분이 들어 있습니다. 원하는 성분 외에도 다른 많은 성분이 함께 섞여 있는 것입니다. 게다가 한약에 한 가지 한약재만 사용하는 경우는 흔하지 않습니다. 그러므로 여러 성분이 함께 작용하여 일으킬 수 있는 문제점을 고려해야 합니다.

한국소비자보호원의 『소비자시대』 2002년 10월호에 '주의해야 할 한방 의료 사고'의 사례를 보겠습니다. 한약을 먹은 후 독성간염이 생겨 한의사가 치료비와 위자료를 배상한 사례인데, 그 글에 의하면 그때 사용한 한약재는 숙지황·구기자·황정·측백엽 등으로 간독성을 일으킬 만한 약재는 없었다고 합니다. 그런데도 독성간염이 생겼으니, 개별 성분은 간에 독성이 없더라도 여러 가지를 함께 사용하면 간독성을 일으킬 수도 있다는 실례인 것입니다.

5. 류머티즘·관절통·근육통·신경통에 한방약 주의

신체에 통증을 일으키는 원인과 종류가 다양하며, 그 증상도 대단히 다양하여 치료법도 다양하다.

한 가지 공통적인 사실은 통증을 일으키는 원인이야 어떻든 통증 부위에서 혈액순환 장애가 제일 많이 일어나고, 이어서 통증유발 호르몬이 발생되어 신경계통을 통하여 통증을 느끼게 된다는 점이다.

즉, 병소 부위에 혈액순환장애가 일어나고, 이어서 각종 통증유발 물질과 호르몬 분비로 인하여 신경계 반응을 통하여 통증을 느끼는데, 핵심은 혈액순환 장애이다. 이때가 자율신경 부조화 상태로 교감신경 항진상태이다. 모세혈관 수축으로 인한 통증물질 발생으로 통증이 나타난다(그러므로 통증 부위에서 사혈하거나 지압 등 각종 자극들을 주면 혈액순환 개선이 이루어지면서 통증이 완화되거나 해소된다).

류머티즘·관절통·근육통, 각종 신경통·추간판탈출증도 마찬가지의 원리이다(이 외에도 여러 가지 기질적 질환의 반사로 인한 통증들도 많다. 그러나 국소부위의 통증은 혈액순환 장애에서 나타난다).

각종 통증이 있을 때 한방약을 먹을 경우 그 통증이 더욱 악화되면 되었지 개선될 여지가 없는 것이다. 만약 한방약을 먹고서 진통효과를 보았다면 그것은 위약의 효과나 심신 안정, 위로감, 정신안정, 휴식 등으로 인한 결과이거나 영양·온열요법 등에 의한 효과일 것이다.

그리고 실제로 한방약으로는 통증치료가 잘 되지 않는다. 그래서 일부 한의사의 경우는 양약의 진통제를 섞어서 알약으로 만들어 투약하는 경우도 있어 문제되기도 하는 것이다. 일부 한의사들은 환자들에게 "한약재는 원료이고 양약의 진통제는 농축된 것이므로, 양약은 소량으로 효과를 볼 수 있으나 한약은 많은 양을 먹어야 한다"고도 말하고 있으나, 한약은 근본적으로 혈액순환 장애를 일으키기 때문에 통증을 악화시킬지언정 진정시키기가 곤란한 것이다.

더구나 류머티즘은 난치성이라서 한약으로 치료하는 것은 거의 어려운 실정이다.

각종 통증에 쓰이는 한방처방은 한약재가 많다. 그러나 그 효과는 신뢰하기 어렵다. 오히려 더욱 악화될 수 있으므로 주의해야 한다. 그외 많은 질병이 있을 때에도 한방약은 질병을 악화시킬지언정 치료효과가 있는 것은 극히 일부이다.

6. 모든 한약재에 한약 부작용 내재
한방약에 대한 부작용 임상연구 크게 미흡
부작용 나타나는 것 모르고 처방 – 부작용 해소방법도 없어

한약의 역사가 수천년이나 되고 임상적으로 수억, 수십억 사례를 보유하고 있으므로 안전성을 보장받을 수 있으니 한약을 안심하고 먹으라고 한다.

한약에 대한 기록은 『신농본초경(神農本草經)』으로부터 출발한다. 약 2,000년 전부터 경험상 주관적으로 이용되어 오던 것을 기록한 수천 권의 한방의서들을 오늘날까지 막연하게 관행적으로 이용하여 오고 있을 뿐이다. 과거에는 대체할 만한 다른 의술이 없었기 때문에 한약이 좋은 줄 알고 이용을 해 왔다.

그러나 그 실상은 어떤가. 한약재의 경우, 독성이 강한 것 몇 가지만 그 위험성을 알고 있는 정도이다. 예를 들면 부자·대황·마황 등의 독성이 강한 것으로 분류되고 있다. 나머지의 모든 약재들은 그 효능성만 강조하였지, 부작용이 있을 수 있다는 개연성만 알고 있는 정도이며, 환자에게 어떻게 부작용이 나타나는지에 대한 연구 내용이 전혀 없다. 그리고 각 한약재의 부작용이 나타났을 때의 해독법도 주먹구구식이다. 이를테면 앞에서 지적한 대로 미나리즙·녹두즙·쥐눈이콩(여우콩)을 먹으라는 정도이다.

한약의 효과·부작용의 설문조사 결과를 보면, 각종 질환에 따른 부작용이 나오고, 특히 독성간염의 문제가 심각한 데도 부작용을 지나치게 소홀히 하고 있고, 한의사나 일반인들이나 한약 부작용을 지나치게 관대하게 생각하고 있다. 비교적 많이 쓰는 한약재인 창출·백출·백복령·감초·당귀·천궁·숙지황 같은 약재들도 모두 부작용을 가지고 있다. 이들에 대한 하나하나의 연구가 전혀 없다. 필자가 음양맥진법으로 실험한 바에 의하면, 모두가 질병을 악화시키는 반응이 나타나고 있었다.

아울러 11개 기존 한의서에 기재된 처방에 대한 연구도 마찬가지이다. 증과 증상에 따라서 어떠한 처방을 사용하고, 증상에 따라서 가감법을 쓰고, 효과성만을 강조하고 있다. 그 약처방들을 먹었을 때 어떤 부작용이 나타나는가에 대한 연구가 크게 부족하다. 그리고 그 한방약을 먹은 다음에 나타나는 부작용을 해소할 수 있는 연구도 없다.

대부분의 한방처방(한의사의 모든 처방 포함)들은 혼합처방이므로 거의 97% 이상 부작용이 나타날 수 있다. 그 부작용은 독성의 강약과 중금속 함유 여부 등에 따라 다양하게 나타날 수 있다. 그런데도 한약 부작용 연구가 없으므로 당연히 한약 부작용에 대한 해소방법도 크게 미흡하여 대책이 없는 경우가 허다하다. 이와 달리 양약은 임상시험을 거쳐서 효과 부분과 부작용 부분을 명확히 구분할 수 있다.

한약을 음양맥진법으로 실험한 바에 의하면 약 13~14% 정도가 일부 효과, 일부 부작용이 나타났고, 6~7% 정도가 모든 질병에 효과를 줄 수 있었고, 80% 이상은 거의 모두 질병을 악화시키는 반응들이었다.

인터넷에서의 논쟁이 뜨겁다. 그 중에서 국내에서 장기 연용되는 한약재의 실태를 소개한 부분을 잠시 들여다보자.

인터넷에서 소개되는 A한방병원에서 가장 많이 사용되는 한약재 상위 5품목은 숙지황 · 복령 · 생강 · 진피 · 당귀였으며, 다빈도 처방 중 5품목은 이기보혈탕 · 가미대보순기산 · 가미오약순기산 · 자신보폐탕이었다. B한방병원은 숙지황 · 복령 · 작약 · 백출 · 당귀였고, 다빈도 처방으로는 승금단 · 삼일신기환 · 가미보혈탕 · 도담탕합방 · 청포축어탕 · 신정방 등이었다. 그리고 2001년에 가장 많이 소비된 약물은 현삼 · 향부자였으며, 2002년도의 경우는 숙지황 · 백출 · 인삼 · 당귀 · 향부자였다고 한다.

이들 다빈도 한약재를 보면 숙지황 · 복령 · 당귀 · 작약 · 백출 등은 아드레날린을 과잉분비시키는 약재로서 교감신경 항진제에 속하여 효과보다는 질병악화 반응이 강한 약들이다. 다만 생강·진피는 큰 문제가 없으나, 농약이 포함된 경우는 사정이 또 다르다. 처방약의 경우에도 거의 모두가 음양맥진을 악화시키는 처방으로서 역시 효과보다 질병악화나 부작용이 나타날 수 있는 처방이다.

『질문 : 한약 부작용에는 뭐가 있나요?』

『답변 1 : 일반인들은 의사 처방약은 증상만 치료하는 반면, 한약은 근본치료를 한다고 믿습니다. 그렇기 때문에 의사 처방약을 장기 복용하라고 하면 끔찍하게 생각하는 반면, 한약은 효과가 별로 나타나지 않아도 꾸준히 복용하라고 하면 쉽게 납득합니다. 의사 처방약으로 몸을 보(補)한다는 생각은 없지만, 한약을 통해서 건강한 사람도 정기적으로 몸을 보해야 한다고 생각하는 경향이 있습니다. 의사 처방약은 효과는 빠르지만 결국은 부작용으로 몸을 망칠 수 있고, 한약은 몸을 잘 보하면서 전체적으로 병을 다스리기 때문에 부작용이 적다고 믿습니다. 이와 같이 우리나라 전통약물로서의 한약은 독성과 안전성 측면에서 문제가 없을 것이라고 생각하는 것이 사회적 통념입니다.

그러나 현대과학적인 방법을 통한 독성학적 견지에서 볼 때, 비록 오랫동안 사용되어 온 한약재라 하더라도, 독성이나 안전성이 확보되어 있지 않은 경우가 많으며, 부작용으로서 신경 독성, 호흡기 독성, 소화기 독성 등은 순환기 및 알레르기 반응을 일으킬 수 있습니다. (한약재 중의 유독성분 모니터링, 식품의약품안전청 2002.11)

의사가 쓰고 있는 약은 그 효능뿐 아니라 부작용에 대한 객관적 검증과 관리가 철저한 데 비하여, 유독 한약재에 대하여 효능과 부작용의 검증은 제대로 이루어지지 않고 있습니다.

한의사 신광호(외치제형학회 회장)는 『민족의학신문』(2004. 9.22)에 다음과 같이 적고 있다.

"현재로서는 한약제제에 대한 허가기준은 완화되어 있는 상태입니다. 10종 의서 안에 있는 처방들은 독성, 임상효과를 3년간 유예해 주는 제도가 있습니다. 먼저 상품화시켜서 이윤을 발생시킨 후에 연구하라는 것이죠."
(식품의약품안전청 고시 제2003-17호 참고)

최근 개원한의사협회에서 "아이들 감기 한방으로 다스린다"는 포스터를 한의원에 배포하였습니다. 이 한방 감기 포스터에는 "한방은 부작용이 없어 임산부도 부담없이 치료를 받을 수 있으며, 겁이 많고 까다로운 아이들도 주사기의 두려움 없이 빠른 치료가 가능합니다"라고 적혀 있습니다.

임상에서 환자를 접하는 내과의사는 한약의 부작용 사례를 굳이 통계를 내지 않더라도 그 심각성을 몸소 체험하고 있다. 이런 상황에서 한약 부작용 위험에 대해 경고하고 주의를 환기시키는 포스터를 배포한 대한내과의사회의 대응은 환자를 진료하는 책임 있는 전문가 집단으로서 당연하고 시의 적절하였다고 볼 수 있습니다.

그러나 안타깝게도 많은 환자들은 한약의 부작용을 잘 모르고 있거나, 거의 없다고 믿고 있습니다. 그 이유로서 '한약은 생약(生藥)이다' 라는 표현에서 주는 긍정적 이미지도 있고, 부작용이 생겼을 때 한의사들의 다음과 같은 능란한 여러 표현도 부작용을 과소평가하는 데 일조합니다.

"체질이 안 맞아서 그렇습니다"라는 표현은 부작용이라는 용어를 쓰지 않으므로 결국 한의사 탓이 아니라, 환자 체질 탓이 된다. "명현작용입니다, 낫느라고 그렇습니다, 독이 바깥쪽으로 빠져나오는 것입니다"라고 표현하기도 하는데, 환자로 하여금 부작용을 감내하고 어느 정도 시간 동안 기다릴 수 있게 합니다. 그 외에도 "예로부터 수천년 써 온 약이라 안전합니다"라든지 "그 한약은 나도 먹고 있습니다"라는 표현을 하기도 합니다.

임상에서 겪는 한약과 관련된 문제점은 다음과 같이 몇 가지로 나누어 볼 수 있습니다. 한약 자체로 인한 독성이나 부작용, 한약의 불순물이나 오염과 관련된 경우, 한의사가 한약에 의사가 쓰는 약을 몰래 갈아 넣는 경우도 있고, 한의사가 한약을 추가로 같이 처방함으로써 약물의 상호작용을 일으켜 기존 의사 처방약의 효과를 예측할 수 없게 하거나, 오히려 부작용 발생을 높이는 경우로 나눌 수 있지요.

① 한약 자체의 부작용 — 생약제제이므로 안전한가?

식물·동물·광물 등 천연물의 일부분을 원형 그대로 건조하거나, 또는 이것을 간단히 가공하여 약물로 사용하는 것을 생약(生藥)이라 하며, 한방의 개념에서 사용하면 '한약'이 됩니다. 결국 명칭의 차이이지 본질의 차이는 아닙니다. 실제로 생약 중 약리작용을 나타내는 성분은 그 중 일부이며, 나머지 성분은 불필요하게 투여되는 것입니다.

예를 들어 대마(大麻, cannabis satira)의 경우, 동서고금을 막론하고 귀중한 약초였는데, 5천년 전 신농씨(神農氏)의 『본초경(本草經)』에서도 각기병·관절통·변비·정신박약·월경통 등에 사용한다고 되어 있습니다.

그러나 이 식물에서 400여 종의 발암물질을 함유하고 있음이 알려졌다. 즉, 석창포에 함유된 asarone의 경우에도 유전독성, 변이원성과 DNA 손상효과, 염색체 이상 유발 효과, 간손상, 생식독성 등을 나타낸다고 보고되고 있습니다. psoralen은 뽕나무과의 무화과나무, 콩과의 보골지, 운향과의 백선 등에서 얻어지는 화합물로 광감작 작용이 있어 백반병의 치료에 이용된다고 하나, psoralen은 강력한 광발암 효과가 있으며, 피부암이나 유전독성, 간독성 등을 일으키는 것으로 보고되고 있습니다.

고래로 귀중하게 생각되어 왔던 생약의 효과는 잠재된 부작용이 많기 때문에 반드시 객관적이고 과학적인 방법으로 효과와 안전성에 대한 입증을 필요로 합니다.

② 한약의 불순물(농약·중금속·표백제) 및 첨가물

작약·갈근 등 시중에서 팔리는 한약재에서 표백제 성분인 이산화황이 다량 검출되었다는 보고가 있었습니다.「소비자 문제를 연구하는 시민의 모임」은 "경동시장과 인터넷 쇼핑몰 등에서 팔리는 한약재 45점을 조사한 결과, 67%(30점)에서 이산화황이 검출됐고, 이 중 22점은 기준치 10ppm을 초과했다"고 밝혔습니다. 특히 중국산 작약의 경우, 수입의약품 관리규정에 따른 허용기준치(10ppm)의 300배가 넘는 3256.5, 3217.9ppm이 검출됐습니다. 국내산 갈근에서도 1986.8ppm의 이산화황이 검출됐다고 합니다. 조사대상은 건강·과두근·길근·산약·삼릉·석창포·작약·당귀·사삼·갈근·독활·황기·백복령 등 13품목, 45점입니다. 국내산 22점 가운데 11점에서, 중국산 23점 가운데 19점에서 각각 이산화황이 검출됐습니다. 한약재에 쓰이는 표백제는 제품을 깨끗하게 만들고 벌레가 생기는 것을 막아 상품가치를 높이는 데 사용됩니다.

건조시설을 제대로 갖추지 않은 채 연탄불로 한약재를 말리는 과정에서 이산화황 함유량이 높아집니다. 만일 이산화황에 오염된 한약재를 다량 섭취할 경우 소화기 점막이 손상돼 천식·소화기 장애 등을 유발할 수 있습니다.

일부 처방 한약재 속에 한약이 아닌 의약품이 포함된 사례가 보고된 적이 있었습니다. MBC 시사프로그램〈2580〉에서는 관절 치료로 유명하다는 여러 한의원들의 비방(秘方)의 성분을 조사해 본 결과, 상당수가 약국에서 파는 합성 스테로이드를 포함하고 있었다는 충격적인 보도가 있었습니다. 당뇨에 효과가 좋다는 한방 환약성분을 조사했더니, 의사가 쓰는 당뇨약을 갈아서 넣은 것이 밝혀지기도 했습니다.

③ 약물의 상호작용 - 예측 못하는 부작용

의사가 처방하는 약에 한의사가 한약재를 추가한 경우, 흡수시나 흡수 후 대사과정을 거치는 동안에 서로 상호작용을 해서 의사가 기대하는 약물의 효과를 덜하게 하기도 하고, 독성이 심해져서 부작용을 심하게 할 수 있습니다. 더욱이 한약재는 한 가지 재료라 하더라도 유효성분 외에 불필요한 성분을 많이 함유하고 있어, 약물의 상호작용 가능성이 높습니다. 병원에서 약을 쓴 환자가 한의사에게 갔을 때 듣는 이야기는, 의사가 쓰는 약을 제대로 확인하지도 않고 끊게 하거나 한약을 1시간 이상 간격을 두고 먹으면 괜찮다고 하는 말이 고작입니다. 그러나 약물의 상호작용은 오히려 흡수된 후에 문제가 될 수 있습니다.

심장질환이 있어 항응고제인 와파린을 사용하는 경우, 환자가 의사에게 알리지 않고 한약을 먹고 나서 혈액응고 수치(PT: prothrombin time)가 심하게 변동하는 것을 자주 경험합니다. 최근 미국 시카고 대학 약용식물 연구센터 소장 Chun-Su Yuan 교수는 "미국에서 가장 많이 팔리는 미국 인삼은 소량이라도 와파린의 효과를 억제시킨다"고 발표하였습니다(Annals of internal medicine 2004:141:23~27). 인삼 분말로 만들어 2gm을 투여 후 2주 후가 되자, 위약군에 비해 현저히 와파린의 항응고능을 억제시키는 것으로 나타났습니다. 인삼 속에 든 물질이 와파린 분해 효소의 기능을 항진시켜, 혈중에서 와파린을 더 빨리 제거하는 것으로 추측했습니다.

▶▶ 부작용의 예들
① 발암물질 - 아리스톨로킥산
〈중략〉
② 독성간염
각종 식물제제(한약제 포함)로 인한 독성간염은 이런 것을 주로 사용하는 대체의학이 붐을 이루면서 더욱 증가하는 추세입니다. 2002년 3월부터 8개월간 급성 간손상의 원인을 전향적으로 조사한 연구가 있었습니다. (「생약·한약재 등 식물제제에 의한 간손상의 빈도」국립독성연구원) 병원에 입원한 104례(例)를 분석한 결과, 급성 간 손상의 원인으로 A형 바이러

스 간염이 21%, 한약제를 포함한 식물제제가 20.2%, 알코올이 13.5%, 상용약제가 9.6%, B형 간염 바이러스 8.7%, C형 간염 바이러스 3.8%를 차지하였습니다.

　대부분 한약재에 의한 독성간염의 발생기전은 면역 알레르기 반응이 아니고, 내인성 간독성에 의한 간접적인 세포손상(indirect injury by intrinsic hepatotoxicity) 때문입니다. '직접적 세포손상'은 모든 세포내 소기관이나 세포내 구성성분에 가해지는 무차별적인 비선택성 손상인데 비해, '간접적 세포손상'은 세포내 특정 소기관이나 구조물에만 선택적으로 손상이 가해져서 세포 사멸로 유도되는 것을 말합니다.

　한방제제로는 소시호탕·시박탕·시령탕·대시호탕·가미소산·보중익기탕 등 시호가 포함된 경우, 우차신기환·팔미지황환·마황부자세신탕 등 부자가 포함된 경우, 기타 십전대보탕·방풍통성산·반하후박탕 등이 문제가 된 예가 있습니다.

　최근 일본 후생노동성이 자국 내에서 판매되고 있는 감기 특효약인 갈근탕과 호흡기 질환에 쓰이는 소시호탕 등 18개 시판 한방약에서 부작용 사례가 잇따르고 있다고 발표하였습니다. 일부에서 간기능 지표인 GOT, GPT 수치가 상승했으며 황달증세도 나타났다고 밝혔습니다.

　③ 심장 독성과 부자

　부자(附子)는 바곳(conitum napellus)이란 식물의 뿌리로서 주성분은 아코니틴 (Aconitine - 구조식:$C_{34} H_{47} O_{11} N$)이다. 한방에서는 부자가 양기(陽氣)를 돋우고 신(腎)을 따뜻하게 한다고 하여 사용하고 있다. 어느 한의사 말을 빌면 "10명 중 1명은 부자를 사용한다"고 합니다. 한방에서 사용할 때는 미리 독성을 감소시키는 조작을 합니다. 포부자(炮附子)라고 하는 것이 있는데, 이것은 젖은 한지에 부자를 싸서 화롯불의 따뜻한 재 밑에 넣어 15분간 덥힌 뒤 뒤집어서 불기를 두루 닿게 한 다음, 10분 정도 지나 꺼내 종이를 벗겨내고 물에 씻은 다음 말린 후 썬 것입니다. 부자의 아코니틴 성분은 일시적으로 심장을 자극하여 수축력이 증가하지만, 계속 사용시 오히려 수축력이 감소하며, 치명적인 부정맥을 유발할 수 있습니다. 장기 사용시 시계(視界)가 까맣게 어두워졌다는 기록도 있어 뇌나 눈의 망막 혈관에 영향을 주어 실명할 위험성도 안고 있지요. 〈쥐를 이용한 실험에서는 치사량의 판단기준인 LD50은 0.3mg/kg(피하)이다.〉 부자는 약효와 부작용을 나타내는 용량의 폭이 매우 좁아 위험한 약물입니다. 영국에서는 아코니틴의 성분이 포함된 것은 열을 가하든 가하지 않든간에 이미 오래 전에 사용 금지되었습니다.

④ 고혈압과 감초

감초(甘草, Glycyrrhiza uralensis)는 콩과에 속하는 다년생초로 약으로는 그 뿌리를 씁니다. 감미가 있기 때문에 과거에는 간장에도 첨가되었고, 구강청량제로 인단(仁丹)의 재료로도 사용되어 왔습니다. 그러나 인단을 오래 상용한 경우 저칼륨혈증·전신 근육통·사지 탈력·행동이상·혈압 상승을 일으킨 예가 보고되었습니다. 유럽에서는 위궤양 치료제로 민간에서 사용해 오다가 2차 세계대전 무렵, 근육을 저하시키고 때로는 근육마비를 일으킨다는 보고가 있었습니다. 1968년 미국 미시간대학의 콘(Conn)은 "그 증상이 알도스테론(aldosterone) 작용과 가깝다"는 것을 보고하였습니다. 그 화학적 성분은 글리시리진(glycyrrhizin)으로 코르티존 유사작용을 가지며, 코르티존의 약 1/8 역가를 갖지요. 건강한 사람에게 감초액기스(20~36gm)를 먹인 경우, 수축기·이완기 혈압이 상승하였고 체중이 늘었으며, 소변의 Na/K 값이 낮아졌다고 합니다. 감초의 부작용은 1gm 이하에서도 나타날 수 있습니다. 고용량의 감초는 혈압을 심하게 상승시키며, 저용량이라도 짜게 먹는 효과와 유사하므로 고혈압 환자에게는 바람직하지 않습니다.

만성빈혈을 호소하는 환자에 있어서 철결핍성 빈혈이 아닌 골수기능저하가 의심되는 경우, 병력조사를 해 보면 의외로 한약을 복용한 경우가 많은 것을 경험합니다. 중국에서 발행되는 『중국신약(中國新藥)』과 『임상약리(臨床藥理)』(1992)란 의학잡지에 「중약중독치사(中藥中毒致死) 484례의 분석」이란 논문이 있습니다. 그 중 약원성(藥原性) 혈액질환으로서 재생불량성 빈혈·백혈구 감소증·자반증·만성혈관내 응혈 등이 있습니다. 이것을 일으키는 것으로서 반묘·원화·천화분·해룡 등이 거론되고 있습니다. 혈액이상을 일으킬 수 있는 한방처방으로서는 시박탕·시령탕·억간산·소시호탕·백호가인삼탕 등이 알려져 있습니다.』

『**답변 2** : 한약의 부작용에는 여러 가지가 있습니다. 약이란 잘못 쓰면 양약이나 한약이나 마찬가지지요. 그런데 생약재를 사용했다고 부작용이 없는 것처럼 착각을 하고 있지요. 이번 기회에 한약에 대해서 알고 잘 복용하셨으면 좋겠네요.
　질문자의 눈떨림 증세는 진행되어 온 상태일 수도 있고, 한약의 부작용일 수도 있습니다. 그럴 경우, 이런 인터넷상에서 "한약의 부작용이다 아니다"라는 결론을 내리지 못하죠. 그럼 어떻게 해야 될까요? 약을 지은 한의사와 상의를 하셔야겠죠.
　아무튼 한약이라고 하여 부작용 없이 좋아질 것이라고 여기지 말고, 문제가 생길 때는 한의사와 의논하는 그런 계기가 되어 주셨으면 답변하는 보람을 느끼겠습니다.』

7. 한의사들이 주장하는 양약의 부작용
통풍 - 이뇨제 · 항생제 남용이 원인 및 위험인자

인터넷상에서 한의사들의 주장은 양약도 부작용이 많다고 하면서 다음과 같이 쓰고 있다.

- 쿠싱신드롬 : 코티손호르몬(당질호르몬) · 부신피질호르몬의 장기사용이 원인
- 전립선비대증 : 아트로핀 항히스타민제 · 근이완제 · 베타아드레날린 차단제 · 칼슘차단제
- 청력장애 · 청력상실 : 항생제(스트렙토마이신 · 겐타마이신) · 이뇨제 (furosemide, ethacrynic acid) · 아스피린 과량 복용이 원인 및 위험인자로 작용
- 급성신부전 : 항암제 · 항생제 · 항경련제 · 향정신성 약물 사용이 위험인자
- 기능장애성 자궁출혈 - 호르몬제 · 항혈액응고제 · 아스피린 함유 약물이 위험인자로 작용
- 결핵 : 부신피질 호르몬제 · 면역기능 억제제가 위험인자로 작용
- 고지혈증 : 경구피임약 · 에스트로겐이 위험인자로 작용
- 고혈압 : 경구용 피임약 · 항생제 · 농약 · 방부제가 위험인자로 작용
- 골다공증 : 코티손 약물사용, 난소제거수술, 난소암 방사선 치료가 위험인자로 작용
- 대상포진 : 항암제 · 면역억제제가 위험인자로 작용
- 레이노현상 : 맥각 항고혈압약 · 알파차단제 · 베타차단제 · 칼슘차단제가 위험인자
- 레지오넬라 : 항암제 · 부신피질 호르몬제 · 면역기능 억제제가 위험인자
- 다발성 근염(피부근염) : 항갑상선제 · 페니실린이 위험인자

• 단순 헤르페스 : 면역억제제 남용
• 인슐린 비의존성 당뇨병 : 경구용 피임약 · thiazide계 이뇨제 · 부신피질호르몬제 · 항경련제(phenytoin)
• 모닐리아증(칸디다증) : 경구용 항생제 · 스테로이드제가 위험인자
• 원발성 무월경 : 경구용 피임제 · 항암제 · 부신피질 호르몬제 · 정신과 약물이 위험인자
• 발기부전 : 고혈압 치료약 사용이 직접적인 원인
• 급성백혈병 : 세포독성이 있는 합성화학 약물사용이 원인
• 변비 : Belladona · 칼슘차단제 · 베타차단제 · 아스피린 · 아트로핀이 위험인자
• 부정맥 : 디기탈리스 · 베타차단제(고혈압약) · 홍분제 · 이뇨제 · 항우울제 · 마약류가 원인
• 분변매복 : 마약성 진통제 · 파킨슨씨병 치료제 · 정신병약 · 항우울약이 위험인자
• 불감증 : 경구피임약 · 여성 호르몬제 · 혈압약 · 항히스타민제 · 베타 adrenergic blocker · 칼슘차단제가 위험인자
• 불면증 : 덱스트로암페타민(dextroamphetamine) · 코르티손(cortisone)이 위험인자
• 남성불임 : 혈압약 · 항암제 · 남성호르몬(MAO) 저해제
• 비대성 심장병 : 양약 이뇨제 사용이 위험요인
• 비출혈 : 항혈액응고제 · 아스피린 · 점비약 장기도말이 위험인자
• 수두 : 면역억제제 사용이 위험인자
• 심방성 세동 : 갑상선 호르몬제 사용이 위험인자
• 여드름 : 부신피질 호르몬제 · 경구피임제가 위험인자
• 심장마비 : 디기탈리스 · 이뇨제 · 아드레날린 · 혈압증가 약물이 위험인자

313

- 빈맥 : 에페드린 · 카페인 · 교감신경 흥분제가 위험인자
- 설염 : 항생제 사용이 위험인자
- 울혈성 심부전 : 베타차단제 · 디기탈리스가 위험인자
- 위막성 장염 : 항생제가 원인
- 임신중독증 : 향정신성 약물이 위험인자
- 아토피성 피부염 : 면역억제제가 위험인자
- 알레르기성 자반병 : 설파제 사용이 원인
- 적혈구 증가증 : 스트레스성 다혈구혈증의 경우 이뇨제 사용이 원인
- 치은염 · 치육염 : 항경련제(phenytoin, barbiturate)의 부작용
- 재생불량성 빈혈 : 50%가 면역기능 억제제 · 항암제 · 벤젠 노출시 발생
- 정맥염 : 경구용 피임제가 위험인자
- 정맥혈전 : 경구피임제, 폐경 후 에스트로겐 투약이 위험인자
- 폐경기 전 자궁출혈 : 호르몬 · 항혈액응고제 · 아스피린이 위험인자
- 폐경 후 자궁출혈 : 호르몬 · 항혈액응고제 · 아스피린이 위험인자
- 폐동맥 색전증 : 경구피임약이 위험인자
- 세균성 폐렴 : 항암제 사용이 위험인자
- 난소낭종 : 호르몬제의 사용이 위험인자
- 다한증 : 마취제(마약)가 위험인자
- 무기폐 : 진정제 · 바르비투르산염(barbiturate) · 신경안정제가 위험인자
- 미로염 · 내이염 : 아스피린 복용이 위험인자
- 급성 백혈병 : 세포독성이 있는 양방 약물 사용이 위험인자
- 세균성 수막염 : 항암제 · 면역억제제가 위험인자로 작용
- 비타민 B6 결핍증 : 결핵치료제 · 경구용 피임약 복용이 위험인자
- 비타민 K 결핍증 : 항생제 복용이 위험인자

- 엽산(Folic acid) 결핍성 빈혈 : 비경구용 피임제 복용이 위험인자
- 자궁암 : 에스트로겐의 사용이 위험인자
- 포르피린 혈증 : 피임제 · 수면제(barbiturate)가 위험인자
- 피부변성(양성) 반점 · 모반 · 체리형 반점 · 딸기형 마크 · 켈로이드 · 피부섬유종 · 주근깨 : 피임약이 위험인자
- 혈전성 정맥염 : 경구용 피임약이 위험인자
- 파킨슨씨병 : 페노티아진(phenothiazine)계 진정제의 사용이 위험인자
- 패혈증 : 면역억제제 사용이 위험인자
- 아구창 : 항생제의 사용이 위험인자
- 기관지 천식 : 아스피린이 위험인자
- 졸도 : 강심제 · 베타차단제 · 항고혈압약이 위험인자
- 고나트륨혈증 : 코티손제제의 사용이 위험인자
- 저나트륨혈증 : 이뇨제 사용이 위험인자
- 감염성 심내막염 : 면역억제제, 인공 심장판막 수술 등이 위험인자
- 결막하출혈 : 항혈액응고제 · 정신과 약물이 위험인자
- 결절성 동맥주위염 : 예방접종 등 주사제와 페니실린계 항생제 · 갑상선 치료제 · 이뇨제 등(다발성 동맥염)이 원인 및 위험인자로 작용
- 스트레스성 다혈구 혈증 : 이뇨제 사용이 위험인자
- 단독 · 봉와직염 : 면역억제제 · 코티손 약물사용이 위험인자
- 수면중 무호흡증 : 향정신성 약물이 위험인자
- 분아균증 : 면역억제제 사용이 위험인자
- 위궤양 : 부신피질 호르몬제 · 아스피린 · 비스테로이드성 소염제 등이 위험인자
- 위염 : 아스피린 · 비스테로이드성 소염제 · 코티손 · 카페인 등이 위험인자

- 방실차단(심장블록) : 강심제, 베타차단제, 항부정맥약(quinidine) 등이 위험인자
- 아연 결핍증 : 부신피질 호르몬제, 칼슘 · 비타민 D 등이 위험인자
- 에디슨병(부신부전증) : 부신피질 호르몬제 장기복용이 위험인자
- 치매 : 코카인(국소마취제) · LSD · 환각제(Mescaline)가 위험인자 등

이와 같은 엄연한 문제를 안고 있기 때문에 전문의약이 따로 구분되는 것이며, 의사가 존재하는 것은 아닌지? 그런 위험인자를 안고 있지 않다면, 일반 의약품 같이 약국에서 팔고 사면 될 것입니다. 자신의 처한 입장만 내세우지 말고 상대는 무엇을 하고 있는가를 알려고 하는 것이 더 넓은 지식과 학문을 쌓는 길이 아닐지요?

8. 한의사들, 한약 부작용에 너무 허술하게 대처

한의사들도 한약은 약이므로 효과가 있는 반면에 부작용도 있다는 인식을 갖고 있는 것 같다. 효과가 있는 반면에 부작용이 있다는 인식이 있다면 한의약에서 부작용 문제를 적극적이고 구체적으로 연구했어야 할 것이다.

지금까지 한약은 부자 · 유향 · 파두 · 대황 등의 독성이 제일 강하고, 천남성 아출 · 삼릉도 독성이 있다고 알고만 있을 정도이다.

이들 중에서 부자의 독성을 줄이기 위해 포부자라 하여 열을 가하면 독성이 줄어들 것이라는 막연한 생각을 하고 있는데, 사실은 그렇지 않은 것 같다. 향부자 · 형개 · 감초 · 황기에 열을 가하면 오히려 음양맥상 실험에서 맥상이 더욱 악화되는 경향이 나타났다. 따라서 부자에 열을 가하면 열성질이 더욱 강렬하다고 생각된다. 찬성질의 약은 따뜻할 때 먹고, 뜨거운 성질의 약은 식혀서 먹으라는 말이 있는데, 열을 가한다는 것은 그 성질을 더욱 강렬하게 하는 것이라고 생각된다(음양맥진 비교실험에서 시중에 유통되는

포부자만 실험을 해 보았다. 법제를 하면 더욱 강렬하게 독성을 높이는지도 실험을 해봤더라면 좋았을 것이다).

그 외에 한약 부작용은 한약의 과다 사용에서 나타나는 것이라 하여 횟수를 줄이거나 양을 줄이라고 한다. 한약에서 어느 정도가 정량인지 구분도 모호한 채 횟수와 양을 줄여 부작용을 없애려 하는 것은 그만큼 효과성만 떨어뜨리는 처사이다.

한약에서 소화가 안 되면 소화제를 추가한다. 소화제의 경우도 반하와 사인을 제외하면 소화에 도움을 주지 못하고, 설사 반하와 사인이 들어가도 다른 한약재가 소화기능을 억제시키므로 소화에 큰 도움을 줄 수는 없다.

독성을 제거하기 위해서는 앞에서 언급한 것과 같이 감초 · 돌미나리 · 녹두나 돼지간 삶은 국물을 이용한다고 한다. 지금이 어느 시대이며 한의사들이 대학 6년 동안 배워서 고작 이런 정도의 해독제를 쓴다는 말인가. 얼마나 부작용에 대한 연구가 없는지를 알 수가 있는 것이다. 이미 앞에서 감초 · 돌미나리 · 녹두에 대한 설명을 했다.

그리고 한의사들의 처방약은 혼합약이므로 97% 이상이 모두 질병악화나 부작용이 나타날 수 있다. 실제로 설문조사, 각 연구기관의 발표에서도 보듯이 부작용이 심각한데, 부작용에 대한 연구가 없고 해소할 수 있는 대책이 없다는 것은 참으로 한약 부작용의 대책이 너무 허술하다 보지 않을 수가 없는 것이다.

그러므로 경희대학교의 류종훈 교수가 「한약재의 독성실험연구를 위한 장기연용 한약재의 국내사용 현황 및 실태에 관한 조사」에서 다음과 같이 강조하고 있다.

▶ 부작용 보고

환자가 의약품의 복용으로 부작용이 발생된 경우, 환자는 그 약을 복용하지 않는다든지, 또는 병원에 내원하여 반품 내지 교환하는 경우가 있다.

그러나 부작용 모니터링이 전혀 이루어지지 않고 있으며, 부작용이 보고 되었더라도 환자의 개인 파일을 확인해야만 가능하다. 이러한 부분은 개인 정보보호 차원에서 거의 불가능한 일이다. 아직까지 한약을 이용한 부작용의 보고는 거의 이루어지지 않고 있다.

이는 다양한 물질로 구성된 한방처방의 특성이라고 볼 수도 있다. 그러나 처방을 이용한 연구도 거의 이루어지지 않고 있으며, 더욱 부작용에 대한 연구는 거의 없다.

대부분의 연구가 특정처방이 어떠한 효과를 가지는지에 대한 연구만이 이루어지고 있다. 처방에 대한 연구결과가 주로 많이 발표되고 있는 잡지로서 Biological, Pharmaceutical, Bulletin Life Sciences, Journal of Ethnopharmacology가 있다. 이 잡지 외에는 처방을 이용한 연구 그 자체를 싣지 않고 있다. 상기 잡지에서 처방을 이용한 연구는 많이 발표되고 있는데, 한결같이 이들의 효능을 조사하고 있지, 부작용을 조사하고 있는 것은 아니다.

이와 같이 한약, 특히 처방을 이용한 부작용의 조사는 거의 불가능하며, 이의 조사 및 연구를 위해서는 국가적 차원에서 이루어지지 않으면 불가능하다고 생각된다. 단지, 지금까지 조사된 결과를 바탕으로 부작용을 연구한다면 좋은 결과가 나올 것으로 기대된다. 〈후략〉

한의계에서는 각 한약재의 부작용, 각 한약처방의 부작용에 대한 연구가 이처럼 허술한 것이다. 최근 한의계에서는 고작 각 한약재의 농약이나 중금속, 표백제 등의 인체 최소 허용치 기준을 정하는 수준에서 연구되고 있는 것 같다. 이것은 한약·한방처방의 부작용의 본질을 모르고 있기 때문인 것이다.

9. 한약 부작용에 대한 현격한 시각차이

한의사 - 2,000년 전통으로 부작용 없다?
양의사 - 임상실험해야 한다. 중금속·농약, 약재 관리허술, 부작용
고려수지침학회 - 한약·한방약 근본적인 문제 있다

한약·한방약(한의사 처방약)에 대한 효능을 떠나서 부작용에 대한 생각의 차이가 크다. 한의사들은 몇 천년·몇 백년간 내려오면서 그간에 수많은 사람들이 써 왔기 때문에 부작용에 대한 검증은 끝났다고 주장한다. 부작용은 없다는 것이 이들의 기본적인 시각이다.

체질에 맞지 않아서라든가, 명현반응·효과반응 등으로 부작용에 대해 변명하는데, 이것은 부작용의 심각성을 모르고 하는 말이다.

환자가 한의원에서 약을 지어 먹어서 부작용이 있으면, 아예 먹지 않거나 또는 억지로 먹거나 횟수를 줄여서 먹고 있다. 어떤 사람들은 즉시 전화해서 문의하거나 상담해서 한약을 반품하거나, 아니면 가감해서 바꿔 먹고 있다. 그리고 이것마저 귀찮은 사람들은 아예 한약을 포기하고 만다. 이것이 현실이다.

한약을 먹으니까 효과가 있었다는 사람도 있는 반면에, 각가지 부작용 호소도 많이 한다. 그럼에도 이와 같은 부작용에 대한 연구가 없다는 것은 지나친 태만이 아닐 수 없다.

양의사들의 한약에 대한 시각은 다르다. 『보건신문』 2006년 6월 26일자 33면 창간기념호에 대한의사협회의 고문인 권오주 원장의 글이 실려 있다.

— 『보건신문』 2006년 6월 26일자(권오주 원장의 글)에 게재 —

"약효검증 위한 과학적 장치 전무"

병 고치려다 건강 해치는 한약
한약(부작용)이 국민건강에 미치는 영향

▶ 과학화 · 세계화의 첫걸음

현대의학이 범세계적으로 공인되어 통일되게 된 이유는 질병에 대한 철저한 과학적 접근으로 그 원인 규명과 함께 예방 · 치료 · 재활 · 요양에 이르는 일련의 건강과 연계되는 진행과정에 대해 포괄적으로 접근해 왔고, 과학의 발달에 따라 탄력적으로 적응해 왔기 때문이라고 본다. 이 과정 중에 필수적으로 등장하는 것이 의약품이다.

우리나라의 '의약품'에 대한 정의를 살펴보면 국어사전에서는 단순히 '병을 고치는 데 쓰는 약품'이라고 되어 있지만, 약사법에는 '의약품(醫藥品)'이라 함은 (1) 대한약전에 수재된 물품으로서 의약외품이 아닌 것 (2) 사람 또는 동물의 질병의 진단 · 치료 · 경감 · 처치 또는 예방의 목적으로 사용되는 물품으로서 기구 · 기계 또는 장치가 아닌 것 (3) 사람 또는 동물의 구조 · 기능에 약리학적 영향을 주기 위한 목적으로 사용되는 물품으로서 기구 · 기계 또는 장치가 아닌 것으로 되어 있고, 다른 조항으로 ⑤ '한약(韓藥)'이라 함은 동물 · 식물 또는 광물에서 채취된 것으로서 주로 원형대로 건조 · 단절 또는 정제된 생약을 말한다. 또한 ⑥ '한약제제(韓藥製劑)'라 함은 한약을 한방원리에 따라 배합하여 제조한 의약품을 말한다고 되어 있어 의약품에 관한 한 원천적으로 차별화된 이원화 정책으로 유도하고 있다.

한편 의약품 자체는 생체에 외부적으로 침습되는 것이기 때문에 생체에 긍정적인 측면뿐만 아니라 일부 부정적인 반응도 일어날 수 있다. 그 반응이 부정적으로 발생되는 것을 일반적으로 부작용이라고 할 수 있으며, 그 부작용의 발생 기전에 있어서는 다음과 같은 몇 가지 유형 즉, ① 용량초과(약은 질병의 상태, 병인의 체격·연령 등에 따라 적정한 사용량이 정해져 있는데 이를 초과했기 때문에 나타나는 부작용을 말함) ② 특이체질에 의한 알레르기반응(약이 항원이 되어 알레르기반응을 일으키는 경우) ③ 과민성(약에 대한 감수성이 높아 정상적인 양임에도 부작용이 일어나는 경우) ④ 주작용의 과잉발현(당뇨병 치료약에 의해 혈당치가 너무 내려가든가, 강압제로 혈압이 너무 내려가는 경우) ⑤ 목적 이외의 작용 발현(약이 질병이 일어나지 않는 부분에도 작용하게 되는 경우, 예: 감기에 대한 항히스타민제로 졸음이나 구갈 등) ⑥ 대사나 배설 기능에 의한 작용의 변화(신부전증 환자에서 투약된 약이 체내에 축적되어 부작용이 일어나는 경우) ⑦ 상호작용에 의한 것(복용하는 여러 종류의 약에 의한 약물 상호작용으로 일어나는 부작용) 등을 들 수 있다.

▶ 치외법권적 한약 관리

현재 선진국의 추세는 심지어 식품에 이르기까지 그 성분과 용량을 기재하도록 의무화하고 있다. 하물며 신체에 직간접적으로 영향이 미치게 되는 의약품에 대해서는 국가기관에서 더욱 철저한 관리·감독하에 생산과 유통, 그리고 사후관리를 하고 있다.

더구나 현대의학에서는 유통되기 이전에 생동성 시험이라는 까다로운 절차를 설치하여 그 생체 효능과 함께 부작용에 대한 엄밀한 검증과정 절차가 마련되어 있으며, 더 나아가 유통과정에 있어서도 선진국에서는 부작용에 대한 모니터링 제도를 의무화하고 있다.

심지어 의약품의 시험 및 허가사항이 모두 국가기관에서 주관하여 인허가업무를 관장하고, 더 나아가 최종적인 책임이 국가에 있기 때문에 의약품에 의한 부작용에 대해서는 국가차원에서 의료보장을 제도화하고 있다.

그 예로써 일본에서는 제약기업에서 생산되는 의약품에 대해 일정 비율의 갹출금으로 기금을 마련하여 의약품부작용피해구제제도(醫藥品副作用被害救濟制度)를 운영하고 있다. 그런데 우리나라의 경우 의약품에 의한 부작용에 대한 국가적 정책은 없이, 그 대처를 의료직 당사자에게만 위임하고 있을 뿐 아니라, 심지어 처방을 낸 수련의에게조차도 그 비용을 전가하고 있는 실정에 있다.

그런데 약사법에 있어서의 한약에 관한 대응은 '한방원리에 따라 배합하여 제조한 의약품'이라고 정의하여, 그 생산이나 유통과정에 있어 치외법권적으로 방치하고 있는 실정에 있다. 특히 한약은 생약이기 때문에 그 생산지에 따라 있을 수 있는 유효성분의 편차에 대한 객관적인 검증이 없을 뿐 아니라, 그 가공이나 유통과정에 대한 객관적인 검증도 현대 의약품에 준하는 정도의 검증이 과연 시행되고 있는지는 의문이다.

다시 말하면 약용식물의 이름만 같을 뿐 대부분의 한약은 정제되지 않고 가공된 생약인 그대로 환자에게 유통되고 있는 현실이다. 이러한 과정에서 유발될 수 있는 농약오염, 중금속 오염, 표백제 이산화황, 저질 한약제 유통 등에 대해 객관적으로 검증하는 장치가 없으며, 특히 약효에 과학적 효능보다도 철학적 합리화로 접근하고 있어 이를 국가 공인의 의약품이라고 인정할 수 있을지 의문이다.

▶ 한약정책은 17세기형?

이러한 측면에서 보게 되면 우리나라의 한약정책은 현대과학적 접근은 아예 도외시하고, 그 표본으로 1613년 허준에 의해 정리된 『동의보감』을 성역화하여 시행하고 있다. 세계에서 최초로 발견된 세종대왕의 측우기도 역사적 업적은 인정하지만, 현재에도 그 당시의 측우기만을 강조하지 않고 있다. 마찬가지로 허준의 『동의보감』도 그 당시로서는 대단한 업적일 수는 있지만 현재에도 그것을 신성불가침의 성역으로 착각하게 만드는 현상은 국가의 발전에도 오히려 해가 될 뿐이다.

> 최근 어떤 기관에서 시행한 한약 복용자에 대한 부작용 설문조사에 의하면 총 대상자의 87.1%가 부작용을 경험했다는 기사를 보았다. 이는 대단히 걱정스러운 일이다. 현대적 의약품에 대한 검증을 철저히 하는 것과 마찬가지로 한약에 대한 검증도 『동의보감』에 위임하고 있는 기조를 벗어나 일반 의약품에 있어서와 마찬가지 절차로 전환하여야 한다.
> 최근 한약에 대한 부작용을 다루는 언론 기사가 많다. 이를 계기로 국민들의 건강을 위해 한약에 대한 과학화의 방향으로 그 개념이 바뀌기를 바라마지 않는다. 질환에 대한 접근은 과학이지 철학이 아닌 것이다.
> 〈보건신문(2006. 6. 26)에 게재된 내용임〉

고려수지침학회의 한약 부작용에 대한 견해는 더욱 차이가 있다. 한약 부작용은 중금속·농약의 문제, 임상실험 연구를 거치지 않은 것, 정제되지 않은 것 등의 문제보다 더욱 근본적인 문제가 있다고 지적한 것이다.

한의사들은 전통적인 효과성을 강조한다지만, 과학적인 안목으로 한약의 진면목을 들여다보는 실험이 필요하다. 우주 공간에는 수많은 물질이 있으나, 인간이 아는 것은 10% 정도이고, 나머지는 암흑의 물질, 보이지 않는 물질이라고 한다. 그리고 인간의 뇌신경세포가 60조억 개가 된다고 하나, 천재라도 10% 정도만 쓰게 된다고 한다.

한약이 아무리 그간에 많이 쓰였고, 한의사들이 한약이론을 잘 안다고 하여도 매우 피상적인 것이고, 옛 사람들의 생각이거나 주관적 경험인 것에 불과하다. 한약 본질의 전체를 파악한 것이 아니다. 많이 안다고 하여도 한약물질의 10% 정도만 가지고 판단하고 있는 것이다. 한약재 속에 숨겨진, 한약의 특성(독성?)이 90%나 될 수 있다. 이것은 밝혀지지 않았던 것이다.

한약의 진실한 성질을 반드시 연구해 내야 한다.

음양맥진법은 인체의 기능을 정교하게 파악하는 예민한 진단법이다. 이 실험에서 한약재 81%가 건강맥상을 악화시킨다는 것은 문제가 큰 것이다. 좋은 약재, 좋은 처방을 하여도 그 약효성·조화성이 인체에서 작용할 때는 나쁜 방향으로 작용되고 있다.

우선 한의사들은 자체적으로 과학적이고 현대적인 정교한 실험방법을 개발해야 한다. 그런 다음에 한약을 다시 실험해서 문제 있는 한약재, 문제 있는 처방들을 선별해야 할 것이다. 그리고 많은 임상을 거쳐서 부작용이 나타나는 것을 통계처리하고, 나아가서 한약 부작용의 해소방법도 연구해야 한다.

필자의 음양맥진 실험으로 볼 때, 앞으로 더욱 정교하고 정확한 실험을 해 보면 상황이 어떻게 바뀔지는 몰라도 현재의 한약재 81%는 써서는 안 될 약재로 판명이 났다.

그리고 한약 처방도 한약의 효능성을 연구하여 모든 처방을 다시 구성해야 할 것이다. 그러기 위해서는 한의약의 구성이론도 현실화시킨 병원체 중심이나 기능적인 측면으로 바뀌어야 할 것이다.

재언하건대 문제성이 심각한 한약을 투여하는 것은 국민건강을 위해서 매우 위험한 치료수단이다.

10. 한약재에 관한 연구논문들

현재 우리나라에서의 한약재에 관한 연구는 지나치게 폐쇄적이어서 한의사들만의 전유물로 인식되고 있다. 한의사들은 한약의 효과성만을 강조하고, 효과성만을 홍보하는 입장이다.

그리고 다른 의학·식품·보건분야에서는 한약재에 대한 연구에서 본질적인 접근보다는 피상적인 연구에 그치고 있다.

그러나 일본만 하여도 양의사들이 한약과 한약 처방약을 임상에서 연구를 하여 그 효과성과 부작용을 밝혀내고 있다. 그리고 전세계적으로는 한방약에 대한 임상연구가 약 500여 건이 넘을 것이라고 추산되고 있다.

이와 같이 국외에서는 한약에 대한 임상연구가 활발하게 제시됨으로써 서양에서는 한약을 거의 쓰지 않거나 지속적으로 한약 유통을 규제해 나가고 있다. 그러나 국내는 한의사들만이 외치는 "좋은 약"으로만 인식되고, 효과도 불명확하고 부작용이 나타나는 한약을 비싼 값에 먹고 있는 것이 현실이다.

본 학회에서 실시한 음양맥진에 대한 실험결과와, 한약 효과·부작용의 설문조사를 한약업계와 한의계에서는 불신하고, 오히려 한약 말살이니 한약 부정이니 하면서, 한약 부작용을 인정하지 않고 지속적으로 시비를 걸고 있다.

그래서 본 학회와 『보건신문』에서는 한 차원 높여서 한약 부작용 설문조사를 더욱 널리 실시하여 확실한 부작용 조사를 할 것이다. 학술적으로도 세계적으로 연구된 한약과 한방 처방약의 임상연구된 논문들을 종합·정리하여 책으로 출판할 계획을 추진중이다.

다음은 국내에서 미약하나마 한약재와 한방 처방약의 부작용에 대한 논문 몇 편을 간단히 요약하여 소개한다.

◆ 국내유통 한약재(청목향 등)의 안전성 평가를 위한 독성실험 연구
(2003년 독성물질 국가관리사업 연구보고서 제2권)
- 한국화학연구원 안전성 평가연구소 김충용 · 이미가엘 · 강부현 · 정문구

본 연구에서는 장문의 연구논문으로서 구체적인 실험을 실시하여 그 결과를 밝힌 것으로 그 내용을 요약해서 소개한다.

서론에서 말하기를 "최근 Aristolochia fanchi(A. fanchi)라는 중국산 생약제를 함유한 체중감량제를 장기복용한 젊은 여성들에게서 신장기능 이상, 신장암 및 방광암 발생이 보고되었고(Graham ML eeal, 1999, Joele et al., 2000). A Fanchi 성분 중 강력한 발암물질인 아리스톨로킥산(Aristolochia acid AA).

최근 FDA가 미국에서 유통되는 다이어트용 보조식품을 조사하여 이 중 18개의 시료에서 AA를 발견하고, 이를 포함한 제품의 사용을 중지할 것을 소비자에게 경고하였다. 발암과정에 있어 AA가 효소작용에 의해 환원된 후 DNA와 Covalent Dinding과의 관련성이 보고되었다(Arit et al., 2002).

쥐방울덩굴(Aristolochia ceae)은 한방에서는 열매와 뿌리를 약재로 쓰는데, 열매인 마두령은 해수 · 가래 · 천식 · 치질에 사용하고, 혈압을 내리는 효과가 있으며, 뿌리인 청목향(靑木香, Aristolochiae Radix)은 장염 · 이질 · 종기 · 복부 팽만에 사용하고, 혈압을 내리는 효과가 있어 특히 중국 등지에서 널리 사용되어 온 생약제이다(황명실 등 2001). 한편 국내에 있어 쥐방울덩굴은 제주를 제외한 전지역에서 생산된 쥐방울덩굴(Aristolochia concorta)이 유통되고 있으나, 최근 중국산 쥐방울덩굴도 수입되어 함께 유통되고 있다. 쥐방울덩굴에 관하여 일반독성 및 유전독성을 평가하였다(200 독성물질 국가관리사업 연구보고서 제2권 1호, 2003).

〈중략(中略)〉

(3) 결론

마두령과 청목향 모두 복귀 돌연변이에서는 양성으로 판정되었고, 또한 in vivo 시험인 소핵시험에서도 비록 약하기는 하지만 양성으로 나타났다. 따라서 마두령과 청목향은 유전독성을 유발하는 물질로 사료된다. 〈중략〉

■ 고찰

청목향은 1990년대 초, 벨기에서 한방다이어트 제품(아리스톨로킥산 포함) 복용 후 빈혈 및 단백뇨 등의 신장장애가 보고되었고, 그 원인 물질로 아리스톨로킥산(AA)이 보고되었다(Arit et al., 2002 Cosyns, 2003). 또한 영국·벨기에 및 대만 등에서는 아리스톨로킥산이 신장암 등 비뇨기계 암을 유발하는 것으로 밝혀져 사용이 금지되고 있으며, 최근 미국 FDA에서도 아리스톨로킥산을 함유하는 어떤 한약식물도 사용이 금지되었다. AA 성분을 갖는 쥐방울덩굴(Aristolochiaceae)은 한방에서는 열매와 뿌리를 약재로 쓴다. 〈후략〉

위와 같이 체중감량제(살빼는 약)에서 아리스톨로킥산이 검출되었다고 하는데, 그것은 청목향과 그 열매인 마두령에서 기인한 것이다.

그러면 청목향은 어떤 약재인가?

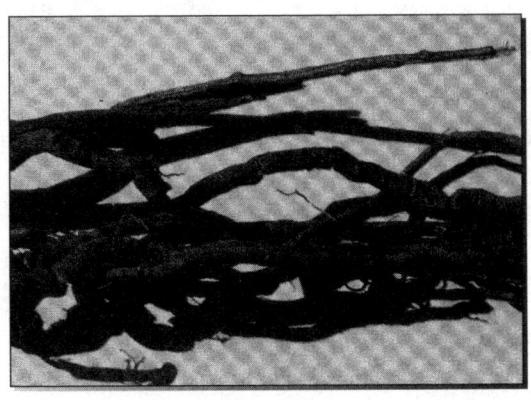

▲ 청목향

『본초강목』에 따르면 "목향(木香)은 미온하고, 위장을 능히 조화롭게 하고 간(肝)을 허하게 하고 폐(肺)를 사하고, 체기를 훑어 준다고 하는 약재로서 소화제로 널리 쓰인다.

아직도 우리 나라에서 청목향을 많이 쓰고 있는데, 이와 같은 연구보고가 나왔는데도 불구하고 한의약계에서는 아직도 청목향을 유통시키고 있다. 한의사들은 한약도 약이므로 효과 있는 반면에 독성도 있겠지 하고 안전불감증에 걸려 이러한 청목향을 처방하고 있는 것 같다. 목향이 신부전증·신장암·방광암의 원인인자로 밝혀지고 있는데도 말이다.

사실 목향은 맵고(辛), 쓰고(苦), 따뜻하고(溫), 비(脾)·위(胃)·대장(大腸)·담(膽)에 귀경하고, 행기(行氣)·조중(調中)·지통(止痛)한다고 하며, 소화기 질환 등에 널리 이용되는 것으로 생각을 했던 것인데, 이처럼 위험한 성분과 반응이 있을 줄을 누가 알았겠는가. 80% 이상의 한약재에 이와 비슷한 독성이 있으리라는 것이 필자의 생각이다. 다시 말해 거의 모든 한약에서 '한약신증'이 나타날 수 있다는 의미이다.

아래 연구 보고서는 한약 사용시 신장에 큰 부작용을 일으켰거나, 일으킬 수 있는 가능성에 대한 연구로서 그 내용이 대단히 충격적이다.

◆ **미세변화 증후군 환자에서 말기신부전으로 진행한 Chinese Herb Nephropathy 1례** (대한신장학회지 제25권 제1호 2006년)
가톨릭대학교 의과대학 내과학 교실 - 성혜영·신석준·손상원·정재규·장세나·함주호·박상미·송호철·최의진·장윤식

〈다른 종류의 한약을 복용한 환자 - 유사증례 보고〉

서론

1993년 Vanherweghem가 체중 감량을 목적으로 Stephania tetrandra, magnolia officinalis 성분의 한약을 복용하였던 여성들이 말기 신부전으로 급격히 진행하는 증례를 보고한 이후, 다른 종류의 한약을

복용한 환자에서도 이와 유사한 여러 증례가 보고되면서, 한약 복용 후 발생한 신부전을 Chinese Herb Nephropathy(CHNP)로 명명하게 되었다. 현재 CHNP의 원인으로는 aristolochic acids가 가장 많이 보고되고 있으며, 이 환자들의 신조직 검사소견은 공통적으로 무세포 또는 저세포상의 광범위한 신세뇨간질 섬유화가 있으면서, 사구체는 비교적 정상적인 소견을 보이는 특징적인 병리소견을 나타내고 있다. 정책적으로 한약이 대체요법으로 권장되는 현재의 의료현실에서 환자들은 위험성이 검증되지 않은 한약재에 항상 노출되어 있지만, 그로 인한 부작용은 통계적인 추산이 불가능한 것이 사실이다.

이에 저자들은 8년 전 신조직 검사를 통하여 미세변화 증후군으로 진단받고, 스테로이드 치료 후 완전관해와 재발을 반복중인 환자에서 6개월간의 한약복용 후 급격한 신기능 소실을 보이면서, 말기신부전으로 진행되어, 현재 12개월 동안 유지 혈액투석 증례를 문헌고찰과 함께 보고하는 바이다.

증례

- 환자 : 김○종, 여자, 44세
- 증례 : 신부종, 소변량 감소, 전신쇠약
- 현병력 : 환자는 8년 전 신조직 생검을 통해 미세변화 증후군으로 진단받았다. 이후 스테로이드 치료요법으로 완전관해 상태와 재발을 반복하던 중, 입원 10개월 전 신증후군이 재발하여 스테로이드를 다시 투여받았다. 환자는 입원 전까지 약 6개월간 스테로이드 부작용과 다발적 관절통증을 감소시킬 목적으로 한약을 복용하였다. 한약 복용을 시작하기 직전 외래에서 시행한 검사에서 혈중요소질소와 혈청 크레아티닌은 10.8/1.1mg/dl이었고, 소변검사에서 단백뇨는 검출되지 않았다. 환자는 입원 4개월 전부터 전신피로감과 식욕감퇴 및 소변량 감소, 두통·오심·다리 부종을 보였으며, 당시 외래에서 시행한 검사소견에서 혈중요소질소와 혈청 크레아티닌

은 28.2/2.8mg/dl로 증가하였고, 단백뇨는 3+로 검출되었다. 이후 환자는 외래 추적 검사를 시행하고 있지 않다가, 10일 전부터 전신부종과 호흡곤란이 심해져서 입원하였으며, 입원치료 기간중 문진에서는 한약복용 사실을 밝히지 않았다.

- 과거력과 가족력 : 특이 소견 없음
- 진찰 소견 : 내원 당시 혈압은 210/110mmHg, 맥박 74회/분, 호흡 28회/분, 체온 36.5℃이었다. 이학적 검사에서 급성 병색을 보이면서 전신에 심한 부종이 관찰되었고, 그 외 특이소견은 없었다.
- 검사 소견 : 내원시 검사한 혈액학적 검사에서 혈색소 7.1g/dl, 헤마토크리트 21.3%, 백혈구 8,500/㎣, 혈소판 350,000/㎣였으며, 혈청 화학 검사에서 혈중요소질소 65mg/dl, 혈청 크레아티닌 12.9mg/dl, Na/K/Cl 140/5.5/113mEq/l, 총단백질 4.9g/dl, 알부민 2.1g/dl, 총콜레스테롤 313mg/dl, 중성지방 226mg/dl, 칼슘 7.3mg/dl, 인 8.1mg/dl, 요산 2.3mg/dl이었고, 동맥혈 가스 검사상 pH 7.29, pCO2 27.1mmHg, pO2 98.4mmHg, HCO3 12.8mmol/L, SaO2 97.1%, 혈중 음이온 간격은 14.2mEq/l, 요중 음이온 간격 8mEq/l였다. 일반 소변검사에서 포도당 2+, 단백질 3+, 적혈구 1-4/HPF, 백혈구 1-4/HPF, pH 7.5였으며, 24시간 소변검사에서 24시간 단백뇨 4.120mg, 크레아티닌 청소율 1.21dl/min, 나트륨 분획 배설률은 4.8%를 보였다. 혈청보체, 면역글로블린 A·M·G, 항핵 항체, 류마토이드인자 검사는 정상이었다. 입원 다음날 시행한 신장 초음파 검사에서 왼쪽 신장은 12.9×5cm, 오른쪽 신장은 13.0×5.5cm으로 정상크기를 보였으나, 신실질 음영도가 증가되어 급성신염의 소견을 보였다. 신부전의 원인을 알기 위해 입원 후 4주 후 신조직 생검을 시행하였다. 광학현미경 소견에서 사구체는 비교적 정상구조를 유지하고 있었으나, 간질 전반에 광범위한 섬유화와 세뇨관의 심한 위축이 있는 만

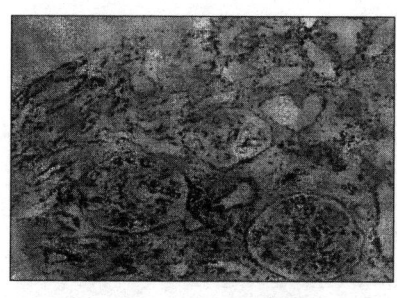
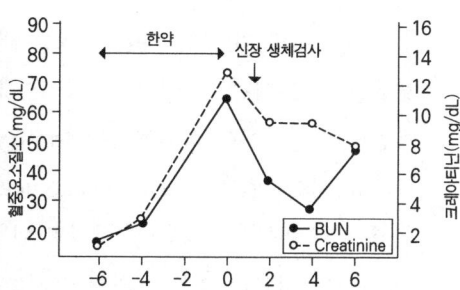

Fig.1 광학현미경 소견: 간질 전반에 광범위한 섬유화와 세뇨관 위축이 보이나, 사구체는 비교적 정상구조를 유지하고 있다.

Fig.2 한약 복용 후의 혈중요소질소와 혈청 크레아티닌 수치

성 간질성 신염 소견을 보였다(Fig. 1). 면역형광 염색은 모두 음성 소견을 보였고, 전자현미경 소견에서는 임파구와 단핵구 등이 간질에 산재되어 있고, 간질의 부종이 있으며 세뇨관 기저막의 비후 및 위축 소견이 있었다.

• 치료 및 경과 : 환자는 소변량 감소와 전신부종으로 입원 당일부터 혈액투석을 시행하면서 신질환에 대한 보존적 치료를 하였으나, 핍뇨 상태가 지속되고 혈중요소질소와 혈청 크레아티닌의 상승이 계속 유지되는 등, 신기능이 회복되지 않아 현재 유지 혈액 투석중이다(Fig 2).

■ 고찰

CHNP는 빠르게 신간질 섬유화로 진행하는 소견이 특징인 신장질환으로서 신섬유화의 진행은 약제 복용을 중단한 이후에도 계속되는 경우가 많다고 보고되고 있다. 한약에 의한 신독성은 체중감량을 목적으로 Stephania tetrandra, magnolia officinalis를 주재료로 사용한 한약을 복용한 여성들에서 급속 진행성 신간질 섬유화에 의한 신기능 저하의 형태로 발생한 것이 1993년에 처음 보고되었으며, 한약 성분인 aristolochia Fanchi에 포함된 aristolochic acid가 그 원인으로 제기되었다. aristolochic acid는 신독성과 함께 요로상피암을 유발하는 물질로 알려져 있지만, 실제 aristolochic acid가 CHNP를 유발하는 병리학적 기전은 아

직 불분명하다. 따라서 CHNP 유발 물질이 aristolochic acid가 아닌 다른 물질일 수 있다는 주장도 있는데, McIntyre는 체중감량 목적으로 약재를 복용하는 과정에서 섭취된 serotonin-like agent의 가능성을 제기하였고, De Broe는 독일에서 aristolochic acid가 면역조절 물질로 25년간 수천명의 환자에게 사용되었으나, 간질성 신염이 유발된 보고는 없었다고 주장하면서 여러 성분이 함유된 한약내에 aristolochic acid를 포함한 다른 여러 가지 phytotoxin이 원인일 수도 있다고 하였다. 다만, 약물에 의한 급성 간질성 신염이 약물의 신세뇨관에 대한 직접적인 독성이나 면역학적 기전, 과민반응에 의한 신손상에 의해 유발되는 것이 대부분이므로 한약에 의한 신손상도 이와 유사할 것으로 추정된다. 본 증례의 경우에는 체중감량의 목적보다는, 기존의 신장질환의 치료를 목적으로 스테로이드와 한약을 병용한 증례로서 한약의 성분에 phytotoxin과 aristolochic acid의 포함 여부는 검사하지 않았다.

CHNP의 임상증상은 신증후군이나 급성 신부전, 세뇨관 기능이상을 동반한 만성 신기능저하, 신기능에 비해 심한 빈혈 등으로 다양하게 나타날 수 있는 것으로 보고되고 있다. 특히 동양과 서양에서 CHNP의 임상 양상이 다소 다른 형태를 보여, 동양에서는 저분자량의 단백뇨·포도당뇨·저인산혈증·저요산혈증 등을 동반한 Fanconi 증후군과, 비교적 느린 진행의 신부전의 형태를 보이고, 약물 중단 후 신기능이 회복되는 양상을 보이는 반면에, 서양에서는 심한 간질의 섬유화가 발생하고 약물 중단 후에도 지속적인 신부전의 진행을 보이는 경우가 많다는 보고가 있다.

많은 사람들이 한약을 복용하고 있지만, 일부 환자에서 신부전이 발생하는 이유에 대해 한약에 포함된 독소의 양이 서로 달라 10배에서 100배까지 차이를 보인다는 주장이 있고, 또한 독소에 대한 개인 또는 민족의 감수성이 서로 다르기 때문이라는 주장이 있다.

본 증례의 경우, 외래에서 스테로이드 치료에도 불구하고 완전관해가 유도되지 않았고, 혈청 크레아티닌이 1.5~2.0mg/dl 정도로 유지되었다. 입원 후 혈청 크레아티닌의 급격한 상승을 보여 미세변화 증후군에 의한 신증후군에서 발생한 급성 신부전으로 추정하였으나, 입원 후 환자가 한약 복용 사실을 밝히고, 신조직 생검에서 한약 복용에 의한 신병증의 소견과 일치하여 CHNP를 증명할 수 있었다. 환자는 인산뇨와 아미노산뇨에 대한 검사가 시행되지는 않았지만, 일반 소변검사에서 포도당뇨와 단백뇨, 저요산혈증 등을 보여 Fanconi 증후군의 양상을 나타낸 것으로 추정되며, 약재 복용을 중단한 후에도 지속적인 신기능의 저하로 말기 신부전으로 진행하였으므로 동양과 서양에서 발생한 CHNP의 임상 양상을 모두 나타낸 것으로 생각된다.

CHNP의 조직소견은 일반적으로 광범위한 간질성 섬유화와 세뇨관의 위축을 보이나, 사구체는 비교적 보존된 소견을 보이는 것으로 알려져 있다. 국내보고에서 최 등은 CHNP의 조직소견으로 급성 간질성 신염이 가장 많았고, 그 외 미세변화 신질환과 만성 간질성 신염, 급성 세뇨관 괴사의 회복기 소견 등이 있음을 보고하였다. Aristolochic acid에 의한 신손상은 아직 정확한 기전이 밝혀지지 않았지만, 다른 연구에 의하면 일차 병변이 세뇨관 상피세포의 미약한 손상으로 시작되고, 이 병변이 결국 전반적인 세뇨관 상피세포의 탈핵과 위축, 반흔으로 진행한다는 보고가 있다. 본 증례의 경우, 광학 현미경상에서 사구체는 비교적 정상적인 구조를 유지하고 있지만, 간질 부종과 세뇨관의 심한 위축, 간질의 염증세포 침착 소견이 관찰되고 있었으며, 전자 현미경상에서도 세뇨관 기저막의 비후 또는 심한 위축, 림프구와 중성구, 일부 호산구 등의 염증세포 침착이 있어 간질성 신염의 소견을 보이고 있다.

CHNP의 예후는 초기 임상증상에 따라 여러 형태를 보이는 것으로 보고되고 있다. Vanherweghem 등은 115명의 CHNP 환자들을 추적 치료한 결과, 48명은 말기 신부전으로 진행하여 신대체요법을 시행하였고, 31명은 만성 신부전으로 치료받고 있으며, 나머지는 신기능이 회복되었음을 보고하였다. 국내에서는 CHNP의 예후에 대한 확립된 보고는 없으나, 최 등의 보고에서는 한약복용 후 발생한 6명의 신부전 환자 중에서 한약의 중단 후 1례에서 투석 치료가 필요하였다고 보고하였다. 본 증례에서는 환자는 입원 후 지속적인 혈액투석과 대증요법을 시행하였으나, 신기능이 회복되지 않고 말기 신부전으로 이행하여 유지 혈액투석 치료를 받게 되었다. 이는 환자의 한약의 복용기간이 6개월 정도로 비교적 길고 기왕에 신장질환이 있는 점이 말기 신부전으로 진행한 것의 원인으로 사료된다.

결론적으로 저자들은 미세변화 증후군의 재발로 인해 스테로이드를 투여 중 환자에서 정확한 원인물질을 알 수는 없지만, 한약복용과 관련되어 발생한 신병증과 말기 신부전으로의 진행증례를 경험하였기에 이를 보고하며, 우리나라와 같이 한약을 쉽게 구하여 복용할 수 있는 상황에서 정확한 원인을 알 수 없는 신부전이 발생하였을 경우, 그리고 일반적인 질병의 임상 양상과 다른 경과를 보일 때, 한약에 의한 신병증의 가능성을 반드시 염두에 두어야 할 것으로 생각된다.

11. 한약신증(CHN)에 관한 연구보고서

◆ 진행된 신부전으로 나타난 Chinese Herb Nephropathy 1례

– 한양대학교 의과대학 내과학 · 병리학 교실
홍택원 · 우진현 · 정성진 · 이창화 · 강경원 · 강종명 · 박문향

Chinese Herb Nephropathy(CHN)는 신장 독성과 발암성이 있는 aristolochic acid(AA)를 함유하는 한약을 복용함으로써 비교적 빨리 진행하는 아급성의 신질환이다. 주로 체중감량을 위해서 한약재를 복용한 젊은 여성들에서 발생되는 것이 보고되었으나, 명확한 약리학적 기전은 아직까지 밝혀지지 않은 상태이다. 임상적인 소견으로는 심한 빈혈과 중등도 미만의 단백뇨 및 요당이 있지만, 정상혈압을 유지하며 부종은 관찰되지 않는다. 원인을 알 수 없이 작아진 신장과 신기능의 급속한 저하를 보이는 환자들에서, 한약재 복용의 기왕력과 특징적인 조절소견으로서 진단할 수 있다. 신조직 소견에서 염증 세포가 거의 없이 간질 섬유화와 세뇨관의 위축 및 거의 정상으로 보이는 사구체를 관찰할 수 있다. 우리나라에서 한약재의 사용이 많기 때문에 원인을 알 수 없는, 진행된 신부전 환자들 중 CHN의 빈도가 높을 것으로 생각된다. 저자들이 경험한 CHN 환자는 거식증이 있는 29세의 마른 여자로 건강 향상을 위해 1년간 한약을 복용한 후에 빈혈과 구토가 심하여 내원하였고, 급속한 신기능 저하, 심한 대사성 알칼리증과 저칼륨증이 동반되어 신생검을 시행하였다. 과거력상 내원 1년 전 거식증으로 정신과 치료를 받은 적이 있으며, 당시의 신체검사에서는 특별한 이상이 없었다고 하였다. 내원 후에 시행한 신생검상 심한 세뇨관 위축과 염증 세포의 침윤이 거의 없이 심한 간질 섬유화가 보였고, 석회 침착이 동반되어 CHN의 소견을 보였다. 이에 CHN과 관련되어 진행된 신부전 1례를 보고하는 바이다.

◆ 한약신증(Chinese Herb Nephropathy: CHN)에서 동양형과 서양형 임상상의 차이

– 한양의대 신장내과 한상용·정재면·변재원·양선영·유준호·김호중

처음 유럽 벨기에에서 체중감량을 위해 한약재를 복용한 젊은 여성들에서 발생하여 진행된 신부전이 신독성 물질인 aristolochic acids(AAs)에 의한 신세뇨간질의 섬유화가 뚜렷한 신질환을 CHN으로 명명하였다(Vanherweghem et al. Lancet, 341:387-391, 1993).

본 교실에서는 최근 한약재를 수년 복용 후 신조직 검사상 CHN으로 판명된 60세 여성환자가 벨기에의 CHN 환자들과 상이한 임상상으로 발현하였기에 이의 보고와 함께 문헌고찰을 통하여 본 증례를 포함한 조직학적으로 증명된, 동양에서 발현된 CHN(7명)과 유럽에서 발현된 CHN(15명)을 상호 비교한 결과는 아래와 같다.

① 유럽형은 대부분 젊은 여성인 반면, 동양형은 약 50%가 60세 이상의 고령의 남성이었고, 복합 약초의 종류도 훨씬 많았다.

② 유럽형은 모두 진행된 신부전에 따른 문제로서 발견되었고, 한약재 중지 후에도 대부분 말기 신부전으로 빠르게 진행하였고, 요로 상피암의 발병률이 높았다.

③ 동양형은 모두 근위 신세뇨관 산증(Type Ⅱ RTA), 신성당뇨를 보이는 Fanconi syndrome으로 인한 주증상으로 발견되었으나, 비교적 경미하고 안정된 상태의 신부전의 동반이 대부분이었고, 약초 중지 후 회복 또는 완만한 신부전의 진행을 보였다.

④ 유럽형은 한약재에 신독성 물질인 AAs가 대부분 함유되어 있는 반면, 동양형은 AAs가 없는 한약재 복용도 있었다.

이상의 결과로서 CHN은 AAs를 포함한 다양한 약재의 복합 상승 효과의 결과이고, CHN의 임상상의 차이는 약초의 종류, 용량과 인종에 따른

신독성 물질의 대사의 차이에 의한다고 사료되며, 특히 우리나라와 같이 민간 약초의 복용이 범람한 지역에서는 Fanconi syndrome의 원인으로서 CHN을 반드시 고려하여야 한다.

- **아리스톨로킥산이 함유된 한약재로 인해 생긴 판코니 증후군과 그에 따른 진행성 신부전증**

한약신증은 신장 기능장애 질환의 하나인 판코니 증후군(Fancon's syndrome)을 포함한다.

판코니 증후군은 아시아 국가에서 보고되었고, 세뇨관 장애와 신부전 말기로 천천히 진행되는 특징이 있다.

다음의 임상사례에서도 드러난다. 43세의 여성 환자에게서 판코니 증후군으로 인한 당뇨증과 번갈증이 나타났다. 환자들이 처음 한약복용을 부인했기 때문에 판코니 증후군의 원인은 밝혀지지 않았었다. 판코니 증후군은 초기에는 원상복귀가 가능한 듯 보이나, 3개월이 지난 후에는 한약복용 중지에도 불구하고 신부전증으로 빠르게 진행된다.

신장검사에서 신증을 일으키는 요인인 아리스톨로킥산이 나타났고, 섭취한 한약에서도 같은 아리스톨로킥산이 검출됐다. 이것은 아리스톨로킥산에 의한 신증임을 증명하는 것이다.

비록 환자들이 한약섭취를 부인한다 해도, 우리는 판코니 증후군을 앓고 있는 모든 환자들에게서 AAN(아리스톨로킥산에 의한 신증)이 의심됨을 강조한다.

이 연구보고서를 보면서 이해했겠지만 많은 한약재에서 '아리스톨로킥산'이 검출되고 있다는 사실을 알아야 한다. 그러므로 많은 환자들이 한약을 복용하고 얼굴·눈·손발·전신에서 붓는 증상이 나타나고 있었던 것이다.

12. 한약재 부작용으로 인한 질병발생 연구사례

한약재나 특정 한약재를 잘못 사용함으로써 나타나는 질병에 대한 연구 보고 내용이 조금씩 나타나고 있다.

우리나라는 한방약의 경우 한의사들만이 사용한다는 폐쇄성으로 한방약의 부작용 연구가 거의 없고, 한방약의 예찬론만이 무성하고, 설사 한약 부작용이 있어도 체질이 안 맞느니, 지나치게 많이 먹어서 그러느니, 명현현상이나 호전반응 등으로 얼버무리고 있는 정도이다. 그러나 해외, 특히 일본에서는 양의사들이 한방약에 대한 구체적인 연구와 부작용 사례 연구가 많이 보고되고 있다.

다음은 인터넷에서 나타나는 몇 가지 연구 사례를 간단히 소개한다.

(1) 피부과계 부작용으로 보이는 생약재

박석돈 교수(원광의대 원광대병원 피부과)의 논문을 그대로 소개한다.

◈ 서론

한의학에서 또는 민간요법으로 사용하는 생약은 동물·식물 또는 광물 중에서 약으로 사용할 성분이 들어 있는 부분을 채취하여 그대로 쓰거나, 말리거나, 썰거나, 정제하여 쓰는 약재이다. 일부 한의사나 일반 사람들은 흔히 "한약은 부작용이 별로 없다"라고 말하고 있으며, 생약은 일반적으로 수천 년 동안 사용해 왔기 때문에 이미 임상시험을 거친 것으로 생각하고 장기간 복용하여도 무독하다고 믿는다.

한편으로는 맞는 말이기도 하지만 다른 한편으로는 이러한 잘못된 생각이 우리나라 사람들로 하여금 조금만 아파도 약을 먹고, 심지어는 건강한 사람들도 몸보신이나 정력증진을 위해 한약을 먹는 약 만능주의에 빠지게 한 것이다. 대부분의 약초는 고등식물인 관계로 유효 성분이 인체에 약으로 투여되었을 때 약작용이 오래 지속되기보다는 짧은 경우가 보통이다. 아울러 이러한 성분이 인체의 특정 장기에 도달하여 인체에 존재하는 효소작용에 의하여 비로소 활성화된 후 약작용이 발현되더라도 작용시간이 짧은 경우가 많기 때문에 결과적으로 약작용과 독작용 모두가 일반적으로 짧은 경우가 많다. 이런 이유로 한약은 보통 오래 먹는 경우가 많다. 1980년대 중반에 상하이 중의학원 연구소에서 중국 각처 중의병원에서 보고된 약화 사고를 30년간 조사 연구한 보고에 의하면 광범위한 독작용·부작용 사례가 많았고, 특히 간장애와 재생불량성 빈혈, 알레르기 등의 사례가 많았다고 한다.

  한약 부작용으로 피부과에 오는 환자들 말에 의하면 대부분의 한의사들은 부작용이라는 것을 인정하지 않고 "속에 있는 열이나 독이 밖으로 내뿜어서 나타나므로 속의 열을 끄면 된다"고 말한다고 한다. 사상의학이나 근래 개발된 팔체질의학을 신봉하는 한의사들은 자신의 체질에 맞지 않게 한약이나 식품을 먹기 때문에 부작용도 나고 병이 생긴다고 주장한다. 대한피부과학회 주관 '약물 오남용 및 부작용에 관한 연구'에 의하면 전외래 신환자의 2.1%가 약진 환자이고 약진 원인의 7.6%가 한약이었다. 한약에 의해 약진 환자는 한의원에서 대부분이 체질에 따라 약을 지었는데 왜 부작용이 생겼을까? 한의사가 체질을 잘못 분류한 것일까? 또는 체질론이 맞지 않는 것일까? 이미 여러 고전 의학서에도 생약을 상약·중약·하약 등으로 분류하고, 중약이나 하약은 자체가 독성을 발현할 수 있다는 것을 지적하고 있는데, 체질에 따라 약을 쓰면 전혀 부작용이 나지 않을까?

  본 '피부에 부작용을 일으키는 생약재'라는 특집의 내용은 국내외 피부과 잡지에 게재된 논문을 중심으로 부작용 사례를 들어 기술하고자 한다. 피부의 부작용은 생약을 복용하거나 찧어서 피부에 바르거나 침을 맞아서 생긴 경우로 나눌 수 있다.

■ 생약재를 복용하여 발생한 부작용

현재 우리나라의 생약재 중 국민건강 차원에서 볼 때 가장 문제가 되고 있는 것은 옻이다. 식품의약품안전청의 원료분류표에 의하면 "식품에 사용할 수 없는 식물 원료"인 옻을 식당에서 옻닭의 형태로 팔고 있어, 이로 인한 피부 부작용 환자가 증가하는 추세로 심각한 양상을 나타내고 있다. 다른 한약재에 의한 피부 발진 환자는 원인 약재를 알 수 없어 제외하고, 옻에 대한 내용을 주로 다루고자 한다.

■ 전신성 접촉피부염(Systemic Contact Dermatitis)

전신성 접촉피부염이란 "접촉 항원이 피부를 통해 감작된 사람에게 내복·주사·흡입에 의해 항원이 체내에 들어와 혈류를 통해 피부에 재도달했을 때 피부 발진이 발생하는 혈행성 접촉피부염"을 말한다. 많은 물질들 — 식물(옻·버섯), 항생제(penicillin, neomycin, sulfonamide, streptomycin), 약물(혈당 강하제, phenothiazine 등), 식품첨가물, nickel 등 — 이 면역학적 기전을 통해 이를 일으킨다.

옻(lacquer)에 의한 접촉피부염은 옻나무(rhus) 수액(生漆汁) 속의 함유 수지(oleoresin)인 urushiol에 포함된 강한 항원성을 가진 pentadecylcathecol에 의해 발생한다. 한의학의 영향으로, 옻닭의 형태로 옻을 복용하여 전신성 접촉피부염이 발생한 예는 우리나라에서만 볼 수 있는 독특한 경우이다. 상당수 환자는 입원 치료가 필요할 정도로 심한 전신적인 피부 발진과 가려움증을 보인다. 예전에는 개인적으로 조리하여 섭취하거나 교외에서 판매하였으나, 이제는 전국적으로 옻닭 전문식당이 생겨 환자가 빈번하게 발생하므로 국민을 계몽하고 치료하기 위해서는 옻에 대한 전문지식이 필요하다. 이에 필자가 수년 동안 옻과 그 부작용에 대해 연구하여 발표하였던 내용을 요약한다.

① 옻 사용의 역사

중국에서는 기원전 2,255년에 이미 사용되었고, 옻에 의한 피부염은 BC 453년에 기록되어 있을 정도로 오랜 역사를 가진, 동양권에서는 친숙한 물질이다. 한국·중국·일본에서는 가구·찻잔·그릇·지팡이·장식물의 장식이나 보존을 위해서 널리 사용되고 있다.

② 옻나무(Lacquer Tree)

옻나무과(Anacardiaceae)에 속하는 낙엽 활엽 고목으로 주로 열대에 약 70속 600여 종이 있고, 옻나무 속(Rhus Linne)에는 열대와 아열대에 약 150종, 우리나라에는 1속 6종이 존재한다. 6종은 옻나무(참옻나무, Rhus verniciflua Stokes, Japanese lacquer tree), 검양옻나무(R. succedanea Linne), 산검양옻나무(R. sylvestris Sieb. et Zucc.), 개옻나무(털옻나무, R. trichocarpa Miquel), 붉나무(오배자나무, R. javanica Linne)와 최근 발견된 덩굴옻나무(R. ambigua Lavaliee: 2000. 8. 23 KBS 밤 10시 「환경스페셜」— 생태 보고 '백도'에서 자생지 발견)가 있다. 이 중 옻나무·개옻나무·붉나무의 수액은 약용으로, 특히 잎이나 어린 싹은 식용으로 쓰인다. 옻나무와 검양옻나무가 접촉피부염을 자주 유발하며, 붉나무와 산검양옻나무가 피부염을 일으키는 일은 드물다고 한다.

③ 옻(Lacquer)

옻은 초여름에서 초겨울까지 채취하는데 옻나무 껍질에 상처를 내면 회색을 띤 우유빛 수액이 스며 나오고, 이것을 모은 것이 생칠(生漆)이며, 주성분이 Urushiol이다. 생칠에는 50~80%의 우루시올이 함유되어 있고, 우루시올은 210~222℃에서 증류되는 액체로 4가지 catechol 유도체(pentadecylcathecol)의 혼합물이다. 우루시올은 산화효소인 laccase의 작용으로 산화되어 흑색 수지가 되는데 이것을 말린 것이 건칠(乾漆: 마른 옻)이다.

④ 옻의 한방 이용

한의학 문헌에 의하면 생칠은 옻칠이나 목재품의 접착제로 사용하거나 소화기의 구충제로 사용한다. 건칠은 어혈(瘀血)을 풀고 기생충에 의한 복부경결·기침·폐경·월경불통시에 사용하고, 그 뿌리는 타박상 치료에 사용하는데 뿌리 15~30g에 닭 한 마리와 술과 물을 동량으로 달여서 복용한다. 껍질은 접골 치료에, 칠수목심(漆樹木心)은 진통효과가 있어 심장과 위의 통증 치료에 사용한다. 잎은 외상 출혈이나 창상에 찧어 붙이거나 액즙을 바르고, 열매는 하혈에 사용한다. 생칠은 소화기 기생충에 쓰는데, 독성 때문에 그대로 사용치 않고 옻닭이나 건칠을 태워서 연기를 마시거나(편도선 치료), 술이나 한약재와 섞어 복용하거나, 환이나 산제로 만들어 사용한다. 민간요법으로 속이 차가운 사람을 따뜻하게(溫中) 하기 위하여 껍질을 닭과 함께 끓여(옻닭) 먹는다.

⑤ 옻의 복용에 의한 부작용

팔체질의학을 하는 사람들은 소화기 계통이 무력하고 차가운 수음 체질(水陰 體質)과 수양(水陽) 체질에는 옻닭이 좋고 부작용이 없지만, 비·위장(소화기 계통)에 열이 많은 토음(土陰)과 토양(土陽) 체질은 부작용이 난다고 한다. 사상의학을 한 사람은 소양인(少陽人) 체질에서만 옻 부작용이 나타난다고 주장한다(주간 『익산 내일신문』, 2001. 5. 21. 제38호). 과연 속에 열이 많은 체질을 가진 사람만이 옻 부작용이 날까?

옻의 부작용에 대한 자료는 원광대병원에 내원한 환자(1988~2003) 59명과 필자가 발표한 논문, 윤 등과 정 등이 발표한 논문을 근거로 하였다.

㉠ 성별과 나이

남녀의 비율이 1.4:1로 남자가 약간 많지만 이는 남자가 옻닭을 먹을 기회가 더 많기 때문이라 생각된다. 나이는 20대부터 50대까지 고루 분포되어 있었고, 사회적 활동이 많은 30~50대가 많았다. 그러므로 부작용 발생은 성별과 나이와 관계가 없다.

ⓒ 직업

가정 주부가 가장 많았고(39%), 회사원 · 농부 · 교수 · 종교인 등 다양하다.

ⓒ 옻을 먹은 이유

건강식품으로 알고 먹은 경우가 많았다(41%). 위장질환 치료를 위한 경우는 34%였는데, 이 중 소화불량이나 속이 거북한 경우는 17%, 위염은 10%, 배가 차서 먹은 경우는 1명이었다. 식사(20%)나 술안주로 먹거나 모르고 먹은 경우도 있었다. 이는 우리 사회에서 옻닭이 질병 치료를 위한 것이 아니라 건강식품이나 삼계탕처럼 식사로 대중화되어 가고 있다는 것을 의미한다. 먹은 사람에 의하면 옻닭의 맛은 삼계탕보다 기름이 적고 쫄깃쫄깃하다고 한다.

ⓔ 옻을 먹은 방법

옻을 먹은 방법은 다양하였는데 옻닭(71%)이나 생칠을 그대로(10%) 먹은 경우도 있었고, 계란 흰자를 먹고 생칠을 먹은 경우(7%)도 있었고, 개고기나 토끼고기 · 오리고기 또는 다른 한약과 함께 끓여 먹거나 훈증한 경우도 있었다.

ⓜ 전신성 접촉피부염의 발생률

윤 등에 의하면 옻닭을 처음 먹은 사람의 32%에서 발진이 나타났고, 과거 옻에 알레르기가 있었던 사람이 없었던 사람에 비해 1.6배 많이 발생하였다.

ⓗ 나타나는 발진의 형태

옻을 섭취한 후 나타난 피부 증상은 크게 3가지 형태 — 홍반성 반구진(68%), 홍피증(37%), 다형 홍반(24%)이었지만, 그 외에도 두드러기(10%) · 농포 · 수포 · 자반이 나타났다. 특이한 것은 한 환자에서 1~5가지 종류의 발진이 함께 나타났는데 한 가지 37.6%, 두 가지 48%, 세 가지 10%, 네 가지 3%, 다섯 가지 병변이 나타난 경우도 2%였다.

ⓢ 발진이 나타나는 시간

옻을 섭취한 후 발진이 나타나는 시간은 평균 36.7시간으로 빠르면 30분에서, 늦게는 7일 후에도 나타났다. 하루 이내 나타난 경우가 59%로 가장 많았다.

ⓞ 피부 발진 이외의 전신 증상

모든 환자에서 심한 가려움증이 나타났다. 소화기계 증상(13%)으로 복통과 속이 거북한 경우(9%), 오심·구토·설사가 나타났는데 이는 특이하게도 예전에 옻에 대한 알레르기가 없었던 사람에게만 나타났다. 이 외 발열(29%)·오한(15%)·두통·가슴이 답답함·호흡곤란·쇼크 상태·근육통·기절·피부 통증·딸꾹질·저혈압·불면증도 나타났다.

ⓩ 피부 증상과 전신 증상이 나타나는 기전

알레르기성 접촉피부염은 지연 면역반응(4형)이지만, 전신성 접촉 반응은 제3형과 4형 과민반응에 의해 매개될 것으로 생각된다.

그러나 3가지 주피부증상 외에도 두드러기·자반과 저혈압·쇼크·기절 등이 나타난 것으로 보아 1형이나 비면학적인 독작용에 의해서도 발생할 것으로 생각된다.

ⓧ 검사 소견

나타나는 증상에 비하면 큰 이상소견은 없었다. 백혈구 증가증이 70%에서 나타났고, 이 중 호산구 증가증(〉5%)은 29%였다. 간 효소치 이상을 보인 경우는 9%였다.

㉠ 입원과 치료

심한 가려움증과 피부 발진 때문에 입원한 환자는 76%였고, 평균 5일(2~21일) 입원하였다. 치료는 스테로이드, 항히스타민제로 후유증 없이 잘 치료되었다. 치료 시작부터 스테로이드와 전신 광화학요법(PUVA)을 병행하면 치료반응도 빠르고 기간이나 스테로이드 양도 크게 줄일 수 있다.

ⓔ 식품의약품안전청의 옻에 대한 분류 및 법적 조치

옻나무는 식품에 사용할 수 없는 동식물 원료 중 "기본 특성상 약리 작용이 강하거나 유독성 물질을 함유하고 있는 동식물 원료"로 분류되어 식용이나 식품첨가물로 사용할 수 없다.

그러나 2005년부터는 부작용 성분인 우루시올을 제거한 옻나무 추출액은 옻닭 제조 등의 조리 원료로 인정하여 현재 몇 군데 영농조합·농원에서 제조하여 매스컴을 이용하여 판매하고 있다.

■ 생약재를 찧어서 바르거나 벌침 치료 후, 한약 연고제를 바른 후 발생한 접촉피부염

국내 종합병원에 내원한 환자들의 접촉피부염 발생빈도는 5.3~13.1%인데, 식물에 의한 접촉피부염의 빈도는 18.3%이고, 이 중 옻에 의한 경우가 식물에 의한 접촉피부염의 63.3%를 차지한다. 은 등의 조사에 의하면 우리나라에서 접촉피부염을 일으킬 가능성이 있는 식물은 무수히 많지만 치료목적으로 사용하여 접촉피부염을 일으켰다고 보고된 식물은 옻나무·미나리아재비·무화과 잎·마늘·할미꽃·알로에이고, 한약제 연고와 벌침에 의한 부작용 사례도 있다.

• 옻나무

식물에 의한 접촉피부염의 가장 많은 원인으로, 우리나라 산야에는 옻나무들이 많기 때문에 접촉할 기회가 많았고, 옛날에는 옻칠한 가구가 많아 감작된 경우가 많았다. 접촉시 접촉 부위에 구진·수포·삼출 등이 있고 가려우며, 다형 홍반의 발진이 나타나기도 한다.

• 미나리아재비(Buttercup)

미나리아재비속(*Ranunculus Linné*)은 전 세계적으로 400여 종이 자라고 우리나라에서는 13종이 발견된다. 서양에서는 이미 17세기에 잎과 꽃잎이 피부에 접촉시 수포를 형성한다고 알려졌고, 탈모증이나 백반증 치료에 이용해 왔다. 한방에서는 옹종·치통·독충 물린 데, 소아 자라배·학

질·하지 궤양·간염·사교창·회충 치료에 사용해 왔고, 피부에 접촉시 피부염이나 수포를 형성한다고 알려져 있다. 우리나라에서는 민간요법으로 당뇨병·관절염·신경통 치료를 위해 미나리아재비속 중 개구리자리 (*Ranunculus scleratus*, 石龍芮)와 으아리속(*Clematis* Linné)의 사위질 빵(*C. apiifolia* A.P.DC.)을 찧어 발라 원발성 접촉피부염을 일으킨 예가 보고되고 있다. 접촉피부염을 일으키는 주원인 물질은 protoanemonium 이며 가열하거나 오래 두면 anemoin으로 안정화되어 자극성이 소실된다.

• 무화과

무화과나무는 뽕나무과에 속하며 무화과 잎에는 furocoumarin이 들어 있어 즙을 바르고 햇빛에 노출하면 그 부위에 홍반이 생기고 점차 수포성 병변으로 변한다. 고대 중국·인도·이집트에서는 백반증 치료에 사용하였 다. 우리나라에서는 건선·백반증이나 족부 백선 등에 사용하여 심한 수포 가 생겨 치료받는 경우가 종종 있다.

• 마늘

마늘에서 알레르기 반응을 일으키는 주물질은 diallyldisulfide이고, 그 외에도 allylpropyldisulfide, allylmercapton, allicin도 알레르겐으로 작 용한다. 이들 물질은 알레르기성 또는 자극성 접촉피부염을 일으킬 수 있 다. 우리나라에서는 대상포진 후 남은 병변, 국소 소양감, 습진양 병변 치료 를 위해 생마늘을 찧어 바른 후 심한 자극성 접촉피부염을 보고한 예가 있 다. 피부질환 이외에도 근래에는 건강식이나 정력제로 구운 마늘이나 생마 늘을 먹는 경우가 있어 주의가 필요하다.

• 할미꽃(白頭翁, *Pulsatilla* Koreana Nakai ex Mori)

할미꽃은 미나리 아재비과에 속하는 다년생 목초로 북반구에 30종, 우리 나라에 4종류가 있다. 한방에서는 뿌리가 진통·소염·수렴성 지혈 작용이 있다고 하여 말린 뿌리를 관절통·상한열·복통·적리·치질 출혈·대장 염·농피증·궤양에도 사용하였다. 할미꽃은 자극성 물질인

protoanemonin이 들어 있어 피부와 접촉시 수포를 형성하는데, 말리면 무해한 중합체인 anemonin으로 불활성화된다. 20대 여성의 안면 신경마비에 할미꽃을 찧어 바른 후 홍반과 수포가 발생한 예가 있다.

- 알로에(Aloe)

알로에는 현재 약 300여 종이 알려져 있고 이 중 *Aloe barbadenis, Aloe vera, Aloe ferroy, Aloe perryi*가 흔히 사용되고 있다. 알로에는 Liliaceae 계 약초로 2,000년 전부터 중국·미국 인디언들이 화상이나 상처 치료제·완화제로 사용해 왔다. 최근에는 화상·교상·여드름·관절염·궤양 등의 자가치료에 이용되고 있고, 나이트 크림·비누·샴푸·청결제·화장품의 보습 효과를 올리기 위해 사용한다. 또는 항염·항균 작용이 있어 이의 사용이 증가 추세에 있다. 49세 여자가 소양증을 치료하기 위해 잎을 잘라서 얻은 액을 하루 수차례 발라 알레르기성 접촉피부염을 일으킨 예가 보고되었다.

- 한약 연고제

虎標萬金油®(Tiger balm®)는 호랑이 연고로 잘 알려져 있다. 뻼·요통·소양증 기타 피부질환에 널리 사용된 연고로 대부분 대만과 홍콩에서 수입되었고, 일본에서는 접촉피부염 보고가 있다. 알레르기성 접촉피부염의 원인은 연고에 함유된 정향유(clove oil)와 카유풋유(cajeput oil)라고 알려져 있다. 한방에서 기미 치료를 위해 구입한 연고를 바른 후 접촉피부염이 발생하였는데 성분 분석상 수은이 발견된 예를 보고하고 있다.

- 벌침에 의한 부작용

벌침의 목적은 벌독 내에 함유되어 있는 40여 종의 단백질 성분들로 하여금 뇌하수체의 부신을 자극하여 부신피질 호르몬 분비 촉진과 신경계의 화학적 전달 기능을 돕는 데 있다. 만성 통증·다발성 경화증·근육통·관절염·신경통 등 비교적 치료하기 힘든 질환들에 적용한다. 벌의 독침을 직접 찌르는 벌침요법과 꿀벌에 전기 자극을 가해 독을 인위적으로 추출한 다음 환부에 주사하는 벌독요법이 있다. 만성 통증 환자에게서 벌침 치료 후 접촉 담마진을 일으킨 예와, 다리에 지각 이상이 있어 10년간 다리에 벌침을 맞다가 얼굴에 생긴 구진에 여러 번 벌침을 스스로 놓는 중 커다란 육아종이 생겨 CO_2 laser로 치료하여 완치된 희귀한 예가 보고되었다.

- 청딱지 개미반날개(*Paederus fuscipes*)에 의한 접촉피부염

Paederus속에 속하는 곤충은 꼬리 부분에 강력한 수포제인 pederin을 가지고 있어 접촉하면 선상의 홍반성·수포성 접촉피부염을 일으킨다. 이 곤충은 여름철에 우연히 접촉할 수 있는데 61세의 백반증 환자가 초봄에 강둑의 흙 속에 동면하고 있는 청딱지 개미반날개 수백 마리를 파내어 으깬 다음 백반증 병변에 발라 심한 화학성 화상을 입은 예가 있다.

◆ 결론

한약도 약이므로 장기간 복용하거나 오·남용을 하면 약진을 초래할 수 있다. 특히 건강식품으로 또는 위장병 치료를 위해 먹는 옻(옻닭)은 심한 전신적인 피부 발진과 내과적 부작용을 초래하므로 섭취에 있어 주의해야 한다. 또한 약초나 곤충을 찧어 바르거나 성분이 불분명한 한방 연고제를 바를 경우 접촉피부염을 일으킬 수 있으므로 이에 대한 각별한 주의가 필요하다.

(2) 신장 및 비뇨기계 독성을 보이는 생약재

한약을 복용하여 얼굴·눈가·전신이나 손발이 붓는 부종이 많이 발생하고, 심지어는 신부전증을 일으키는 경우도 허다하다. 이러한데도 한의사들은 그럴 리가 없다고 한다.

다음은 가톨릭의대 성모병원 병리과 최영진 교수의 연구논문을 소개한다.

한약재 사용 후 신장 및 비뇨기계 장기에 독성을 보여 병원에 내원하는 사례는 실제 임상뿐 아니라 병리과 영역에서도 드물지 않게 경험하고 있다. 그러나 국내 문헌을 검색해 보면 실제로 이들 한약재의 부작용에 대한 논문 보고는 예상외로 매우 적은데, 그 이유는 서양의학의 오랜 전통상 임상의학

적 문헌보고는 객관적이고 검증된 사실이나 과학적인 실험결과에 근거를 두어야 함이 기본이므로, 약재에 의한 세포독성을 보고하는 경우 그 원인물질이나 성분에 대한 보고가 반드시 요구되는 데 반해, 한약재에 의해 세포독성이 발생된 경우, 그 발병 원인이 된 약재의 이름이나 성분을 소비자나 의사 모두 알 수 없는 경우가 대부분이어서, 실제 경험한 임상사례들을 객관적 근거 부족에 의해 보고하지 못하는 경우가 대부분이다.

한약재에 의해 유발되는 세포독성이 국민건강에 치명적일 수 있다는 점에서 범국민적 인식이 요구되며, 이를 위해서는 첫째, 한약재 사용 후 세포독성이 있는 임상증례들에 대한 수집이 우선적으로 충분히 이루어져야 한다(정보수집). 둘째, 얻어진 정보를 객관적 기준에 따라 비교 분석함으로써 결과를 도출해야 한다(정보분석). 셋째, 치명적인 세포독성이 확인되었거나 가능성이 있는 약재에 대해서는 범국민적 홍보 및 정부차원의 규제가 요구된다.

현실적으로 한약재에 의한 문제는 크게 다음의 4가지로 집약된다. 첫째, 일반인들이 한약재를 농산물의 형태로 쉽게 구입할 수 있다는 점, 둘째, 한약재가 소비자의 관점에서 약품이 아닌 건강보조식품으로 인식되어 질환의 원인이 될 수 있다는 인식조차 하지 못한다는 점(특히 임상에서 과거 약 복용 병력에 대한 질문시 대부분의 사람들이 한약재를 약품으로 인식하지 못하고 있음), 셋째, 한약재의 특성상 다수의 약재가 혼합처방이나 현재 처방시 처방전이 발행되지 않아 환자 자신도 복용한 약재를 몰라 문제가 된 약재나 그 성분을 알기 어려워 문제 추적이 어렵다는 점, 넷째, 한약재에 의한 부작용이 문헌 등에 보고되어 있지 않다는 점이다.

병리학적인 관심에서 본인은 신장 및 비뇨기계 병리를 전공하면서 15년 이상 이 분야 질환의 조직을 관찰해 본 경험으로, 한약재의 과거력이 있는 환자들에게 공통적으로 관찰되는 형태적 변화들을 인지하게 되었으며, 특히 일부에서는 정상인에서 한약재 복용 후 만성 신부전으로 진행되었던 치명적인 증례들 및 기존 신질환 환자에서 한약재 복용 후 증상이 더 악화된 경우들을 경험하였기에 현재까지의 문헌고찰과 함께 보고하고자 한다.

■ 사례 I (36세 여자)

① 현 병력 및 증상 : 환자는 전신 쇠약감과 부종으로 내원하였으며, 내원 후 검사상 혈액내 BUN/Cr이 상승되어 만성 신부전 의심하에 병리조직 검사를 실시하였음.

② 한약재 복용력 : 내원 10개월 전 정상분만으로 아들을 낳았으며 시댁에서 산모 몸조리용으로 보약을 지어 먹었음. 보약은 한의원에서 지어준 한약재로 만든 탕제를 팩으로 포장한 것으로, 분만 1달 전부터 분만 후 현재까지 8개월간 장기 복용하였음.

③ 과거력 : 없음.

④ 병리조직진단 : 신장 간질에 심한 섬유화와 세뇨관 위축을 보이는 한약재 신염(Chinese herb nephropathy)의 소견과 동일함.

⑤ 치료 : 약물치료

■ 사례 II (41세 여자)

① 현 병력 및 증상 : 환자는 내원 6개월 전 구토와 두통으로 타병원 응급실로 내원하여 검사상 신장이 나쁘다는 소리(Scr: 1.6mg/dl)를 들었고, 최근 계속적인 혈액내 크레아티닌 수치가 증가하여, 본원 내원시 시행한 Scr: 3.95mg/dl의 증가로 급성 진행성 사구체신염 의진하에 병리조직 검사를 실시하였음.

② 한약재 복용력 : 본원 내원 전 1달간 한약재 복용

③ 과거력 : 없음.

④ 병리조직진단 : 심한 간질 섬유화를 보이는 한약재 신염(Chinese herb nephropathy)의 소견과 동일함.

⑤ 치료 : 투석

■ 사례Ⅲ(53세 남자)

① 현 병력 및 증상 : 환자는 내원 7개월 전, 단백뇨 및 Scr: 1.5mg/dl로 신장 이상을 타병원에서 진단받고 내원 5개월 전부터 개소주 및 한약재를 현재까지 복용하였음. 내원 2주 전부터 전신 부종 및 전신 쇠약감으로 본원에 내원하여 실시한 검사상 Scr: 7.46mg/dl로 급한 상승을 보여, 만성 신부전 의진하에 병리조직검사를 실시하였음.

② 한약재 복용력 : 내원 5개월 전부터 개소주 및 한약재를 복용하였음.

③ 과거력 : 흡연력

④ 병리조직진단 : 만성 경화성 사구체 신염/만성 간질성 신염

⑤ 치료 : 투석

상기 사례들을 접하면서 가장 문제가 된 것은 환자 모두에서 복용했던 한약재의 종류나 이름을 모르고 있었고, 역추적에서도 2례에서는 알 수가 없었다는 점이었다. 본 사례들 중 사례Ⅰ과 Ⅱ는 한약재 독성에 의해 만성 신부전 유발이 의심되는 경우이며, 사례Ⅲ의 경우는 기존의 신장 이상이 한약재의 독성으로 더욱 빨리 진행된 것으로 생각된다.

〈후략〉

(3) 한약 하수오 복용 후 발생한 급성간염 1례

대한내과학회지 제56권 제6호에 게재된, 한약재 하수오를 복용하고 급성간염이 발생된 사례 1건에 대한 연구 보고 내용이다. 울산대학교 의과대학 서울중앙병원 내과학 교실과 병리학 교실의 조재철·이헌경·최재원·이영상·정영화·서동진 교수가 연구보고하였다.

◆ 서론

한약(herbal medicine)의 복용이 전통적으로 허용되고 있는 우리나라에서는 한약과 관련된 간 손상의 발생이 드물지 않을 것으로 예측되나, 인과관계가 증명되어 보고된 예는 거의 없었다. 약물에 의한 간 손상의 진단이

약물 투여와 임상증상 발현과의 시간적 관계, 약물중단 후의 반응, 그리고 다른 간 손상 원인의 배제 등 임상적 기준에 의존하고, 복합 화학물질인 한약재를 다제 겸용하는 관습으로 특정 화학성분과 간 손상의 인과관계 증명이 쉽지 않은 것이 중요한 이유로 생각된다. 그러나, 최근 일부 한약재가 간 손상의 원인으로 주목을 받고 있어, 이에 대한 관심이 요구되고 있다.

하수오(Ho - Shou - Wu, Polygoni multiflori Radox)는 anthroquinone을 주성분으로 하는 여뀌과(Polygonaceae)의 덩이뿌리로서 전통적으로 장관운동 촉진 및 강심작용이 있을 것으로 생각되어 사용되어 왔다.

하수오의 간손상에 대한 보고는 세계적으로 1996년 But PP 등의 보고가 유일하며, 국내보고는 전혀 없는 상태이다. 저자들은 단일 성분인 하수오 캡슐을 복용하던 중 간 손상이 발생하였고, 임상적 · 조직학적으로 다른 원인이 배제되고, 약제 중단 후 호전된 1례를 경험하고 보고하는 바이다.

■ 증례
- 환자 : 신○자, 55세 / 여자
- 주소 : 2주간의 전신 권태감
- 현병력 : 평소 건강하던 환자로, 내원 2주 전부터 전신 권태감이 생기고, 그 이후로 점점 심해지고, 내원 1주 전부터 공막이 노랗게 되어, 개인병원에서 검사한 간기능검사의 이상 소견을 보여, 원인에 대한 검사와 치료를 위해 입원하였다. 환자는 입원 당시 오심, 경한 전신 소양감, 짙은 소변색을 보였으나, 열감 · 몸무게의 변화, 대변색의 변화 등은 보이지 않았다.
- 과거력 및 가족력 : 환자는 내원 3개월 전부터 내원 15일 전까지 하루 2회씩 하수오를 520mg를 꾸준히 복용한 것 이외는 음주력이나 간염에 대한 가족력, 수혈받은 과거력, 또는 해외 여행력 등 특이사항은 없었다.
- 전신 진찰 소견 : 내원 당시 활력 증후는 혈압이 110/70mmHg, 체온 36.5℃, 맥박이 분당 88회, 호흡은 분당 20회이었다. 몸무게는 75.8kg, 신

장 165cm, BMI는 28.9kg/m2이었다. 결막은 창백하지 않았으며, 공막은 노랬고, 황달이 있었다. 심박동은 규칙적이었고, 호흡음은 깨끗했으며 전흉부에 spider angioma 소견은 보이지 않았다. 복부의 압통은 없었으며, 우측 늑골 아래 2횡지 크기로 간이 촉지되었으며, 전경골부 부종은 없었다.

• 검사소견 : 내원 일주일 전 실시한 외부 병원의 검사 소견은, AST가 1443IU/L, ALT가 1779IU/L이었고, 총 빌리루빈치가 4.6mg/dl, r-GT가 151IU/L, alkaline phosphatase가 387IU/L이었으며, HbsAg, anti-HBs와 anti-HCV는 모두 음성이었다. 입원 당시 시행한 검사결과는 CBC 상 백혈구는 3800/mm3, 헤모글로빈은 13.3g/dl, 혈소판은 195000/mm3, PT가 1.13INR, AST가 1596IU/L, ALT가 1743IU/L, r-GT는 100IU/L, alkaline phosphatase는 369IU/L, 그리고 총 빌리루빈치가 6.7mg/dl이었고, 소변검사상 빌리루빈, 잠혈 반응, 그리고 요 빌리루빈 등이 양성이었다.

혈청학적으로 각 HbsAg(-), Anti-HBs(-), IgM Anti-HBc(-), IgG Anti-HBc(-), IgM Anti-HAV(-), Anti-HCV(-), HCV-PCR(-), anti CMV(-), EBV IgM(-), EBV IgG(-), FANA(-), anti - smooth muscle Ab(-), anti-mitochondrial Ab(-)은 모두 음성이었으며, 혈청농도 iron은

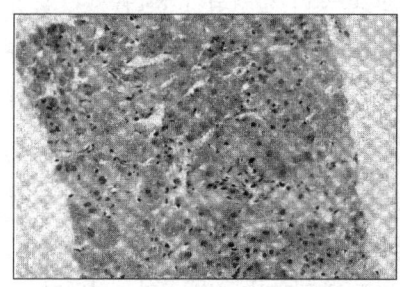

Fig.1 림프구·백혈구 등 대부분의 조직에서 염증세포 침윤 소견과 경등도의 섬유화가 발견됨.

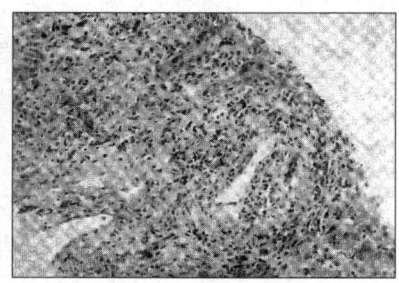

Fig.2 담즙 울체성 간염 증상

110ug/dl, TIBC는 290ug/dl, ceruloplasmin은 44.8mg/dl, alpha 1 antitrypsin은 122mg/dl로 간 손상의 다른 원인을 발견할 수 없었다. 환자는 내원 14일째 간 초음파 검사를 시행하였으나, 이상 소견은 발견하지 못하였다.

· 간조직 검사소견 : 내원 15일째 간 조직검사를 시행하였다. 간 조직검사 결과는 문맥 주위에 염증세포 침윤 소견과, 경등도의 섬유화가 발견되는 담즙 울체성 간염소견을 보였고(Fig. 1 · 2), HBsAg 염색 검사는 음성이었다.

· 임상경과: 환자는 일반적인 대증요법으로 치료를 계속 받았고, 내원 17일째부터 간기능 검사치가 호전되기 시작하여, 내원 35일째 AST는 134IU/l, ALT는 76IU/l, 총 빌리루빈치는 5.3mg/dl로 호전되어 퇴원하였다.

■ 고안

한약의 사용이 경험에 의존하고, 안전성 및 약효의 엄격한 과학적 검증이 없이 시행되기 때문에, 간 독성의 발생 가능성이 많으나, 실제 보고된 증례는 많지 않다. 그 이유는 약제에 의한 간 손상의 진단에는 약제 투여 시기와, 간 손상 발생과의 시간적 관계, 약제 중단 후 반응, 재투여 시의 반응, 그리고 알코올, 바이러스 간염, 허혈성 간 손상, 담도질환과 같은 다른 원인의 배제 등 복잡한 진단 기준이 필요하고, 화학적 조성이 완전히 규명 안 된 복합물을 다제 겸용함으로써, 간 손상의 발생이 발견된다 하더라도, 특정 화학물질과의 인과관계 규명이 거의 불가능하기 때문이다. 그러나, 이러한 한약과 간염과의 관계를 밝히려는 노력이 계속되고 있으며, 일부 한약제의 간 독성이 규명되어 있다.

본 증례는 단일 성분이 확인된 하수오 캡슐을 75일간 복용하던 중 발생하였고, 약제 중단 후 점차 호전되었으며, 간 손상의 다른 원인을 임상적, 그리고 조직학적으로 배제할 수 있어, 그 인과관계의 증명이 가능하였다.

〈중략〉

하수오는 길이 5~10cm, 지름 3~10cm의 여뀌과(Polygonaceae)의 방추형 덩이 뿌리로서, 성분은 anthroquinone류가 주성분이며, 그 외 녹말 45.2%, 지방 30.1%, 레시틴 3.7% 등을 포함하고 있다. 장관운동의 촉진, 강심작용 등이 있어 전통적으로 사용되어 왔다.

하수오에 의한 간 독성은 1996년 But PP 등의 보고가 세계적으로 유일한 보고이다. 31세 여자가 탈모증 치료 목적으로 100% polygoni multiflori로 이루어진 Shou-Wu-Pian을 2주간 복용하던 중 황달이 발생하였고, 약 중단 후 간기능이 호전되고, 다른 원인의 간 손상이 충분히 배제됨으로써 조직검사 없이 진단이 가능하였다.

본 증례는 약 75일간 하수오 캡슐을 복용하던 중 간 손상이 발생하였고, 약제 중단 후 간 기능이 호전되고, 임상적·조직학적으로 타원인의 가능성이 충분히 배제되어, 재투여는 하지 않았으나 약제에 의한 진단에는 무리가 없다고 사료되며, 세계적으로 두번째이고, 국내 첫 보고이다.

약제에 의한 간 손상, 특히 한약에 의한 간 손상의 진단은 쉽지 않으나, 세심한 임상적 관찰로 인과관계의 규명이 불가능하지는 않다고 사료되며, 하수오를 포함한 여러 한약제의 간독성 기능성에 대한 검토가 체계적으로 이루어지는 것이 꼭 필요하다.

■ 요약

저자들은 단일 성분인 하수오 캡슐을 복용하던 중 간 손상이 발생하였고, 임상적·조직학적으로 타원인이 배제되고 약제 중단 후 호전된 급성간염 1례를 경험하고 보고하는 바이다.

제6장
한약재에 있는 자연독성물질들

1. 한약재에서 발암물질 아리스톨로킥산 검출

 인체는 유해한 물질을 보거나 접촉하고 호흡하고 먹는 순간, 방어작용에 의하여 부신피질과 교감신경 말단에서 아드레날린 등을 분비시켜 대응한다. 아드레날린은 일과성 호르몬이기는 하나, 지속적인 스트레스를 받으면 대뇌의 시상하부에서 자율신경을 조절하되, 교감신경을 흥분시켜 유해물질에 대한 반응을 일으킨다.
 대식세포와 과립구를 작용시켜 병균이나 유해물질을 제거시키는 반면에, 부교감신경은 크게 저하된다. 부교감신경 지배하에 있는 임파구는 크게 감소하고 능력이 저하되므로 T세포·B세포·NK세포·K세포 등은 그 기능이 약해지므로 세균·바이러스·암세포 등을 제거할 수 없게 된다. 교감신경이 지속적으로 항진되면 모세혈관이 수축되고, 혈압은 항진되고, 심장압력은 증가되며, 신장으로의 혈액 공급량이 크게 떨어진다.
 질병의 90% 이상이 교감신경 항진증이므로 인체에 유해한 물질의 자극을 받으면 교감신경은 더욱 항진되어 질병 악화반응이 나타난다.

필자의 한약재 실험에 의하면, 건강한 음양맥상을 80% 이상 악화시켜 교감신경 항진을 촉진하는 것으로 드러났고, 한의사가 처방한 한방약은 97% 이상이 교감신경을 항진시킬 수 있다.
  그러나 한의사들은 한약과 한약 처방의 심각성을 아직도 이해하지 못하고, 다만 한약 독성이 강한 부자·유향·몰약·파두·천남성·아출·대황·마황·삼릉 등의 몇 가지 한약재만 유의하고 있다. 나머지 한약재들은 몇 백년에서 천년 이상 사용하여 내려온 것이므로 안전성이 입증된 것이라고 말하고 있다.
  한약의 독성이 심하게 나타나는 한약의 부작용을 환자의 체질이 맞지 않는다느니, 명현반응이니 효과반응이니, 한약의 양이 많아서 그런다느니 등의 변명만 하고 있다. 한의사들은 각 한약재의 유해물질에 대한 연구보다 유해물질에 대한 연구를 회피하는 태도를 보이며, 그 유해물질도 약이므로 부작용이 있을 수 있다는 식으로 해명하고 있을 뿐이다.
  반면에 양의사들은 좀더 구체적으로 지적하고 있다. 모든 한약에 있어 저질 약재와 농약·중금속·표백제·색소·방부제 등의 중독성이 있을 수 있다는 견해이다. 그리고 '생약재의 안전성 검토'(앞편에 소개)에서 한약재에 유독하거나 부작용이 우려되는 한약재 33종, 전문가들의 제안에 따라 독성 유무의 확인이 필요한 한약재 47종(모두 80가지)에 대하여 소개를 하고 있다. 그 외에도 한약과 한방약(한의사 처방약)에 대하여 임상실험을 거쳐서 효과와 부작용에 대한 연구가 있어야 한다는 주장을 펴고 있다.
  지금까지 한방약에 대한 구체적인 임상실험이 없었기 때문에 반드시 한방약도 임상실험을 실시해야 한다. 양약을 '재평가'하듯이 한약·한방약도 반드시 재검증을 해야 한다.

(1) 객관적으로 입증되고 있는 한약 부작용

앞에서 지적한 대로 한방약의 부작용은 여러 가지 객관적 조사에서 위험 수준에 이르고 있음이 명백하게 밝혀지고 있다.

2005년 6월 대한의사협회 산하 범의료한방대책위원회의 설문조사, 2003년 대한간호협회 협회지의 설문조사, 2003년 국립독성연구원의 조사, 2003년 한국소비자보호원의 발표, 필자의 한약재 실험과 본 학회에서의 제1차·제2차에 걸친 한약 복용 후의 효과와 부작용 설문조사에서 한약 부작용의 심각성이 드러났다.

그리고 일본의 다카하시(高橋晄正) 박사가 쓴 『한방약은 효과 없다』, 『한방약은 위험하다』 등과, 일본 의학계에서의 한약 부작용에 대한 임상연구 논문과, 인터넷상에서의 한약의 부작용은 엄청날 정도이다.

우리나라 의학계와 유럽·미국·대만 등에서도 한약의 부작용에 대한 임상연구 보고가 계속 발표되고 있다.

한약의 부작용 중에서 가장 큰 문제가 독성간염으로 나타나고 있다(대한의사협회, 대한간호협회지, 국립독성연구원, 한국소비자보호원 조사자료 참조). 국제적으로는 한약신부전증과 방광암·요도암이 큰 문제가 되고 있다. 본 학회에서의 설문조사로는 전체적으로 부작용이 광범위하게 나타나고 있었으며, 필자의 한약 실험에서는 음양맥상을 건강맥으로 조절시킨 다음에 건강맥을 편차나게 하는 약재들은 170여 가지 중에서 80% 이상이 질병발생과 위험성이 있음을 확인하였고, 한방약 처방에서는 한약의 97%가 질병을 악화시킬 수 있다.

최근 국내외 의사들의 한약의 부작용 연구에서 '아리스톨로킥산(Aristolochic acid)'을 지적하고, 이 심각함을 발표하는 사례가 점점 증가하고 있어서 아리스톨로킥산에 대한 연구의 필요성을 갖게 되었다.

국민들은 한약의 위험성을 모르고 계속 한약을 복용하고 있으며, 한의사들은 한약의 부작용을 외면하고 한약을 계속 처방하고 있고, 일부는 한약의 부작용을 인정하면서도 안전불감증에 걸려 있는 실정이다.

이와 같은 한약의 부작용들이 구체적으로 어떻게 연구되어지고 있는가를 좀더 구체적으로 검토하여 보자.

(2) 아리스톨로킥산의 검출
발암물질, 한약신증의 원인물질로 밝혀졌다

한약은 주로 한자문화권에서 사용하여 오다가 최근에는 중국의 전통의학이 각광을 받으면서 중국의 전통의술인 침과 한약이 전세계적으로 조금씩 보급되는 추세에 있다. 이런 와중에 중국에서 한약으로 만들어진 살 빼는 약(체중감량제)이 유럽과 미국 등지에 보급되면서 문제가 나타났다.

1990년경 벨기에에서는 중국에서 수입한 한약재 성분의 살빼는 약을 복용한 사람들이 급진행성 신부전(rapidly progressing renal failure) 증세로 입원하면서 조직검사상 신장간질에 심한 섬유화를 보이는 간질성 신염(腎炎)이 확인되었고, 이들의 반수 이상이 만성 신부전으로 진행이 되어 투석을 받아야 했다. 한약신증은 1992년 벨기에에서 70례의 증례가 동시다발적으로 발견되면서 의학계에 처음으로 보고되었다(Bull Mem Acaq R Med Belg 1994:149:128-35). 그 후 유럽(Toxicology 2002:181-2 577-80), 일본(Clin Nephol 2000:53(4) 301-6, Intem Med 2001:40(4) 296-300), 대만(Am J Nephrol 2001:21(6):441-8) 및 한국(Nephrology 2004:9(3):126-9)을 포함하는 아시아 전역에서 다수의 증례가 보고되면서 국제적으로 문제가 되고 있다.

이들 증례를 통한 연구분석 결과, 한약재에 포함된 아리스톨로킥산 성분이 신장 독성을 유발한다는 사실이 밝혀졌으며(J pham Belg 1997:52(1):7-27), 인체에서는 만성 간질 섬유화에 의한 진행성 신부전 및 세뇨관의 기능부전을 보이는 판코니증후군(Fanconi syndrome) 등으로 대부분 만성 신부전으로 진행된다.

한편 벨기에에서 한약재 신염이 발생한 환자 중 신장·방광 및 요관에 전암 병변 및 암종이 발생된 증례가 보고(Carcinogenesis 1997:18:1003-7, Am J Kidney Dis 1999:33(6):1011-7)되면서 아리스톨로킥산이 발암물질임이 밝혀졌으며, 특히 인체 유전자 중 P53 유전자의 변이가 유발되는 것으로 보고되었다.

최근 암 발생의 빈도를 확인하기 위한 연구에 의하면, 한약재 신염 환자들이 만성 신부전으로 신이식을 받게 된 경우, 기존에 남아 있는 환자 자신의 신장(native kidney)에 암 발생이 의심되거나 진단될 경우는 신절제술 및 요관전절제술이 암 예방 차원에서 권유되었고, 39명의 환자가 이에 응해 수술을 받았다.

이들 환자 중 18명(46%)에서 적출된 장기의 조직검사에서 신장 및 요관에 요상피암이 발견되었다. 나머지 19명(48%)의 환자에서도 경도 내지 중등도의 요상피이형성이 발견되었다.

이 논문에서도 아리스톨로킥산의 축적된 총 용량이 200gm 이상인 경우 심각한 발암 유발요소로 작용하며, 요상피암 발생 가능성이 매우 높다는 사실이 확인되었다(N Engl J Med 2000:342(23):1686-92). 아리스톨로킥산을 함유한 물질로는 쥐방울덩굴과 식물의 열매인 마두령이 알려져 있다.

한편 미국에서 한약재를 오랜 기간 복용하고 신부전증에 걸린 39명 중 18명에서 방광암·요관암이 발생하였는데, 그 한약재를 검사한 결과 아리스톨로킥산이란 발암물질의 함유가 원인인 것으로 밝혀졌다. 미국 식품의약품국(FDA)에서는 긴급 금지령을 내렸다(NEJM 342:1680. 2000).

이 외에도 한약을 복용하여 한약신증이 발생된 임상연구 논문이 많이 발표되었다(뒤편에 소개).

(3) 한약재 복용으로 발생한 한약신증
아리스톨로킥산이 검출되었으나 그 한약이 어떤 한약재인지 분명치 않다

벨기에나 유럽, 대만, 일본, 한국, 미국 등지에서 한약을 장기간 먹고서 나타난 한약신증과 발암물질을 검사한 결과, 그 한약에서 아리스톨로킥산이 검출되었다고만 하고, 구체적으로 어떤 약재인지에 대한 자세한 내용들은 없다.

한약신증에 대한 검사에서 아리스톨로킥산이 검출된 것만으로 그 한약의 종류를 파악할 수는 없고, 다만 아리스톨로킥산은 『의학대사전』에 '쥐방울덩굴과'로만 표시되었으므로, 한약신증을 일으킨 한약에 쥐방울덩굴이 함유된 것으로 판단을 하고 있는 것 같다. 그러므로 국내외의 연구진들은 한약신증의 주원인을 '쥐방울덩굴과'에서만 찾아 한약검증을 실시하고 있었다.

지금까지 아리스톨로킥산과 쥐방울덩굴과의 관련에 대한 연구는 여러 가지로 보고되고 있다.

아리스톨로킥산은 이뇨제에 많이 들어 있는 것으로 밝혀지고 있는데, 충남대학교 식품공학과 강숙경·송경빈 교수가 연구한 「국내 유통 한약재 중 아리스톨로킥산 분석」에서 방기와 마두령(쥐방울덩굴)에서 아리스톨로킥산이 2.3mg/g이 함유되었다고 발표했다. 그러나 목통·세신·목향·청목향 등 시료에서는 아리스톨로킥산이 검출되지 않았다고 한다(연구논문 참조).

한국화학연구원 안전성 평가연구소의 김충용, 이미가엘, 강부현, 정문구 교수의 「국내 유통 한약재(청목향 등)의 안전성 평가를 위한 독성시험연구」 (2003년 독성물질 국가관리사업 연구보고서, 제2권 The Annual Report of KNTP)에서 "본 연구에서는 청목향(Aristolochiae Radix), 마두령 (Aristolochiae fructus)의 유전독성 실험과, 청목향의 90일 반복투여 독성실험을 실시했다. 청목향의 동결건조 분말에서 아리스톨로킥산은 정량 분석결과 2.72mg/g, 마두령 동결건조 분말에서 2.29mg/g으로 검출되었다. 유전독성시험 결과, 마두령과 청목향 모두 시험균주 중 TA100 및 TA98,

TA1537. E, coli wp2 uvra 균주의 4균주에서 용량 상관성이 보이고, 2배 이상의 집락수 증가를 보였으므로 복귀 돌연변이를 유발할 가능성이 있는 것으로 사료되었고, 소핵시험 결과에서는 마우스의 골수세포에서 약하기는 하지만 소핵을 유발하는 것으로 사료된다."라고 하였다.

인터넷 http://user.chollian.net-handor/nonortno/aristolochic07.htm(참조).

(4) 아리스톨로킥산이 검출된 한약재
마두령 · 방기 · 목통 · 청목향 · 후박 등에도 들어 있다

〈전략〉

식품의약품안전청(이하 식약청)에서는 쥐방울덩굴과의 마두령 · 청목향 · 천선 · 세신 · 목통 등이 아리스톨로킥산을 포함하고 있으며, 발암물질인 아리스톨로킥산 제제는 이미 1989년에 사용을 금지했지만, 한약재를 복합처방으로 사용할 때에 신장독성이나 암을 유발할 수 있다는 명백한 과학적 연구가 없는 실정이므로, 이런 한약재가 복합처방된 상태에서 마두령 등이 발암물질로 작용되는지에 대한 연구에 착수할 것이고 … 〈중략〉

한편 대한한의사협회 홍보실장은 "마두령은 단독으로 사용되는 일이 없고 반드시 다른 한약재와 함께 사용한다."고 했고, 식약청 관계자는 "다른 한약재와 함께 사용하면 독성작용이 약해지거나 제거될 가능성이 있으므로 아리스톨로킥산이 포함된 한약재의 사용을 제한하지 않는다."고 말했다.

식약청의 조치를 요약한다면 다른 나라에서도 아리스톨로킥산이 암이나 신부전증을 일으킨다는 사실이 확인되었고, 우리나라에서도 그것을 인정하지만 한약재를 복합제로 사용할 때에 발암성이나 신독성이 있다는 사실이 아직 명백히 확인되지 않았으므로, 확인될 때까지 신중히 투여하라는 것이다.

〈후략〉

위의 내용을 읽어 보면 아리스톨로킥산이 들어간 한약재는 현재로서 마두령·방기와 목통·청목향이 있는데, 이들은 발암성분과 신장독성을 일으킨다는 사실에 대해 식약청에서도 인정을 하지만, 복합처방일 때 아직 명백한 부작용 근거가 없기 때문에 금지시킬 수가 없고 주의하라는 것으로 하였다는 것이다.

여기에서 문제가 되는 아리스톨로킥산이 든 한약재와 다른 한약재를 복합적으로 사용하면 아리스톨로킥산의 독성 작용이 약해지거나 제거될 가능성이 있다고 안일하게 보는 식품의약품안전청과, 대한한의사협회의 판단은 위험한 판단이라고 본다.

모든 화학물질은 질량보존의 법칙이 있어서 아리스톨로킥산이 들어간 한약재와 다른 한약재를 혼합하였을 때 아리스톨로킥산의 독성이 약해지거나 제거될 가능성은 전혀 없는 것이다.

아리스톨로킥산은 쥐방울덩굴과 식물로, 이 식물에 속하는 생약으로는 마두령·방기·목향·청목향·목통·세신·등칡(어느 보고서에는 후박이 포함되어 있다) 등이 있다. 국내에는 이 물질이 함유된 한약재 마두령 등이 해수·천식·가래 등 기관지질환에 흔히 처방되고 있으며, 같은 발암물질이 든 중국산 한약재인 광방기도 국내에서 시중에 유통되고 있다.

그러나 우리나라 보건당국은 문제의 한약재에 대해 즉각적인 조치를 취하지 않았고, 인체에 유해한 한약재의 유통을 방치했다는 지적을 받았다. 이후 늦게나마 식약청은 전국의 한약방 등에 남아 있던 방기를 전량 수거, 두 차례에 걸쳐 1.5톤을 폐기했다.

한의사들은 "광방기가 문제이지 자신들이 쓰는 '방기'에는 그 유해물질이 없으며, 그런 유해성분이 든 한약재는 우리나라에서는 유통되지 않는다"고 주장한다. 그러나 서울 등 전국 11개 지역에서 수거한 36품목의 방기류 한약재 중 72.3%가 진짜 '방기'가 아닌 아리스톨로킥산이 함유된 '광방기'로 판정됐다. 실제로 '방기'와 '광방기'는 육안으로 구별이 어렵다.

또한 방기류 외에도 우리나라에서 유통되는 여러 한약재에서 이 독성물질이 발견되었으며, 그 농도는 충분히 유해 가능성이 있다는 것이 밝혀졌다. 식약청은 쥐방울덩굴과 식물에 속하는 생약과, 이 생약이 섞여 있을 우려가 있는 국산 및 수입 한약재 6개 품목(방기 · 목향 · 청목향 · 마두령 · 목통 · 세신)을 전국 약재시장에서 수거해 검사한 결과, 검사대상의 방기 15종 중 5종에서, 또 마두령 유통품 13종 모두에서 발암물질인 아리스톨로킥산이 검출됐다"고 밝혔다. (국내 유통 한약재의 안전성 평가를 위한 독성시험연구 The Annual Report of KFDA vol 7, 1024. 2003)

(5) 아리스톨로킥산의 부작용

건조된 초목(草木)의 줄기와 뿌리의 한약재 — 발암물질, 한약신증의 주범

한약으로 만든 체중감량제를 먹은 결과 한약신증과 암이 발생된다는 보고를 토대로 체중감량제를 검사한 결과, 아리스톨로킥산이 검출되어 문제가 생긴 것이다. 중국에서 만들어진 체중감량제에 어떤 종류의 한약재가 들어가 있는지는 모르나, 다만 아리스톨로킥산이 검출되었다는 것이다.

문헌상으로 아리스톨로킥산이 가장 많이 들어 있는 대표적인 한약재가 '쥐방울덩굴'이며, 한약 이름으로 '마두령'이라는 것이다. 이 마두령의 한약 성능에 대하여 『중약 본초학』에는 다음과 같이 기록되어 있다.

"맛은 쓰고(苦), 미신(微辛), 한(寒)하고, 폐 · 대장에 귀경(歸經)하며, 청폐화담(淸肺化痰), 지해평천(止咳平喘)한다"고 되어 있다.

참고로 마두령은 길경 · 인삼 · 감초 · 패모 · 진피 · 대복피 · 상백피 · 소엽 · 오미자와 함께 임산부의 해수 · 천식에 쓰이고, 마두령의 잎사귀는 천선등이라고 하며, 당귀 · 오약 · 향부자 · 자소엽 · 목과 · 진피 · 자감초 · 대복피와 함께 임신부 부종에 쓰인다. 마두령의 줄기는 목통이라고 하여 이뇨제로 쓰이고, 뿌리는 청목향이라고 하여 광범위하게 소화제로 쓰인다.

위에 기록된 것과 같이 마두령은 체중감량제나 이뇨제와는 상관이 없는 한약재이다. 미국과 벨기에서 유통되었던 중국산 체중감량제에서 아리스톨로킥산이 검출되었다 하더라도, 거기에 마두령이 없을 가능성이 있다. 체중감량제로 마두령은 적합한 한약재가 아니기 때문이다. 체중감량제에는 마두령 외에 다른 한약재가 들어 있을 수 있다. 여러 가지의 연구실험에 의하여 광방기·목통·청목향·세신·후박에도 아리스톨로킥산이 함유되어 있음이 밝혀졌다. 이러한 한약재를 먹더라도 한약신증은 발생할 수 있고, 심지어는 암까지 발생할 수 있다는 것이다.

한약을 먹어서 한약신증이 나타나는 것은 이들 한약재에서만 나타나는 것은 아니다. 본 학회에서 두 차례에 걸쳐 한약의 효과·부작용 설문조사에서 나타난 것과 같이 신부전증, 얼굴·손발·신체가 붓거나 소변불리 현상이 나타난 사례가 대단히 많다.

위에서 열거한 마두령은 폐질환에 국한해서 쓰이고 있으며, 광방기·목통은 이뇨제로서 많이 쓰이는 약재가 아니며, 후박·청목향은 비교적 소화기 계통에 많이 쓰이고, 세신은 두통 치료제로 쓰인다.

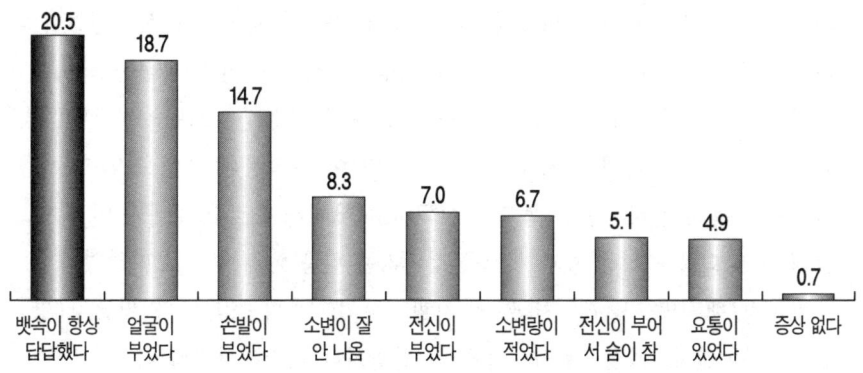

〈제1차 설문조사 - 신장 부작용〉

(Base = 831/단위=%/중복응답/무응답은 표시하지 않음)

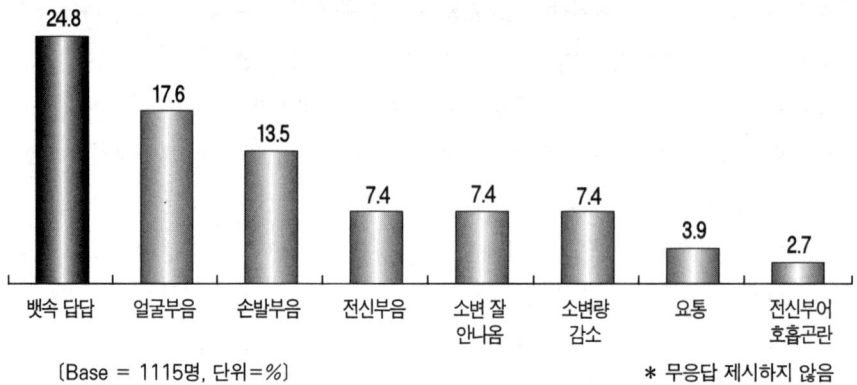

위의 설문조사에서 나타났듯이 많은 사람들이 신장 부작용을 호소하고 있다. 그 많은 사람들이 사용한 한약처방에는 어떤 처방의 한약인지는 자세히 모르나 대략 추측하건대 후박·청목향은 어느 정도 쓰이는 약재이고, 광방기·목통은 이뇨제로서 쓰이는 정도이지 다빈도 한약재가 아니다. 위의 설문조사에서 신부전증이 많이 나타났다는 것은 거의 모든 한약재에서 발생할 수 있다고 판단하는 것이다.

  필자도 한약이 좋은 줄 알고 한약재를 수십 제(1제는 20첩)나 먹었다. 과로를 많이 하므로 피로회복제로 쌍금탕에 가감한 한약재를 복용했었다. 다른 처방약인 육미지황탕이나 십전대보탕·쌍화탕 등의 약재들을 먹으면 위장장애가 극심하여 1~2첩 이상을 먹을 수가 없었다. 그래도 쌍금탕(큰 효과는 없었으나 효과를 기대하고 복용했다)이 부작용은 제일 적었다. 쌍금탕을 복용하면 하루종일 복부가 그득하고 헛배가 부르고 소화가 안 되었으나, 피로회복을 위해 효과가 있을 것이라는 믿음 아래 억지로 먹었었다.

  쌍화탕(백작약·당귀·천궁·숙지황·황기·계피·감초)과 쌍금탕(창출·후박·진피·곽향·반하·감초)을 합방하여 가감해서 먹었다. 이 약을 수십 제를 20여 년간 봄·가을로 2~4제씩을 복용했더니 어느새 한약신증에 걸려 있었다. 〈한약신증에 걸려 약 7~8년간을 고생했었다. 나중에 수지침의 건강법(발판 운동을 매일 30~40분간 잠자기 전에 하고, 서암뜸·수지음식과 수지침·서암봉을 시술)을 약 1~2년간 실시하고서 신부전증은 없어졌다.〉

필자가 복용한 쌍금탕에도 마두령은 없고, 처방 기록상 '후박'은 들어 있었다. 아리스톨로킥산이 들어 있는 약재인 후박 한 가지만 가지고 한약신증 등의 부작용을 일으키기는 어렵다고 판단되며, 쌍금탕 중에서 반하·진피를 제외하고 모두가 한약신증을 일으킬 수 있는 약재들이다.

필자는 이 약재들을 교감신경 항진제로 표현하고 있다. 교감신경 항진제 한약에 아리스톨로킥산이 들어 있다고 보는 것이다. 즉, 아리스톨로킥산이 들어간 한약을 만지거나 먹으면 즉시 인체의 방어시스템이 아드레날린을 과잉분비시켜 교감신경 항진반응을 일으키고 신장의 모세혈관까지 수축시켜 신장기능을 억제시키고 있는 것이다.

(6) 모든 건조된 뿌리·줄기·나무껍질 약재에서 방향성·쓴맛이 곧 아리스톨로킥산이다

아리스톨로킥산은 위에서 보는 바와 같이 쥐방울덩굴인 마두령이나 광방기·청목향·세신·후박에서만 나오는 것이 아니라, 전체적인 한약재에서 나온다는 확증이 있다.

국내외에서 발표되고 있는 임상보고에서 보는 것과 같이, 환자가 어떤 한약인가를 복용하고서 한약신증이 나타나 문제가 되었으므로, 복용하던 한약을 검증한 결과 아리스톨로킥산이 검출된 것이고, 아리스톨로킥산의 대표적인 약재(마두령)가 들어 있었을 것이라는 추측을 하고 있는 것이다.

그런데 위에서 문제가 된 한약재에는 마두령이 들어 있지 않을 가능성이 더 많으며, 또한 목통·세신·광방기·청목향·후박도 다빈도 한약이 아니므로 약간 들어 있는 정도일 것이다. 설사 위의 한약을 처방한다고 하여도,

한약 1첩 분량에서 이들 약재가 들어가는 비중은 극히 일부에 지나지 않는다. 세신·목향 등은 소량 처방이 원칙이고, 목통·방기는 신장염 등 부종이 있을 때만 사용하고, 후박도 많이 쓰는 약재가 아니기 때문이다. 한 첩 분량 중 이들 약재가 차지하는 비중이 극히 일부이기 때문에 이들 약재만으로 한약신증을 일으키기는 어렵다고 보는 것이므로, 한약신증을 일으킬 가능성이 모든 한약재에 있기 때문에 아리스톨로킥산이 검출된 것으로 판단된다.

현재 사용하고 있는 거의 모든 약재에서 아리스톨로킥산이 들어 있을 가능성이 크다. 이 아리스톨로킥산의 정체가 무엇인가는 좀더 구체적으로 문헌조사를 해 보자.

아리스톨로킥산을 알아보기 위하여 『의학대사전』을 찾아보면 다음과 같다.

Aristolochia〔ah-ris″to-ol′ke-ah〕〔L.; Gr. *aristos* best + *lochia* lochia〕 쥐방울속(~屬). 쥐방울과(Aristolochiaceae)의 1속. 우수한 약효가 있는 종류를 함유한 관목과 초목. → serpentaria, guaco. *A. reticulata*(Texas snakeroot)와 *A. serpentaria*(Virginia snakeroot)는 serpentaria의 원료〔건조한 초목의 뿌리와 줄기〕가 되며, 방향성이고 쓴맛이 있다. 이 식물의 성분은 aristolochic acid, phenanthrene-carboxylic acid의 유도체를 함유하고 많은 방향성 고미 성분의 근본이다. 독성이 있어 실험동물에서 많은 양을 투여하면 심장과 호흡이 정지된다.

참고로 세르펜타리아(serpentaria)를 찾아보았다.

serpentaria〔ser″pen-ta′re-ah〕〔L. *serpens* snake〕 세르펜타리아근(~根), 북미산의 초본(草本)인 *Aristolochia serpentaria*(Virginia snakeroot)와 *A. reticulata*(Texas snakeroot)의 초목의 뿌리와 줄기를 건조시킨 것으로서 세르펜타리아근은 고미수렴제이며 고미의 주성분은 aristolochic acid이다. 이전에는 뱀에 물린 상처치료에 진통제로 사용되었다.

위의 『의학대사전』에 실린 내용을 다음과 같이 정리할 수 있다.

① 아리스톨로킥산은 쥐방울속(~屬), 쥐방울과의 하나
② 우수한 약효가 있는 종류를 함유한 관목과 초목
③ 예를 들면 세르펜타리아(serpentaria), 구와코(guaco: 열대 아메리카산 국화과 식물), 텍사스 스네이크루트(Texas snakeroot) 종류로서 북미산 초목의 원료(건조한 뿌리와 줄기)가 되며, 방향성이 있고 쓴맛이 있다.
④ 구와코(guaco)는 남미에 많이 분포하는 식물로서 토착민들이 이것을 천식·소화불량·통풍·류머티스·피부병에 사용하였고, 독사에 물린 데도 썼다.
⑤ 텍사스 스네이크루트(Texas snakeroot)는 뱀에 물린 데 좋다는 각종 식물의 뿌리.
⑥ 세르펜타리아(serpentaria)의 내용에서 뱀에 물린 데 좋다는 각종 식물의 뿌리와 줄기를 건조시킨 것으로서 세르펜타리아 뿌리는 고미수렴제이며, 고미(苦味)의 주성분이 아리스톨로킥산이다(이전에는 뱀에 물린 상처 치료에 진통제로 사용했다).

고미수렴제(苦味收斂劑)란 피부를 수축시키고 모세혈관을 수축시키는 쓴맛이 나는 약재를 말한다. 쓴맛이 나는 약재는 수렴작용이 있어 교감신경을 항진시켜서 모세혈관과 피부를 수축시킨다. 이러한 식물의 성분이 아리스톨로킥산이며, 페난트린(무색 결정성 탄화수소)과 카르복실산 유도체를 함유한 많은 방향성 고미 성분의 근본이다. 모세혈관을 수축하는 작용은 교감신경 항진의 반응이고, 아리스톨로킥산을 쓰기 때문에 교감신경 항진을 일으켜서 고미수렴제에 쓰이는 것이다.

⑦ 아리스톨로킥산은 독성이 있어서 실험동물에서 많은 양을 투여하면 심장과 호흡이 정지된다.

위에서 뱀에 물린 데 좋다는 말이 나오므로 뱀과 약초의 관련성에 대해서 알아보자.

▶ 의학의 심벌마크 - 뱀 모양

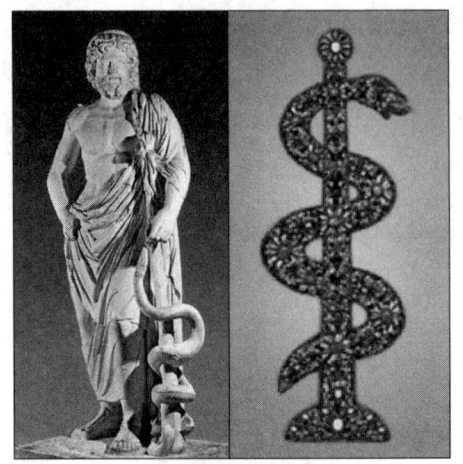

▲ 아스클레피오스의 지팡이

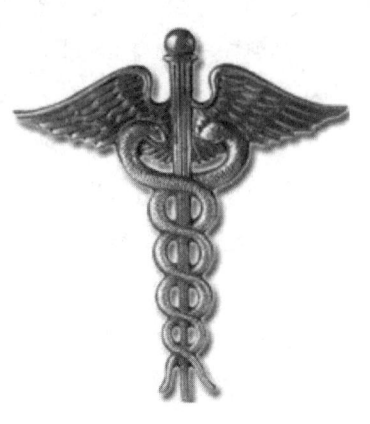

▲ 미 육군 의무대 휘장

　의학계의 심벌마크는 뱀 문양이다. 이 마크는 2가지로 구분되어 내려오고 있다. 일반 의학에서 사용하는 심벌마크와, 오늘날 전세계 의학계와 군대 의무병과에서 사용하는 심벌마크이다.
　일반 의학에서 전래되어 온 심벌마크는 한 마리의 뱀이 받침 있는 관기둥을 감싸고 있고, 뱀의 특성(독성?)인 해바라기 표시가 7개 있고, 기둥 중간에 아래 위로 화살표 표시가 되어 있다.
　의무병과의 심벌마크와 오늘날 의학계의 심벌마크는 1902년 이후에 미 육군 의무대에서 의무병과의 상징으로 채택하여 지금까지 사용되고 있다.
　한국군 의무병과 마크는 약간의 차이는 있으나, 핵심구조와 디자인은 동일하다. 이 점에 대하여는 자세한 설명이 없으므로 여러 가지의 해설을 붙이고 있는 것 같다.
　의학 심벌마크는 로마신화에 근거하여, 지팡이는 '아스클레피오스의 의술'을 상징하고, '커듀시어스'를 상징한다고 설명하고 있다.

의학의 심벌마크, 미 육군 의무부대의 심벌마크를 선택할 때, 그 의미나 해설을 붙였겠지만, 현재는 고안자나 선택 당시의 설명이 없어서 그 의미와 상징을 알길이 없으나 필자의 의견은 다음과 같다.

뱀은 의학의 상징으로 오래 전부터 내려왔고, 날개는 비둘기 날개로서, 질병을 치료하는 천사의 의미로 표시된 것 같다. 가운데 지팡이는 군대에서 장교·지휘관들이 사용하는 지휘봉이라고 생각한다. 즉 비둘기·의학·지휘봉이 상징하는 것은 질병을 치료하는 것과 평화와 안정의 상징이며, 의무부대로서 군 조직의 권위와 지휘계통을 따라서 치료한다는 의미로 해석된다.

1902년 이전부터 사용되어 온 의학의 고전적 심벌마크는 함축적인 의미가 있는 것 같다.

뱀은 한 마리지만 여기에는 해바라기 표시가 있다. 그리고 중심부의 기둥은 분명히 지팡이가 아니다. 받침이 있고 구멍이 뚫린 기둥이고, 화살표 표시가 되어 있다. 고전의 의학 심벌마크를 정확히 이해는 할 수 없으나, 해바라기의 표시는 '뱀독'을 표시한 것 같다. 뱀에 물리면 뱀독이 전신에 퍼진다. 이때는 뱀에 물린 곳에서 심장쪽의 큰 혈관을 차단하기 위하여 단단히 묶어 주고 뱀독을 빼내야 한다. 받침 있는 구멍 뚫린 관은 독을 빼내는 관 모양의 의료기구를 설명하고, 화살표는 뱀독을 해독시키고 분산시키는 의미인 것 같다.

그렇다면 왜 의학의 심벌을 뱀으로 했을까?

미 육군 의무부대에서 채택할 때만 해도 1902년이니까. 약 100년 전이다. 그 이전의 의학 심벌마크도 뱀이다.

뱀에 대해서는 각 문화의 특성에 따라서 이해를 달리하고 있다. 뱀은 허물을 벗으므로 재생의 의미가 있고, 새끼를 많이 낳기 때문에 생산의 의미가 있다고도 하고, 또는 남자의 성기를 표시한다고도 한다. 기독교에서는 뱀을 악마와 같은 간사한 동물로 표시한다.『구약 성서』창세기에 보면 이

브에게 접근하여 선악과를 따 먹도록 유혹을 하는 간사한 악마의 표시로 인식되어 있고, 마태복음 3장에서는 위선자를 독사의 자식들로 비유하고, 모세가 신의 징벌로 병에 걸린 족속을 치료할 때 뱀을 보게 하였다고 한다.

『불경』에서는 물을 뱀이 먹으면 독이 되고, 소가 먹으면 우유가 된다고 비유하였고, 인도나 이집트에서는 신성의 상징이고, 문명권에서는 음흉, 사악한 동물로 표시하여 '뱀 같은 자식'으로 표현하고 있다.

지팡이에 뱀 두 마리가 감긴 것은 치유의 신(의술의 신) 아스클레피오스의 지팡이가 아니라 신들의 사자이며, 대장장이 신인 헤르메스의 지팡이(커듀시어스: caduceus)라고 하며, 의학의 상징이 되었다고 한다.

의학의 심벌마크에 대해서 이와 같이 말하고 있으나 다음과 같이도 생각할 수가 있다.

뱀은 어두운 수풀 속에서 서식하는 파충류로서 겁이 많은 동물이며, 먼저 공격받는다고 생각하지 않으면 공격하는 경우가 드물고, 오직 생존을 위해 사는 동물이다.

과거 문명이 발달하지 않았던 농경사회 · 원시사회에서는 뱀이 무척 많았다. 일설에 의하면 뱀이 너무 많아 사람을 공격하므로 사람들은 큰 울타리를 치고 평상처럼 집을 짓고, 울타리 안에서 돼지를 키우고, 사람은 평상 위에 거주를 했다고 한다. 돼지는 뱀을 두려워하지 않고 오히려 뱀을 잡아 먹으므로 뱀이 접근을 하지 못했고, 돼지는 사람의 배설물을 좋아했다. 이러한 원시생활이 오늘날에도 미개발 지역에 남아 있고, 우리나라에서도 제주도에 남아 있다. 평상 위에 사는 사람의 배설물을 먹게 하다가 차츰 화장실 바닥에서 돼지를 키우게 되었다.

한국이나 유럽이나 아프리카 · 남미 · 북미 전역에 뱀이 많았다. 당시에는 뱀을 잡아서 끓여 먹기도 하였다. 뱀이 너무 많아 사람들까지 공격을 하여 뱀에 물린 사람들이 너무나 많아진 것이다. 뱀에 물리면 즉시 퉁퉁 붓고 고

열과 고통이 극심하며, 독사에 물리면 사망에 이르기도 한다.

1902년의 미국 대륙에도 역시 뱀은 대단히 많았고, 군부대에서도 뱀에 물린 병사들을 치료하는 것이 의무부대의 역할이었을 것이다. 최근에 암 환자가 급속도로 늘어나 암 치료가 주업무이듯, 당시에는 질병치료는 안중에도 없었고, 뱀에 물린 사람들을 치료하기에 모든 의무부대의 역량이 총동원됐을 것이다.

그래서 의학의 심벌마크는 뱀독을 제거하는 그림으로서, 뱀과 뱀독을 해바라기 모양으로 표시하고, 의료기구를 통하여 뱀독을 빼내는 모양을 표시한 것 같다.

뱀에 물려 고생하는 원주민들은 오랜 경험 끝에 뱀이 싫어하는 초목이나 뿌리를 캐서 말린 다음에, 퉁퉁 부은 곳에 발라 붙여서 부기를 빼내려고 사용하였고, 이것이 소위 뱀풀 같은 것, 방향성과 고미(苦味)의 초목·관목과 뿌리인 것이다.

이러한 뱀으로 인해 의술이 발달되고(과거 전쟁 때문에 외과의술이 발달하였듯이) 뱀독 제거를 위해 약초가 이용된 것으로 생각한다(고미수렴제의 쓴맛은 모세혈관을 수축하므로 한방약 80% 이상이 쓴맛이 나고 방향성이 있어서 모세혈관 수축제에 속한다.).

많은 식물 중에서 쥐방울덩굴, 즉 마두령이 대표적인 식물로 기록되게 된 것이며, 아리스톨로킥산은 마두령이나 목통·세신·광방기·목향·후박에만 있는 것이 아니라고 생각한다.

뱀독을 제거하는 초목의 줄기와 뿌리 중에서 쓴맛이 있는 것과, 방향성과 쓴맛이 있는 모든 건조된 잎사귀·뿌리·줄기·나무껍질들을 '아리스톨로킥산'이라고 부른 것이다.

한약재의 대부분이 건조된 초목의 줄기와 뿌리이며, 이들 대부분이 방향성이 있으면서 쓴맛이 다 있다. 그리고 한약을 달여서 먹을 때의 쓴맛은 대단히 심한 것이다. 이 쓴맛이 곧 아리스톨로킥산이고 한약재 대부분이 쓰고, 탕제로 달인 약은 모두 쓰며 특정 약재만이 쓴것은 아닌 것이다. 이 쓴맛 나는 한약재가 곧 한약신증을 일으키고 발암성분이 있는 것이다.

(7) 아리스톨로킥산, 페난트린 카르복실산 유도체 함유

페난트린 카르복실산(phenathrene-carboxylic acid)의 유도체가 방향성과 고미의 근본이며, 이것이 함유된 것이 곧 아리스톨로킥산인 것이다. 이것은 무색 결정성 탄화수소를 말하는데, 아리스톨로킥산이 탄화수소 유도체를 함유하고 있다면, 이 탄화수소를 이해하면 아리스톨로킥산의 위험성을 다시 한 번 이해할 수 있을 것이다.

『국어대사전』(금성출판사, 1993)에는 다음과 같이 기록되어 있다.

탄화수소[炭化水素] 명[화] 탄소와 수소로 이루어진 화합물의 총칭. 탄소 원자의 결합 양식에 따라서 메탄계·에틸렌계 등의 사슬 모양 탄화수소와 고리 모양 탄화수소로 나뉘며, 후자는 다시 지방족 고리 모양 탄화수소와 방향족 탄화수소로 나뉨. 또 탄소 원자 사이에 다중 결합이 있는 포화 탄화수소와 없는 불포화 탄화수소로 나뉨.

분류	일반명	관용명	화합물의 예
포화 탄화수소	알칸	메탄계 탄화수소(파라핀계 탄화수소) (사슬 모양 포화 탄화수소)	메탄
	시클로 알칸	고리 모양 포화 탄화수소 (시클로파라핀계 탄화수소)	시클로헥산
불포화 탄화수소	알켄	에틸렌계 탄화수소(올레핀계 탄화수소) (사슬 모양 불포화 탄화수소)	에틸렌 프로필렌
	알킨	아세틸렌계 탄화수소 (사슬 모양 불포화 탄화수소)	아세틸렌
방향족 탄화수소	알렌	단일 고리 방향족 탄화수소	벤젠
		헤테로고리 방향족 탄화수소	나프탈렌

메탄[methane] 圏[화] 가장 간단한 메탄계 탄화수소. 천연 가스의 주성분임. 물에 녹지 않으며 무색·무취임. 점화하면 푸른 불꽃을 내고 탐. 늪이나 습지의 흙 속에서 유기물의 부패·발효로 발생함. 화학식은 CH_4. 메탄 가스. 소기(沼氣).

시클로-헥산[cyclohexane] 圏[화] 고리 모양 지방족 탄화수소의 하나. 벤젠 냄새를 가진 무색 가연성의 액체로, 공업적으로는 니켈을 촉매로 하여 고온·가압하에서 벤젠에 수소를 첨가하여 얻음. 나일론의 제조 원료임. 유기 용제로 쓰임. 화학식은 C_6H_{12}.

에틸렌[ethylene] 圏[화] 에틸렌계 탄화수소 중에서 가장 간단한 물질. 무색이며, 약간 단 냄새가 나는 가연성(可燃性) 기체임. 공업적으로는 석유의 크래킹으로 얻음. 반응성이 풍부하여, 폴리에틸렌 등의 여러 가지 유기 화학 제품의 원료가 됨. 또, 식물호르몬의 일종으로 과실을 성숙시키거나 낙엽을 촉진하는 작용이 있음. 화학식은 C_2H_4. 생유기(生油氣)·에텐.

아세틸렌[acetylene] 圏[화] 가연성(可燃性)이 있는 무색의 기체. 탄화칼슘에 물을 부으면 생기는데, 이 때 미량의 불순물을 함유하여 특유한 냄새가 남. 탈 때 고온이 나기 때문에 조명·용접·용단(鎔斷)에 이용함. 또는, 많은 유기 화합물을 합성하는 화학 공업 원료로 중요함. 화학식은 C_2H_2. 아세틸렌가스. 에틴(ethine).

벤젠[benzene] 圏[화] 가장 기본적인 방향족 탄화수소. 거북 딱지형의 평면 정육각형의 구조를 가졌고, 방향이 있는 무색 휘발성의 액체로 의약·염료·향료·폭약 등의 합성 원료임. 증기를 마시면 해로움. 화학식은 C_6H_6. 벤졸.

나프탈렌[naphthalene] 圏[화] 벤젠핵이 2개 축합한 구조를 가진 방향족 탄화수소. 콜타르에서 얻어지는 비늘 모양의 무색 결정으로, 휘발성이 있으며 특유한 냄새를 가짐. 유기 화학 공업의 중요한 재료이며, 방부(防腐)·방충제(防蟲劑)로도 쓰임. 화학식은 $C_{10}H_8$.

탄화수소는 포화 탄화수소, 불포화 탄화수소와 방향족 탄화수소로 나뉘고, 이 화합물을 보면 메탄, 시클로헥산, 에틸렌, 프로필렌, 아세틸렌, 벤젠, 나프탈렌 등이다. 화합물이라 하나 그 근본은 아리스톨로킥산에서 유도되어 탄화수소를 만들고, 탄화수소의 화합물에서 이들 화합물이 생긴다. 이들 화합물은 공업용으로는 좋을지 몰라도, 인체에는 일종의 해로운 물질이며 발암물질들이다.

위에서 소개된 아리스톨로킥산을 다시 정리하면 아리스톨로킥산은 탄화수소의 유도체이며, 탄화수소의 화합물은 공업용이고, 인체에는 매우 유독한 물질들이다. 이들 물질 중에서 독한 냄새와 독한 맛이 곧 아리스톨로킥산으로서 그 유해성을 이해할 수 있다.

아리스톨로킥산은 원래 한약재의 명칭이 아니었고, 북미·남미 등에 있는 초목의 잎사귀·줄기·뿌리를 일컫는 것이었는데, 이들 성분이 한약재 중에서도 나타났다는 것이다. 그 아리스톨로킥산 성분을 마두령과 목통·후박·세신·방기·목향에서만 적용을 시키고 있는데, 이것은 잘못된 견해이다. 정확히 말하면 '아리스톨로킥산은 모든 나무나 풀·줄기·뿌리에 있으며, 그것은 방향성과 쓴맛, 또는 쓴맛을 말하고 있다'고 해야 한다.

이제 아리스톨로킥산의 정체가 밝혀지고 있다. 이것은 관목·초목의 건조된 잎사귀·줄기·뿌리에 있는 것으로 '쓴맛'을 말하고, '방향성과 쓴맛'을 지칭하는 것이다.

수많은 한약재 중에서 건조된 초목의 줄기와 뿌리가 80% 정도를 차지한다. 필자가 실험한 한약재 170여 가지 중에서 건조된 초목의 줄기와 뿌리에 해당되는 것이 85% 정도이다. 85%가 건조된 초목의 줄기와 뿌리이므로 한약처방을 하면 거의 100%가 건조된 초목의 줄기와 뿌리 약재가 들어간다고 볼 수 있다.

그러므로 한약을 처방해 달여서 복용할 때 모든 탕약에는 쓴맛이 나는데, 이 '쓴맛'이 독성물질인 '아리스톨로킥산'인 것이다. 여기에 방향성인 냄새가 있다면 그것은 더욱 강력한 독성물질이 되는 것이다. 한약 중에서 환약·고약·경옥고 같은 약은 맛이 쓰기 때문에 꿀이나 감초를 많이 넣고 있으나, 역시 쓴맛의 독성은 없어지지 않는다.

한약·한방약들이 이와 같은 독성물질이 있으므로 눈으로 보거나, 먹거나 맛을 보거나, 또는 손에 접촉하면 인체의 방어체계가 작동하여 부신과 교감신경 말단에서 아드레날린 호르몬을 분비시키고, 이어서 교감신경이 작용하게 되므로 음양맥상은 악화되고, 질병악화 현상이 나타나는 것이다. 이들 독성을 먹으면 위장·식도·횡격막 등에서 미주신경이 저하되어 여러 가지 부작용 증상들이 나타나게 되는 것이다. 이러한 부작용 증상을 인체가 감지하여 민감한 반응을 보일 때 인체는 그 물질들을 피하고, 주의하라는 명령을 내리고 있는 것이다.

본서를 저술하는 2006년 8월에 일본에 있는 하세가와(長谷川和正) 침구사한테서 몇 통의 한약 관련 자료가 왔다. 필자가 한약에 관심을 갖자, 최근 자료라며 보내 준 것이다. 이 자료는 일본에서의 '한약 부작용 손해배상 판례'로 앞의 화보에서 소개했다.

이 판례를 보아도 "한약에 아리스톨로킥산이 들어 있다는 것은 널리 알려진 사실"이라고 하고 있다. 문제가 되었던 판결문에 나와 있는 한약은 대조·계피·당귀·작약 등이다. 이것으로 보아 일본에서도 거의 모든 한약과 건조된 초목의 줄기와 뿌리에 아리스톨로킥산이 들어 있다고 인식하고 있는 것 같다. 즉 아리스톨로킥산은 마두령·목통·청목향·후박·세신에만 있는 것이 아니라 당귀·대추·작약·계피를 비롯하여 건조된 초목의 줄기와 뿌리의 모든 한약재의 쓴맛과 방향성 있는 약재가 곧 발암물질이며 신부전증을 일으키는 아리스톨로킥산인 것이다.

※ 참고 : 향기요법에 대하여

대체요법들이 성행하면서 여러 가지 방법들이 우후죽순격으로 개발되고 있다. 그 가운데서 향기요법까지 개발되어 이용되고 있다. 향기요법은 식물이나 식물의 꽃·뿌리·줄기에서 발생하는 독특한 향기를 이용하여 질병을 예방하거나 관리·치료한다는 것이다.

식물들의 향기가 인체에 좋다고 하여 여러 가지 향기 식물을 재배하고 이용하고 있으나, 아리스톨로킥산을 연구해 보니 초목·관목의 줄기와 뿌리에서 방향성이 있는 것은 아리스톨로킥산에 속한다고 판단된다. 그러므로 향기요법에서 냄새가 환자와 맞지 않으면 구토·구역질·울렁거림·어지러움·두통 등이 나타나는 것이다. 그것은 이 방향성에 아리스톨로킥산이라는 독성물질이 있기 때문이라고 생각한다. 향기요법에서 냄새가 맞지 않은 것은 특별히 주의를 해야 한다.

중국 산야에서 자란 쑥은 냄새가 독하다. 여기에 독성물질이 있으므로 중국쑥으로 만든 뜸을 뜰 때 연기·냄새를 맡으면 구역질·어지러움·두근거림·무기력증이 나타난다. 그러나 한국산 약쑥으로 만든 뜸의 연기·냄새를 맡으면 기분이 안정되고 상쾌하고 좋다(일부는 싫어할 때도 있다).

향기요법 중에서 냄새가 특이하고 독한 것은 주의해야 한다. 한약재의 모든 방향성은 거의 모두가 독성이 있다고 판단한다.

2. 발암물질과 간 손상을 일으키는 한약재들

먹는 야채·식품 중에서도 발암물질이 있듯이 한약재에서도 발암물질을 찾아 알려야 하고 주의해야 한다.

아리스톨로킥산은 관목·초목과 그것들의 건조된 뿌리·줄기·잎사귀에서 방향성과 쓴맛이 있다. 이 쓴맛이 많을수록 질병의 발생과 악화의 원인이 된다. 한약재에서 줄기와 뿌리만 나쁜 것이 아니다. 잎사귀나 줄기로 이루어진 한약재도 연구해야 한다. 잎사귀로 이루어진 한약재도 많은 편이다. 예를 들면 박하·곽향·소엽·겨우살이(상기생)·택란엽·향유·형개·약쑥·인진·제비쑥·익모초·하고초·금불초·마황·휘렴·목적·편축·석곡 등이다.

이들 식물 중에서도 발암물질이나 간장에 손상을 주는 물질들이 들어 있을 가능성이 높다고 판단된다. 음양맥진 실험으로 박하·곽향·익모초 등을 실험해 보면 상상외로 음양맥상이 크게 악화되기 때문이다. 뿌리나 줄기·나무껍질에서 아리스톨로킥산 등이 검출되었다고는 하나, 반하·곽향·인동·익모초가 맥상을 크게 악화시키리라고는 생각을 못했었다. 개개의 약초에서 어떤 물질들이 검출될지는 향후의 연구과제로 남기고, 우선은 음양맥진상으로 악화된 약초식물들이 있으므로 지금까지 알려진 발암물질이나 간장에 손상을 주는 식물이나 약초들을 알아보자.

◆ 식품 속의 자연적인 발암물질

식품 속에서 발견되는 자연적인 발암물질들을 알아보고, 한약재로 쓰이는 식물들을 비교해서 알아보자.

각종 채소·무·샐러리·상추·시금치·래디시의 대황(大黃: rhubarb)에는 약 100g당 200mg의 질산염이 포함되어 있다. 겨자·케일·터닙(turnip: 유럽이 원산지인 순무)·양배추와 같은 십자화과 채소(배추도 십자화과이나 자세한 자료는 없다)에도 질산염(nitate)의 함량이 높다.

질산염은 발암물질은 아니지만, 입 안의 침과 장의 박테리아에 의해서 아질산염(nitrite)으로 변화되며, 이것은 신체에 존재하는 여러 화합물과 반응하여 니트로소아민(nitrosoamine)이라는 화합물을 생성한다. 니트로소아민은 여러 가지가 있으며, 이들 중 300가지를 모아 발암 테스트한 결과 90%가 발암물질이 있었고, 그 중 상당수가 강력한 것이었다고 한다.

아질산염은 이 외에도 어류·가금류·육류에도 포함되어 있으나, 양은 상당히 적다. 미국 과학아카데미는 구강과 식도에 노출되는 아질산염의 72%가 채소에서 나온다고 했다. 채소에서 아질산염이 많으므로 채식주의자들은 야채를 많이 먹음으로써 매일 269mg의 질산염을 섭취한다고 한다. 비료의 사용으로 더욱 높아질 수 있다(질산염·아질산염·니트로소아민은 강력한 발암물질이며, 일부 학자들은 식도암·위암의 원인이라고 믿는 사람들도 있다. 이 부분은 아직 논란이 계속되고 있다.).

그 외에 곡식 속에서 자라는 곰팡이·독소·식용버섯(버섯의 독소는 구리와 함께 상당량 없어진다)·겨자·브로콜리·양배추·고사리·탄닌이 든 커피·적포도주에도 아질산염이 많이 들어 있다. 발효식품에서 발견되는 에틸 카바메이트(ethyl carbamate)들로 발암물질이 있다. 호프·콩 등에서 에스트로젠 유사 물질로 발암 성분을 가지고 있다. 커피에는 수백 가지의 돌연변이를 일으키는 물질이 포함되어 있다고 한다. 커피 한 잔에는 담배 한 개비에 비해 50배나 많은 돌연변이 물질이 포함되어 있다고 한다.

메틸 글리옥살(methyl glyoxal)은 새로 만든 커피에 상당히 많으며, 이 물질은 비번위스키·와인, 애플브랜디, 셰이크(shake), 구운빵, 간장, 토마토, 끓인 감자, 구운 칠면조 고기에 들어 있고, 발암물질이나 한 잔의 커피에는 150mg의 클로로겐산(chlorogenic acid)이 들어 있으며, 이는 박테리아에서 돌연변이를 일으킨다. 커피에는 소량이지만 벤조피렌이 발견되기도 하며, 강력한 발암물질이다. 그리고 커피의 맛이 쓰다. 쓴 것도 아리스톨로킥산이 있음을 의미한다. 카페인은 실험동물에서 암의 성장을 촉진하고, 고농도의 경우 기형성을 보였다. 디아세틸(diacetyl)은 커피의 성분이기도 하며, 버터에서도 발견되고, 박테리아에서 돌연변이를 일으켰다.

하이드로젠 사이어니드(hydrogen cyanide: 청산)를 발생시킬 수 있는 글리코시드(glycoside) 화합물은 여러 가지가 있으며, 주로 씨에서 발견되는 것으로 사과·체리·복숭아·배·살구·서양 자두·유럽 모과 등이 있고, 아몬드·수수·리마콩(강낭콩의 일종)·카사바(cassava: 열대 지방산, 카사바 녹말, tapioca의 원료)·옥수수·얌·병아리콩(chickpea: 이집트콩), 캐슈넛(cashewnut)과 키르슈(kirsh: 체리브랜디)에 들어 있다.

감자에는 솔라닌과 차코닌이라는 물질이 들어 있는데, 이 물질은 최기형성 물질(기형아 발생률을 높임)이며, 콜린에스테라아제(cholinesterase: 신경전달물질 저해제)이다. 특히 파랗게 색이 변하거나 싹이 난 감자는 이러한 성분이 매우 높아져 생명이 위험할 수 있다.

◆ 한약 독성간염 · 간경변의 원인물질 피롤리지딘 알칼로이드

본 내용은「한약 하수오 복용 후 발생한 급성 간염 1례」(울산대학교 의과대학 논문)에서 인용하였다.

간문맥 폐쇄(Veno-occlusive disease)나 간암에는 피롤리지딘 알칼로이드(Pyrrolizidine alkaloids)를 가지고 있는 식물과 관련이 있는 것으로 보인다고 한다.

이 물질은 히스패닉이나 미국 원주민들이 많이 사용하고 있는 허브차에 많으며, 이 화합물은 발암물질, 돌연변이원, 기형 독성물질이며, 만성적인 독성을 나타낸다. 이 물질들은 DNA를 교차반응(cross-link)하기 때문에 세포의 분열을 막는다. 피롤리지딘 알칼로이드를 포함한 식물과 약초는 다음과 같이 밝혀지고 있다.

- 방망이풀(Crotalaria, senecio)
- 나래지치(Heliotropium, symphytum officiale)
- 백출(Atractylis gummifera L)
- 개곽향(Germander)
- 활나물(Crotalaria)
- 상록관목(Larrea tridentata)
- 떡갈나무(Chaparral)
- 명아숫과 관목(Grease wood)
- 계피(Senna)
- 한약(Chinese herbs : Jin Bu Han)
- 겨우살이(Mistletoe)
- 골무꽃(Skullcap)
- 쥐오줌풀(Valerian)
- 박하(Mentha pulegium)
- 복우화(Berberis Vulgaris)
- 녹나무(Sassafras) 등

피롤리지딘(Pyrrolizidine)을 함유한 식물을 아프리카와 자메이카에서 관장약으로 사용한다는 보고가 있었으며, 피롤리지딘 알칼로이드(Pyrrolizidine alkaloids)는 세포의 산화환원에 작용하는 색소단백질(Cytochrome p-450) 효소에 의해 독성 대사산물인 피롤릭(Pyrrolic) 유도체로 변화되어 간정맥 폐쇄성 질환(Veno-occlusive disease)의 임상을 보인다.

한약의 소화제로 가장 대표적으로 쓰이는 백출(Atractylis gummifera L)은 지중해 연안에서는 껌으로 만들어 씹어서 해열제·관장약·이뇨제로 쓰이고, 북부 아프리카 지역에서는 유산시킬 목적으로 사용한다는 것이 보고되었다.

한약에서는 백출을 모든 위장질환과 보약계통에 가장 광범위하게 쓰이는 약재이다. 그러므로 백출 같은 한약재를 쓰기 때문에 독성간염이나 간질환이 발생된다고 보여진다.

개곽향(Germander)은 한방약에서 해열제, 복통의 완화, 이뇨제, 이담제, 상처의 치료를 위해 사용되어 온 식물이다. 개곽향을 2개월 동안 복용한 결과, 간 손상이 경중 또는 중등도의 급성 세포융해성 간염의 형태로 나타나며, 곽향 성분 중에서 항암치료제(diterpenoid), 색소단백질 효소(Cytochrome P-450)에 관여하는 단백질인 티올(thiols)을 고갈시켜 간 손상을 초래한다고 알려져 있다.

계피(Cassia angustifolia: senna)는 변비약으로 사용되고 있으나, 다량 복용시 간 손상을 유발하는 것으로 알려져 있고, 계피와 대황과 식물에 존재하는 사하성분(瀉下成分)이 소장에서 박테리아에 의해서 앤쓰론(anthron)으로 분리되고, 이 물질이 간 손상을 유발한다고 알려지고 있다.

중국에서 1천년 이상 사용되어 온 중국 한약의 진부한(Jin Bu Han: 진부한이 어떤 약재인지 확실하지 않다)은 습진 및 아토피성 질환과 진통제로 사용하여 왔으나, 복용 후 급성 간염을 초래하였으며, 간 독성은 피롤리지딘 알칼로이드와 그 구조가 비슷하다고 알려져 있다.

위에서 보는 것과 같이 한약으로 사용되는 식물 중에서도 피롤리지딘 알칼로이드가 들어 있어서 간정맥 폐쇄증을 유발시켜 간 손상이나 간경변을 일으키거나 급성 독성간염을 일으키고 있다는 내용이다(피롤리지딘 알칼로이드는 문맥 폐쇄작용과 식도 정맥류 파열을 일으켜 구토를 일으키고, 문맥압을 상승시켜 복수가 생긴다고도 한다).

특히 한방약에서 가장 많이 쓰이는 것으로 알려진 백출·곽향·계피·박하 등에서 피롤리지딘 알칼로이드가 함유되어 있다는 것은 실로 놀랄 만한 일이다.

피롤리지딘 알칼로이드는 위의 몇 가지 한약재에만 함유되어 있는 것이 아니라 대한의협신문 편만섭 기자(pyunms@kma.org 2005.4.21)가 쓴 "생약재 오·남용… 큰일났네" 대한의사협회지 4월호 특집 기사〈한약제 문제점 심각〉에서는 다음과 같이 실었다.

〈전략〉그 중 pyrrolizidine alkaloids(PA)는 가장 대표적인 식물독소 중의 한 가지이며, 전세계적으로 10과 350여 종의 식물에서 발견되고 있다… 〈후략〉…고 하였다.

이 내용으로 본다면 피롤리지딘 알칼로이드는 위에서 열거한 몇 가지의 한약재뿐만 아니라 10과 350여 종의 식물 속에 모두 함유된 것이다. 한약재의 주약재는 건조된 초목의 줄기와 뿌리이다. 즉, 식물성 약이다. 그러므로 한약재로 쓰이는 모든 건조된 초목의 줄기와 뿌리의 식물 속에는 PA가 함유된 것이라고 판단된다. PA는 간정맥을 폐색시키는 것으로 알려져 있으나 필자의 음양맥진법에 의한 실험으로는 모세혈관을 수축시키는 작용을 하는 물질로 판단된다. 그러므로 간경변·간염 같은 질병뿐만이 아니라 많은 질병들을 악화나 발생시킬 수가 있는 것으로 생각한다.

앞에서 소개한 것과 같이 관목·초목의 뿌리에는 방향성의 쓴맛인 아리스톨로킥산이 들어 있다. 특히 남미·북미 원주민이나 중국인들이 애용하는 허브차에도 들어 있는데, 이것은 간 손상뿐만이 아니라 발암물질로도 알려져 있다. 돌연변이원, 기형 독성물질, 만성적인 독성을 나타내는 간경변·간문맥 폐쇄·간암을 일으키는 것으로 알려지고도 있다.

그러므로 한약재 중에서 줄기와 뿌리에 이어서 잎사귀에도 발암물질이나 간 손상 물질이 들어 있다는 것이 밝혀진 셈이다.

한약재를 실험했을 때 창출보다도 백출이 음양맥상을 악화시키는 반응이 제일 크게 나타났으며, 특히 급체 등 소화제로 쓰이는 곽향은 음양맥상의 악화반응이 극심할 정도였고, 익모초도 역시 마찬가지였다. 이들 한약들이 좋다고 쓰인다는 것은 놀라운 정도였다.

한약재 170여 가지 중에서 80% 이상이 음양맥상을 악화시키고 있는데 그 가운데에서도 음양맥상을 크게 악화시키는 약재들에서 위와 같은 독성물질들이 발견되고 있다. 현재는 독성이 강한 약초에서만 독성이 검출되고 있는데, 향후 정밀검사기구를 이용한다면 모든 한약재에서 인체에 유해한 독성물질들을 모두 검출해 낼 수 있을 것이다.

■ 채소나 먹거리에서도 유해성분이 있듯이 한약재에서도 유해성분이 더 많을 수 있다(농약·중금속)

우리가 먹는 채소나 먹거리에서도 독성물질을 밝히고 있고, 야채 종류에서도 독성이 나타나는데, 하물며 야채·채소보다 독성이 강하다고 알려져 있는 한약에서 독성물질이 없을 수가 없는 것이다.

음양맥진법으로 모든 식품과 한약재를 실험하면 음양맥상으로 악화되는 물질을 발견할 수 있었던 것은 한약재에 아리스톨로킥산이나 피롤리지딘 알칼로이드 등의 독성물질이 들어 있었기 때문이다. 인체의 손 감각이나 혀의 미각은 단순한 물건 접촉이나 미각만 나타내는 것이 아니라, 독성의 물질까지도 감지하게 된다.

처음에는 한약재 170가지를 실험할 때 건강맥을 악화시키는 한약재가 80% 이상으로 음양맥진상에서 질병악화 반응이 나타날 때는 매우 놀라고 이해할 수가 없었으나, 차츰 연구와 문헌조사를 통해서 한약의 독성들이 차츰 밝혀지고 있다. 현재 양의학계와 보건복지부에서는 농약 등 중금속만 가지고 독성문제를 언급하는데, 농약·중금속 차원의 문제도 중요하나, 더욱 근본적인 문제는 모든 한약재에 자연의 독성물질이 있음을 알아야 하고, 그 독성물질을 찾아서 주의시켜야 한다.

3. 아리스톨로킥산의 복용으로 인한 부작용 임상보고서

부산대학교 의과대학 박규현 박사의 말에 의하면 한약재에 의한 부작용이 1990년 이후에 주로 보고된 것은 그 전까지는 미국이나 유럽 등지에서 널리 한약을 사용하지 않았었고, 의사들이 한약을 먹지 못하게 했었다고 한다. 1990년 경부터 중국인들이 차이나타운에서 한약을 복용하고 보급하면서 의료보험에 넣을 것인가를 검토하는 과정에서 한약 부작용을 발견하게 되었던 것이다.

그 중 몇 가지를 소개한다.

(1) Lancet. 2001 Nov 3;358(9292):1515-6.

[Urothelial malignant disease and Chinese herbal nephropathy.]

Lord GM, Cook T, Arlt VM, Schmeiser HH, Williams G, Pusey CD.

We have previously reported occurrence of a specific type of nephropathy due to ingestion of Chinese herbs (Chinese herbal nephropathy [CHN]) in two patients in the UK. These cases highlighted the role of aristolochic acid in causing this nephropathy, which was first described in a Belgian cohort. We now report development of invasive transitional cell carcinoma of the urinary tract associated with the presence of aristolochic acid-DNA adducts in one of these patients. This work clearly shows the carcinogenic potential of aristolochic acid in this new type of nephropathy.

....

(1) 악성 요로장애와 한약신증

우리는 이전에 영국의 두 환자에게서 나타난, 한약 섭취로 인해 발생한 신증의 특징에 대해 보고한 바 있다. 이 건은 Belgian cohort에 의해 처음 알려진, 신증을 일으키는 원인성분인 아리스톨로킥산의 역할에 초점을 두었었다. 우리는 이 둘 중 한 환자의 DNA를 통해 아리스톨로킥산으로 인한 요로암 진행상황을 보고한다. 이 연구는 이 신종 신증 성분인 아리스톨로킥산이 발암 가능성분임을 명확히 보여 준다.

(2) Nippon Jinzo Gakkai Shi. 1997 May;39(4):438-40.

[Chinese herbs nephropathy in the Kansai area: a warning report]

Tanaka A, Shinkai S, Kasuno K, Maeda K, Murata M, Seta K, Okuda J, Sugawara A, Yoshida T, Nishida R, Kuwahara T.

Department of Nephrology, Saiseikai Nakatsu Hospital, Osaka, Japan.

In 1993, Vanherweghem and his associates reported cases of rapidly progressive renal interstitial fibrosis in young women who were administered a slimming regimen including Chinese herbs. Subsequently, similar cases have been reported. In Japan, especially in the Kansai area, several cases of Chinese herbs nephropathy have already been reported. We experienced a patient suffering from Chinese herbs nephropathy (CHN), and further detected aristolochic acids from the Chinese herbs taken by the patient. Aristolochic acids are known to be causative agents of CHN. The danger of CHN should be noted as soon as possible and drugs containing aristolochic acids should be prohibited.

(2) 관서(Kansai) 지역의 한약신증 : 위험보고서

1993년, Vanherweghem과 연구원들에 의해 한약재가 포함된 다이어트약을 복용한 젊은 여성에게 신장 간질에 심한 섬유화가 급속히 진행된 경우가 보고되었다. 그 후에, 비슷한 내용의 보고서들이 작성되었다. 일본의 관서(Kansai) 지역에서는, 여러 종류의 한약신증이 이미 보고되고 있었다. 우리는 한약신증으로 인해 고통받는 환자들을 보았고, 나아가 한약을 복용한 환자들에게서 아리스톨로킥산을 검출했다. 아리스톨로킥산은 한약신증의 원인 성분으로 알려져 있다. 한약신증의 위험성을 하루빨리 알려야 하고, 아리스톨로킥산 성분이 함유된 약품에 대한 금지 조치를 내려야 한다.

(3) Zhonghua Nei Ke Za Zhi. 2003 Feb;42(2):110-2.

[Chinese herbs-induced renal failure with Fanconi syndrome: a report of 6 cases]

Yu Y, Zheng FL, Li H.

Renal Division, Deptartment of Medicine, Peking Union Medical College Hospital, Peking Union Medical College, Chinese Academy of Medical Science, Beijing 100730, China. yangy-yxy1998@yahoo.com

OBJECTIVE: To understand the clinical and pathological features of patients with Fanconi syndrome associated with renal function damage induced by Chinese herbs.

METHODS: Six cases with herb-induced renal failure associated with Fanconi syndrome were clinicopathologically analyzed.

RESULTS: All six patients had kidney insufficiency after ingestion of Chinese herbs. All of them took the herbs containing aristolochia manshuriensis definitely. Four of the six presented with rapidly progressive acute renal failure and one with acute renal failure.

All of them had similar clinical features, such as polydipsia, polyuria, anemia, glycosuria, aminoaciduria, increased urine beta(2) microglobin (beta(2)m) excretion and proximal tubular acidosis. Renal biopsies performed in 3 cases showed extensive hypocellular interstitial fibrosis, tubular atrophy and loss of tubules. Glomeruli were apparently intact.

CONCLUSIONS: Nephropathy caused by Chinese herbs may be associated with Fanconi syndrome and renal failure.

---

(3) 한약 — 판코니증후군과 함께 신부전증을 유발한다 :
  6가지 경우(환자)의 보고서

• 목적 : 한약으로 인한 신장기능의 이상과 관련된 판코니증후군 환자의 임상 · 병리학적 특성 연구

• 방법 : 한약으로 인한 신장기능 이상의 여섯 환자와 관련된 판코니증후군 환자의 임

상·병리학적 분석

• 결과 : 6명의 환자 모두 한약 복용 후 신장기능 이상이 나타났다. 모두 아리스톨로킥산이 포함된 한약재를 복용했다. 6명 중 4명의 환자에게서 악성 신부전증으로의 급진행 현상이 나타났고, 한 명에게서 악성 신부전증이 보였다.

모든 이들에게서 조갈증, 다뇨증, 빈혈증, 당뇨, 아미노산뇨, 소변내 베타 미크로글로빈의 증가, 다뇨증과 근위부 신세뇨관 신독증 등과 같은 비슷한 임상학적 특징이 나타났다. 또한 신장검사에서 광범위한 간질의 섬유화, 세뇨관 위축, 세뇨관의 소실 등 3가지 증상이 보였다. 사구체는 시각적으로 이상이 보이지 않았다.

• 결론 : 한약으로 인한 신증은 판코니 증후군과 신부전증과 관련되어 있을 수 있다.

(4) Bull Mem Acad R Med Belg. 1994;149(1-2):128-35; discussion 135-40. Related Articles, Links

[A new form of nephropathy secondary to the absorption of Chinese herbs]

Vanherweghem JL.

Service de Nephrologie de l'Hopital Erasme, Universite libre de Bruxelles.

An outbreak of rapidly progressive renal failure was observed in Belgium in 1992-1993 and was related to a slimming regimen involving chinese herbs, namely Stephania tetrandra and Magnolia officinalis. Seventy one cases were registered on january 1994, 35 of whom being on renal replacement therapy. Renal failure has been progressing in most of the cases despite the withdrawal of the exposure to the chinese herbs. Renal biopsies showed an extensive interstitial fibrosis with loss of tubes, predominantly in the outer cortex. Chemical analyses of the chinese herbs powdered extracts delivered in Belgium demonstrated a misidentification between Stephania tetrandra and another chinese herb, Aristolochia Fang-chi, potentially nephrotoxic. These observations indicate the need of intensive search of nephrotoxins in cases of interstitial nephritis of unknown origin. Also, they underline the necessity of the introduction of measures allowing the control of correct identification of herbs preparations.

··

(4) 한약으로 인해 생긴 새로운 종의 신증

1992~3년 벨기에서 급진전성 신부전증이 급증했다. 그리고 그것은 다이어트약에 포함된 광방기와 당후박나무로 불리는 한약과 관련이 있었다.

1994년 등록된 71건 중 35건에서 신장이식이 이루어졌다. 대부분의 경우 한약섭취의 중단에도 불구하고, 신부전증이 진행되었다. 신장검사에서는 간 손상에 의한 간질성 섬유증이 보이고, 한약에서 추출한 성분의 화학적 분석에서는 강력한 신독성 성분인 광방기가 검출됐다.

이들 조사자들은 원인이 알려지지 않은 간질성 신증의 경우, 신독성 성분의 강력한 조사가 필요하다고 지적했다. 또한 그들은 한약재의 정확한 성분과 양의 표시가 이루어져야 하는 중요성을 언급했다.

---

(5) Clin Nephrol. 2000 Apr;53(4):301-6.

[Chinese herb nephropathy in Japan presents adult-onset Fanconi syndrome: could different components of aristolochic acids cause a different type of Chinese herb nephropathy?]

Tanaka A, Nishida R, Maeda K, Sugawara A, Kuwahara T.

Saiseikai Nakatsu Hospital, Department of Nephrology, Osaka, Japan.

BACKGROUND: We encountered two cases of Chinese herb-induced Fanconi syndrome in Japan. One component of the chinese medicine was "Kan-mokutsu" (Aristolochia manshuriensis) in which aristolochic acids (AAs) were detected. METHODS: Renal biopsy showed flattening of proximal tubular epithelial cells and paucicellular interstitial fibrosis without glomerular lesions, all of which were in accordance with Chinese herb nephropathy (CHN). To date, many cases of CHN have been reported mainly as progressive renal failure in western countries. RESULTS: However, our cases were different from those in that they presented Fanconi syndrome. The detected AAs in our cases consisted of aristolochic acid (AA)-I, II and D. In contrast, in Belgium, the incriminated agent was Aristolochia fangchi which consisted of AA-I, B, C, and aristolactum. CONCLUSION: These findings could indicate that different components of AAs could cause different clinical lesions, or that the amount of ingested AAs might reflect clinical pictures, that is to say, our patients took lower volume of Chinese herbs and might be in an early stage of CHN. Furthermore, it is likely that susceptibility to this substance may be different among races. CHN would include two clinical aspects: subacute renal failure and adult-onset Fanconi syndrome. It is important to bear in mind that CHN could present Fanconi syndrome.

(5) 일본에서 한약신증이 불러온 성인기 판코니증후군 : 다른 구성의 아리스톨로킥산이 다른 종류의 한약신증을 유발하는가?

- 배경 : 우리는 일본에서 한약재가 판코니증후군을 일으킨 두 가지 경우를 접했다. 그 중에 하나는 쥐방울덩굴목으로, 아리스톨로킥산(AAs)이 검출되었다.
- 방법 : 신장검사에서 세뇨관 상피세포의 변성과 사구체의 손상 없이 간질성 섬유증이 나타났다. 모든 증상이 한약신증과 일치하였다. 오늘날 서양에서 한약신증으로 인한 진행성 신부전증이 많이 보고되고 있다.
- 결과 : 그러나 우리의 경우는 그것이 판코니증후군을 불러왔다는 점에서 그 전의 것들과 다르다. 이번 연구의 경우, 검출된 AAs가 아리스톨로킥산 (AA)-I, II 그리고 D로 이루어져 있었고, 벨기에의 경우 이와는 대조적으로, 원인성분인 Aristolochia fangchi(광방기)가 AA-I, B, C, and aristolactum로 이루어져 있었다.
- 결론 : 이 연구는 AAs의 구성에 따라 다른 임상학적 손상을 가져올 수 있고, 또한 섭취량은 병세의 정도를 반영한다는 것을 나타낸다. 다시 말해, 한약의 섭취량이 적을수록 한약신증의 초기 단계에 가까웠다. 한약신증은 두 개의 임상학적 양상, 즉 급성 신부전증과 성인기 판코니증후군을 포함한다.

한약신증이 판코니증후군을 야기한다는 점을 명심해야 한다.

(6) Proc (Bayl Univ Med Cent). 2000 Oct;13(4):334-7.

[Chinese herb nephropathy]

Meyer MM, Chen TP, Bennett WM.

Division of Nephrology, Hypertension, and Clinical Pharmacology, Oregon Health Sciences University, Portland, USA.

In 1994, a 44-year-old woman progressed from normal renal function to advanced renal failure and end-stage renal disease within 8 months. Biopsy revealed extensive interstitial fibrosis with focal lymphocytic infiltration. She received a cadaveric renal transplant in January 1996 and had an uneventful posttransplant course. As a result of a minor motor vehicle accident, the patient had received acupuncture and Chinese herbal medicine for pain relief approximately 5 months before the onset of renal symptoms. After the transplant, analysis of the herbal remedies clearly indicated the presence of aristolochic acid in 2 of the 6 Chinese herbs ingested. Ingestion of aristolochic acid has been linked to a newly defined entity, Chinese herb nephropathy (CHN). This article discusses the history of CHN and its implication in the current case and in other recent similar cases and makes recommendations to avoid future problems caused by unregulated use of herbal medicines. This is the first reported case of CHN in the USA.

....

(6) 한약신증

1994년, 정상적인 신장기능을 가졌던 44세의 여성이 신부전증을 보이더니, 8개월만에 신장병의 말기로 진행되었다. 생체검사시 초점성 림프군 침윤과 함께 광범위한 섬유화가 나타났다.

그녀는 1996년에 성공적인 신장이식을 받았다. 그 후 경미한 오토바이 사고가 있었고, 그녀는 고통을 경감하기 위해 침술과 한약 처방을 받았다. 신장의 이상 증세가 나타나기 5개월 전이었다. 섭취한 한약재 6종류 중의 2개에 아리스톨로킥산이 들어 있었다. 섭취한 아리스톨로킥산은 한약 신증을 일으키는 성분으로 알려져 있다.

이 논문은 한약신증의 역사와 그와 밀접히 관련된 증상의 예를 논의하고, 미래에 규제되지 않은 한약 사용에 따른 문제점을 피하기 위한 방법을 권고한다. 이것은 미국에서 쓰여진 한약신증에 대한 첫번째 보고서이다.

---

(7) Nippon Jinzo Gakkai Shi. 1997 Dec;39(8):794-7.

[Traditional remedy-induced Chinese herbs nephropathy showing rapid deterioration of renal function]

Tanaka A, Nishida R, Sawai K, Nagae T, Shinkai S, Ishikawa M, Maeda K, Murata M, Seta K, Okuda J, Yoshida T, Sugawara A, Kuwahara T.

Department of Nephrology, Saiseikai Nakatsu Hospital, Osaka, Japan.

A 19-year-old female was referred to our hospital for azotemia and anemia. She had been taking a health food for atopic dermatitis for about three years. Urinalysis showed proteinuria, glycosuria and microscopic hematuria. Generalized aminoaciduria was observed. Moreover, severe anemia, azotemia, hypokalemia and hypophosphatemia were also observed. Renal biopsy specimen disclosed hypocellular interstitial fibrosis and degeneration of the proximal tubular epithelial cells. No remarkable changes were observed in the glomeruli. Aristolochic acid was detected in the health food. From these findings, she was diagnosed as having Chinese herbs nephropathy (CHN). Although consumption of the food intake was stopped, her renal function deteriorated rapidly. Previously, we reported that certain kinds of Chinese herbal drugs contain aristolochic acid and that the drugs should be prohibited if aristolochic acid is identified. However, we experienced a patient of CHN arising from traditional remedy, which was not proved to be safe. It should be awared that health foods may contain aristolochic acid.

(7) 전통요법 — 한약신증은 신장기능의 빠른 악화를 유발한다

19세의 여자 환자가 질소혈증과 빈혈증으로 우리 병원을 찾았다. 그녀는 아토피성 피부염으로 3년간 건강식을 복용했었다. 소변검사에서 단백뇨, 당뇨, 미세한 혈뇨증이 보였고, 일반적인 아미노산뇨증도 발견되었다. 게다가, 심각한 빈혈증과, 질소혈증, 저칼륨혈증과 인산염 과소혈증도 발견됐다. 신장검사에서는 간질성 섬유증과 근위부 세뇨관 상피세포의 변성이 보였다. 사구체의 이상은 보이지 않았다. 건강식에서 아리스톨로킥산이 검출되었고, 이것으로부터 그녀는 한약신증이 진단되었다. 그 음식의 섭취를 중단했어도, 그녀의 신장기능의 악화는 빠르게 진행되었다.

이에 앞서, 우리는 이와 같이 아리스톨로킥산이 포함된 한약재에 대해 보고한 바 있고, 그러한 한약재는 사용이 금지되어야 한다. 그러나 우리는 안전하지 못한 전통요법에 의해 한약신증 환자가 계속 늘어나는 것을 경험하고 있다. 건강식에 아리스톨로킥산이 함유되어 있을 수 있다는 점을 유념해야 한다.

---

(8) Toxicology. 2002 Dec 27;181-182:577-80.

[Renal interstitial fibrosis and urothelial carcinoma associated with the use of a Chinese herb (Aristolochia fangchi)]

Nortier JL, Vanherweghem JL.

Department of Nephrology, Erasme Hospital, Universite Libre de Bruxelles, 808 Route de Lennik, B-1070 Brussels, Belgium. jnortier@ulb.ac.be

A new renal disease called 'Chinese-herb nephropathy' (CHN) has been reported to occur in women who have ingested slimming pills containing powdered extracts of the Chinese herb Stephania tetrandra (ST). Moderate to end-stage renal disease developed, requiring renal replacement therapy by dialysis or transplantation. Phytochemical analyses of the pills revealed the presence of aristolochic acids (AA) instead of tetrandrine, suggesting the substitution of ST (Han fang ji) by Aristolochia fangchi containing nephrotoxic and carcinogenic AA. A typical histological feature of CHN is a progressive interstitial fibrosis leading to a severe atrophy of the proximal tubules, as documented by the urinary excretion rates of markers of tubular integrity (reduction of neutral endopeptidase enzymuria and high levels of microproteinurias). Removal of the native kidneys and ureters in end-stage CHN patients provided a high prevalence of urothelial carcinoma (46%). Tissue samples contained AA-related DNA adducts, which are not only specific markers of prior exposure to AA but are also directly involved in tumorigenesis. Exposure to Aristolochia species (spp.) is associated with the development of renal interstitial fibrosis (CHN) and urothelial cancer in humans. Health professionals should be aware that in traditional Chinese medicine, Aristolochia spp. are considered interchangeable with certain other herbal ingredients and are also sometimes mistaken for ST, Akebia, Asarum, Clematis spp. and Cocculus spp. in herbal remedies.

....

(8) 한약재(광방기) 사용에 따른 신간질섬유화와 요상피암

한약신증이라 불리는 새로운 신장병이 한약재가 함유된 살빼는 약을 복용한 한 여성에 의해 보고되었다. 보통 신장병 말기로 진행됐을 때는 투석이나 이식을 통한 치료를 필요로 한다.

약의 식물화학 분석에서 아리스톨로킥산(AA)이 나타났고, 광방기는 신독성과 발암물질 성분인 AA를 포함하고 있다.

한약신증의 조직학적 특성은 진행성 간질섬유화에서 세관 위축에 이른다는 것이다. 한약신증 말기 환자가 신장과 수뇨관을 제거했을 때, 요상피암으로 번질 가능성이 높다(46%).

조직샘플에는 AA과 관련된 DNA가 검출되었는데, 이는 앞서 드러난 특징뿐만 아니라, 직접적으로 종양을 발생시키는 것으로 나타났다. Aristolochia종(광방기)은 신간질섬유화와 요상피암과 관련이 있는 것으로 드러났다. 건강전문가들은 한약재, Aristolochia종에 대한 위험성을 경고하고 있다.

(9) Clin Nephrol. 2000 Sep;54(3):198-202.

[The characteristic pattern of aminoaciduria in patients with aristolochic acid-induced Fanconi syndrome: could iminoaciduria be the hallmark of this syndrome?]

Tanaka A, Nishida R, Yokoi H, Kuwahara T.

Department of Nephrology, Saiseikai Nakatsu Hospital, Osaka, Japan.

BACKGROUND: In Japan the patients with Chinese herbs nephropathy (CHN), aristolochic acids-(AAs) associated renal failure, often present Fanconi syndrome. The aim of this study was to investigate the pattern of aminoaciduria in patients with AAs-induced Fanconi syndrome and to clarify whether it is different from other Fanconi syndromes reported in the literature. SUBJECTS AND METHODS: The subjects consisted of 4 patients with Fanconi syndrome due to AAs. We studied biochemical data and urinary excretion of amino acids in the 4 patients. Amino acids in their urine were analyzed by high performance liquid chromatography (HPLC). RESULTS: Three out of 4 patients showed in common very increased excretion ofproline, hydroxyproline and citruline. Last patient showed the very increased levels of proline and valine. Regarding glycine, which is considered to belong to the same group as imino acid and to be shared with high-affinity transport system ofproline, there was not very increased excretion. CONCLUSION: These findings suggest that AAs would predominantly affect the low-affinity transport system of proline in the brushborder membrane of proximal tubules because the low-affinity system is considered not to be shared with glycine transport.

(9) 판코니증후군을 유발하는 아리스톨로킥산을 가진 환자의 아미노산 뇨증의 성격 : 아미노산뇨증이 이 증후군의 특징이라 할 수 있는가?

• 배경 : 일본의 한약신증 환자, 아리스톨로킥산(AAs) - 신부전증, 종종 판코니증후군과도 관련이 있다. 이 연구의 목적은 판코니증후군을 유발하는 AAs 환자의 아미노산뇨증의 형태를 조사하고, 보고된 다른 판코니증후군과의 다른 점을 명확히 하는 데 있다.

• 대상 및 방법 : AAs으로 인해 판코니증후군에 걸린 4명의 환자를 대상으로 했다. 4명의 환자의 생물학적 자료와 소변에서의 아미노산을 연구했다. 고성능 액체 크로마토그래피를 통해 그들의 소변에서의 아미노산을 분석했다.

• 결과 : 4명 중 3명의 환자에게서 프롤린, 하이드록시프롤린, 시트롤린의 배설량이 크게 증가한 것이 나타났다. 다른 한 명의 환자에게서는 프롤린과 발린 수치의 큰 증가가 보였다. 글리신(프롤린의 고친화 수송계에서 역할을 한다.)은 큰 증가가 없었다.

• 결론 : 이와 같은 발견은 AAs는 저친화 수송계에 영향을 주는 것을 시사한다. 왜냐하면 저친화 수송계는 글리신 수송 역할을 하지 않기 때문이다.

(10) Zhonghua Yi Xue Za Zhi. 2001 Sep 25;81(18):1101-5.

[The clinical and pathological manifestations of aristolochic acid nephropathy--the report of 58 cases]

Chen W, Chen Y, Li A.

Division of Nephrology, China-Japan Friendship Hospital, Beijing 100029, China.

OBJECTIVE: To realize and classify the aristolochic acid nephropathy (AAN) according to its clinical and pathological manifestations. METHODS: Fifty eight cases in our Division during October 1998 to August 2001 were reviewed, and their clinical, laboratory and pathological manifestations as well as the response of therapy were analyzed. The aristolochic acid (AA) component in some Chinese traditional drugs taken by our patients was detected with thin-layer chromatography (TLC) scan. RESULTS: AAN might be divided the following three types: (1) acute AAN (n = 4): acute tubular necrosis and acute renal failure were its pathological and clinical characters, respectively. (2) tubular dysfunctional AAN (n = 7): tubular degradation with atrophy, and renal tubular acidosis and/or Fanconi syndrome were its main pathological and clinical manifestations, respectively. (3) chronic AAN (n = 47): renal interstitial fibrosis with few infiltrated mononuclear cells, and chronically progressive renal failure were its dominant pathological and clinical findings, respectively. Steroid therapy was tried to treat some patients with AAN, and a few patients in the first two types obtained some good effects. AA component was demonstrated by the TLC scan in the drugs taken by our patients. CONCLUSION: Chinese traditional drugs containing AA are able to cause a special tubulointerstitial nephropathy which may be classified three types with different outcome. To definite effects of steroid on AAN still need to be proved by further studies.

(10) 아리스톨로킥산의 임상병리학 — 임상과 병리의 현상
(58예를 분석한 보고)

• 목적 : 아리스톨로킥산신염(AAN)의 임상병리학적 징후를 나타내고, 특성 분류를 위해.

• 방법 : TLC 촬영에서 몇몇의 한약을 복용한 환자로부터 아리스톨로킥산(AA)이 검출되었다. 1998년 10월부터 2001년 8월까지 58가지 경우(환자)의 임상·실험·병리학적 징후를 관찰하고, 치료에 대한 반응을 조사.

• 결과 : AAN은 다음과 같은 3가지 유형으로 나뉘어진다.

(1) acute AAN(n = 4) : 급성AAN : 급성 세뇨관 괴사와 급성 신부전증이 나타남.

(2) tubular dysfunctional AAN(n = 7) : 세뇨관 기능장애 AAN : 세뇨관 위축과 함께 퇴화, 신세뇨관 산독증과 함께 판코니증후군이 나타남.

(3) chronic AAN (n = 47) : 만성AAN : 신간질섬유화와 만성적인 진행성 신부전증이 나타남.

몇몇의 AAN환자에게 스테로이드 치료를 실행한 결과, 앞의 처음 두 가지 타입의 환자 중 몇몇에게서 좋은 효과를 얻었다.

• 결론 : 한약에 포함된 AA는 다른 결과를 가진 세 가지 타입으로 특정지어지는 세뇨관 간질 신염을 일으킬 수 있다. AAN에 관한 스테로이드의 효과는 아직 더 많은 연구를 필요로 한다.

(11) Intern Med. 2001 Apr;40(4):296-300.

[Outbreak of Chinese herb nephropathy in Japan: are there any differences from Belgium?]

Tanaka A, Nishida R, Yoshida T, Koshikawa M, Goto M, Kuwahara T.

Department of Nephrology, Osaka Saiseikai Nakatsu Hospital.

OBJECTIVE: The purpose of this article was to study and clarify the features of Chinese herb nephropathy (CHN) in Japan. PATIENTS AND METHODS: The subjects consisted of patients diagnosed as having CHN in Saiseikai Nakatsu Hospital and of those reported in the literature in Japan. We investigated the clinical and histological features of CHN patients in Japan and compared them with the Belgian cases. RESULTS: The remarkable differences were as follows: (1) high prevalence in males compared with Belgian cases, (2) Fanconi syndrome was found in most cases, (3) no patients had malignant tumors in the urinary tract. In addition, the ascribed Chinese medicines in Japan were divided into three groups: 'Tenshin-toki-shigyaku-ka-gosyuyu-syokyo-to', 'Boui-ougi-to', and others. CONCLUSION: CHN in Japan has some characteristics distinguished from Belgian nephropathy. One hypothesis is a susceptibility to aristolochic acids (AAs), which is considered to be a causative agent, may be different among races. Another is that there could be some other toxic substances affecting the clinical findings although they are not identified at present. Further studies must be undertaken to clarify these differences.

......

(11) 일본의 한약신증 급증 — 벨기에와 다른 점이 있는가?

• 목적 : 일본의 한약신증의 특성 연구

• 환자와 방법 : Saiseikai Nakatsu 병원의 한약신증 환자와 이와 관련되어 일본에서 발표된 보고서. 우리는 일본 신증의 임상학·조직학적 특성을 벨기에의 경우와 비교·조사 하였다.

- 결과 : 두드러지게 다른 점은 다음과 같다.
    (1) 벨기에보다 남성의 발병률이 높았다.
    (2) 대부분의 경우 판코니증후군을 보였다.
    (3) 요로 악성종양 환자는 없었다.
- 결론 : 일본의 한약신증은 벨기에의 신증과 몇몇의 확연히 다른 특성을 보였다. 하나의 가설은 원인성분으로 고려되는 아리스톨로킥산의 다른 종의 감염 가능성이다. 다른 하나는 현재까지 밝혀지지 않은 다른 독성이 있을 수 있다는 점이다.

---

(12) Am J Kidney Dis. 2002 Mar;39(3):E14.

[Aristolochic acid-induced Fanconi's syndrome and nephropathy presenting as hypokalemic paralysis.]

Yang SS, Chu P, Lin YF, Chen A, Lin SH.

Division of Nephrology, Department of Medicine, and Tri-Service General Hospital, National Defense Medical Center, Taipei, Taiwan.

Hypokalemic paralysis rarely is seen as the presenting feature in patients with Fanconi's syndrome. We describe a 60-year-old man who presented with the inability to ambulate on awakening in the morning. The pertinent history revealed he had consumed Chinese herbs for leg edema for 5 months. Physical examination was unremarkable except for extracellular fluid volume depletion and total paralysis of both lower extremities. Laboratory investigation showed hypokalemia (1.8 mEq/L), hyperchloremic metabolic acidosis (Cl-, 111 mEq/L, and HCO3-, 14.0 mEq/L), hypophosphatemia (0.9 mg/dL) with hyperphosphaturia, hypouricemia (1.3 mg/dL) with hyperuricosuria, and glycosuria, consistent with Fanconi's syndrome. Mild renal insufficiency (serum creatinine, 1.7 mg/dL) also was noticed. Blood and urine screens for heavy metals, autoantibodies, and monoclonal gammopathy were negative. A renal biopsy specimen revealed typical findings of aristolochic acid-associated nephropathy. Aristolochic acids were detected in the consumed Chinese herbs. This case highlights that consumption of

Chinese herbs containing aristolochic acids may cause Fanconi's syndrome and should be considered as a cause of hypokalemic paralysis. Copyright 2002 by the National Kidney Foundation, Inc.

……………………………………………………

(12) 아리스톨로킥산 — 판코니증후군과 저칼륨 혈증마비 신증 유발

저칼륨 혈증마비는 판코니증후군 환자에게 좀처럼 볼 수 없는 증상이다. 우리는 아침에 일어날 때마다 보행장애를 겪고 있는 60세 남자를 연구했다.

그는 5개월 동안 다리 부종을 위해 한약을 복용했다. 신체검사에서 말단 마비증세가 보였고, 감식결과 판코니증후군과 일치하는 저칼륨 혈증마비로 보였다. 약한 신장 이상 증세도 보였다. 혈액과 소변검사에서는 중금속, 자기항체, 단크로성 감마병증에 대해서 음성반응을 보였다. 신장검사에서는 아리스톨로킥산으로 인한 신증이 나타났다. 아리스톨로킥산은 그가 복용한 한약에서도 검출되었다.

이 연구의 핵심은 복용하는 한약에 판코니증후군과 저칼륨 혈증마비를 일으킬 수 있는 아리스톨로킥산이 포함되어 있었다는 점이다.

(13) 한약에 의해 유발된 급성 간질성 신염 2례

〈東醫論集 제15집 의학편 1996〉
동국대학교 의과대학 내과학 교실·병리학 교실 김덕윤·박동건·김웅석
강영모·양창헌·이정호·이동철·이영현·김정란

국문초록

간질성 신염은 신장의 간질을 선택적으로 침범하는 염증성 질환으로 여러 가지 원인에 의해 유발되며, 이 중 약물에 의한 경우는 각종 항생제, 비스테로이드성 진통제, 항경련제, 이뇨제, 면역억제제 등에 의한 증례들이 보고되고 있다. 현재 각종 질환, 특히 만성질환의 치료에서 한약이 차지하는 비중이 적지 않으나, 그 각각의 성분들이 유발할 수 있는 부작용들에 대한 연구는 거의 없는 실정이다. 저자들은 관절염 치료를 위해 중국산 한약을 복용한 후 복통·피로감 및 육안적 혈뇨를 주소로 내원한 두 환자에서 단백뇨와 신기능 장애를 보여

시행한 신조직 생검상 급성 간질성 신염에 합당한 병리학적 소견을 보이고, 한약 복용 중지 후 급속한 회복을 보여 한약에 의해 유발된 것으로 사료되는 급성 간질성 신염 2례를 경험하였기에 문헌고찰과 함께 보고하는 바이다.

〈본 논문내용 생략〉

(14) 한약제 복용 후에 발생한 고칼륨혈증 1례

〈전북대학교 의과대학 논문집 제22권 제1호〉

전북대학교 의과대학 내과학 교실 이병철

환자 양○○(여자 63세)는 1일간 의식이 혼미하였다. 25세 때 폐결핵으로 치료한 기왕력이 있으며, 8년 전 우울증 및 고혈압 진단을 받고 약물치료를 하였다.

내원 수일 전부터 총 3~4회 한약을 복용하였으며, 내원 당일부터 의식혼미가 발생하였고, 의식혼미 직전에도 한약을 복용하고 내원한 환자에 대한 임상연구 보고서이다.

서론

고칼륨혈증은 칼륨의 섭취 과다, 신장기능 장애로 인한 배설장애, 약물로 인한 대사이상, 그리고 내분비 대사의 이상으로 인한다. 고칼륨혈증의 원인 중 약물에 의한 것이 여러 가지 알려져 있지만, 한약제와 연관성은 아직 밝혀지지 않았다. 최근 한약에 의한 효과와 부작용에 대한 연구가 진행되고 있으며, 특히 신장에 대한 영향과 간장에 대한 영향이 일부 보고되었지만, 내분비 대사나 전해질 장애에 대한 연구는 많지 않으며, 고칼륨혈증의 원인인자인 한약제에 대한 보고는 거의 없는 실정이다. 저자는 한약제 투여 후에 발생한 고칼륨혈증 1례를 경험하였기에 문헌고찰과 함께 보고하는 바이다. 〈본 논문내용 생략〉

※ 건조된 초목의 줄기와 뿌리의 한약재 — 발암성분 있을 수 있다
- 방향성과 쓴맛있는 약재, 쓴맛나는 약재와 탕약
- 발암물질인 아리스톨로킥산이 들어 있을 수 있다
- 발암약재는 마두령뿐만 아니라 건조된 초목의 줄기와 뿌리의 약재도 해당될 수 있다

2006년 10월 12일자 『중앙일보』에서는 다음과 같이 보도했다.

판매 금지된 한약재 버젓이 유통

식의약청, 암 유발 위험 '마두령' 등, 업소 46곳 적발

'마두령'은 기관지와 천식에 좋은 한약재이지만 장기복용할 경우 암을 유발할 가능성이 있어 지난해부터 판매·유통이 금지됐다. 그러나 일부 한약방 등에서 버젓이 진열·판매되고 있는 것으로 드러났다.

식품의약품안전청은 "전국 한약재 판매업소와 약초상 등 390개 업소에 대해 단속을 벌인 결과, 불법·불량 한약재를 유통한 46곳을 적발했다"고 11일 밝혔다.

서울 동대문구 제기동의 A한약방 등 3곳은 발암성 물질인 아리스톨로킥산을 함유하고 있어 판매가 금지된 마두령을 판매 목적으로 매장에 진열해 놓고 있었다.

또 B약국은 유통이 금지된 '천초근'을 판매하다 적발됐다. 천초근은 지혈 효능이 있고, 어혈을 없애는 효능이 있는 것으로 알려져 있으나, 신장암을 유발시킬 수 있어 유통이 금지된 한약재다.

이와 함께 2곳의 한약방은 의약품으로 허가도 받지 않은 '수우각'이나 '자하거'를 한약재용으로 팔았다. 유통기한이 지난 한약재의 기한을 속여 판 한약방과 약국 6곳도 적발됐다.

식의약청은 이들 위반업소를 관할 시·도에서 행정처분토록 하거나 경찰에 고발할 예정이다. 식의약청은 이와 함께 한약재로 효능이 없는 순록의 뿔을 녹용으로 속여 유통시켰는지를 확인하기 위해 28개 녹용 제품을 수거해 검사 중이다.

위의 내용에서 보면 '마두령'만이 발암성분이 들어 있다고 하는데 실제는 마두령만이 아니다. 앞의 여러 논문에서 보듯이 아리스톨로킥산은 마두령과 그 줄기인 목통, 뿌리인 청목향과 후박·광방기·세신에도 들어 있다.

더 나아가 앞의 화보에서 보듯이 일본의 판례에서도 "작약·당귀·계피·대조 등이 발암성분인 아리스톨로킥산이 함유된 것은 널리 알려진 것이다"라고 했다.

아리스톨로킥산은 『의학대사전』에서 밝힌 대로 방향성과 쓴맛있는 건조된 초목의 줄기와 뿌리에 모두 들어 있다고 하였다.

또한 전세계 식물의 10과 350여 종에서 간경변을 일으키는 피롤리지딘 알칼로이드가 함유되어 있으므로 한약재 중 식물에 거의 모두 피롤리지딘 알칼로이드가 들어 있을 수 있다. 그러므로 발암성분 한약재는 건조된 초목의 줄기와 뿌리의 약재에도 포함된다고 생각한다.

제7장
한약 치료관련 석·박사 학위논문 문제 있다
- 동물실험연구 수준으로 독성연구 전혀 없어 -

 2006년 9월 1일까지 국립도서관에 소장되어 있는 한약 치료관련 석·박사 학위논문은 657여 건이나 되었다. 전국의 한의학과 등에서 발표된 논문들이다.
 이 논문들을 보면 한약의 정책·유통구조·분포·법제나 중금속 등에서 많은 부분을 차지하였으나, 정작 인체에 대한 한약 치료 연구실험은 극히 저조하다. 다만 한약을 이용하여 토끼나 흰쥐에 대한 동물실험들이 많이 나타나 있었다. 동물실험에서도 효과와 독성실험 내용이 있어야 하고, 반드시 인체의 임상실험을 통해서 효과성과 문제점·부작용을 확실하게 연구해야 그 결과를 가지고 임상에 이용할 것이다.

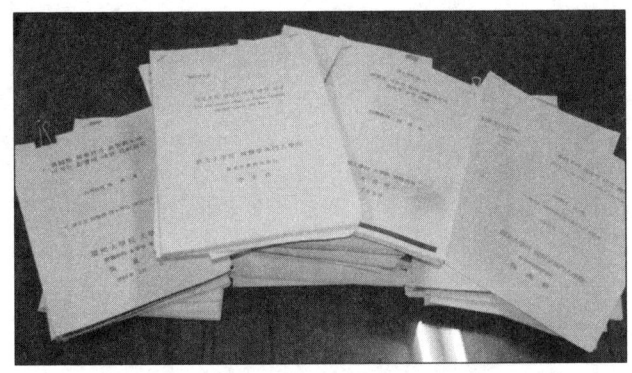

▲ 한약 치료관련 석·박사 학위논문을 복사한 사본들임.

그러나 모든 주요 논문들이 동물실험에 그치고, 그 결과도 홍보수준이다. 657여 편의 논문 중에서 30여 편의 한약 치료관련 논문의 문제점을 알아보자.

1. 한방약 단독 투여시에만 한약신증 발생했다

한의대 대학원 석사논문 "한약 투여가 신장의 기능에 미치는 영향"
한방약의 부작용 연구를 하려면 한약 단독투여는 기본
— 양약·한약 중복 투여의 연구논문은 가치 없다

한의사가 한약신증 부작용을 반박하려는 목적으로 연구된 것 같다. 앞에서와 같이 국내외에서 한약 복용으로 인한 부작용이 많이 나타나고, 특히 한약신증에 대한 양의사들의 임상연구보고는 점점 늘어나고 있다. 이들 한약신증이 발생된 원인은 한약을 단독 사용하였을 때 발생한 부작용을 발견하여 확인한 내용들이다.

이러한 한약의 부작용은 본 학회에서 조사한 "한약 복용 후의 효과·부작용"의 설문조사에서도 신부전증 증상이 대단히 많이 나타났고, 실제 일반에서도 "한약을 먹으면 살찐다"는 것은 널리 알려져 있다. 과거 식량이 부족했을 때 한약을 먹어 살찌는 현상은 좋았을지 몰라도, 현재는 살찌는 것은 좋지 않다. 살찌는 자체가 부작용을 의미하며, 그것은 곧 신부전증의 한 증상에서 나타날 수가 있다.

이와 같이 국내외에서 한약신증이 많이 보고되고 있는데 대하여 한의사들은 그 원인을 조사연구하려는 것보다는 한약신증 부작용을 반박하고 해명하려는 쪽으로 논문을 연구·발표하려고 K대학교 대학원 한의학과에서 석사논문으로 발표한 것을 소개한다.

(1) 양약 · 한약을 병행하는 환자들을 대상으로 실험한 결과는 논문의 가치가 적다

위의 석사논문에서 "한약 투여는 신기능에 영향을 미치지 않는 것으로 사료된다"고 발표를 하였다.

이 논문에서 〈전략〉 K의료원 한방병원에 입원하여 한약을 복용하면서 치료를 받고 있는 환자들을 대상으로 하여 입원과 퇴원시의 혈액과 소변을 통해 신기능검사를 비교함으로써 한약복용이 신기능에 영향을 미치는지에 대해서 연구했었다.

〈중략〉

본 원에서 입원한 환자의 대부분이 중풍환자로서 뇌경색으로 진단된 대상자는 55명, 뇌출혈로 진단된 환자는 20명이며, 기타 1명이었다. 이 환자들에게 다용(多用)된 처방으로는 청폐사간탕 · 열라한소탕 · 청심연자 · 양격산화탕 · 형방지황탕 · 성향정기산 등이 있고, 사용된 양약으로는 항고혈압제제 · 항당뇨제제 · 심장병제제 · 뇌대사제제 · 항고지혈증제제 등의 약이었다. 대상자 중 한약과 양약을 병용 투여한 대상자는 총 67명이었다. 보조진단명에는 고혈압 23명, 당뇨 9명, 심장질환 1명, 고혈압고지혈증 1명, 기타 2명이었으며, 보조진단명이 없는 대상자는 23명이었다.

한약과 양약을 병용한 대상 중에서도 신독성을 일으키는 것으로 알려진 항생제 · 항암제 · 비스테로이드성 진통제, 술폰아미드계 이뇨제, 시메티딘 등을 복용 중인 자는 제외하였다.

〈중략〉

이와 같이 임상적인 결과를 통해서 신기능이 좋지 않다고 여겨지는 환자들에게서 한약을 복용하여도 신기능에 별다른 영향을 주지 않았다는 것을 알 수 있었다.

24시간 소변 크리아티닌 수치가 입원시 정상이었다가 퇴원시 정상 이하인 대상자는 11명이었다. 대상자가 뇌졸중 환자였기 때문에 위 11명 중 뇌경색은 9명, 뇌출혈은 2명이었으며, 보조진단명을 살펴보면 고혈압 3명, 당뇨병 1명, 고혈압과 당뇨병 1명, 고혈과 심장질환 1명, 별무진단자 5명이었다. 그러나 발열 · 피로 · 안면부종 · 혈뇨 · 핍뇨 · 다뇨 · 배뇨통 등 신손상 증상을 호소하는 예는 없었다. 본 연구대상자의 평균 한약 복용기간은 25.4일이었으며, 1일 2첩 또는 3첩을 지속적으로 복용하였다. 그리고 우황청심원, 소합향원, 엑기스제제 등을 복용하기도 하였다.

신기능 검사방법의 차이는 있었지만, 본 연구결과는 김동웅 등의 한약의 투여가 신기능 손상을 발생시키지 않는다는 연구결과와 일치하며, Van HerweghemJL, Cosyns, 최 등이 한약 투여에 의한 신기능의 저하와 신조직의 손상을 유발한다는 보고와는 다른 결과를 보였는데, 이는 이들의 연구에서 환자의 정확한 진단이 이루어지지 않는 상태에서 체중감량제 등의 한약으로 이대소변(利大小便)과 발한시키는 약물의 과다 복용으로 인하여 안전성과 부작용의 여지가 있었던 것으로 사료된다.

이상으로 결과를 종합해 보면 한약 복용이 신기능에 미치는 영향을 살펴보기 위해 신기능과 관련된 여러 가지 임상검사를 시행하여 복용 전후를 비교한 결과 한약 복용이 신기능에 영향을 미치지 않는 것으로 사료된다고 하였다.

(2) 한약 실험은 한약을 단독 복용시킨 연구결과이어야 진실성 · 신빙성 · 객관성 있다

한약신증은 비단 살빼는 약에서만이 나타나는 것이 아니라, 일반 한약을 복용하고서도 나타나고 있다. 지금까지의 한약신증에 대한 임상연구보고는 전부가 '한약 단독 사용'에 있음을 분명히 알아야 한다.

위의 논문에서 밝혔듯이 한약을 복용하면서 양약을 같이 사용한 점에 주목해야 한다. 사용된 양약은 항고혈압제 · 항당뇨병제제 · 항고지혈증제제 · 뇌대사제제 등이다. 환자들은 이 양약들을 오래 전부터 먹고 있었을 것이다.

여기에 중풍환자에게 항고혈압제는 이뇨제나 말초모세혈관 확장제나 부신피질호르몬 조절제 등이다. 이러한 항고혈압제는 신장기능을 조절하는 약제이다. 양약을 장기간 복용하고 있는 중이며, 항고혈압제는 신장기능을 활성화시키는 약제가 분명하다. 이러한 상태에서 한약신증을 일으키는 한약을 복용시켜도 한약신증은 일어나지 않는다. 국제적으로 한약신증이 나타난 것은 거의 대부분이 한약을 단독 사용하였을 때에 나타나는 부작용이다.

그러므로 해명성, 반박성의 연구논문을 내놓으려면 마땅히 한약 단독 실험이어야 하고, 대조군·비교군·실험군으로 나누어서 실험결과를 얻어야 한다.

만약 중풍으로 입원한 환자를 대상으로 실험하려면 당연히 양약은 모두 중지시켜야 하고 순수하게 한약만을 복용시킨 결과를 연구해야 한다. 양약으로 신장기능을 활성화시키게 하면서 한약신증을 일으키는 한약을 먹어도 한약신증은 일어나지 않을 가능성이 많아진다. 양약으로 신장기능을 왕성하게 조절하면서 한약을 먹으면 당연히 신장기능상에 변화는 없다. 한약신증에 대한 반박성 연구를 하려면 그 계획이나 지도와 방법에 있어서 객관성과 진실성·순수성, 또는 비교연구도 반드시 있어야 한다.

본 논문을 계획한 학생이나 논문지도를 한 교수도 큰 잘못을 저지른 것이다. 적어도 논문의 성격을 갖춘 것이라면 객관성을 최대한 유지해야 한다.

그런데 이번의 연구는 한약·양약을 함께 복용시키고서 한약신증을 해명하려는 의도인 것이다. 양약 효과를 빌어서 한약 효과를 입증하려는 것은 큰 잘못이다.

이와 같이 병원에 입원하여 다른 약제를 복용하는 환자를 대상으로 연구한 것 자체가 진실성 없는 논문이다. 이러한 논문을 가지고 국내외적으로 발표되는 '한약 부작용'에 대한 반박성 논문은 설득력이 없다. 한 가지를 알면 한의계의 모든 논문의 수준을 파악할 수 있을 것이다. 한약의 부작용은(거듭 강조하지만) 이미 심각한 상태이고 기정사실화된 내용이다.

얼마 전 필자가 잘 아는 사람도 한약 보약을 2제(40첩)를 지었는데 1제를 먹는 동안 체중이 5kg이나 늘고 살이 뚱뚱하게 쪄가고 있었다. 이것도 일종의 한약신증으로서 이뇨가 잘 안 되기 때문에 신체가 전체적으로 붓는 현상이다. 『한방약은 위험하다』의 책자 등에서도 감초는 신부전증을 일으키는 약제로 국제적으로도 알려진 내용이다. 모든 한약재의 80% 이상이 아드레날린을 과잉분비시켜 교감신경을 항진시키고 있다. 그러므로 내장 부교감신경이 억제되어 위장장애·심장장애 같은 부작용에 이어서 신부전증 증상도 반드시 나타나게 되어 있다.

그런데도 객관성·진실성·순수성이 없는 논문을 발표해서 한약이 신기능에 이상이 없다는 식의 논문을 발표하면 전체의 한의약계에 미치는 나쁜 이미지는 매우 큰 것이다.

한약을 직접 복용하여 보면 알겠지만 한방약만을 복용할 때의 부작용은 건강상태에 따라서 부작용이 나타나는 강도와 시기는 일정치 않다. 건강상태가 나쁘고, 자율신경기능이 부조화된 경우에는 부작용이 빠르고 심하게 나타나고, 비교적 건강한 사람의 경우는 서서히 가볍게 점점 심하게 나타난다(양약을 먹으면서 한약의 부작용을 줄인다는 방법도 좋지 않다.).

위의 논문을 보면 67건을 1개월간씩 연구·조사하면서 1건의 한약 부작용과 신장기능에 이상이 없다는 것도 이 논문의 진실성이 없음을 입증시키는 내용이다. 이와 같이 미흡한 논문으로 한약은 신장기능에 아무 이상이 없다고 발표할 때, 국민건강에 미치는 영향이 얼마나 큰 것인가를 깊이 생각해 보아야 할 것이다. 이 논문을 보고 한의사들은 한약을 마구 투여하고 국민들은 한약을 마구 먹다가 한약신증·암이 발생할 때 누가 책임질 것인가?

2. 한약이 암에 영향을 미친다는 논문들

(1) 위경탕(葦莖湯)이 인체 폐암세포에 미치는 실험적 연구
(2) 산수유로부터 분리한 세포 독성물질의 항암효과
(3) 한약을 이용한 항암 실험연구의 경향에 관한 고찰
(4) 익모초의 항암효과에 관한 연구
(5) 가미소요산의 혈관신생 및 성장인자 발현억제를 통한 항암적 연구
(6) 길경이 인체 폐암에 미치는 영향에 대한 실험적 연구
(7) 곽향의 물추출물과 정유(精油)의 항암효과에 관한 연구
(8) 당귀류 한약재가 혈관신생에 미치는 영향에 대한 비교연구

한약이 암에 영향을 미친다는 논문들도 거의 대부분 동물실험 수준에서 끝나고, 그 논문마저도 고전에 기재된 효능을 긍정적으로 인정하는 수준에서 끝나고 있다.

음양맥상을 건강맥으로 조절시킨 다음에 한약을 실험해 보면 170가지 한약재 중에서 80% 이상이 음양맥상을 악화시키고 있고, 13% 정도가 일부 효과, 일부 맥상악화, 효과적인 한약재는 6% 정도이다. 음양맥진을 악화시킨다는 것은 질병이나 암을 악화시키는 것이며, 교감신경을 크게 항진시키는 약재이다. 음양맥진을 악화시킨다는 것은 폐암이나 모든 암을 크게 악화시키거나 한약이 암을 발생시킬 수가 있다는 의미이다.

암세포를 제거하는 임파구는 부교감신경의 지배를 받는다. 위에서 말한 대로 한약은 80% 이상이 교감신경을 항진시키고 부교감신경을 억제시키므로 임파구의 양과 기능이 크게 위축되므로 암세포를 제거할 수 없다.

특히 위의 논문에서 연구한 곽향·길경·산수유·익모초는 음양맥상을 크게 악화시키는 대표적인 한약재이다. 그리고 각 논문에서 이용된 의이인·동과인·도인·당귀·형개·지유·금은화·어성초·녹혈·저령·천

산갑도 음양맥상을 악화시키는 약재에 속한다. 곽향은 급체나 복통 등에 쓰인다고 하나, 위장에 들어가는 순간 미주신경을 크게 자극하여 구토·울렁거림·오심 등을 발생시킬 수 있는 위험한 한약재이다.

길경도 인후나 기관지·호흡기·폐질환에 쓰인다고 하나, 음양맥진 실험상으로는 맥상을 크게 악화시킨다. 식용으로도 길경을 먹어서는 안 된다. 산수유·익모초도 똑같이 독성이 강한 약재(음양맥상을 크게 악화시킴)이다. 그리고 가미소요산이나 일반 한약 처방은 97% 이상이 음양맥상을 악화시키기 때문에, 암을 악화시킬지언정 항암에 미치는 영향은 있을 수 없는 것이다. 항암에 관한 연구에서 제일 나쁜 약재를 선정한 이유를 알 수 없다.

특히 익모초는 음양맥진 실험에서 음양맥상을 지극히 크게 악화시키고 있고, 아울러 대단히 쓴 고미(苦味)의 약재이다. 쓴 약재는 아리스톨로킥산이 들어 있다고 판단된다. 이처럼 음양맥상을 크게 악화시키는 데 "익모초의 각 분획물 중 메탄, 헥산, 에틸아세테이트 분획물이 항암효과가 있음을 알 수가 있었다."고 한 것은 실제 환자에게 어떻게 반응하는지 임상에서 확인할 사항이나, 음양맥진을 악화시키므로 그 효과성은 부정적이다.

"가미소요산에 황기·대황·현호색·목단피·천궁·인삼·백출·당귀·삼릉·곤포나 해조·백질경·반지련·백화사설초·해바라기 줄기를 사용하여 종양세포 증식억제 효과를 관찰하였다."면서 결론에서 chorio-allantoic membrane (CAM) assay에서 발생단계의 혈관신생을 유의하게 억제시켰으며, 〈중략〉 종양이식 모델 마우스의 생존율을 증가시켰다"고 하였다.

그러나 음양맥진법에 의한 실험에서 위의 약재 중에서 인삼을 제외하고는 모두가 음양맥상을 크게 악화시킨다. 여기에서 반지련·백화사설초·해바라기 줄기까지 사용하였다고 하는데, 이들 약재는 실험을 못해 보았으나 아리스톨로킥산이나 피롤리지딘 알칼로이드 등이 함유되어 있어서 음양맥상을 악화시킬 수가 있다. 이들 실험 역시 쥐나 토끼를 가지고 실험한 내용이다. 인체에 실험할 때는 또 다른 악화반응이 나타날 수밖에 없다.

그리고 「한약을 이용한 항암 실험연구의 경향에 관한 고찰」에서는 1990년 이후 발표된 암의 치료와 관계있는 실험논문 53편을 중심으로 한약을 이용한 항암 실험연구의 경향과 향후 방향을 연구한 내용에서 133종의 한약재(중복 처방된 것을 합치면 535개)를 이용하여 모두 항암 효과가 있어서 한약 82종 중 66종에서 유효하다는 결론이 80% 이상을 차지하였다고 했다.

이 논문의 결론을 보면 "추정되는 간접적인 효과를 관찰하는 것이 대부분이며, 구체적인 기전을 알 수 없다는 단점이 있다"고 밝혔듯이, 항암효과가 확실한지에 대해서 분명치 않고, 많은 한약재 등은 각종 암들을 더욱 악화시킬 가능성이 크다. 왜냐 하면 음양맥진 실험에서 170여 종의 한약재 중에서 80% 이상이 음양맥상, 즉 질병을 악화시키기 때문이다.

3. 한약이 혈압·중풍·혈관·뇌혈관에 영향을 미친다는 논문들

한방약은 혈관 개선을 할 수 없다

한의학과의 석·박사 논문 중에서 혈압·중풍·혈관·뇌혈관에 미치는 영향에 대한 논문이 보인다.
(1) 수종의 한약재가 혈관에 미치는 영향
(2) 수종의 한약재가 국소 뇌혈관에 미치는 영향
(3) 수종의 한약재가 혈압에 미치는 영향
(4) 뇌졸중의 치료제인 한약의 효과
(5) 차전근과 차전엽의 흰쥐 일시적 국소 뇌허혈에 대한 신경보호 효과에 관한 연구

(6) 뇌혈류 및 혈관에 미치는 천마의 효능에 관한 연구
(7) 참당귀의 일시적 국소 뇌허혈에 대한 신경보호 효과
(8) 한약의 고미(苦味)·함미(鹹味)가 혈액응고 대사기질 및 전해질 변화에 미치는 영향
(9) 수종의 보기(補氣)·보혈(補血) 한약의 혈관신생 억제 효과
(10) 대시호탕이 고혈압과 수축혈관에 미치는 영향
(11) 오약순기산이 고혈압과 동맥혈관에 미치는 영향
(12) 소풍탕이 고혈압과 동맥혈관에 미치는 영향
(13) 택군육미지황탕이 산화질소의 의존형 고혈압 백서의 혈압과 신장기능에 미치는 영향
(14) 청상사화탕이 고혈압과 수축혈관에 미치는 영향

한방약은 기본적으로 음양맥상을 악화시키므로 모든 혈관의 혈액순환을 나쁘게 한다. 이를테면 모세혈관 계통은 더욱 수축시키고, 대혈관·심장에는 압력은 증가한다. 특히 뇌혈관은 매우 복잡하다. 단면적인 상태만 보고서 뇌혈관이 어떻게 변화되었다는 것은 한약 효과인지 악화인지 판단할 수 없으나, 음양맥진으로 비교하여 보면 거의 모든 한방약은 뇌혈관의 상태를 크게 나쁘게 하는 쪽이 된다.

한약은 아드레날린을 과잉분비시키고 결국 교감신경을 항진시키므로 혈압을 상승시키게 된다. 현재 수많은 고혈압 환자들은 양약에 의존하고 있고, 한약은 장기간 복용하면 대부분 고혈압이 상승되기 때문이다.

뇌출혈도 고혈압에서 발생되는 뇌졸중이다. 출혈될 때 한약은 모세혈관 수축제로 뇌졸중에 다소 도움이 되는 반면에, 혈압을 상승시키므로 효과보다 혈압항진이 더욱 심해진다.

차전근·차전엽·차전자도 음양맥상을 악화시키므로 뇌허혈에 일시적인 아드레날린의 분비로 도움이 될지는 모르나, 결국은 뇌허혈을 더욱 악화시

킨다. 차전근 잎은 뇌혈관 조절을 할 수 없기 때문이다. 그러나 천마는 뇌혈류 및 혈관에 미치는 효과는 우수하다. 당귀는 활혈제로 많이 쓰이나 냄새가 강하고 쓰므로 아리스톨로킥산의 물질이 많은 약재이다. 혈액순환 조절을 할 수가 없으므로 신경보호를 할 수가 없으며, 음양맥진 상태가 악화되므로 결국 혈관신생에 영향을 주어서 암세포를 유발할 수도 있다.

한약의 쓴맛이 곧 아리스톨로킥산이고 인체가 접촉하거나 복용하면 아드레날린의 과잉분비와 교감신경이 항진되어 모세혈관이 수축되므로 혈액응고에는 도움이 될 수 있다. 함미(鹹味)가 들어간 약재도 역시 모세혈관 수축을 강력하게 일으킨다. 한약 중에서 보기·보혈약들도 80% 이상이 혈액순환장애를 일으킨다. 혈액순환장애가 발생되므로 암세포를 악화시키는 혈관신생을 일으킬 수 있고, 혈관신생 억제효과는 거의 있을 수 없다고 판단한다.

청상사화탕은 시호·강활·황금·지모·황백·구감초·황기·생지황·황련·고본·승마·방풍·만형자·당귀신·형개·천궁·감초로 처방한 것인데, 토끼를 중심으로 실험한 상태에서 "수축혈관에 대한 이완효과가 있는 약물로 판명되었으며"라고 결론을 내리고 있으나, 이들 약재를 손으로 만지거나 혀에 접촉하는 순간 음양맥상이 크게 악화된다. 이것은 아드레날린을 과잉분비시켜 심장의 압력을 증가시키고 모세혈관을 수축시킨다는 뜻이다.

위의 약재를 장기간 복용시키면 교감신경이 항진되고 모세혈관이 수축되어 혈압이 상승하고, 모세혈관은 더욱 수축될 것이 명백한데도, 동물실험에서 "수축혈관에 대한 이완효과가 있는 약물"이라고 한 것은 이해가 되지 않는다. 인체를 중심으로 한약을 복용하는 실험을 해 보았어야 옳다.

"택군지황탕은 육미지황탕에서 숙지황 대신 택사를 군약으로 하고, 산수유·산약·택사·목단피로 구성된 한약이다. 이것을 흰쥐에 실험해서 택군육미지황탕을 투여하면 대동맥과 신장에서 ecNOS의 효소활성 억제를 방지함으로써 혈압 상승을 방어하고, 신장에서는 $Na^+ \cdot K^+$-ATPase a_1

subunit 발현 증가와 함께, 나트륨 배출, 사구체 여과율 등의 신기능을 회복시켜 혈압 회복효과를 나타내는 것으로 사료된다."고 하였다.

흰쥐의 경우에는 이러한 변화가 나타날지는 모르나, 사람이 택군지황탕을 먹으면 즉시 위장장애가 나타나고, 이어서 신부전증 같은 신증상이 나타난다. 택군지황탕의 모든 약재가 음양맥상을 크게 악화시키므로 혈압하강을 시킬 수는 없는 것이다. 택사를 위시하여 산수유·산약·목단피 등은 음양맥상을 악화시키는 약재이기 때문이다.

소풍탕은 강활·방풍·진피·반하·오약·향부자·백지·세신으로 구성된 한약 처방이다. 이를 흰쥐에 투여하여 실험한 결과, 혈압하강 효능과 혈관이완 효능이 있다고 하였는데, 음양맥진법으로 실험하면, 진피와 반하를 제외하고는 모두가 음양맥상을 악화시키는 약재이다.

고혈압은 그 종류와 원인이 있으므로 단순하게 소풍탕이나 청상사화탕·오약순기산을 복용한다고 해서 쉽게 혈압하강을 시킬 수가 없는 질환이다. 오약순기산은 천궁·백지·지각·백간잠·건강·길경·오약·감초 등을 처방한 것이다. 이들 약재를 토끼에게 실험한 결과, 혈압하강 효과와 혈관이완 효과가 있는 약물로 판명되었다고 한다.

위에서도 여러 번 언급하였지만, 오약은 음양맥상을 강력하게 악화시키는 대표적인 약재이며, 이 중에서 건강만 음양맥상 조절반응이 있다. 건강 하나로 음양맥상 조절반응을 악화시키는 약재들을 제어할 수가 없다. 즉, 오약순기산은 교감신경 항진물질이다.

고혈압은 단기간의 약물치료로 조절될 질환이 아니다. 이들 약재를 장기간 복용할 때에는 고혈압·심장병·동맥경화증·신부전증 등이 크게 악화될 수 있다.

대시호탕은 시호·황금·대황·백작약·지실 등을 흰쥐에 실험한 결과 "혈관을 이완시켜 혈관의 저항을 감소시키는 것이 강압효과의 기전이 될 것으로 사료된다"고 하였으나, 음양맥진법으로 위의 약재들을 손으로 만지거나 입술이나 혀에 대고 실험을 해 보면, 음양맥상을 크게 악화시키는 반응이 나왔다.

일본의 다카하시(高橋晄正) 박사가 쓴 『한방약은 위험하다』에서는 위의 약재들에 대한 부작용을 명확하게 제시하고 있다.

시호 · 황금 · 대황 · 백작약은 교감신경 항진제로서 혈압하강은 있을 수 없고, 이러한 한약재를 장기간 복용할 때의 질병악화는 상상할 수 없을 정도이다.

그 외의 논문에 이용된 한약재는 음양곽 · 만형자 · 당귀 · 지실 · 지각 · 파극천 · 목통 · 봉출 · 소엽 · 산두근 · 부자 · 방풍 · 창출 · 마황 · 갈근 · 시호 · 황기 등도 음양맥상을 악화시키는 대표적인 약재들이므로, 이들 한약재가 혈압 국소 뇌혈관에 미치는 영향은 유효한 것이 아니라 나쁠 수밖에 없다. 이 중에서 목통(木通)은 대표적인 아리스톨로킥산이 검출되는 약재이고, 부자 · 마황 · 갈근 · 황기 · 시호 등도 음양맥상을 크게 악화시키는 한약재이다.

4. 신경세포에 영향을 미친다는 논문들

(1) 가미지황환이 저산소성 신경세포 손상에 미치는 영향
(2) 청심우황환의 분석과 신경보호 활성에 관한 연구
(3) 대조환이 대뇌신경세포의 허혈성 손상에 미치는 영향
(4) 보익약(補益藥)이 신경세포주의 성장분화 및 세포사멸에 미치는 영향

신경세포를 보호하려면 먼저 혈액순환이 조절되어야 하고, 이어서 호르몬 분비가 잘 되어야 신경세포를 보호할 수가 있다. 혈액순환이 잘 안 되면 인체에 나쁜 작용을 하는 호르몬이 분비되면서 신경세포들도 스트레스를

받는다. 혈액공급이 안 되기 때문이다.

　위의 논문 중에서 가미지황환이 있는데 '지황'은 음양맥상을 악화시켜 혈액순환이 잘 이루어지지 않으므로 저산소성 신경세포의 손상을 막을 수는 없다고 생각한다. 청심우황환(우황·황련·황금·울금·치자·주사로 구성)도 음양맥상을 악화시키므로 신경보호에 영향을 주기가 곤란하다고 생각한다. 대조환도 혈액순환을 악화시키므로 대뇌의 혈액순환을 조절할 수 없기 때문에 대뇌신경세포의 허혈성 손상에 영향은 부정적이고, 오히려 나쁠 수 있다. 모든 보기·보혈·보익약들도 인삼 등 몇 가지를 제외하고 음양맥상을 악화시키므로 신경세포에 좋은 영향을 줄 수는 없다. 신경세포는 혈액순환과 호르몬 분비와 밀접하게 관계가 있기 때문에 먼저 혈액순환이 개선되어야 한다. 그러나 한약은 80% 이상이 혈액순환을 악화시키기 때문에 신경세포에 좋은 영향을 줄 수가 없다.

5. 간기능에 영향을 미친다는 논문

　「수종의 한약재가 B형 간염바이러스 증식억제에 미치는 효과」에 관한 논문이 있다. 한약재의 80% 이상, 한약 처방약의 97% 이상이 부교감신경을 억제시켜 임파구를 억제시키고 있다.

　임파구는 세균·바이러스·암세포를 제거하는 역할을 한다. 한약은 근본적으로 임파구 억제물질이므로 독성간염 같은 질병이 생긴다. 그리고 앞에서 말한 아리스톨로킥산이나 피롤리지딘 알칼로이드도 간정맥을 폐색시키는 작용이 있는데 한약에 이들 물질이 많다. 그리고 농약·중금속 등의 불순물이 있으므로 한약이 간염 바이러스에는 좋은 영향을 미친다는 것은 믿기가 어렵다.

한약재 170여 가지 중 약 6~10% 정도는 간염바이러스 증식억제에 도움을 줄 수는 있으나, 한의사의 처방 한약은 100% 가까이 간염 바이러스 증식억제에 도움을 줄 수는 없다고 판단된다.

6. 기타 질환에 영향을 미친다는 한약의 연구논문들

(1) 황금 중 바이칼린(Baicalin)의 소장흡에 미치는 영향 연구
(2) 수종의 한약처방이 아토피 피부염, 환자의 SCORAD 및 Cytokine 변화에 미치는 영향
(3) 수종의 한약 추출물이 항알레르기 반응에 미치는 영향
(4) 감초 추출물의 멜라닌 형성 억제효과 및 기전에 관한 연구
(5) 갈근의 항균 및 항산화 효과 연구
(6) 한국 후박의 소화기계에 대한 약효 연구
(7) 행인의 소염진통효과 작용기구에 관한 약리학적 연구
(8) 토사자의 효능에 관한 연구
(9) 백복령과 백하수오의 약리작용에 관한 연구
(10) Mild stressedrat을 이용한 수종 한약의 항우울증 효과에 대한 실험적 연구
(11) 흔히 사용되는 한약재에 대한 광독성 평가
(12) 한약의 투여가 신장의 기능에 미치는 영향
(13) 다용 한약처방 투여가 흰쥐의 신장기능에 미치는 영향
(14) 육미지황탕이 허혈·재관류에 의한 급성 신부전에 미치는 효과
(15) 단삼보혈탕 및 보화환이 위궤양에 미치는 영향
(16) 승마갈근탕 가미방을 사용한 두드러기 환자에 대한 임상연구
(17) 수점산이 위궤양 및 진통에 미치는 영향

위의 논문에서 채택된 황금·감초·갈근·후박·행인·토사자·백복령·백하수오 등은 음양맥상을 크게 악화시키는 물질들이다. 특히 감초는 칼륨 배설촉진, 신장 나트륨 배설억제, 부신피질을 자극하여 제2차성 알도스테론증을 유발하고, 교감신경을 항진시켜 혈압을 상승시키는 물질로 밝혀졌다. 후박은 아리스톨로킥산이 검출된 약재로 소화기 질환을 악화시키는 약재이며, 다만 부교감신경이 지나치게 항진될 때는 약간의 효과가 있는 것이나, 90% 이상은 소화기 질환을 악화시킨다.

갈근·백복령·하수오도 음양맥상을 크게 악화시키는 요주의 한약재이다. 갈근은 숙취 해독·청열제로 사용하나, 대단히 위험한 약재 중의 하나이다. 아토피와 알레르기에 미치는 한약의 영향은 아토피·알레르기를 더욱 악화시킨다. 한약은 혈액순환장애를 일으키기 때문이다. 일시적으로 모세혈관을 수축시킬 수는 있으나, 장기적으로 부신피질 호르몬의 분비를 억제시켜 더욱 악화될 수 있다.

「한약의 투여가 신장의 기능에 미치는 영향」은 앞에서 소개한 논문이다. 한약재에서 많은 광독성을 일으킬 수 있다는 논문은 새로운 사실을 발견한 논문이다. 항우울증에 한약은 근본적으로 효과를 기대할 수 없다. 우울증은 세로토닌의 분비부족에서 나타난다. 세로토닌을 분비시키기 위해서는 혈액순환이 개선되어야 하는데, 한약은 혈액순환을 개선시키거나 조절할 수가 없으므로 호르몬 조절이 불가능하다.

「다용 한약 처방 투여가 흰쥐의 신장기능에 미치는 영향」에서 다용 한약 처방이란 "보중익기탕·오적산·육미지황탕·십전대보탕을 흰쥐에 실험하여 4종류의 처방을 동물실험에서 신장기능 및 조직학적 소견에서 이상이 없었다."고 밝혔다.

위의 한약에서 육미지황탕을 사람이 1개월 정도 복용했을 때 어떤 부작용이 나타날까? 본 논문 연구자는 육미지황탕을 1개월간 복용해 본 적이 있는지 묻고 싶다. 필자의 경우에는 2~3첩 이상을 먹을 수가 없었다. 위장장애·설사 등이 나타났기 때문이다. 육미지황탕은 효과보다도 부작용이 제일 많은 약제이다. 쥐의 실험에서는 극소량을 복용시키기 때문에 이상이 없었는지도 모르나, 사람이 직접 복용했을 때는 사정이 다르고 허약자에게 먹일 때는 그 부작용은 더욱 심하다.

십전대보탕·오적산도 위장장애 등이 나타나기는 육미지황탕보다는 덜하여도 많이 나타난다. 보중익기탕의 황기·인삼·백출·감초·당귀신·진피·승마·시호인데, 이 중에서 인삼과 진피만 음양맥상 조절반응이 있고, 모두가 음양맥상을 악화시킨다. 특히 황기는 음양맥상을 악화시키는 대표적인 약재이다. 이들 약재에는 육미만 제외하고 감초가 다 들어가 있다. 감초가 어떤 약인지에 대해서는 앞에서 수차례 언급했다. 자율신경 기능이 부조화되고, 허약자에게 위의 한약을 복용시키면 반드시 부작용이 심해지고, 심지어는 신장에 기능이상을 초래하게 된다.

「육미지황탕이 허혈, 재관류에 의한 급성 신부전에 미치는 효과」에서는 흰쥐의 양측 신장동맥을 45분간 묶고 재관류를 시켜 급성 신부전을 유발시켰으며, 4일 후 신기능을 나타내는 지표를 측정하고, 육미지황탕을 투여한 실험이다. 45분간 신장동맥을 묶었다가 풀어 놓으면 자연치료에 의하여 신장은 자연히 회복된다.

연구자는 한약이 신장에 이상이 없다는 목적으로 실험한 것 같으나, 방법이 체계적이지 못하다. 급성 신부전은 호르몬이나 다른 약재의 부작용으로 나타났을 때가 문제이며, 호르몬이나 다른 독성약이 아닌 물리적 압박을 주었을 땐 자연회복이 쉽게 이루어진다. 급성 신부전이 아니라 만성 신부전증이 있는 환자에게 직접 육미지황탕을 복용시켜 보는 실험이 더욱 좋았을 것이라고 생각한다.

만약 급성이나 만성 신부전 환자에게 육미지황탕을 복용시켰다면 그 부작용은 어떠했을까? 흰쥐처럼 좋아질지는 만무한 것이라고 생각한다.

「단삼보혈탕 및 보화환이 위궤양에 미치는 영향」에서 백작약·단삼·산약·백복신·백편두·지유·당귀·산사·용안육·산조인·원지·신곡·당목향·공사인·감초·구감초·백출·반하·적복령·연요·향부자·후박·지실·맥아·황련·황금·백작약·인삼·녹용·고삼으로 흰쥐에게 실험한 내용의 논문이다.

결론에서 "단삼보혈탕과 보화탕은 위궤양 치료에 효능이 있으며, 위궤양 치료에 충분한 가치가 있다고 인정된다."고 하였다. 논문연구자는 이들 약으로 쥐를 실험해서 위궤양에 효과를 보았다고 하고 있으나, 이들 약재를 음양맥진법으로 실험하면 반하와 인삼을 제외하고는 모두 음양맥상을 악화시키는 약재들이다. 이 약재들을 소화불량이나 위염 환자가 먹어도 악화되며, 특히 위궤양 환자에게 복용시킬 경우 위궤양은 반드시 악화된다. 쥐를 가지고 실험할 것이 아니라 위궤양 환자를 대상으로 실시했어야 더 설득력이 있었을 것이다. 위궤양 환자는 주위에도 많이 있다. 한약재는 위장기능을 나쁘게 하는 약재들이다(한약 복용 후의 효과·부작용 설문조사에서도 첫번째로 위장장애가 가장 많다). 위장에는 미주신경·부교감신경이 있어서 이 약재들이 미주신경을 억제하여 소화액의 분비억제가 나타나고 위산과다가 나타나서 위궤양을 악화시킬 것으로 생각한다.

「수점산(手拈散)이 위궤양 및 진통에 미치는 영향」에서도 오령지·초과·몰약·현호색으로 쥐에게 실험해서 진통 및 위궤양 치료의 목적에 임상적으로 응용할 수 있음을 알 수 있었다고 했다.

위에서도 언급한 것과 같이 이 약재들은 음양맥진 실험에서 악화되는 약재이며, 쥐를 실험하는 것보다 실제 위궤양 환자를 상대로 실험을 했어야 할 것이다. 사람이 이 약을 먹었을 때는 위장증상 부작용이 나타날 수 있으므로 위궤양 치료나 진통에 효과가 있는 것보다는 더 악화시킬 가능성이 높다.

이외에도 많은 한약의 질병치료에 대한 실험논문이 있으나 대부분 동물실험이다. 거의 대동소이한 한의학 석·박사 논문들은 그 효과성보다는 질병악화 가능성이 많은 논문들로서 특별한 주의가 필요하다.

7. 중풍환자에 쓰이는 탕약 — 세포 자라지 못하게 된다

■ 뇌졸중 치료제인 한약의 효과
(2002년 2월 부산대학교 일반대학원 간호학과 이미화 석사학위 논문)

이 논문은 장문의 논문으로 많은 실험을 하여 결과를 밝힌 것으로 다음과 같이 요약·정리한다.

"뇌혈관질환인 뇌졸중은 우리나라에서 3대 사인 중의 하나이며, 〈중략〉 뇌졸중 환자의 치료제로서 일반적으로 사용하는 5가지 한약인 순기활혈탕·보양환오탕·성향정기산·소합향원·오약순기산에 대한 임상적 효과를 규명한 연구는 거의 없었다.

이에 본 연구자는 부산광역시 ○○한의대학교 부속 한방병원에서 뇌졸중 환자에게 사용하는 한약이 어떤 기전으로 작용하여 회복되는지에 관해서 소의 대동맥 내피세포를 이용하여 생물학적 메카니즘을 밝혀 보고, 이러한 한약을 복용하는 뇌졸중 환자들의 복용 후의 회복효과에 관한 연구를 수행하여 한방병원 간호사들의 한약처방에 관한 수행활동에 기초적인 한약에 대한 지식을 제공하고, 뇌졸중 환자의 재활치료에 기여해 보고자 본 연구를 시도하였다.
〈중략〉
한의대학교 부속 한방병원에 입원한 뇌졸중 환자의 뇌경색에서 사용하는 한약의 5종류는 다음과 같다.

(1) 순기활혈탕(順氣活血湯)

중풍후유증 또는 중풍전조증으로 나타나는 구안와사나 수지(手指) 편신(偏身)의 마비감·동통 등의 증상에 이용하며, 그 재료는 향부자 16g, 오약·진피는 각각 12g, 반하강제·적복령·창출·당귀·천궁·적작약·길경은 각각 4g, 백지·목향은 각각 3g, 감초 2g 등이다.

(2) 보양환오탕(補陽還五湯)

본 처방은 기운을 돋우고 중풍후유증인 반신불수·구안와사 및 언어건삽 등에 응용되며, 황기 60g, 단삼 32g, 우슬 16g, 적작약·지룡·당귀미·계지·홍화·천궁·석창포 각각 8g 등으로 구성되어 있다.

(3) 성향정기산(星香正氣散)

중풍 초기에 가장 광범위하게 쓰이는 처방으로서 졸중풍으로 의식이 혼미한 상태, 혹은 의식회복 후 기운을 돕기 위해 응용되며, 반하·강제·진피는 각각 12g, 백복령·남성·곽향·목향·백출·후박·대복피·소엽·백지·길경은 각각 8g 등으로 구성되어 있다.

(4) 소합향원(蘇合香元)

일체(一切) 기질(氣疾) 중풍 초기에 기운의 울체로 의식혼미, 수족랭(手足冷) 담연옹성 맥침(脈沈) 등의 음증이 나타날 때 응용되며, 백출·목향·침향·정향·백단향·안식향·가자육·향부자·필발·곽향·소희향·계피는 각각 10g으로 구성된다.

(5) 오약순기산(烏藥順氣散)

모든 풍증(風症) 마비에 먼저 써서 기도(氣道)를 소통시킨 뒤에 풍약(風藥)으로 탄탄 및 역절풍을 치료하는 데 응용되며, 중풍 초기에 가장 광범위하게 쓰는 처방으로 그 재료는 마황·진피·오약은 각각 6g, 천궁·백지·백간잠·지각·길경·건강은 각각 2g, 감초 1g, 생강 4g, 대조 2개 등이다.

■ 한약(탕제)의 제조 및 복용방법

연구에 사용한 각 종류의 한약은 물 2,400ml(물의 양 = 약제의 무게(g)×5+500ml)를 붓고 오지약탕기를 사용하여 일반 가스레인지에서 달이는데 처음에는 센 불로 나중에는 약한 불로 한약이 1,800ml 정도(비닐팩 1개, 120ml)가 15팩 분량이 될 때까지 달인 후(약 2시간), 달인 약을 재래식 방법인 삼베에 넣고 짜서 추출 사용하였다. 한약의 복용은 하루 세 번 식사 후 30분이 경과한 뒤에 온복(溫服)하였다. 〈중략〉

5가지의 한약 효과를 알아보기 위하여 1999년 3월부터 9월까지 7개월 동안 세포생물학 실험실에서 소의 대동맥 내피세포(BAEC)를 사용했다. 〈중략〉

3. 한약에 대한 소의 대동맥 내피세포를 이용한 실험에 관한 분석결과는 다음과 같다.

소의 대동맥 내피세포(BAEC)의 control group은 24시간 후에는 세포가 별모양이나 원추모양으로 자라고 있었다. 이 중 소합향원을 각각 0.01mg/ml과 0.1mg/ml를 24시간 처리한 세포가 넓게 퍼져가며 충실히 자라고 세포상호간 융합이 일어나고 길게 신장되어가기 시작하였다. 즉 혈관의 손상을 신속하게 회복시켜 주는 효과가 있을 뿐 아니라, 농도가 높아져도 소합향원으로 인한 독성이 매우 적은 것이 특징이다. 그렇지만 고농도의 약제를 쓸 경우 거대세포가 나타났다.

반면, 오약순기산은 0.01mg/ml 처리시에는 세포가 융합이 되나 길게 자라기만 했고, 이때 소합향원에서 나타나는 현상과 차이가 있으나, 혈관형성을 일으키게 하는 방법이 다소 다르다는 것이 명백하나, 그것은 세포질이 매우 가늘게 신장되면서 혈관형성을 일으키기 때문이다. 농도가 0.1mg/ml로 처리했을 때는 세포가 독성 때문에 죽는다.

그 외의 순기활혈탕·보양환오탕 및 성향정기산은 비록 뇌졸중 환자에게 투여하는 약이라 할지라도 세포를 잘 자라지 못하게 하고, 오약순기산보다 훨씬 많은 독성이 있다고 나타났다.

〈후략〉

※ 참고

앞에서도 오약순기산에 대한 설명을 한 바가 있다. 이 논문에서는 중풍환자에게 쓰이는 오약순기산 등의 임상적인 연구이다.

순기활혈탕 · 보양환오탕 · 성향정기산 · 오약순기산에 처방된 한약재들은 반하와 진피를 제외하고는 모두가 음양맥상을 악화시키는 약재이다. 특히 오약 · 마황 · 천궁 · 백간잠 · 곽향 등은 음양맥상을 크게 악화시키는 약재로서 중풍을 악화시킬 수는 있어도 좋은 효과를 얻기는 매우 어렵다.

본 논문에서 소합향원이 탁월하다고 하였는데, 소합향원에는 심하게 음양맥상을 악화시키는 약재는 없으나, 곽향 · 백출 · 목향 · 침향 · 백단향 등은 음양맥상을 크게 악화시킬 수 있다. 그러므로 소합향원도 농도를 높일 경우에는 거대세포가 나타난다고 한 것이다. 소합향원도 장기간 다량 복용할 경우에는 오히려 중풍이 다시 더 악화될 가능성이 있다.

8. 한의학 석 · 박사 논문들에 대한 평가

◆ **동물실험 목적** ─ 효과 · 독성실험하기 위한 것
　아울러 인체임상실험의 전단계이다. 반드시 임상실험을 했어야 한다
　일방적으로 모두 효과만 있다는 것 ─ 진실성 결여, 홍보성 논문에 불과

앞에서 몇 편의 한약 연구 논문들을 알아보았다. 전국의 한의학과 대학원 등에서 석 · 박사 학위논문을 접하면서 느끼는 소감은 큰 실망감 뿐이다.

이러한 논문에서 가장 설득력 있는 논문은 부산대학교 일반대학원 간호학과 이미화 씨의 논문이다. 5가지 한약 처방을 소의 대동맥 내피세포를 이용한 실험을 했을 때 4가지 한약 처방은 강한 독성으로 세포가 죽어 갔으나, 소합향원은 내피세포를 살리는 효과가 탁월했지만, 고농도를 투여했을 때 거대세포가 나타났다는 것은 설득력과 진실성이 있는 논문이다.

이미화 씨의 논문과 다른 한의학과의 석 · 박사 논문들을 비교하여 보면

논문의 객관성에서 크게 차이난다.

(1) 한의학 석·박사 논문들은 한방 고전에 명시된 효과성을 입증하려는 데만 모두 목적을 두고 있는 것 같다. 모든 연구실험을 하면 100%가 목표한 결과가 안 나오는 것이 상례이고, 설사 예상 목적치가 나왔다 하더라도 문제점과 부작용 외에 예기치 못한 특별한 문제나 효과성이 나타날 수가 있는데, 이러한 실제 실험모습이 전혀 나타나 있지 않았다.

(2) 앞에서도 언급하였듯이 토끼와 흰쥐를 대상으로 실험을 했다고 하나 실험동물과 인체와는 엄연히 다르다. 동물실험에서도 효과의 문제점이 나타나야 하는 것이 실험상의 진실이다. 동물실험에서도 모두 유효한 쪽으로만 판단하고 있었다.

(3) 동물실험을 실시한 후에는 인체 임상실험도 반드시 실시했어야 한다. 동물실험에 의한 결과를 인체에 실험한 것처럼 그 효과성으로 결론을 지을 때 한의사들은 동물실험한 결과를 가지고 투약할 것이다. 이때 나타나는 문제점은 누가 책임질 것인가?

(4) 한약은 그간 널리 이용되었다면 구태여 동물실험에만 매달리지 말고 환자를 대상으로 임상실험을 했어야 한다. 위의 논문에서 인체 임상실험은 거의 없는 정도이다. 그런데도 한약의 효과성을 단정짓고 있었다.

(5) 한약이 항암에 효과 있고 신생혈관 억제에 효과가 있었다면 강력한 독성물질임이 틀림이 없다. 독성이 강한 물질을 투여하면 반드시 부작용이 나타날 것이며, 또한 정상세포도 손상될 것이 뻔한 사실이며, 면역억제 반응도 나타났을 것이다.

(6) 양약은 동물실험·인체실험·임상실험을 거쳐서 약을 개발하여 효과와 금기사항, 부작용을 밝히고 있다.

금세기 최고의 약이라고 하는 아스피린도 혈전 예방에 탁월하다고 하나, 위궤양 등의 심각한 부작용이 나타나고 있다. 그런데 한약이 효과가 있다고 하면서, 논문에서 부작용 측면을 전혀 발견하지 못한 것은 논문에 순수성과 진실성이 없다고 생각한다.

(7) 위의 논문들에서 사용된 한약재들은 음양맥진 실험으로 판단하면(건강맥을 조절하고 건강맥에 미치는 영향) 음양맥상을 크게 악화시키거나 보통 악화시키는 한약재들이었다. 다시 말하여 독성이 강한 한약재이므로 특정병인에 대하여 억제효과를 나타낼 수 있는 반면에, 인체의 면역력이나 질병에 반드시 나쁜 영향이 나타나게끔 되어 있다. 그래서 한약의 부작용이 많은 것이다.

위의 논문들에서는 고전의 한약 효과를 긍정적으로 검토, 인정하려는 인상이 짙다.

(8) 이와 같이 발전성이 없는 논문들이므로 한의약계가 발전할 수 없는 것이다. 모든 사물에는 반드시 문제점이 있다. 그 문제점을 찾아서 개선해야 발전하는데도 불구하고, 한의학 석·박사들의 한약 치료의 효과성에서 문제점을 발견하지 못하므로 오늘날과 같은 현상이 일어난 것이다.

(9) 의약품에 있어서 동물실험을 하는 이유는 효과검증과 독성검사를 연구하고, 인체의 임상실험을 하기 위한 전단계 실험인 것이다.

① 한약의 석·박사 학위논문들을 보면 거의 모두 동물을 실험한 내용이다. 특히 박사 학위논문일수록 동물실험을 실시한 것 같다.

한약으로 동물실험을 하는 이유는 위에서와 같이 한약의 효과가 동물실험에서도 그대로 나타나는가를 확인하는 데 있다.

위 논문들의 동물실험은 한약이 모두 효과 있는 것으로 나타나 있다.

② 그러나 동물실험에서 효과가 있다 하여도 인체실험에서 효과가 그대로 나타난다고 확정할 수 없으므로, 위 논문 다음에는 반드시 인체의 임상실험을 했어야 한다.

③ 한약으로 동물실험을 했다면 반드시 한약의 독성실험 결과도 나왔어

야 한다. 그러나 위의 석·박사들의 논문을 보면 독성·부작용에 대한 언급이 거의 없다.

한약은 분명히 농약·중금속과 앞에서 언급한 아리스톨로킥산 등이 검출됐으므로 독성이 있다. 이들 독성에 대한 언급이 논문에서는 나타나지 않았다(다른 논문에서는 농약·중금속에 관해 연구한 논문은 별도로 있으나). 모든 논문에서 부작용을 밝혔어야 한다.

④ 한의사들이 할 수 있는 범위 내에서 임상실험은 했어야 한다.

그러나 한의학 석·박사 논문에 있어서 인체 임상실험한 것은 나타나지 않은 것 같다. 한약을 그동안 수백년, 수천년 연구하여 부작용이 없을 것이라는 믿음만으로 현재의 한약의 부작용을 무시할 수 없을 것이다. 반드시 한의사들이 할 수 있는 범위 내에서 임상실험을 해야 한다.

앞으로 한의학이 얼마나 연구가 될지는 모르나, 한의학 석·박사 학위논문을 쓸 경우에는 동물실험에서의 효과, 독성실험, 또한 인체임상실험에서의 효과와 독성실험을 밝혀내야 한다.

(10) 현재까지의 한의학 석·박사 논문들은 고전의 한방 약효들을 홍보·선전하기 위한 연구물이나 다름이 없고, 정상적인 논문들이라고 보기 어렵다.

(11) 한약 치료관련 석·박사 학위논문에서 한약의 문제점·부작용·독성이 은폐되고 있다.

모든 한의사들은 한약은 부작용이 없다거나, 독성이 미약하다고 이해하고 있고, 이러한 현상은 환자들에게도 한약은 부작용이 없는 것으로 왜곡되고 있다.

그러나 현실은 한약의 부작용이 심각하고, 한의약 관련 석·박사 논문도 크게 개선돼야 할 것이다.

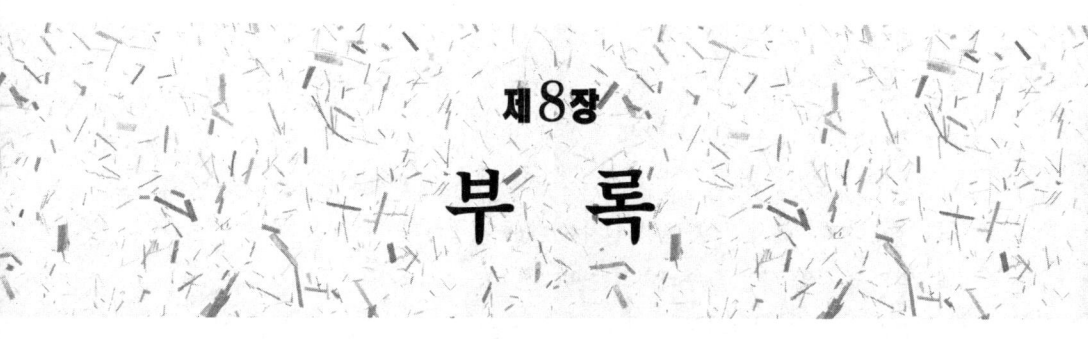

제8장
부 록

1. 한방약 부작용에 대한 연구조사 경위 요약

 필자 유태우는 고려수지침학회를 운영하면서 한방약이 우수한 줄 알고 1984년~2004년까지 전(前) 관인향군한약학원과 전 관인동양한약학원에서 약 2,000~3,000여 명에게 한약을 가르쳐 왔다. 그리고 한방서인『중약 본초학』,『중의 방제학』,『중의 내과학』,『중의 부인과학』,『새한방 처방해설』과『○○ 한의학대전』등을 출판하였다.
 그리고 고려수지침을 보급하는 데 대해 한의계에서는 못마땅해 하고 계획적이고 조직적으로 저지하는 움직임을 보여 왔다. 심지어는 수지침 자원봉사활동까지 저지하고 시비를 걸고 있다. 2006년 2월에는 한의사협회 임원과 보건복지부 담당자까지 합세하여 합법적으로 이루어지고 있는 수지침 자원봉사를 불법이라며 수지침자원봉사자들을 모두 잡아 넣겠다는 공갈·협박까지 하였다.
 2006년『서금요법 개론』을 저술하면서 한약의 효과와 부작용을 실험하였다. 음양맥진 실험에서 건강맥을 악화시키는 한약재는 170가지 중에서 81%나 되었고, 일부 효과 일부 부작용이 13%, 건강맥 유지에 도움 주는 한약재는 6% 정도였다. 이 실험을 몇 차례 실시하면서 한약의 위험성을 알

429

게 되었다.

그동안 한방약이 좋은 줄 알고 가르치고 그 어려운 한방서까지 번역 출판을 한 것에 대해 심한 자책감을 느끼게 되었다.

그래서 『보건신문』에 '한약 강의 사죄의 말씀을 드립니다'라는 사과 광고를 게재하고, '본사 발행 한약 책자 판매 중지합니다'. 이것은 한약의 문제점을 알리고 한약 사용을 주의하라는 뜻이었다.

그러나 『보건신문』의 광고에 대해 한약협회와 한약계는 연구나 반성이 없이 감정적으로 대처하고 나왔다. 이에 『보건신문』에서는 한약의 문제점·위험성·부작용에 대한 기사를 내보내게 되었다. 그리고 필자는 한약의 위험성에 대해 얼마나 일치하고 있는지 설문조사를 실시하여 확인하게 되었다.

2006년 4월 29일 제18회 한일고려수지침학술대회에서 보건신문사와 고려수지침학회가 전국에서 참가한 참석자들에게 "한약 복용 후의 효과와 부작용"에 대한 설문조사를 실시하고 중앙리서치에 분석을 의뢰했다.

놀랍게도 한약 효과 12.9%, 한약 부작용 87.1%나 나왔다. 이 내용의 기사를 『보건신문』에 게재하자, 대한의사협회와 대한개원의협의회에서는 신문을 복사·인쇄하여 전국의 병·의원에 배포하게 되었다.

대한한의사협회는 지나치게 감정적·신경질적으로 『보건신문』 기사를 공격하고, 민·형사상의 고발까지 하겠다고 협박하였으며, 한약계도 감정적으로 『보건신문』의 구독 거부와 항의 서신을 보내왔다.

결국 대한한의사협회가 언론중재위원회에 제소하여 보건신문 편집국장과 협의한 내용은, 설문조사 대상자 831명이 전국대상이 아니라 학술대회에 참가한 사람이란 점과, 한의사의 복약지도를 받으면 부작용을 줄일 수 있다는 점을 신문에 게재하기로 하는 정도의 합의 사항이었다(설문조사에서 75% 이상이 한의원 한약인데도 부작용은 87% 이상이었다).

한의약계에서는 한약의 부작용에 대한 연구·검토나 반성도 없이 『보건신문』기사에 대해 감정적으로 대처하고, 민·형사상의 고발 검토까지 한 다고 하므로 필자는 나름대로 한약의 부작용에 대한 자료를 조사하기 시작했다(2006년 9월 7일 한의사협회는 서울지검에 필자를 고소했다).

  2005년 6월 대한의사협회 산하 범의료한방대책위원회(당시 회장 장동익)에서는 774명의 의사를 대상으로 한방에 대한 인식을 설문조사한 결과, 의사의 72.3%(560명)가 환자의 한약 부작용을 직접 겪은 것으로 조사됐다. 의사가 겪은 한약 부작용은 간염과 간독성이 83.2%(466명)로 가장 많았고, 위장증상이 36.4%, 신장독성 29.6%, 피부발진 26.4%, 부종 19.5%, 구역질 16.3%, 부정맥 및 심장독성 11.25%, 지방간 9.46% 등의 순으로 간과 관련한 부작용이 90% 이상 차지했다. 2003년 대한간호협회 협회지에서도 한약재로 인한 독성간염의 부작용 설문조사를 실시하였다. 그리고 2003년 국립독성연구원의 연구결과에 따르면, 매년 위중한(입원해야 할 정도) 독성 간염환자가 1,904명씩 발생하는데, 이 중에서 49%가 한의원 한약에 의해서 발생되었음이 확인되었다. 2006년 6월 한국소비자보호원의 발표에 의하면, 6년 8개월간 한의약 관련 피해신고 접수가 3,375건이었으며, 피해가 입증된 115명 중에서 54.8%가 한약의 부작용이었다. 뿐만 아니라 인터넷상에서의 한약의 부작용은 하늘을 찌를 정도로 많이 올라오고 있고, 한약 부작용에 대한 토론과 글, 논문들이 계속 나오고 있다.

  양약은 효과와 부작용이 명시되고 금기사항이 명시되므로 부작용 예측이 가능하고 대처방법이 있으나, 한약은 어떤 부작용이 나타날지를 모르고 투약하고 있는 것이다. 부작용에 대한 대책도 없는 실정이다.

  1990년 경부터 한약의 부작용이 한의학계에 보고되기 시작하였다. 벨기에에서는 중국에서 수입한 살빼는 약을 먹은 많은 사람들이 한약신증, 요도·방광암에 걸리게 되어 조사한 결과, 아리스톨로킥산이 검출된다는 사실을 최초로 보고하였다. 미국, 일본, 대만 등에서도 한약의 부작용(특히 한약신증)에 대한 임상보고가 속속 발표되었다. 그 이후 미국 등지에서 한약 부작용에 대한 임상보고 논문이 발표되었다.

아리스톨로킥산(Aristolochic acid)은 쥐방울덩굴과 마두령에서 검출되는 것으로 알려져 있으나 목통·광방기·청목향·세신·후박에서도 검출되었다. 한의사들은 부자·천남성·유황·몰약·대황 등의 몇 가지 독성 한약재만 주로 언급하고 있을 정도로 한약의 부작용에 대해 안이하게 대처하고 있었다.

아리스톨로킥산을 의학대사전에 보면 "방향성이 있고 쓴맛이 있는 건조된 풀·줄기·뿌리에 있다"라고 되어 있다. 모든 건조된 초목의 줄기와 뿌리는 대부분이 방향성과 쓴맛이 있다. 처방하여 달인 한약은 모두가 쓰다. 쓴맛 있는 한약재에서 검출되는 아리스톨로킥산이라는 발암물질이 한약신증을 유발시킨다. 한의학계에서 한약이 신장의 기능에 이상이 없다는 논문들을 발표하고 있으나, 이 논문은 양약과 같이 복용한 경우의 논문으로서 가치가 없고 진실성이 없다.

그리고 자연에는 자연독이 많고, 농약·중금속에 의해 심각할 정도로 한약이 오염이 되고 있다. 남미·북미 등의 풀·허브차에서 검출되는 피롤리지딘 알칼로이드(Pyrrolizidine alkaloids)는 간정맥을 폐쇄시켜 간염·간경변을 일으킨다. 이 피롤리지딘 알칼로이드는 남미의 허브차에서만 검출되는 것이 아니라 한약차에서도 충분히 검출된 가능성이 있다.

모든 조사에서 독성간염이 많은 것은 원천적으로 이들 자연 독성물질 때문이다. 이들 자연 독성물질을 사람이 보거나 느끼거나 만지거나 맛을 보거나 먹으면 부신과 교감신경 말단에서 아드레날린이 분비되어 결국 교감신경이 항진된다. 이때 음양맥상이 악화된다. 이러한 한약을 복용하면 위장 등에 있는 미주신경(부교감신경)을 억제하여 교감신경이 극도로 악화되어 부작용 현상이 나타난다.

한약재의 81%가 교감신경 항진제이고, 한약은 혼합 처방한 약일 경우 97% 이상이 교감신경 항진약이 될 수 있다. 인체의 질병 중에서 90% 이상이 교감신경 항진증인 데 반해 부교감신경 항진증은 극소이다. 극도로 허약, 저혈압, 무기력, 헛땀을 많이 흘리고 쇠약한 체질의 경우에만 부교감신경 항진증이다. 출혈성 질환, 출산시의 원기부족일 때 한약을 복용시키면 교감신경을 억제하여 일부 일시적 효과를 볼 수는 있다.

　한약의 실상이 이러한데도 국민들은 한약의 위험성을 모르고 부작용에 대해 무관심하거나 너무 관대하다. 한의사들도 이러한 부작용을 알듯 모를듯 하면서 한약을 많이 처방하기에만 급급한 실정이다. 한약은 질병을 악화시키는 약이므로 당국에서는 한약을 구체적으로 연구하여 그 독성이 밝혀질 경우 한약 사용에 대해서 강력한 조치가 내려져야 할 것이다. 국민들은 이와 같이 위험하고 부작용 많은 한약을 특별히 주의하여 현명하게 대처해야 한다.

　한약·한방약이 이처럼 위험하다고 밝혀지는 상황에서 한약의 대책방안은 명확해진다. 정부 당국이나 보건복지부에서는 한약의 임상실험과 독성을 밝혀야 한다. 야채 등 음식물에 있는 독성과 발암물질을 검출하고 있듯이 한약에 있는 발암물질이나 독성물질도 반드시 밝혀야 한다.

　수지력 테스트와 음양맥진법으로 실험하면 한약의 부작용·위험성을 즉시 입증할 수 있다. 이것을 과학적으로 연구하여 검출해 내야 한다. 한약의 독성, 발암물질 등이 확인되면 조속히 대책을 강구해야 한다. 한의약계 인사들도 더 이상 위험한 한약을 국민들에게 먹게 해서는 안 될 것이며, 스스로 한약에 대해서 특단의 조치를 내려야 한다. 감정적인 대처보다 냉철한 판단과 연구를 하여야 할 것이다. 한약은 질병을 악화시킬 수 있기 때문이다.

　구체적인 방안은 한의약계 인사들이 너무나 잘 알 것이고, 정부 당국자, 특히 보건복지부 관계자들도 어떤 조치를 취해야 할 것인가를 대책을 세워야 할 것이다. 국민들 입장에서 가장 현명한 방법은 한약을 피하는 길밖에 없다. 그리고 부작용·위험성이 전혀 없는 방법으로 질병을 예방하고 치료해야 한다.

이와 같이 한약의 위험성을 알리기 위해 본서를 쓴 것이다.

2. 한방약의 부작용에 대한 견해(대책)

국민들 입장에서의 대처방안 - 한약은 피할수록 건강증진에 도움된다

한약이란 넓은 의미로 한약재와 처방약을 말한다. 한방약이란 한약의 기성서나 한의사들의 처방에 따라서 한약재를 혼합한 약을 말한다.

이러한 한약은 '약'과 '치료'라는 의미가 포함된 것으로서 효과가 있을 것을 기대하면서 오랜 기간 이용해 왔고, 안심할 수 있다는 가정하에서 한방약을 복용해 왔다. 즉, 환자들은 질병치료가 될 것이라는 믿음으로 한약을 복용해 왔던 것이다.

본문에서 보는 것과 같이 한약재의 저질 문제, 농약·중금속 문제와 독성간염 문제, 인터넷상에서의 심한 부작용 문제들, 한국소비자보호원에서의 한약 부작용 신고건, 그리고 필자의 음양맥진실험과 2차례의 설문조사, 한약신증과 아리스톨로킥산, 피롤리지딘 알칼로이드의 자연독성 등으로 인해 한약은 위험한 약이라는 사실을 알게 되었다.

그간에 한의사들은 부자·파두·대황·천남성·유향·몰약 등등 몇 가지와 몇 십 가지의 약들에서 독성이 있거나 있을 수 있다는 생각을 하면서도, 한약은 자연재료이므로 안전하다느니, 2천 년간 사용되었으므로 그 효과와 안전성이 입증된 것이라며, 한약도 약이므로 부작용이 있느니 없느니 하고, 한약 부작용을 환자의 체질 탓으로 몰아붙였다. 따라서 상대적 약자일 수밖에 없는 환자들은 아무 말도 못하고 고통만 당하는 실정이다.

그리고 한약은 법제(法製)·수치(水治)를 해야 한다고 하면서, 열을 가한 한약들은 독성을 제거하고 약효능을 높이거나 변형을 시킨다고 하지만,

한약의 독성과 부작용을 더욱 악화시킬 뿐이다.

한약들을 복용함으로써 부작용은 80~90%까지 나타나는 반면 그 효과는 미미하다. 미미한 효과는 한약의 순수한 효과보다 위약(僞藥)효과일 가능성이 더 높다.

이와 같은 실정으로 보아 그간에 한약은 진정한 질병 치료제가 아니었던 것이 분명하다. 일종의 위약이거나 미미한 효과를 내거나 질병을 악화시키는 약재였던 것이다.

이같이 한약의 부작용이 밝혀지는데도 불구하고 국민들은 아직도 한약을 이용하고 있고, 한약관련업계에서는 한약재의 재배와 관리·유통과 수출입을 여전히 하고 있으며, 한의사·한약업사·한약사들은 국민들에게 한약을 더 많이 복용시키려고 적극적으로 권장하고 있는 실정이다.

지금도 인터넷상에서는 한약의 부작용으로 인한 원성이 높고, 소보원에서는 6년 8개월 동안의 한의약 관련 부작용으로 3,375건이 접수되었고, 현재에도 한약의 부작용으로 고통받고 있는 국민들이 대단히 많은데도 어느 기관이나 단체, 연구소에서도 이 문제를 제기하는 곳이 거의 없을 정도로 지나치게 소극적이다.

한의사들도 한약의 부작용을 어느 정도 알고 있으면서도 모른 체하면서 한약을 투약하고 있고, 부작용이 어떻게 나타나는지도 모르고, 부작용에 대한 대처방안도 분명하지 않은 실정이다. 그러니 피해를 보는 것은 오직 국민들 뿐이다.

한약이 2,000년 전 중국의 전국시대에 『신농본초경』에서 시작된 것은 현재의 한약 부작용 측면에서 볼 때, 질병치료의 순수성보다는 오히려 화학전쟁 무기의 역할이 있다고 보인다. 당시는 전쟁이 빈번했던 때이므로 수많은 상처와 중상모략이 난무하던 때이다. 전쟁에서 입은 상처를 치료할 땐 한약은 수렴제, 모세혈관의 수축제로서 가치가 있었다고 생각되나, 그 외의 질병에 한약을 먹으면 그 질병을 더욱 악화시키고 부작용을 일으켰던 것이다. 그러므로 상대방 국민과 병사들에게 한약은 좋은 약, 치료제라고 감언이설로 속여서 많이 먹게 하여 전력을 크게 약화시켰다고 생각된다. 상대방의 국민과 군인들에게 한약을 많이 먹게 하여 독성간염이나 신염에 걸리게 했다고 가정해 보자. 아마도 그 군인들은 싸울 힘이나 의욕이 없어서 백전백패하게 될 것이다. 이와 같은 의도로 한약이 쓰여졌다고 추측을 할 수가 있다.

현재 국민들이 한약을 마구 먹어 독성간염·신염 등, 각종 질병이 발생되는 것을 알고서도 보건복지부는 국민건강보다는 한의약계의 대변인이 되려 할 것이고, 한의약계 인사들은 "무슨 소리냐" 하면서 한약은 좋다고 권장할 것이다. 그러므로 국민 각자가 한약 부작용의 심각성을 알고서 특별히 주의를 하는 수밖에 없다.

한약은 먹을수록 부작용이 심하게 나타나므로 국민들은 한약의 부작용에 대비하기 위해서 다음과 같은 대책을 강구하여야 한다.

(1) 한약 부작용 — 질병 악화반응이다

한약을 복용하면서 다음과 같은 증상들이 나타나면 한약의 부작용이며 질병이 악화된다는 표시이므로 대처방안을 강구해야 한다.

양약은 일부 효과 있는 반면에 과용·오용하면 부작용이 나타나고, 금기사항이 있으나, 한약은 효과 있다고 하나 그 효과는 분명치 않고, 또한 부작용이 어떻게 나타날지도 모르고 그 부작용에 대한 처치방법이 없다.

다음 증상들이 나타나면 모두 한약을 중지해야 한다.

그리고 신체에 많은 독성물질이 정체되어 있을 때, 그 독성물질을 악화시키는 약이나 물질을 먹으면 독성이 악화되어 부작용이 나타난다.

한약을 복용한 후 다음과 같은 증상들이 나타나면 한약 부작용이다.

① 한약 복용 후에 소화불량, 헛배 부름, 설사, 속 답답, 뱃속 꾸르륵거림, 가스, 식욕과잉, 구역질, 속쓰림, 복통, 구토, 변비, 식욕감퇴, 체함, 만성 위염 등이 나타날 때.

② 한약 복용 후에 신경성 부작용으로 전신 무거움, 머리 무거움, 지나친 졸음, 두통, 어지러움, 피곤 심해짐, 눈 침침, 신경 예민, 손발 저림, 요통 심해짐, 눈 붓고 충혈, 옆구리 뻐근, 신경통 심해짐, 어깨통증 심해짐, 팔저림 · 운동 곤란, 피부 · 손발 마비 등이 나타날 때.

③ 한약 복용 후에 신장 부작용으로 뱃속이 답답하고, 얼굴 · 손발 · 전신 부음, 소변 잘 안 나옴, 소변량 감소, 요통, 전신이 부어 호흡곤란, 살이 찌는 현상 등이 나타날 때.

④ 한약 복용 후에 피부 발진 부작용으로 피부가려움증, 두드러기, 눈 충혈, 전신 가려움, 목 부위 가려움, 복부 가려움, 얼굴 충혈, 피부가 빨갛게 변하거나 파랗게 변함, 피부가 터져 출혈 등이 나타날 때.

⑤ 한약 복용 후에 심장 부작용으로 가슴 두근거림, 가슴 답답, 혈압 상승, 가슴 뻐근, 콜레스테롤 상승, 부정맥 발생, 심장병 악화, 심장 통증, 인사불성, 졸도, 동맥경화증 악화 등이 나타날 때.

⑥ 한약 복용 후에 여성질환 부작용으로 체중 증가, 소화불량 · 부종 · 냉증 · 생리불순 심해짐, 소변 보기가 어려워짐, 생리통 · 자궁질환 심해짐 등이 나타날 때.

⑦ 한약 복용 후에 기타 부작용으로 설사, 속쓰림 증세, 어지러움, 항상 피곤함, 속이 답답함, 메스꺼움 증세, 두통, 헛배 부름, 부종, 원기부족 등이 나타날 때.

한약을 복용한 후 없었던 증상들이 나타나면 모두가 부작용이다. 한약은 입 안에 들어가면서부터 음양맥상을 악화시키기 때문이다.

(2) 한약 부작용이 나타날 때의 처치요령

한약 복용 중에 위와 같은 증상이 전혀 없다면 계속 복용해도 무방하겠으나, 한방 처방은 근본적으로 문제가 있기 때문에 부작용 증상이 없어도 주의해야 한다.

한약 부작용에 대한 설문조사 · 연구 · 실험에서 볼 때, 한약은 인체에 좋은 약이 될 수가 없다. 효과가 있다 해도 그것은 부교감신경 항진증일 때만 일부 효과가 있는 정도이다. 부교감신경 항진은 모든 환자의 약 7~10% 미만이다.
　한약을 먹고 살찌는 것도 한약의 부작용이다. 감초 등의 약재가 나트륨 배설을 억제시켜 인체에 수분저류현상이 많아져 살찌는 부작용이다.
　① 부작용이 나타나면 우선 복용하고 있는 한약을 중지한다.
　② 한의사가 지도하는 복약요령을 지키든 안 지키든 부작용은 나타난다. 다만, 약간의 정도 차이는 있을 수 있다.
　복약지도란 다음과 같은 것이다.
　㉠ 한약을 복용할 때는 술 · 돼지고기 · 닭고기 · 불고기 · 면 · 녹두를 먹지 않는다.
　㉡ 뜨거운 약은 식혀서 복용하고, 찬 약은 따뜻하게 해서 먹는다.
　㉢ 식후 · 식간 · 공복시를 구별한다.
　㉣ 약을 먹을 때는 과로 · 무리 · 과욕 · 스트레스 주의 등이다.
　※ 이것만으로 다소 증상을 적게 할 수는 있어도 한약의 부작용을 근본적으로는 없앨 수 없다. 물질보존의 법칙에 따라서 독성물질은 없어지지 않는다.
　㉤ 하루에 정량을 2~3번 먹는 것 등이다.
　※ 복약지도에 특별한 해독처방이 있는 것은 아니다. 예를 들어 감초가 들어간 한약을 장기간 먹으면서 주의사항을 지켜도 부작용은 나타나게 마련이다.
　③ 부작용이 있으면 한약을 지은 곳에 갖다 주고 상의하되(한의원에서는 한약재를 가감해서 다시 지어 준다), 가급적 피하는 것이 상책이다. 다시 한약을 조정해 주어도 한약은 부작용을 일으키는 약이기 때문이다.
　④ 한약을 지을 때는 많이 짓지 말고 1~3첩을 지어서 복용하여 보고 또 지어야 한다.
　한의사들은 보약이라고 하면서 1제 이상의 많은 양과 비싼 약을 먹도록 권장한다. 대부분 그 약을 다 먹지 못하고 버리는 경우가 참으로 많다. 이는 부작용 때문이다. 보약도 1~3첩을 먹어 보고 짓는다. 한약 보약일수록 부작용이 더욱 많다.

⑤ 한약을 먹고 부작용이 나타나면, 양과 횟수를 줄여서 먹으라고 하나 부작용약인 것은 마찬가지이다.

⑥ 한약을 복용하여 부작용이 나타난 것은 한약으로는 부작용을 없앨 수가 없다.

위장장애시에 소화제를 넣는다고 해도 위장장애가 다소 완화될 수는 있어도 완전히 없어지지 않는다. 그러므로 부작용 있는 한약은 주의하는 것이 원칙이다.

⑦ 이미 심각한 부작용이 나타났으면 병원을 찾아 가서 상담하고 진료를 받아야 한다.

한약은 독성이 있어서 한약으로 해독시키려면 더욱 위험할 수 있다. 독성은 대·소변으로 배설을 시켜야 한다.

한약 독성이 다 배설될 때까지는 한약을 주의해야 한다. 한약 독성은 잘 없어지지 않는다.

⑧ 중금속·농약이 인체에 들어가면 축적되어 완전해독이 어렵다. 장기적인 건강관리를 해야 한다.

⑨ 한약의 부작용은 교감신경을 항진시킨 것이므로 부교감신경을 우위로 하는 음식을 먹는 것이 좋다.

대표적인 것이 검은콩·약콩·완두콩·시금치·녹차 등이며, 서금요법의 기능성 음식을 많이 먹도록 한다. 콩 종류도 볶아서 먹으면 안 된다. 반드시 삶아서 먹어야 한다. 녹차를 미지근할 때 몇 잔씩 마셔서 이뇨를 시키도록 한다(한의약계에서는 독성을 제거시키기 위해 한약 이뇨제를 쓰고 있으나, 한약 이뇨제가 가장 나쁜 것으로 밝혀지고 있다. 그래서 한약을 먹어서는 안 되는 것이다).

한약의 부작용이 있으면 한약을 중지하고, 기능성 음식을 먹어서 한약의 복용으로 인한 교감신경 항진을 억제시켜야 한다.

⑩ 한약의 부작용이 있으면 서금요법에서 전자빔, 사이버 수지침, 수지음식요법 등으로 교감신경을 억제시켜야 한다(수지침보다 서금요법이 좋다).

⑪ 한약을 양약처럼 만든 약들(약국에서 판매되는 한방제제 약들)도 부작용이 심한 경우가 많다. 처치는 한약 복용시와 동일하다.

⑫ 중병일수록 한약의 복용을 절대 주의해야 한다.

⑬ 성장기 어린아이들에게 한약은 부작용이 더 심할 수 있다. 어린아이들의 성장발육이나 아토피, 성인들의 알레르기 질환에도 한약은 특별한 주의가 필요하다.

⑭ 임신부에게 한약을 복용시키면 독성이 태아한테 갈 수 있다. 특히 주의해야 한다.

⑮ 건강증진, 정력제로 한방약을 이용하는 것은 특별히 주의가 필요하다.

살찌는 보약은 부작용 증상이다.

⑯ 중풍환자, 심장병자, 당뇨병자들은 특히 한약을 주의하여야 한다(한약은 모세혈관 수축, 혈압 항진, 심장압력 증가를 시키기 때문이다).

⑰ 한약재가 들어간 술, 화장품, 건강식품들도 특히 주의한다.

일반적으로 한약들, 특히 첩약이나 처방한 약을 달인 약제들은 질병을 악화시킬 수 있고, 치료될 수 있는 근거가 극히 미미하다는 것을 명심해야 한다.

3. 새로운 친생명의학

(1) 서금의학·서금요법의 시대를 맞이하여
한방의학의 종말에 이어 새로운 의학시대가 도래되었다

친생명의학이란 인체에 일체의 위험과 부작용과 후유증 없이 인체의 자율신경기능을 조절시켜 질병을 예방하고 관리하고 회복시키는 의학을 말한다.

인간의 생명현상에 어떠한 나쁜 자극이나 일체의 해를 주지 않으면서 치료효과를 기대하는 방법을 친생명의학이라고 명칭을 붙이는 것이다.

양방의학은 각 질병의 원인인 세균·바이러스·암세포에 대해 물리적으로 다스리고, 인체의 각 조직을 검사하여 인체의 구조를 기계적으로 치료하고 있으며, 인체의 기능을 강제적으로 조절시키는 의학이 서양의학이다.

그러므로 현대의학은 병원체의 연구에 큰 진전이 있으며, 그 병원체를 다스리는 약의 개발도 크게 발전하였으나, 건강한 세포·기관·기능에 부작용을 일으킬 수 있고, 인체의 각 조직을 수술로 치료함으로써 적당한 수술은 큰 도움이 되나, 과잉수술이나 실수를 한 경우에는 그 부작용이 크다. 또한 인체의 각 기능을 조절함에 있어서 약물을 지나치게 사용하고 있으므로 부작용이 많다.

*한의학 역할 크게 퇴색되었다(장기에 해를 끼친다)

동양의학은 한방의학(한약)·침술 등으로 분류가 된다. 이제 한방의학의 핵심인 한방약의 부작용 실체가 밝혀짐으로써 한약의 의학부분은 그 의미가 퇴색되었다.

한약을 운용하기 위한 본초학과 진단학·방제학·내과학 등은 한약의 존재가치가 위협을 받고 있는 상황에서, 이제 학문이라고 볼 수 없다. 한약은 중금속·농약 등의 독성문제 뿐만이 아니라, 170여 가지의 한약재를 음양맥진법으로 실험했을 때(건강맥 중심 실험), 약 81%가 질병을 악화시키는 약재이고, 처방약일 때 97% 이상이 음양맥진을 악화시키는 약재라고 한다면, 이것은 한약이 질병을 치료하는 약이 아닌 것이다. 한약은 인체에 해를 주는 독성물질들이 들어 있기 때문이다. 이러한 한약을 사람이 먹을 때 90% 이상 부작용을 일으키고 질병을 악화시킬 수 있다. 한의약의 수많은 적응증·효과성은 거의 모두가 진실성이 의심된다.

그리고 방제학에서도 각종 처방들 — 9,600가지가 넘는 처방이 있다고 하나, 한약의 부작용으로 한방 처방약은 아무런 가치가 없다. 따라서 각종 전문분야인 내과·부인과·이비인후과 등의 한약치료 부분에서도 가치가 없다.

그래서 필자는 본사에서 발행한 『중약 본초학』·『방제학』·『내과학』·『부인과학』·『새한방 처방해설』·『○○한의학대전』의 판매를 중단한 것은 학문적 가치가 없기 때문이다(남아 있는 이 책자들은 곧 모두 소각 처리할 것이다).

한방약은 과학성이 없고 추상적·관념적이기 때문에 수많은 주관적 이론과 자기 나름대로의 처방이므로 9,600가지 이상 나오게 된 것이며, 끝이 없을 정도로 처방이 나올 수 있다. 역시 『동의보감』도 한약의 본초 해설과 한약 처방의 설명이나 사용법 등은 그 가치가 없어지게 된다.

수천·수만 권의 한방 책들은 과학적인 학문이 아니며, 주관적 기록일 뿐이며, 더구나 한약의 치료가치가 없어지므로 한방서들은 그 효용성을 잃은 것이다. 다만, 침구학은 자극요법으로서 가치가 있으나, 전통침구학도 과학적 연구가 없고, 부작용과 위험성이 있으므로 의학으로서 크게 부족하다.

기타 수많은 대체의학들이 연구발표되고 있으나, 이론체계·기본체계·효과성·부작용·과학성 등의 문제가 있어서 의학으로서의 위치를 정립할 수는 없다.

향후 의학의 세계는 지속적으로 서양의학의 주도로 이루어질 것이며, 동양의학 중에서 한방의학은 역사 속으로 사라질 운명이며, 아마도 몰락하게 될 것이다. 침구학도 그 효과성과 과학성보다 위험성과 부작용이 있어서 반드시 정체되거나 퇴보될 것이다. 뜸법의 경우도 신체에 강한 열자극의 직접구법도 차츰 쇠퇴할 것이다. 왜냐 하면 너무 뜨겁고 고통이 따르기 때문이다.

서양의학은 앞으로도 계속 세계인류 건강증진에 기여할 것으로 생각하지만 서양의학의 한계점은 인체를 기계적·물리적·화학적으로만 다루게 됨으로써 완전한 질병치료를 기대하기 어렵고, 장기간의 치료결과는 부작용과 위험성이 남게 된다. 서양의학은 건강관리 차원보다 치료중심이 되므로 한계성이 있다.

*친생명의학의 탄생 - 서금의학

친생명의학은 서금의학을 말한다.

서금의 '서(瑞)'는 상서로운, 좋은 뜻을 가진 이름이다. 경사스러운 이름을 말하고, '금(金)'은 모든 금속, 특히 순금을 말하고, 화학물질과 아울러 전기를 말한다. 서금은 '좋은 금속 등으로 자극을 준다'는 의미를 가지고 있다. 경사스러운 자극으로 치료되는 자극을 의미하기도 한다.

① 서금의학의 원리

대뇌조절의학, 혈액순환 조절·호르몬 조절·자율신경 조절·면역계 조절, 내장과 각 기관을 조절한다

인체는 각 골격계·혈관계·내장계와 호르몬·신경계 등의 각 기관을 가지고 기능을 발휘하고 있으나, 그 기능작용들은 대뇌의 통솔을 받고 있다.

대뇌는 혈액순환을 조절시켜 호르몬과 자율신경을 통하여 인체의 기능을 조절하고 있다. 따라서 대뇌를 다스리는 것은 곧 전신을 다스릴 수가 있다. 대뇌를 다스리기 위해서는 대뇌의 상태를 파악해야 한다. 대뇌의 상태를 파

악하기 위해서는 대뇌로 상행하는 혈류상태를 파악해야 한다. 대뇌로 상행하는 대혈관은 4개로서 총경동맥 좌우 2개와 추골동맥 좌우 2개로 나뉘어져 있다.

추골동맥은 촉진으로는 불가능하므로 요골동맥인 촌구맥에서 대신 판단한다. 이들 혈관을 판단하면서 건강의 기준이 정해지고, 질병의 종류가 정해지고, 치료시의 효과성과 질병의 악화정도를 판단한다.

촌구맥과 부돌맥의 굵기가 동등하면(촉진상에서) 건강체이나, 어느 한쪽이 편차가 있으면 질병이다. 편차가 클수록 난치성 질병이다. 이때 어떤 종류의 자극을 주어서 편차나는 맥상을 건강맥으로 조절시키는 것이 곧 치료이다.

이들 총경동맥과 추골동맥상에 편차가 생기면 인체에 해로운 호르몬들이 분비되고, 이어서 대뇌의 시상하부에서 자율신경을 조절하되, 교감신경을 항진시켜 신체는 병적 상태가 된다.

총경동맥과 추골동맥의 굵기가 동등하면 혈액순환이 조절됨으로써 인체에서는 좋은 호르몬이 분비되고, 이어서 대뇌의 시상하부에서 자율신경을 조절하여 전신의 기능과 질병을 조절하여 주고 면역력이 향상되고 내장과 각 기관의 기능이 정상화된다.

이와 같이 대뇌기능을 조절하여 자율신경을 조절하므로 인체에 무리나 위험·부작용이 없는 가장 안전하고 완전한 의학이 친생명의학인 것이다.

② 서금의학은 대뇌혈류량의 조절방법이다

대뇌의 혈류량을 음양맥진법으로 진단하는 것은 서금의학의 독특한 방법이다. 대체의학에서는 이런 질병과 건강의 기준도, 치료의 기준도 없으며, 한방의학은 이러한 대뇌혈류량의 조절에 대한 개념도 없고, 다만 촌구맥만 판단한다. 침구학에서는 대뇌혈류량의 조절이론이 없다. 대뇌혈류량에 편차가 생길 때 그 편차를 조절하는 방법이 서금의학이다.

지금까지는 손 부위에 있는 '14기맥혈'에서 조절이 가능하였고, 경락상으로 목 부위와 주관절과 완관절 사이의 경락과 삼음교(三陰交) 부분에서만이 가능하다. 그리고 기타 손의 동작 등에 의해서도 조절이 되었다.

서금요법의 '14기맥혈'은 대뇌혈류량의 조절에 탁월한 효과가 있어서 임의조절이 가능하다. 즉, 실험의 기준을 세우고, 질병의 악화와 치료를 반복 재현할 수 있고, 조절을 할 수 있다.

14기맥에 자극을 주는 방법은 수지침 종류에서 시작하여 자금봉(磁金鋒), 침봉, 서암봉, 서암뜸, 서금운동법, 사이버 수지침, 수지음식요법, 반지요법, 장신구요법, 수지크림요법, 전자빔요법 등 대단히 많은 연구가 되어 있고, 전신에 자극을 주어도 맥조절이 가능한 기마크 서암봉요법도 개발되었다.

이와 같은 각 가지의 방법만으로도 대뇌혈류량을 조절시키므로 수많은 질병을 치료할 수가 있다(지금까지는 이러한 방법은 모두 수지침요법이라고 했으나, 수지침의 방법이 아니므로 서금의학, 또는 서금요법이라고 명명하고 친생명의학으로 발전시키려는 것이다).

위와 같은 서금요법으로 대뇌혈류만 조절시켜주면 효과가 분명하고 부작용·위험이 없는 방법이다. 각종 질병을 예방할 수 있고, 치료가 가능하고 건강을 회복하고 유지할 수가 있다.

(2) 수지침 자극법

① 신수지침 - 1mm 자극이 원칙이다

서금의학의 구체적인 방법으로는 수지침 자극과 서금요법으로 나눈다. 수지침은 고려수지침으로서 침자극을 줄 때 손에만 자극을 주되 1~2mm의 자극을 준다. 수지침에는 사혈침·T침·서암침이 있고, 찌르는 원칙은 1~2mm 내외이다.

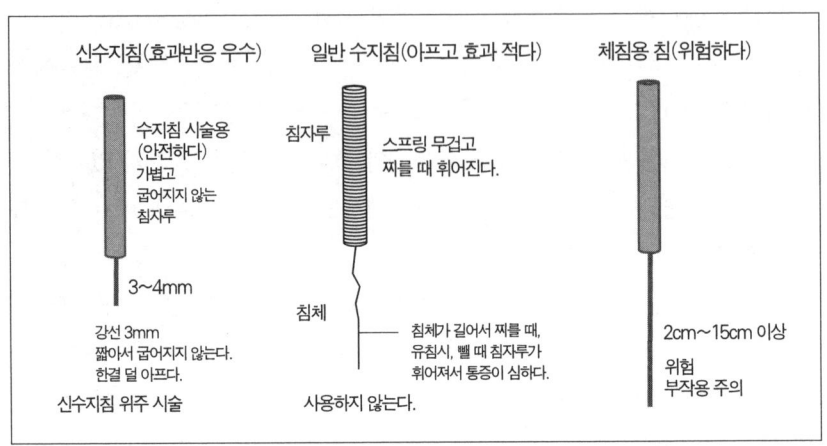

　신수지침은 바늘길이가 3~4mm이나, 수지침 바늘은 6~7mm이다. 신수지침이 한결 덜 아프고, 효과도 우수한 편이다. 1mm 정도의 자극이므로 안전하고 위험성·부작용이 없는 방법이다. 그래도 피부를 뚫는 방법이므로 항상 안전하다고는 볼 수 없다. 소독이나 위생문제와 극도로 허약한 사람들은 약간의 이상증상을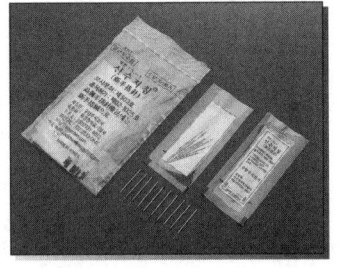
일으킬 수 있으므로 서금의학에서는 앞으로 수지침(침체 길이 6~7mm 되는 침들) 시술을 하지 않도록 권장하고 있다.

　서금요법은 수지침 외의 모든 자극방법과 기구들을 말한다.

　서금요법에서 사용하는 기구의 종류와 특성은 다음과 같다.

(3) 서금요법의 자극기구들과 방법

① 서암봉 자극

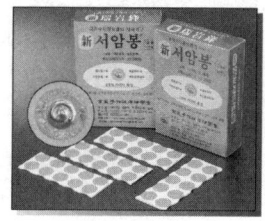
▲ 신서암봉

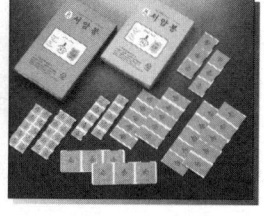
▲ 기마크 서암봉

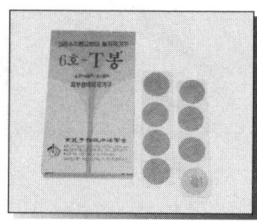
▲ T봉(鋒)

금속으로 돌기를 만들어 반창고에 붙여서 손의 피부 위에 부착시킨다. 간단한 자극기구이면서 효과성이 우수하다. 물론 서금의학의 이론을 따라서 이용한다.

서암봉은 신서암봉(순금판과 돌기)·기마크 서암봉(테이프 위에 기마크 인쇄)·T봉 등이 있다. 특히 기마크 서암봉이 우수하다.

② 압박자극기구 - 금속막대기 압박자극

금속막대로 압박자극기구를 만들어 압박자극을 주고, 상응점을 찾아 주는 자극기구이다.

압박자극기구로는 압진기·구암봉·자금봉·서암침봉·지압봉 등의 자극기구가 있다. 이 중에서 자금봉·서암침봉은 금·은으로 제작하여 순금 접촉자극, 순은 접촉자극을 준다. 인체에 위험이 없이 안전한 자극을 주면

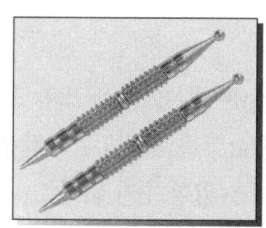
▲ 압진기

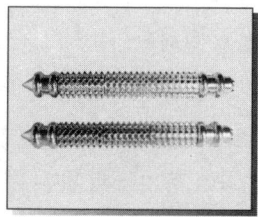
▲ 구암봉

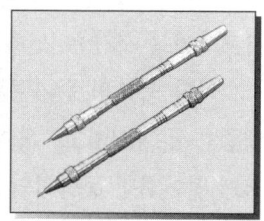
▲ 자금봉

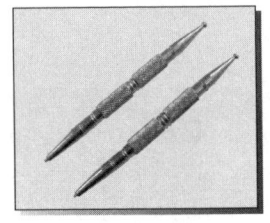 ▲ 서암침봉   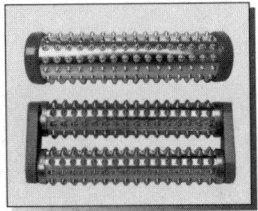 ▲ 지압봉·쌍지압봉   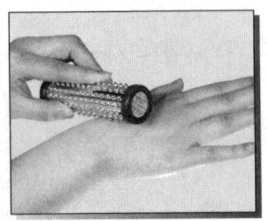 ▲ 지압봉으로 자극주는 모습

서 효과성은 수지침 자극보다 우수하다.
 수지침의 재질은 스테인리스이나 순금은 전도체·양도체이고, 이온화 경향과 전기활성화에 큰 효과가 있다. 스테인리스와는 비교가 안 된다. 순은봉은 열전도체이며 이온화 경향이 강하여 스테인리스보다 자극효과가 크다. 침봉이나 자금봉만으로도 수지침 자극 이상의 효과가 나타난다.

③ 서암뜸의 자극
 서암뜸이란 손 부위와 서금요법의 상응부위와 14기맥의 요혈처에 뜨는 것으로, 뜨겁지 않게 상처없이 뜨는 방법을 말한다. 손 부위에 서암뜸을 떠서 온열자극을 줌으로써 교감신경을 억제시키고, 부교감신경을 우위(優位)로 조절한다.
 따라서 혈액순환 조절도 잘 이루어진다. 손 부위는 모세혈관이 풍부하고 피하지방이 적고, 혈액의 정류(停留)현상이 많으며, 심장에까지 도달하는 시간은 4~5초 정도 걸린다. 뜨거워진 혈액이 심장에까지 전달되면 전신에 분포시키는 시간은 25초 정도 걸린다.
 그러나 복부의 뜸자극은 처음에는 따뜻하나 약 20여 일 이상을 뜨면 복랭증을 유발시키고, 하지의 뜸자극은 온열전달이 심장에까지 도달하기가 크게 떨어지면 등줄기의 표피에 뜸자극은 많은 혈액을 덥힐 수가 없다.

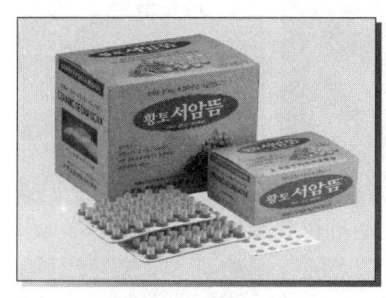 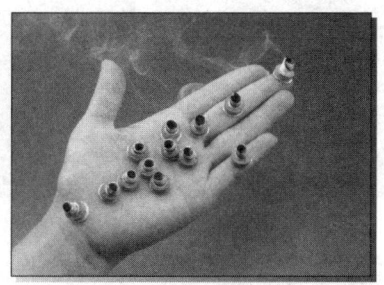

▲ 황토서암뜸　　　　　　▲ 뜸뜨는 모습

　목욕요법이 좋기는 하나 지나칠 경우 허약한 증상이 나타나고, 뜸질도 뜨거워진 혈액을 심부에까지 전달하기가 어렵고, 교감신경들을 진정시키기가 곤란하다.
　서암뜸을 14기맥 혈처에 장기간 많이 뜰수록 면역력이 강화된다. 백혈구 중의 임파구에 있는 각종 세포들이 미세세균과 바이러스·암세포를 제거할 때 온열이 없으면 활동할 수가 없다. 온열이 있을 때 임파구는 활성화된다. 그러므로 각종 난치성·만성질환을 회복할 수가 있고, 항암요법으로도 가치가 있다.
　서암뜸은 국산쑥 상품(上品)으로 만든 황토서암뜸을 뜰 때 가장 효과적이다. 손을 태우지 않고 뜨겁지 않게 떠야 하므로 위험성·고통·부작용이 없다(손등은 뜨지 않는다).
　④ 장신구 요법(반지·팔찌·발찌·목걸이·기마크 타이스링)
　인체의 피부에 자극을 줄 때 음양맥상에 변화를 줄 수 있는 부위는 손과 손목, 목 부위, 발목 부위이다. 이들 부위에 효과금속을 개발하여 자극을 줄 때, 음양맥상 조절에 영향을 준다.
　지금까지는 반지요법이 있다. 음양석 돌반지요법과 서암이온반지요법 등이 있고, 팔찌요법에서도 효과적인 금속(철·스테인리스·동 등은 음양맥

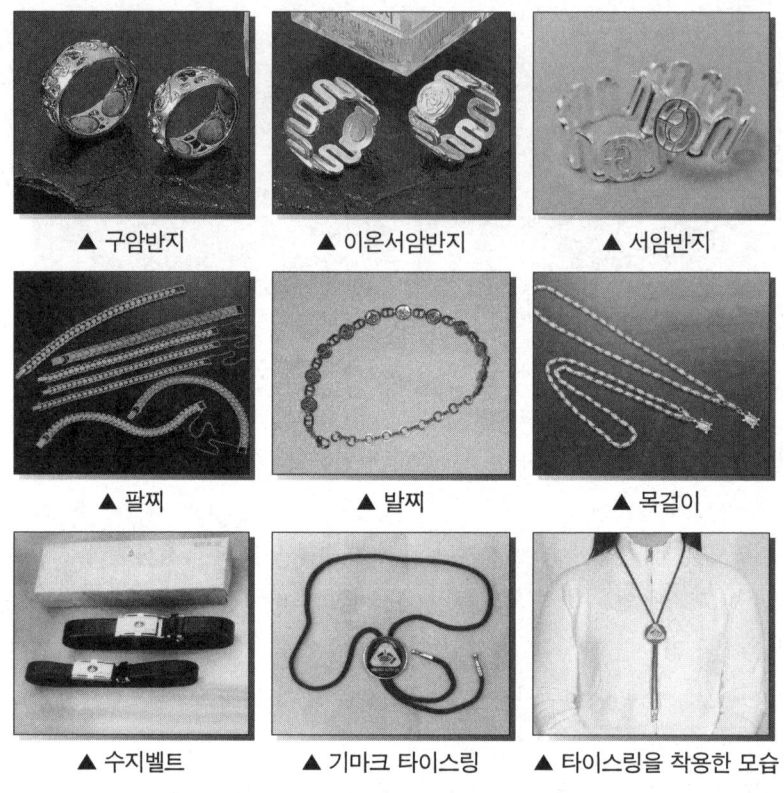

▲ 구암반지   ▲ 이온서암반지   ▲ 서암반지
▲ 팔찌   ▲ 발찌   ▲ 목걸이
▲ 수지벨트   ▲ 기마크 타이스링 ▲ 타이스링을 착용한 모습

상에 변화가 없다)에 돌기나 음양석을 부착시켜 맥상을 조절하려는 것이며, 목걸이에서도 효과금속과 음양석을 이용하였고, 발찌요법과, 혁대의 장신구요법과 기마크를 부착시킨 타이스링요법들이 있다.

⑤ 아큐빔(전자빔)요법

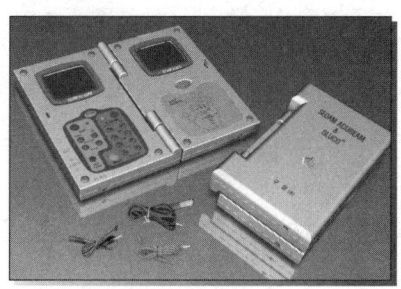

서금요법의 14기맥과 상응점, 신체의 혈처 부위에 미세전류를 통전시켜서 진단과 시술을 하는 것으로 음양맥상을 조절할 때 강력한 반응이 나타난다.

⑥ 사이버 수지침요법

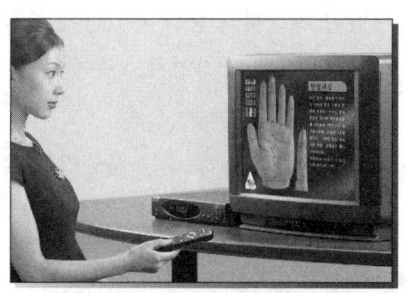

대뇌의 인식·인지 자극과 시각령을 통한 대뇌자극과 손 부위의 감지자극을 이용하는 것으로 매우 우수하다. 난치성 맥조절에는 최고로 강력하다. 그러므로 전신의 모든 질병과 난치성 질병치료에 우수하다. 환자의 몸에 일체 자극을 주지 않고, TV 화면의 영상에만 자극을 주는 방법과, 시간과 공간을 초월하여 치료하는 방법이다. CD 장치와 사이버 수지침의 독립장치가 있다.

⑦ 발판운동과 기강운동법

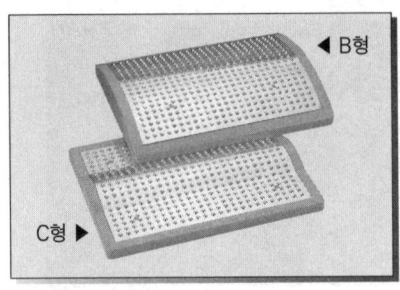

 혈액순환 조절, 체온 발생, 활력 증진, 퇴행성 질환의 예방, 근력 강화와 내장기능 활성화를 위해서 운동은 필요하다. 그러나 과격한 운동은 위험할 수 있고, 유산소 운동도 6개월~1년 이상(매일) 실시하면 거의 모두 동맥경화증이 나타나고 있다.
 좋은 운동은 이온발지압판 위에서의 중력감 있는 운동이다. 매일 30~60분간 운동시에 나타나는 반응은 매우 다양하고 우수한 음양맥진 조절이 가능하다.
 나아가 기강운동은 음양맥진을 조절해 주는 운동방법이다.

⑧ 수지크림요법

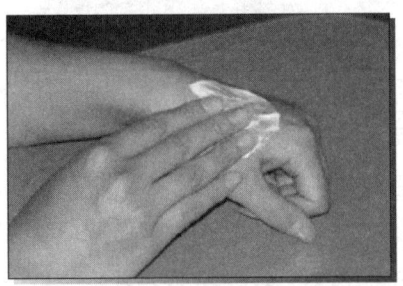

 음양맥상을 조절시키는 물질을 크림으로 만들어 맥조절 부위에 바르면 음양맥상이 조절된다. 이 크림요법은 다이어트시 배고플 때 손에 발라도 허기

진 증상이 가벼워지고, 따라서 피부가려움증을 진정시켜주며, 신체통증 부위에 바르면 모세혈관을 확장시키므로 통증관리에도 도움이 된다. 아토피·피부알레르기 질환에 큰 도움이 된다. 음양맥상 조절에 큰 도움이 된다.

⑨ 수지음식요법

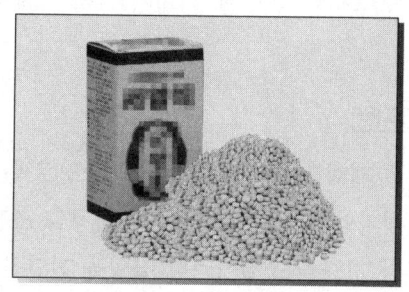

난치성 질환이나 음양맥상은 조절이 잘 안 된다. 난치성 맥상조절을 연구하면서 음식요법의 음식들이 음양맥상에 변화를 주는 것을 발견하였다. 어떤 음식은 음양맥상에 조절반응이 없었고, 어떤 음식·식품들은 음양맥상을 악화시키고 있었고, 어떤 식품들은 음양맥상을 조절하는 데 우수하였고, 어떤 음식은 특정 장기에만 영양을 보완시켜 맥진을 조절하였다. 이와 같은 음식요법으로 난치성 맥상조절에 크게 도움을 주는 방법으로, 건강관리에 매우 우수하고 난치성 질병회복에 큰 도움이 된다.

그 외에 기타의 방법들도 연구되고 있다. 건강기능식품을 연구하여 명현현상 없이 맥상 조절을 시키는 방법들도 다양하게 연구되고 있다.

서금요법들은 이와 같이 인체의 위험이나 고통 없이 음양맥상을 조절시켜서 혈액순환을 조절하고, 대뇌기능을 조절시키고 전신의 호르몬을 조절시켜, 대뇌로 하여금 자율신경을 조절하여 인체의 기능을 조절·치료하는 가장 순리적이고 왕도(王道)의 방법이다. 기타 구체적인 방법들이 많다.

이와 같은 서금의학은 새로운 차원의 친생명의학으로서 앞으로 모든 국민, 나아가 많은 인류에게 크게 공헌할 것이다. 친생명의학이야말로 인류가 바라는 의학이며, 미래의 의학이 될 것이다.

과거 2,000년간 수많은 사람들을 치료한다고 한약을 먹게 하여 많은 사람들을 고통받게 하고 괴롭혔던 것이다. 이제는 이러한 불합리한 의학은 반드시 도태되어야 될 것으로 믿으며, 새 시대에는 새 시대에 맞는 친생명의학이 필요하다.

(4) 서금요법의 진단법

서금의학의 기본이론 체계는 대뇌의 혈액순환 조절로써 전신의 호르몬을 조절시키고, 이어서 대뇌의 시상하부에서 자율신경을 조절시키고, 자율신경도 각 내장과 기관의 기능을 조절시켜서 질병을 진단하고 치료·예방하는 방법들을 말한다.

대뇌혈류량의 진단법은 앞에서 설명한 것으로 서금의학의 독자적인 진단법이다(고전에 있었어도 침구계나 한의약계에서는 이용을 하지 않고 있다). 체침에서 음양맥진법을 이용할 땐 침구학의 기본이론이 부정될 수 있고, 본 내용과 같이 한약재 부작용의 진실이 알려지기 때문이다. 일본에서 인영맥을 약간 연구하여 이용되고 있으나, 맥상조절법은 연구되어 있지 않다. 이 음양맥진법을 구체적으로 연구하여 진단에 적극 이용한다.

자율신경이 각 기관과 내장을 조절할 때, 각 장부간의 기능도 조절한다. 교감신경이 민감하게 항진된 부분이 실증이고, 각 교감신경이 저하된 것이 허증인 것이다. 손 부위에서의 상응점은 교감신경 과민점으로서 교감신경을 따라서 신체부위에서 긴장과 반전이 발생되어 상호연관작용이 있다.

또한 각 내장의 긴장과민도 장부와 장부간의 허실관계로 이루어진다. 진단법으로는 삼일체질 진단법, 전자빔의 진단법(삼기 진단, 삼일체질 진단, 기모혈 진단, 상응점 진단), 운기체질 진단(각자의 선천적인 질환과 장부허실 진단법), 오지(五指)의 진단, 수지력(手指力) 테스트의 진단법 등이 있다.

서금요법은 독자적인 진단법이 있으며, 실험방법으로 이용된다. 기타의 상응점, 12기모혈 진단법들이 있다. 기능상의 진단법이며, 구체적인 진단 검사는 양의학을 이용해야 하는 단점이 있다.

(5) 서금요법의 적용범위

서금요법은 질병의 예방을 위한 서금건강법이 있으며, 자신의 장부허실을 구별하여 자율신경을 조절(음양맥진 조절)함으로써 질병을 예방하고, 악화된 질병을 스스로 조절하여 치료하게 한다. 그리고 면역력을 강화시키는 작용이 우수하므로 치료의 범위는 매우 광범위하다.

서금요법의 질병치료 범위는 인체의 전체 질병이다. 인체의 기능을 스스로 조절시켜서 인체 스스로가 회복시키는 완전한 방법이다.

적용범위는 소화기계 질환, 이비인후과 질환, 신경계 질환, 부인과 질환, 비뇨·생식기 질환, 운동기계 질환, 신진대사계 질환, 순환기계 질환, 호르몬계통 질환, 각종 동통 질환, 소아과 질환, 호흡기계 질환, 피부과 질환 등에 적용이 되며, 지금까지 이러한 질환을 치료한 사례는 대단히 많다.

서금요법의 적용범위가 아닌 것은 다음과 같다.

반드시 수술을 해야 할 질환과 급성 전염병, 만성 고질병, 심한 암종, 극도로 쇠약한 질환(만성인 경우 가능하다), 극심한 말기의 질환들, 고열·극심한 탈수, 출혈성 질환, 유전적인 질환, 뇌질환, 기형성 질환, 신체구조가 변형된 질환 등으로 악성과 신체의 선천성으로 구조적 이상인 질병들은 적응증이 아니다.

그러나 극심한 고질·악성으로 생명에 즉시 위협을 느끼는 질병을 제외한 만성적인 질환은 적응증에 속한다. 간단한 신경성 질환들은 오히려 양방보다 우수한 점들도 많다. 서금요법은 스스로가 시술을 할 수 있고, 때와 장소를 가리지 않고 시술이 가능하고, 큰 시술도구나 시설이 필요치 않다.

*서금의학은 음양맥상에 좋은 영향을 주는 수많은 방법이나 이론들로서 지속적인 연구를 해야 한다

지금까지 서금요법에서는 여러 가지를 많이 연구하였다. 처음에 연구를 하게 된 계기는 난치성·고질적인 질병들을 치료하기 위해서였다. 모든 난치병은 그 원인과 종류와 환경 때문에 한 가지 방법만으로는 치료가 되지 않았다. 좀더 좋은 효과, 강력한 효과가 있는 방법을 찾다 보니 여러 가지가 연구·개발된 것이다. 따라서 서금의학·서금요법에서는 앞으로도 음양맥진을 조절하는 우수한 이론과 방법과 기구들이 개발될 것이다. 모든 사람들에게는 각자의 개성과 특기가 있듯이, 음양맥진에 좋은 반응을 주는 더 좋은 기구와 방법들이 더 많은 사람들에 의해서 개발될 것이라고 필자는 기대한다.

(6) 서금의학의 전망 — 고비용 의술의 한계 극복

서금의학은 저렴하면서 우수하며 차세대 의학의 희망이다

서금의학은 그 원리와 체계성과 과학성·실용성·간편성·효과성이 우수하므로 이용계층이 다양하다. 적게는 각자 개인의 건강관리와 자가치료에 이용할 수 있고, 가정요법과 자원봉사용으로도 이용이 가능하다. 더 전문적으로 깊이 연구한다면, 양의학 지식과 접목시켜서 각 질병을 전문적으로 치료할 수가 있다. 새로운 치료의 영역으로서 위험과 고통·부작용·후유증이 없다는 점에서 우수하다.

날이 갈수록 난치성 질병들이 많아지고 있으며, 고령화로 인한 만성 퇴행성 질환들이 많은 실정이다. 이들 질병들은 현대의학이나 침구학, 대체요법들로서는 한계점에 도달되어 있다. 침구학도 과학적 연구가 안 되어 치료원리와 진단의 문제점, 위험성과 고통이 장기시술에는 문제가 있다.

그러나 서금요법은 노인성 퇴행성 질환에까지 시술할 수가 있다. 점점 의료비가 크게 올라가는 시점이므로 질병치료는 이제 각 개인에게도 큰 부담

이 되어 의료보험 이전처럼 중병이 들면 가산을 탕진하는 시대가 올 수도 있다. 또한 국가는 계속 엄청난 의료비를 지불해야 하는 실정에서 고비용 의술은 반드시 한계점을 예고하고 있다.

그러나 서금의학 · 서금요법은 고비용 의술이 아니다. 서금의학을 교육시키고 간단한(약값보다 저렴한) 시술기구들을 이용한다면 저비용으로 고령화 시대의 질병치료가 가능하다.

고혈압의 관리, 당뇨병의 치료, 동맥경화증의 치료, 심장병의 치료, 항암요법, 암 치료시와 부작용 해소, 말기 암환자의 고통 제거, 생명연장, 퇴행성 질환의 치료 등 그 적용범위와 효과범위는 무궁무진하다.

*전세계에 보급 - 세계 의료계를 이끌 수 있다
현재 전세계는 서양의학이 주도하고 있다. 동양의학에서 한약은 부작용으로 아마도 지구상에서 사라질 것이다. 침구학은 과학성이 크게 부족하고 고통과 위험, 체계성에 문제가 있어 발전할 수 없다.

전세계 의학계는 서양의학의 한계성과 부작용을 너무나 잘 알고 있다. 전세계의 의료인과 지식층에서는 친생명의학을 갈구하고 있었던 것이다.

한국에서 서금의학을 제도적으로 학술적으로 연구 · 발전시킨다면 전세계 의료인들을 교육 · 지도할 수 있고, 우리의 학술 · 기술을 보급하는 효과가 있을 것이다. 현재 전세계 각국에 고려수지침이 보급되어 있다. 서금요법은 더욱 발전된 학문 · 학술이므로 지속적인 보급과 지도가 가능하다.

앞으로의 세계는 가장 안전하면서 효과가 좋은 저비용 의술을 추구할 수밖에 없다. 친생명의학인 서금의학 · 서금요법은 이와 같은 점에서 새로운 의학의 정립이요, 탄생이다. 인간을 위한 가장 우수한 의학이다.

〈친생명의학의 영어명칭은 "Life mdicine"으로 했다. 이 명칭은 부산대학교 유병팔 석좌교수와 박규현 교수의 자문이 있었다.〉

4. 제1차 한약 복용 후 효과·부작용 설문조사 발표 후 한의약계의 반응들 (본문 제3장 p.172 참조)

대한한의사협회라면 한국에서는 최고의 지성인들이 모인 단체이다. 이 단체의 보도자료나 성명서를 보면 문장이 거칠고 예의도 없는 상식 이하의 표현을 하고 있다. 한약이 교감신경을 항진시키므로 한약을 많이 먹은 한의사들의 표현도 덩달아 지극히 신경질적인가?

— 대한한의사협회에서 배포한 보도자료임 —

보도자료		대한한의사협회 범한의계양방대책위원회	
자료 배포일	2006. 6. 13	매수	총(4)매
보도일자			
보충취재	보도자료에 대한 문의사항은 범대위로 연락주시기 바랍니다.	Tel.(Fax)	T. 2657-5000, (F)2657-5003
		담당자	최정국 홍보이사

범대위, 보건신문 등에 대해 민·형사상 고발 조치키로

□대한한의사협회(회장 엄종희) 범한의계양방대책위원회(이하 범대위) (위원장 박종형)는 「지난 2006년 4월 29일, 임의단체인 고려수지침학회(회장 유태우)의 모임에 참가한 회원 등 831명을 상대로 객관성이 결여되고 한약을 폄하하기 위해 검증되지 않은 설문조사를 실시하고, 이를 보건신문이 2006년 5월 22일자에 "한약 효과 미미하면서 부작용 심하다"라는 제목으로 보도한 기사」에 대하여, 이는 한의학과 한약을 폄하하려는 악의적이고 불순한 의도를 갖고 보도한 것으로 간주하여 별첨과 같은 성명서를 발표하고 강력 대응키로 하였다.

□임의단체인 고려수지침학회 회장 유태우가 발행인으로 등록되어 있는 보건신문 5월 22일자에 고려수지침학회가 전국의 성인 831명을 대상으로 '한약 복용 후의 효과·부작용'에 대하여 설문조사를 실시했다는 내용의 기획기사가 보도되었다. 그러나 실상 이 기사 내용은 지난 2006년 4월 29일 광운대학교에서 열린 '제18회 한일고려수지침학술대회'에 참가한 회원 등 831명을 상대로 즉석에서 실시한 것으로 밝혀졌다.

□87.1% 이상이 한약 복용으로 부작용을 경험했다는 등의 내용이 실린 설문조사는 전혀 검증되지 않은 내용과 표본의 객관성이 결여되어 있는 등 설문조사가 갖춰야 할 기본적인 내용이나 방법 등이 제대로 지켜지지 않은 작위적이고 허위적인 내용이 가득한 것으로 판명되었다.

□따라서 보건신문이 본 설문조사 결과를 토대로 해 기사를 기획 보도한 것에 대하여, 범대위는 한의학과 한약을 부정하고 음해하고자 하는 불순한 의도로 판단돼 한의계 연합으로 민·형사상의 고소와 고발을 진행하기로 하는 한편, 언론중재위원회에 제소키로 결정하고 절차에 들어갔다. 한편 보건신문 기자에 대해서도 앞으로 관련 기사 제공 및 협회 출입을 금하고 한의계 관련 단체 등과 연합으로 강력 대처키로 의견을 모았다.

□또한 향후 임의단체인 고려수지침학회의 설문조사 내용을 보도한 보건신문의 근거없는 엉터리 기사의 일부나 전부를 인용하여 한의학과 한약을 폄하하고 음해하려는 세력과 단체들의 그 어떤 불순한 의도나 시도에 대해서도 범대위가 취할 수 있는 모든 수단과 방법을 동원해 강력대응할 것임을 천명하였다.

■별첨 : 성명서 1부 끝

성 명 서

한약의 효능을 원천적으로 부정하는
보건신문과 임의단체인 고려수지침학회를 규탄한다!

 임의단체인 고려수지침학회는 자체 모임에 참석한 회원 등 831명을 대상으로 한약 복용 후 부작용 및 효과에 대한 설문을 실시하였다. 이 조사에서는 조사대상과 주체가 특정 모임에 참석한 집단이므로 통계연구의 설계가 어떤 특정한 결과를 염두에 두고 계획적으로 설계된 것으로 보이며, 통계적 유의성 검증을 거치지 않았다고 할 것이다. 조사방식 역시 직접 경험했던 사례뿐만 아니라 간접적으로 타인의 경험을 듣거나 본 경우를 포함한 것이며, 여러 검진결과 및 임상연구과정을 거치지 않고, 학술지 등에 게재되지 않은 자료 등은 한약의 효과성과 부작용에 대한 편향되고 왜곡된 허상을 보여줄 가능성을 배제할 수 없다.
 이 통계는 수행주체, 모집단의 성격, 표본의 선택방법, 표본 크기, 실험대상의 접촉방법, 조사 수행방법, 질문의 의도 등에서 많은 문제를 지니고 있다.
 임의단체인 고려수지침학회가 한약의 전문가가 아님에도 불구하고, 스스로 밝혔듯이 한방서적을 출간하고 학원까지 차려 한약관련 강의를 하였다 함은 국민건강권에 막대한 악영향을 미쳤음은 물론, 이런 집단이 '수박 겉핥기 식'의 미천한 수학내용으로 한약에 대한 자체평가를 내리고, 한약에 대하여 일방적이고 편향적인 주장을 함은 보건의료사회의 악적인 존재임을 스스로 밝히는 것이다.
 또한 임의단체인 고려수지침학회 회장이 발행하는 보건신문은 언론으로서 지켜야 할 본분과 윤리의식을 저버리고, 사주의 개인홍보지로 전락하여, 모집단인 고려수지침학회의 일방적인 기사를 보도함으로써 언론으로서의 그 수명이 다 되었음을 확인할 수 있다.
 이에 범한의계양방대책위원회는 국민건강권 확보와 한의학 사수를 위하여 임의단체인 고려수지침학회의 불순한 의도와 행태를 만천하에 공개하며, 보건신문의 비언론적인 윤리의식에 대하여 폐간운동을 벌이고자 한다.
 또한 보건신문 등을 상대로 민·형사상의 고소·고발을 진행할 것이며, 언론중재위에 제소함은 물론, 유관 단체와의 긴밀한 공조 속에 그 실체를 분명히 밝히고자 한다.
 앞으로 임의단체인 고려수지침학회의 설문조사 내용을 보도한 보건신문의 근거없는 엉터리 기사의 일부나 전부를 인용하여, 한의학과 한약을 폄하하고 음해하려는 세력과 단체들의 그 어떤 불순한 의도나 시도에 대해서도 범대위가 취할 수 있는 모든 수단과 방법을 동원해 강력대응할 것임을 천명하는 바이다. 또한 이로 인해 야기될 수 있는 보건의료계의 혼란과 초래될 국민의 불편은 전적으로 음해세력과 그 단체들에게 책임이 있음을 분명히 밝혀두는 바이다.
 우리의 결의
 하나. 보건신문은 터무니 없는 한약 비방기사 및 광고를 중단하고, 사주의 개인지로 전락하여 언론이 갖춰야 할 본분과 윤리의식을 망각한 것을 참회하라.
 하나. 임의단체인 고려수지침학회는 한약의 비전문 무자격자로서 한약에 대한 경솔한 망언과 행동을 즉각 중지하라.
 하나. 보건복지부는 무면허·무자격자의 불법의료행위가 활개치는 것에 대해 강력히 단속해 처벌하고, 국내보건의료의 질서를 엄중 확립하라.

2006년 6월 12일 대한한의사협회 범한의계양방대책위원회

— 『대한한약협회』에서 『보건신문』 기사 관련, 보건복지부에 제출한 건의서 기사임 —

작성자 : 대한한약협회 관리자
작성일 : 2006-06-16 오후 2:31:14
'보건신문' 기사관련, 복지부에 건의서 제출

**'병 고치려다 건강해치는 한약' 기사, 복지부측에 대해 촉구하는 건의서 제출
한약협, "국민 불신 조장, 한약 오도하려는 저의 의심"**

본 협회(회장 이계석)는 지난 6월 13일 최근 보건신문이 게재한 '병 고치려다 건강해치는 한약' 기획기사와 관련해, 보건복지부측에 대책을 촉구하는 건의서를 제출했다.

협회는 건의서를 통해 "「전 관인 향군한약학원 수료자 제위께」라는 작은 글씨와 「한약 사용 주의하세요」라는 큰 글씨 제목하에 광고문을 통해 「한약재 80% 이상이 효과가 불확실하고, 건강과 질병의 위험가능성, 문제점을 알려드립니다」라고 하여, 공인되지도 않은 고려수지침의 진단법과 실험방법만으로, 한약이 유해로운 것처럼 오도하면서, 고려수지침에 관련된 반사이익을 추구하려는 듯한 광고에 대하여, 본회가 중단 촉구했다"면서 "06.5.25자 보건신문사와 고려수지침학회장 공동명의로 광고는 더 이상 안 하기로 하는 회신을 접수하고, 본 광고는 중단되었으나, 그 후 06.5.22, 5.29, 6.5 지속적으로 한약에 대한 불신감을 조성하는 기획 취재기사를 게재하고 있다"고 지적했다.

또한 협회는 표제를 요약하면 △"한약 효과 미미하면서 부작용" 제목 하에 알 수 없는 대상자에 대한 부정적 설문조사 내용을 게재하고 △"DDT, 카드뮴에 이산화황까지"라는 제목하에 종전 보도 등을 인용한 자료로 농약·중금속·표백제 오염실태라고 게재하고, △"독성간염 49% 한의원 한약"이란 제목 하에 대표적 부작용 사례 등을 게재했다"면서 "동 기사내용을 보건대, 모든 약에는 독성과 부작용이 일부 나타날 수 있을 것이나, 이는 의약 관련자의 관련 지식과 의술로 예방될 수 있는 것으로서, 한약의 임상적 체험과 연구를 통하여 정부가 공인한 한의약서에 의한 한약 사용이 전적으로 유해로운 것처럼 과대홍보하고 있는 현실임에, 이는 한방체계의 혼선을 초래하고, 일부 한약의 부정적 이미지를 부각시켜 한약을 복용하는 국민들에게 불신만 초래하는 등, 민족의약인 한약을 오도하려는 그 저의가 의심된다"고 강조했다.

이에 따라 협회는 "한의약 육성발전정책 차원에서라도 동 기사내용에 대하여 정부측에서 적절한 조치가 있어야 하며, 이에 대한 대책을 조속히 강구하여 줄 것"을 강력히 건의했다.

※ 참고

① 대한한약협회에 보낸 회신 공문에 본 학회와 보건신문사가 광고를 중단한 것은 스스로 중단한 것이며, 한약협회의 공문에 의하여 중단한 것이 아니다. 회신 공문을 참조 바란다.

② "고려수지침학회의 검증되지 않은 실험진단법"이라는 표현은 한약협회 측에서 검토해 보지 않았기 때문인 것으로 보인다. 실험은 『황제내경』의 진단법으로 실시한 것이며, 실험방법은 어떤 방법이든지 할 수 있는 것이다.

③ 설문조사는 부정적인 의도를 가지고 한 것이 아니라 한약의 부작용 실태와 심각성을 조사한 것이다. 여기에는 하자가 없다. 조사결과 한약은 많은 부작용이 나타나지만 효과는 미미하다는 것을 확인했고, 그 사실을 알린 것이다.

각 전문지와 인터넷신문에서 한약분쟁 관련기사를 보도했다. 그 내용을 소개한다.

— 인터넷신문 『데일리팜』 2006년 6월 13일자에 게재된 내용임 —

DailyPHARM
의약사 방문율 1위 인터넷신문

"한의학 음해세력과 전쟁불사"
일부 보도 언론중재위 제소… 민·형사상 고소·고발 진행

한의계가 반(反) 한의학 세력과 건곤일척의 한판승을 벌이겠다고 천명했다.

대한한의사협회 범대위는 최근 고려수지침학회에서 실시한 설문조사 결과를 보도한 『보건신문』을 상대로 언론중재위 제소와, 민·형사상 고소·고발을 하겠다고 13일 밝혔다.

범대위측에 따르면, 지난 4월 29일 고려수지침학회 모임에 참가한 회원 831명을 상대로 한약을 폄하하기 위한 설문조사를 실시하고, 5월 22일 보건신문에서 이를 '한약 효과 미미하면서 부작용 심하다' 라는 제목으로 보도했다는 것.

범대위는 특히 87.1% 이상이 한약 복용으로 부작용을 경험했다는 등의 내용이 실린 설문조사는 전혀 검증되지 않은 내용과 표본의 객관성이 결여돼 있다고 문제점을 지적했다.

따라서 범대위는 이번 기획기사가 한의학과 한약을 부정하고 음해하고자 하는 불순한 의도에서 비롯된 것으로 판단, 한의계 연합으로 민·형사상 고소와 고발을 진행할 방침이라고 전했다.

범대위는 또 언론중재위에 제소키로 결정하고 절차를 밟아나갈 계획이라고 강조했다.

범대위는 "이미 보도된 기사의 일부 또는 전부를 인용, 한의학과 한약을 폄하하고 음해하려는 세력과 단체들의 불순한 시도에 대해 모든 수단을 동원해 강력 대응해 나갈 것"이라고 강조했다.

— 『한국의약신문』 2006년 6월 13일자에 게재된 내용임 —

수지침학회 한약 폄하 한의협 발끈
범대위, 대개협 포스터 제작에 자극… "보건신문 민·형사상 책임 물을 것"

고려수지침학회(회장 유태우)의 '한약 효과 적고, 부작용 많다'는 내용의 자체 실험결과 발표와 보건신문의 이 같은 내용보도, 대한개원의협의회(대개협)의 보건신문 기사를 그대로 옮긴 '포스터' 제작과, 의료기관 게시 움직임에 한의계가 발끈하고 나섰다.

대한한의사협회(회장 엄종희) 범한의계양방대책위원회(범대위·위원장 박종형)는 13일 성명서를 발표, 고려수지침학회가 객관성이 결여된 설문조사 내용을 바탕으로 한약을 폄하하고 이를 보건신문이 '한약 효과 미미하면서 부작용 심하다'라는 제목으로 보도한 기사와 관련, "이는 한의학과 한약을 폄하하려는 악의적이고 불순한 의도를 가진 것으로 간주된다"면서 이에 강력히 대응키로 했다고 밝혔다.

범대위는 "임의단체인 고려수지침학회 유태우 회장이 발행인으로 등록돼 있는 보건신문 5월 22일자에 고려수지침학회가 전국의 성인 831명을 대상으로 '한약 복용 후의 효과·부작용'에 대해 설문조사를 실시했다는 내용의 기획 기사가 보도됐다"며, "그러나 실상 이 기사내용은 지난 2006년 4월 29일 광운대학교에서 열린 '제18회 한일고려수지침학술대회'에 참가한 회원 등 831명을 상대로 즉석에서 실시한 것으로 밝혀졌다"고 지적, 설문조사의 객관성 결여를 문제삼았다.

또한 "87.1% 이상이 한약 복용으로 부작용을 경험했다는 등의 내용이 실린 설문조사는 전혀 검증되지 않은 내용과 표본의 객관성이 결여돼 있는 등 설문조사가 갖춰야 할 기본적인 내용이나 방법 등이 제대로 지켜지지 않은 작위적이고 허위적인 내용이 가득한 것으로 판명됐다"고 주장했다.

범대위는 보건신문이 이 설문조사 결과를 토대로 해 기사를 기획 보도한 것과 관련, "한의학과 한약을 부정하고 음해하고자 하는 불순한 의도로 판단해 한의계 연합으로 민·형사상의 고소와 고발을 진행하기로 하는 한편, 언론중재위원회에 제소키로 결정하고 절차에 들어갔다"고 밝혔다.

또한 보건신문 기자에 대해서도 앞으로 관련 기사제공 및 협회 출입을 금하고 한의계 관련 단체 등과 연합으로 강력 대처키로 의견을 모았다고 전했다.

범대위는 또 대개협을 겨냥, "향후 고려수지침학회의 설문조사 내용을 보도한 보건신문의 근거 없는 엉터리 기사의 일부나 전부를 인용해 한의학과 한약을 폄하하고 음해하려는 세력과 단체들의 그 어떤 불순한 의도나 시도에 대해서도 범대위가 취할 수 있는 모든 수단과 방법을 동원해 강력대응할 것"이라고 천명했다.

그러나 한의협은 이날 성명서에서 고려수지침학회가 앞서 "한약재 170여 종을 검증한 결과 약 80% 이상(단, 음식·식품·인삼은 제외)은 효과를 확인할 수 없었으며, 더욱이 음양맥진을 크게 편차나게 함으로써 건강에 위험을 줄 개연성이 크다"고 주장한 부분에 대해서는 직접적으로 언급하지 않았다.

— 『메디&팜스투데이』 2006년 6월 13일자에 게재된 내용임 —

전문가가 선택한
인터넷 의약전문지
메디&팜스투데이

한의협, 보건신문 민·형사상 고소·고발키로

"고려수지침학회 불순한 설문결과 악의적 보도" 주장

한의협, "범한의계 연대 폐간운동 추진"
보건신문, "약물 부작용 알리는 것은 전문지로서 당연"

대한한의사협회(회장 엄종희)가 의료계 전문지인 보건신문(발행인 유태우)에 대해 명예훼손 등의 혐의로 민·형사상의 고소와 고발조치를 단행하기로 했다.

한의협은 13일, "임의단체인 고려수지침학회(회장 유태우)가 지난 4월 29일 모임에서 회원 831명을 대상으로 객관성이 결여되고 한약을 폄하하기 위한 검증되지 않은 설문조사를 실시하고, 보건신문이 이를 '한약 효과 미미하면서 부작용 심하다'(5월 22일자)라는 제목으로 사실을 왜곡 보도했다"며 법률적 검토를 거쳐 민·형사상 책임을 묻기로 결정했다고 밝혔다.

한의협 범한의계양방대책위원회(위원장 박종형)는 "보건신문의 보도는 한의학과 한약을 폄하하려는 악의적이고 불순한 의도를 갖고 있다"며, "확인결과 보도내용은 지난 4월 29일 광운대학교에서 열린 '제18회 한일고려수지침학술대회'에 참가한 회원 등 831명을 상대로 즉석에서 실시한 것으로 드러났다"고 덧붙였다.

한의협 관계자는 "87.1% 이상이 한약 복용으로 부작용을 경험했다는 등의 설문조사는 전혀 검증되지 않았고, 표본의 객관성이 결여되어 있는 등 설문조사가 갖춰야 할 기본적인 내용이나 방법 등이 제대로 지켜지지 않은 작위적이고 허위적인 내용이 가득했다"며 "이를 기획보도라는 이름으로 보도

한 보건신문에 대해 한의학과 한약을 부정하고 음해하고자 하는 불순한 의도로 판단, 한의계 연합으로 민·형사상의 고소와 고발을 진행하기로 했다"고 말했다.

이 관계자는 또 "관련 보도내용에 대해 언론중재위원회 제소는 물론, 해당 기자에 대해서는 기사 제공 금지와 협회 출입 금지 등 한의계 관련 단체 등과 연합해 강력 대처키로 의견을 모았다"고 전했다.

이번 고소·고발 사건에는 한약협회와 생약협회 등도 동참 의사를 밝힌 것으로 알려졌으며 한의협은 성명서를 발표했다.

■ 노의근 편집국장, "다른 단체가 설문을 했어도 보도했을 것"

이에 대해 보건신문 노의근 편집국장은 "한약 복용자의 87%가 부작용을 경험했다는 것은 심각한 문제"라며, "굳이 수지침학회가 아니라 다른 단체가 설문을 했다고 하더라도 국민들의 알권리 확보 차원에서 보도를 했을 것"이라고 말했다.

노 국장은 "수지침학회가 설문을 했기 때문에 보도를 했다. 또는 수지침학회장이 발행인을 하고 있기 때문에 보도를 했다는 주장 등은 터무니 없는 모함"이라며, "이번 조사는 전국적인 모집단을 대상으로 했기 때문에 나름대로 뉴스 가치가 있다고 판단했다"고 덧붙였다.

그는 또 "병을 고치기 위한 약물의 부작용에 대해 전문지가 보도하는 것은 당연한 것이다. 보도내용은 한약을 부정하거나 음해하기 위한 것이 아니라, 한방의 과학화와 체계화, 글로벌화를 위해 문제점을 지적하고 대안을 제시하기 위한 것"이라며, "언론의 정당한 보도를 특정 이해관계에 의한 것처럼 왜곡하는 것은 유감"이라고 말했다.

노 국장은 특히 "우리는 한방의 발전을 누구보다 원하고 있다"며 "앞으로도 필요하다고 판단되는 부분에 대해서는 성역 없는 보도를 할 것"이라고 강조했다.

보건신문은 고려수지침학회 유태우 회장이 발행인으로 있는 오프라인 의료계 전문지로, 지난 1966년 초판을 발행, 올해로 창간 40돌을 맞았다.

— 대한개원의협의회에서 『보건신문』 기사를 포스터로 제작해 전국 병·의원에 배포한 보도자료임 —

보 도 자 료

대한의사협회 TEL 02-794-2474(601-604) FAX 02-769-4487 www.kma.org

자료배포일	2006. 6. 9(금)	매수 2
보도요청일	2006. 6. 10(토)	조간부터 보도하여 주시기 바랍니다.
담당부서	홍보실	
문의	홍보실 박미경 02-794-2474(603), 홍보실장 오윤수 017-257-0486 대변인 김성오 011-9404-9700	

"한약 효과 미미하면서 부작용 심하다"
대개협, 보건신문 기사 포스터로 제작해 전국 병·의원에 배포

대한개원의협의회(회장 김종근)는 '한약 효과 미미하면서 부작용 심하다' 제하의 보건신문 기사(5월 22일)를 포스터로 제작, 전국 병·의원에 배포하기로 했다.

한약의 부작용을 널리 알려 국민건강을 지키고 의료일원화를 도모하자는 취지로 제작된 이 포스터에는 "한약 복용 후 부작용 경험률이 87.1%에 달하고, 위장질환·부종·고혈압에 심장병·부정맥까지 유발하는 등, 국민건강에 심각한 위협이 되고 있다"는 내용의 기사가 담겨 있다.

보건신문은 고려수지침학회가 전국 성인 831명을 대상으로 설문조사를 한 결과, 한약을 먹을수록 만성 위장병에 잘 걸리고, 심장·혈관질환 증상이 더 악화되며, 독성물질로 인한 체중 증가와 신부전증·피부질환, 간장 및 눈에 이상 등, 심각한 부작용을 초래하는 것으로 조사됐다고 보도했다.

대개협은 이 포스터를 1만부 이상 제작해 전국 내과·산부인과·소아과·피부과 등에 배포할 계획이다.

※ 붙임: "한약 효과 미미하면서 부작용 심하다" 포스터

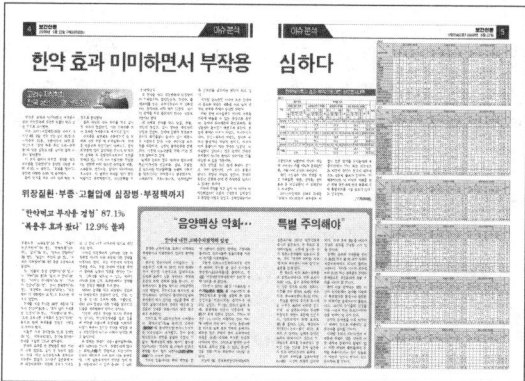

— 『메디&팜스투데이』 2006년 6월 21일자에 게재된 내용임 —

고려수지침학회, 한의약계 맞고소 검토
한약 부작용 곧 추가설문 발표…양측 감정대립 격화

한약에 대한 부작용 설문조사결과 발표로, 대한한의사협회(회장 엄종희) 등 한의계로부터 고소 고발 등 민·형사상 책임추궁을 받고 있는 고려수지침학회(회장 유태우)가 한의약계를 향해 쓴소리를 던지며 맞대응에 나섰다.

이 학회는 21일 오후, "한의약계는 한약 부작용 문제를 국민건강 차원에서 심각하게 고민해야 할 것"이라는 자료를 통해 "보건신문에 한약의 부작용에 대한 광고를 게재한 것은 고려수지침의 진단법과 실험방법으로 한약재 170여 가지를 검증한 결과, 약 80% 이상이 효과가 불확실하고, 건강과 질병에 위험을 줄 수 있다고 판단됐기 때문"이라며 "그동안 고려수지침학회와 보건신문사에서 발행한 한약 책자를 서점에서 회수, 모두 폐기처분할 계획"이라고 밝혔다.

학회는 또 "과거 20년간 관인 향군한약학원을 운영하면서, 한약을 실험하지 않은 상태에서 한약이 우수한 줄로만 알고 강의한 것에 대해 지면광고를 통해 수료자들에게 사죄하기도 했다"며, "부작용 광고를 게재할 경우 한약과 한약재를 취급하는 한의약계로부터 반발을 살 것으로 예상했음에도 불구하고, 이를 강행한 것은 무엇보다 국민건강을 위해 우선 이들에게라도 한약 문제의 심각성을 제대로 알려야겠다는 판단이 앞선 데 따른 것"이라고 덧붙였다.

고려수지침학회 관계자는 "우리는 한약 문제가 매우 심각하다는 사실을 알고 국민건강 차원에서 경제적인 손실(이미 발행한 한약 책자 3,000~4,000권 판매중지)을 감수하면서까지 한약의 부작용 광고를 게재한 것"이라며, "이를 두고 대한한약협회(회장 이계석)는 광고 중단을 요구하고 위법사항이 있을 때에는 적절한 조치를 취할 것이라고 경고했다"고 비판했다.

이 관계자는 또 "이러한 상황을 뒤늦게 알게 된 대한한의사협회(회장 엄종희)도 한의신문 홈페이지(5월 26일자)를 통해 '정부가 인정하고 모든 한의약계가 공인한 한약의 효능과 본질을 부정하지 말라'고 논평했다"며, "대한한약협회와 대한한의사협회가 한약의 문제점을 겸허하게 받아들이고 조속히 개선하려는 태도를 취하기는커녕, 오히려 고려수지침학회를 매도하고 한약의 효능과 본질을 부정하려는 모략으로 일관해 왔다"고 비난했다.

이 관계자는 이어 "한의약계에서는 지난 2,000여 년간 관행적·관습적으로 한약이 좋다는 인식만 가지고 투약했을 뿐, 사실상 과학적 검증이나 임상실험, 효과·부작용 실험 등의 연구를 거의 하지 않은 것으로 알려지고 있다"며 "우리의 부작용 발표는 한약 사용에 대한 주의이기도 하지만, 한의약계에도 한약의 심각한 문제점을 제대로 알려, 환자에게 제대로 투약하라는 메시지를 담고 있는 것"이라고 꼬집었다.

고려수지침학회의 한약 부작용 내용을 보도해 한의약계로부터 고소·고발 대상자로 지목된 보건신문측은 "최근 들어 한약에 대한 각종 연구나 실험이 활발해지면서 한약은 효과보다도 질병 발생, 질병 악화, 불치병을 유발시키고 독성간염의 주원인으로 나타나고 있다"며 "한의약계는 한약을 과거 천동설(天動說)을 믿던 시대, 지구가 평평하다고 믿던 시대의 유물로 생각한 나머지, 현재 우주과학시대인데도 불구하고 한약의 문제점이 매우 심각하다는 사실을 제대로 깨닫지 못하고 있는 것 같다"고 일침을 가했다.

보건신문은 또 "설문조사 응답자 중 87.1%가 부작용을 경험한 것은 심각한 문제로 굳이 고려수지침학회가 아니라 다른 단체가 설문을 했다고 하더라도 국민건강과 직결되는 문제인 만큼 국민들의 알권리 차원에서 보도했을 것"이라며, "한약의 문제점을 제대로 알리고 그 해법을 찾기 위해 고려수지침학회의 설문조사 발표를 계기로 '병 고치려다 건강 해치는 한약'이라는 제목으로 계속 연재를 해오고 있다"고 덧붙였다.

보건신문 관계자는 "한의약계가 사건의 진상은 제쳐두고 민·형사상 책임을 운운한다면 우리도 맞고소와 맞고발을 할 것"이라고 말했다.

고려수지침학회도 "한의약계에서 설문조사 내용을 불신·매도하고 있으므로 앞으로 지속적인 설문조사를 벌이는 한편, 2차 설문조사 결과를 조만간 발표할 계획"이라며 한의약계에 대한 압박의 수위를 높였다.

이에 따라 고려수지침학회의 한약 부작용 설문결과 발표를 계기로 촉발된 고려수지침학회와 한의약계간 대립은 법정분쟁은 물론, 자칫 양측간 감정대립으로까지 비화될 가능성도 배제할 수 없게 됐다.

앞서 대한한의사협회는 지난 13일, "임의단체인 고려수지침학회가 지난 4월 29일 모임에서 회원 831명을 대상으로 객관성이 결여되고 한약을 폄하하기 위한 검증되지 않은 설문조사를 실시하고, 보건신문이 이를 '한약 효과 미미하면서 부작용 심하다'(5월 22일자)라는 제목으로 사실을 왜곡 보도했다"며 법률적 검토를 거쳐 민·형사상 책임을 묻기로 결정했다"고 밝힌 바 있다.

한편, 평소 한약에 대해 매우 부정적 입장을 견지해 온 대한의사협회 등 의료계는 이번 사태를 숨죽이고 지켜보는 듯한 모습이다.

— 본 학회에서 낸 반박 보도자료 —

한약 부작용 파문과 관련한 고려수지침학회의 입장

"한의약계는 한의약의 문제점과 심각성을 재인식하고
더 이상의 의료분쟁으로 국민건강을 위협하지 말라"

고려수지침학회(회장 유태우)는 지난 20여 년간 전(前) 관인 향군한약학원을 운영하면서 학원생들에게 한약을 강의해 왔으며, 『중약 본초학』·『방제학』·『내과학』·『부인과학』·『○○한의학대전』·『새한방처방해설』등 여러 한약 책자를 출판해 왔다.

지금까지 고려수지침학회는 나름대로의 학술이론체계로 진단과 실험방법, 연구방법으로 수지침을 발전시켜 왔으며, 많은 학술서적과 방법, 기구 등의 학술발표를 통해 국민건강 증진에 힘써 왔다고 자부한다.

이번 한약 부작용 파문은 최근 고려수지침학회가 전 관인 향군한약학원 수료자들에게 '한약 사용 주의하세요'·'한약 책자 판매 중지합니다'라는 제목의 광고를 보건신문에 게재(4회)하면서부터 문제시되기 시작했다.

고려수지침학회는 이 광고를 통해 "고려수지침의 진단법과 실험방법으로 한약재 170여 가지를 검증한 결과, 약 80% 이상이 효과가 불확실하고, 건강과 질병에 위험을 줄 수 있다고 판단돼 한약을 배운 수료자들에게 한약의 문제점을 알린다"고 밝혔다.

고려수지침학회는 또 "그동안 고려수지침학회와 보건신문사에서 발행한 한약 책자 판매를 중지하고, 서점에서 회수하고 있으며, 회수된 책의 모두를 폐기처분할 계획"이라고 강조했다.

아울러 고려수지침학회는 약 20년간(한약을 실험하지 않은 상태에서 한약이 우수한 줄로만 알고) 한약을 강의한 것에 대해 광고 지면을 통해 수료자들에게 사죄하기도 했다.

이 학원을 나온 수료자들 대부분은 아직까지도 한약 관련 분야에서 종사하고 있기 때문이다.

고려수지침학회가 이런 내용의 광고를 게재할 경우 한약과 한약재를 취급하는 한의약계로부터 당연히 반발을 살 것으로 예상했음에도 불구하고 이를 강행한 이유는, 무엇보다 국민건강을 위해 우선 이들에게라도 한약 문제의 심각성을 제대로 알려야겠다는 판단이 앞선 데 따른 것이다.

고려수지침학회는 한약 문제가 매우 심각하다는 사실을 알고, 국민건강차원에서 경제적인 큰 손실(이미 발행한 한약 책자가 3,000~4,000권 판매중지)을 감수하면서까지 이 광고를 게재한 것이다.

이에 대해 대한한약협회(회장 이계석)는 고려수지침학회에 항의공문을 보내 "광고 중단과 함께 광고를 계속할 경우 고려수지침학회가 발표한 연구결과 검증자료를 공개하고, 이에 따른 위법사항이 있을 때에는 적절한 조치를 취할 것"이라고 요구했다.

이러한 상황을 뒤늦에 알게 된 대한한의사협회(회장 엄종희)도 한의신문 홈페이지(5월 26일자)를 통해 "정부가 인정하고 모든 한의약계가 공인한 한약의 효능과 본질을 부정하지 말라"고 논평했다.

대한한약협회와 대한한의사협회는, 고려수지침학회에서 관습적으로 행해오던 한약의 문제점을 지적해 주었으면 이를 겸허하게 받아들이고 더욱 연구해 문제점을 조속히 개선하려는 태도를 취하기는커녕, 오히려 "반사이익을 챙기려 하고 있다"며 고려수지침학회를 매도했으며, 한약의 효능과 본질을 부정하려는 모략으로 일관해 왔다.

고려수지침학회가 게재한 '한약 사용 주의하세요'··'한약 책자 판매중지합니다'의 광고는 향군한약학원 수료자에 대한 한약 사용 주의이기도 하지만, 한편으로 한의약계에도 한약의 심각한 문제점을 제대로 알려, 환자에게 제대로 투약하라는 메시지로 받아들여져야 할 것이다.

한의약계에서는 지난 2,000여 년간 관행적·관습적으로 한약이 좋다는 인식만 가지고 투약했을 뿐, 한 번도 과학적 검증이나 임상실험, 효과·부작용 실험 등의 연구를 하지 않은 것으로 보여진다.

특히 객관적인 실험방법 없이 증과 증상을 구분, 한약을 투여해 온 것으로 보여지며, 동양의 학적인 방법으로라도 객관성 있는 진단이나 실험방법을 제시하고 실험을 했어야 옳다고 생각한다.

그동안 한의약 관계자들은 한약으로 질병을 치료하고 국민건강증진에 크게 공헌하고 기여한다는 자부심을 갖고 있다. 그러나 최근 들어 한약에 대한 각종 연구나 실험이 활발해지면서 한약은 효과보다도 질병발생, 질병 악화, 불치병을 유발시키고, 독성간염의 주원인으로 나타나고 있어 한의약계는 이를 어떻게 생각하며, 앞으로 어떻게 대처할 것인지 묻지 않을 수 없다.

한의약계는 한약을 과거 천동설(天動說)을 믿던 시대, 지구가 평평하다고 믿던 시대의 유물로 생각한 나머지, 현재 우주과학시대인데도 불구하고 한약의 문제점이 매우 심각하다는 사실을 제대로 깨닫지 못하고 있는 것 같다.

당초 고려수지침학회에서는 한약의 문제점을 지적하는 수준에서 광고를 게재한 것이었으나, 한의계·한의약계 등에서 근거가 무엇이냐, 근거를 대라며 자료제시 운운하며, 반사이익이니 하는 등의 모략으로 몰아세움에 따라, 지난 5월 22일 고려수지침학회의 설문조사 결과를 보건신문을 통해 전격 발표하게 된 것이다.

보건신문은 "설문조사 응답자 중 87%가 부작용을 경험한 것은 심각한 문제로 받아들여 보도하게 됐으며, 굳이 고려수지침학회가 아니라 다른 단체가 설문을 했다고 하더라도 국민건강과 직결되는 문제인 만큼 국민들의 알권리 차원에서 보도했을 것"이라는 입장이다.

특히 "고려수지침학회가 설문을 했기 때문에 보도를 했다거나 고려수지침학회 회장이 보건신문 발행인이기 때문에 보도를 했다는 한의약계의 주장은 터무니 없는 모함이며, 전국적인 모집단을 대상으로 했기 때문에 나름대로 뉴스가치가 있다고 판단돼 보도했다"고 밝히고 있다.

보건신문은 한약의 문제점을 제대로 알리고 그 해법을 찾기 위해 고려수지침학회의 설문조사 발표를 계기로 '병 고치려다 건강 해치는 한약'이라는 제목으로 연재해 오고 있다.

그런데도 불구하고 대한한의사협회 범한의계양방대책위원회(위원장 박종형)는 6월 13일 보도자료를 통해 "한약 복용 후의 효과·부작용 설문조사를 실시한 고려수지침학회와 이 설문조사를 보도한 보건신문 등에 대해 민·형사상 고소·고발 조치를 진행하기로 하는 한편, 언론중재위원회에 제소하기로 결정했다"고 위협까지 했다.

범대위는 한발 더 나아가 "87.1% 이상이 한약 복용으로 부작용을 경험했다는 등의 내용이 실린 설문조사는 전혀 검증되지 않은 내용이며, 표본의 객관성이 결여돼 있는 등 설문조사가 취해야 할 기본적인 내용이나 방법 등이 제대로 지켜지지 않은 작위적이고 허위적인 내용이 가득한 것으로 판명됐다"고 거짓말까지 동원해 단정해 버렸다.

범대위의 이 같은 발표는 고려수지침학회가 설문조사 결과를 발표한 지 20일 만에 이뤄진 늑장 대응일 뿐 아니라, 6월 15일 한국소비자보호원의 '한의약 관련 의료분쟁 실태조사 결과' 발표를 이틀 앞두고 이뤄졌다는 점에서 앞으로 불거질 한의약의 문제점을 사전에 희석시키려는 의도가 깔려 있는 것으로 보이고 있다.

특히 고려수지침학회의 설문조사 내용을 한의약계에서 불신·매도하고 있으므로 고려수지침학회에서는 앞으로 지속적인 설문조사를 벌이는 한편, 조만간 제2차 설문조사 결과도 발표할 예정이다.

실제로 한의사들은 소보원 발표 이전에 소보원 측과 사전에 간담회를 가졌으며, 실태조사에 의문을 제기하는 등 상당한 반발이 있었던 것으로 알려지고 있다.

물론 한의사들이 한약 문제가 터져 나올 때마다 촉각을 곤두세우는 것은 너무나 당연하고 십분 이해할 수도 있는 일이다. 그렇다고 무조건 자신들의 밥그릇만을 위해 '진실을 거짓으로', '거짓을 진실'로 일관할 수는 없는 노릇이다.

좋은 약을 권하지는 못할지언정 건강과 질병을 악화시키고 난치병·불치병을 일으킬 수 있는 약을 주어서는 안 되며, 비과학적이라고 할 수 있는 한약을 쓰면서 환자의 질병이 낫기를 바라는 요행을 바라서는 더더욱 안 될 것이다.

한약이 좋은 것인지 나쁜 것인지 몰랐을 때는 한약 투여에 잘못이 없으나, 한약이 나쁘다는 사실을 알고서 국민들에게 한약을 투여하는 것은 죄악일 수밖에 없다.

한의약계는 심각한 고민을 해야 할 것이다. 하늘이 무너져도 하루 아침에 좋은 약이 나쁜 약으로 바뀔 수도 없으며, 나쁜 약이 결코 좋은 약으로 변할 수도 없을 것이다.

— 『메디팜뉴스』 2006년 6월 21일자에 게재된 내용임 —

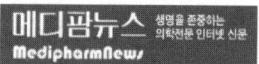

수지침학회, '한약 부작용 2차 설문' 곧 공개
한의계에 공식기관 선정, 한약효과 검증 요구할 듯

　한약효과 설문조사 발표와 관련 대한한의사협회가 이를 보도한 보건신문을 고발할 방침을 밝히자, 고려수지침학회가 그동안 준비해 왔던 '한약 부작용 시리즈 2탄'을 곧 발표할 것으로 알려져, 한약 부작용 사태가 더욱 확산될 것으로 보인다.

　고려수지침학회는 한의협이 보건신문에 대해 "민·형사상의 책임을 물을 것"이라고 공개적으로 밝힌 데 대해, 21일 "한의약계는 한약 부작용 문제를 국민건강 차원에서 심각하게 고민해야 할 것"이라고 맞대응에 나섰다.

　특히 학회는 이미 설문조사를 마친 '한약 부작용 시리즈 2탄'을 곧 발표하고, 한의협에 공식적인 시험기관을 선정, 한약 부작용에 대해 공개적인 검증을 요구할 것으로 알려졌다.

　수지침학회의 이 같은 대응은 단순한 부작용 실태보다는 한약재 및 한약에 대한 효과 여부를 이 참에 확실히 밝혀 보자는 것이어서 한의약계의 뜨거운 감자로 부상하고 있다.

　더욱이 한국소비자보호원의 '한의약 의료사고' 실태 발표에서 한약 부작용의 상당부분이 한의사들의 부주의로 발생한 것이라는 증거가 있어, 공개적 시험요구는 핵폭풍으로 돌변할 가능성까지 보여주고 있다.

　따라서 양방의료계의 계속되는 한약 부작용 시비와 소보원의 '한의약 의료사고' 실태 발표에 이은 수지침학회의 한약 효과 및 부작용 실태조사 발표는 한의약계에 적지 않은 영향을 미칠 것으로 예상된다.

　학회는 21일 언론에 보낸 보도자료를 통해 "고려수지침의 진단법과 실험방법으로 한약재 170여 가지를 검증한 결과, 약 80% 이상이 효과가 불확실하고, 건강과 질병에 위험을 줄 수 있다고 판단돼, 한약을 배운 수료자들에게 한약의 문제점을 알렸다"면서 "(이런 실험결과에 따라) 그동안 고려수지침학회와 보건신문사에서 발행한 한약 책자 판매를 중지, 서점에서 회수하고 있으며, 회수된 책자 모두를 폐기처분할 계획"이라고 밝혔다.

　학회는 또 "고려수지침학회에서는 약 20년간 (한약을 실험하지 않은 상태에서 한약이 우수한 줄로만 알고) 한약을 강의한 것에 대해, 광고 지면을 통해 수료자들에게 사죄하기도 했다"면서 "이는 학원을 나온 수료자들 대부분은 아직까지도 한약 관련 분야에서 종사하고 있기 때문이다"라고 광고게재 배경을 설명했다.

　학회는 이런 내용의 광고를 게재할 경우, 한약과 한약재를 취급하는 한의약계로부터 당연히 반발을 살 것으로 예상했음에도 불구하고 이를 강행한 이유는, "무엇보다 국민건강을 위해 우선 이들에게라도 한약문제의 심각성을 제대로 알려야겠다는 판단이 앞선 데 따른 것이다"고 강조했다.
　때문에 학회는 한약 문제가 매우 심각하다는 사실을 알고, 국민건강 차원에서 경제적인 큰 손실(이미 발행한 한약 책자 3,000~4,000권 판매중지)을 감수하면서까지 이 광고를 게재한 것이라고 설명했다.
　학회는 "한의약계는 관습적으로 행해 오던 한약의 문제점을 지적해 주었으면 이를 겸허하게 받아들이고, 더욱 연구해 문제점을 조속히 개선하려는 태도를 취하기는커녕, 오히려 반사이익을 챙기려한다며 학회를 매도했으며, 한약의 효능과 본질을 부정하려는 모략으로 일관해 왔다"고 반박했다.
　특히 학회가 게재한 '한약 사용 주의하세요' · '한약 책자 판매 중지합니다'의 광고는 "향군 한약학원 수료자에 대한 한약 사용 주의이기도 하지만, 한편으로 한의약계에도 한약의 심각한 문제점을 제대로 알려, 환자에게 제대로 투약하라는 메시지로 받아들여져야 할 것"이라고 주장했다.
　학회는 또 "한의약계에서는 지난 2,000여 년간 관행적 · 관습적으로 한약이 좋다는 인식만 가지고 투약했을 뿐, 사실상 과학적 검증이나 임상실험, 효과 · 부작용 실험 등의 연구를 거의 하지 않은 것으로 알려지고 있다"며 "특히 객관적인 실험방법 없이 증과 증상을 구분, 한약을 투여해 온 것으로 보여지며, 동양의학적인 방법으로라도 객관성 있는 진단이나 실험방법으로 실험방법을 제시하고 실험을 했어야 옳다고 생각한다"고 지적했다.
　학회는 "한의협 범대위가 보건신문에 대해 민 · 형사상 고소 · 고발과 언론중재위원회 제소를 결정하고, '87.1% 이상이 한약 복용으로 부작용을 경험했다는 등의 내용이 실린 설문조사는 전혀 검증되지 않은 내용이며, 표본의 객관성이 결여돼 있는 등, 설문조사가 취해야 할 기본적인 내용이나 방법 등이 제대로 지켜지지 않은 작위적이고 허위적인 내용이 가득한 것으로 판명됐다'고 거짓말까지 동원해 단정해 버렸다"고 반박했다.
　학회는 범대위의 이 같은 발표는 고려수지침학회가 설문조사를 발표한 지 20일 만에 이뤄진 늑장 대응일 뿐 아니라, 6월 15일 한국소비자보호원의 '한의약 관련 의료분쟁 실태조사 결과' 발표를 이틀 앞두고 이뤄졌다는 점에서 불거질 한의약의 문제점을 사전에 희석시키려는 의도가 깔려 있는 것으로 판단하고 있다.
　학회는 특히 한의약계에서 고려수지침학회의 설문조사 내용을 불신 · 매도하고 있어 고려수지침학회는 앞으로 지속적인 설문조사를 벌이는 한편, 2차 설문조사 결과도 곧 발표할 계획이라고 밝혀, 한약 부작용 시비는 앞으로도 당분간 계속될 전망이다.
　한의계의 고려수지침 무료봉사활동 저지로부터 불거진 한약 부작용 사태는 한의약계 전체 문제로 확산되고 있음에도 한의계는 별다른 대응책을 내놓지 못하고 있다.
　한편 수지침학회의 한약 폄하에 대응하기 위해 지난 19일 용두동 중식당에서 한의협을 비롯한 관련 8개 단체장들이 모인 가운데 비공개로 열린 대책회의에서는 아직까지 어떤 대응책을 마련했는지 알려지지 않고 있다.

— 『한의신문』 2006년 6월 21일자에 게재된 내용임 —

한의신문

고려수지침학회, 한의계와 사실상 전면전 선언

"한약 부작용 2차 설문조사 발표할 터"… 보건신문 옹호론도 함께 펼쳐

고려수지침학회(회장 유태우)가 한약 부작용에 대한 2차 설문조사 결과를 발표할 예정이다.

고려수지침학회는 21일 보도자료를 통해 "한의약계에서 고려수지침학회의 설문조사 내용을 불신·매도하고 있으므로 앞으로 지속적인 설문조사를 벌이는 한편, 2차 설문조사 결과를 발표할 것"이라고 밝혔다.

또 고려수지침학회는 한의협이 한의약의 문제점을 희석시키려고 한다고 맹렬히 비난했다.

보도자료에 따르면, 고려수지침학회는 "6월 15일 한국소비자보호원의 '한의약 관련 의료분쟁 실태조사 결과' 발표를 이틀 앞두고 이뤄졌다는 것은 불거질 한의약의 문제점을 사전에 희석시키려는 의도가 깔려 있는 것으로 보이고 있다"고 했다. 한의협 범의료한방대책위원회는 13일 보건신문을 상대로 민·형사상 고발을 진행하기로 공표했었다.

또 고려수지침학회는 "실제로 한의사들은 소보원 발표 이전에 소보원 측과 사전에 간담회를 가졌으며, 실태조사에 의문을 제기하는 등, 일부 반발이 있었던 것으로 전해지고 있다"며 호도했다.

아울러 고려수지침학회는 한약의 무효과 및 부작용론을 펼쳤다.

"한의약계는 한약을 과거 천동설을 믿던 시대, 지구가 평평하다고 믿던 시대의 유물로 생각한 나머지, 현재 우주과학시대인데도 불구하고 한약의 문제점이 매우 심각하다는 사실을 제대로 깨닫지 못하고 있는 것 같다."

이와 함께 고려수지침학회는 지난 4월 29일 자체 학술대회에서 실시한 1차 설문조사 내용과 이를 보도한 보건신문을 옹호하는 논리를 펼쳤다.

"보건신문은 설문조사 응답자 중 87.1%가 (한약) 부작용을 경험한 것을 심각한 문제로 받아들였으며, 굳이 고려수지침학회가 아니라 다른 단체가 설문을 했다고 하더라도 국민건강과 직결되는 문제인 만큼 국민들의 알권리 차원에서 보도했을 것이다"

또 고려수지침학회는 "설문을 했기 때문에 보도를 했다거나, 고려수지침학회 회장이 보건신문 발행인이기 때문에 보도를 했다는 한의약계의 주장은 터무니없는 모함"이라고 오히려 한의협을 비난했다.

고려수지침학회는 끝으로 "한약이 나쁘다는 사실을 알고서 국민들에게 한약을 투여하는 것은 죄악일 수밖에 없다. 한의약계는 심각한 고민을 해야 할 것이다. 하늘이 무너져도 하루 아침에 좋은 약이 나쁜 약으로 바뀔 수도 없으며, 나쁜 약이 결코 좋은 약으로 변할 수도 없을 것"이라고 덧붙였다.

— 『메디파나뉴스』 2006년 6월 21일자에 게재된 내용임 —

medipana news
시각이 있는 의약전문 인터넷신문

수지침학회, 한의약 부작용 입장표명
한의학 수지침 자료 내용불신… 지속적 설문조사 발표예정

한의약 부작용에 대한 한의사협회의 법적 대응 움직임과 관련해, 고려수지침학회가 한방의 문제점을 정면으로 반박하고 나서는 등, 양측간 공방이 펼쳐지고 있다.

수지침학회는 "한의약 부작용에 대한 광고 게재는 한약과 한약재를 취급하는 한의약계의 반발을 예상했음에도 불구, 국민건강을 위해 한약 문제의 심각성을 알려야겠다는 판단에 의해 게재했다"고 21일 밝혔다.

또, 당초 한약의 문제점을 지적하는 수준으로 광고를 게재한 것이었으나, 한의계와 한약업계에서 근거자료 제시를 요구, 지난달 22일 고려수지침학회의 설문조사 결과를 보건신문을 통해 설문조사 응답자 87.1%가 부작용을 경험하고 있다는 자료를 발표했다.

이에 한의사협회 범한의계양방대책위원회는 지난 13일 '한약 복용 후 효과·부작용 설문조사를 실시한 고려수지침학회와 이 설문을 보도한 보건신문에 대해 민·형사상 고소·고발 조치를 진행, 언론중재위원회 제소하기로 결정한 상태다.

하지만 "한의약계는 지난 2,000여 년간 관행적·관습적으로 한약이 좋다는 인식 하나로 투약을 했을 뿐 검증이나 임상실험, 효과·부작용 실험 등의 연구는 거의 하지 않은 것으로 알려지고 있다"고 관계자는 말했다.

또, "한의약 관계자들은 한약으로 질병을 치료하고 국민건강 증진에 크게 공헌 및 기여한다는 사명감을 가지고 있으나, 최근 들어 한약에 대한 각종 연구나 실험이 활발화되면서, 한약의 효과보다 질병 발생·질병 악화·불치병을 유발시키고, 독성 간염의 주원인으로 나타나고 있다"고 지적했다.

한편 한의약계에서 고려수지침학회의 설문조사 내용을 불신·매도하고 있으므로 고려수지침학회에서는 앞으로 지속적인 설문조사를 벌이기로 하는 등 2차 설문조사 결과도 곧 발표할 계획이다.

— 『보건신문』 2006년 6월 16일자에 게재된 내용임 —

보건신문 편집국장의 논설로, 한의협이 고발하면 맞고발 하겠다는 강한 의지의 표현이다.

누가 한의약을 폄하하고 음해하려 한다는 말인가?

대한한의사협회(회장 엄종희) 범한의계양방대책위원회(위원장 박종형)는 지난 13일 보도자료를 통해 "한약 복용 후의 효과·부작용 설문조사를 실시한 고려수지침학회와 이 설문조사를 보도한 보건신문 등에 대해 민·형사상의 고소·고발을 진행키로 하는 한편, 언론중재위원회에 제소하기로 결정하고 절차에 들어갔다"고 발표했다.

한의협 범대위는 이러한 결정의 이유로 하나는 "고려수지침학회가 지난 4월 29일 제18회 한일고려수지침학술대회에 참가한 회원 등 831명을 대상으로 한약을 폄하하기 위해 검증되지 않은 설문조사를 실시했다"는 것이고, 또 하나는 "보건신문이 한의학과 한약을 폄하하려는 악의적이고 불순한 의도를 갖고 5월 22일자에 '한약 효과 미미하면서 부작용 심하다' 라는 제목의 기사를 보도했다"고 밝혔다.

범대위는 한발 더 나아가 "87.1% 이상이 한약 복용으로 부작용을 경험했다는 등의 내용이 실린 설문조사는 전혀 검증되지 않은 내용이며, 표본의 객관성이 결여돼 있는 등 설문조사가 갖춰야 할 기본적인 내용이나 방법 등이 제대로 지켜지지 않은 작위적이고 허위적인 내용이 가득한 것으로 판명됐다"고 거짓말까지 동원해 단정해 버렸다. 마치 고려수지침학회가 실시한 설문조사가 문제가 많고 조작된 것처럼 매도했을 뿐만 아니라, 아예 설문조사 결과 자체를 부정하려는 모습이 역력했다.

도대체 누가 한의학과 한약을 폄하하고 음해하려 한다는 말인가. 한의약 전문가라고 자처하는 한의사들의 생각이 고작 이 정도밖에 되지 않다니 정말 실망스럽다. 고려수지침학회의 설문조사 결과는 한약을 실제 복용해 본 경험자들의 불만이며, 국민들의 요구로 받아들여야 할 것이다. 굳이 지난 15일 발표된 한국소비자보호원의 '한의약 관련 의료분쟁 실태조사 결과'를 언급하지는 않겠다.

한약의 문제점을 지적해 주었으면 겸허하게 받아들이고 더욱 연구해 문제점을 조속히 개선하려는 자세를 취하기는커녕, 오히려 "반사이익을 챙기려 하고 있다"며 한약의 본질을 부정하려는 모략으로 대응하는 행위는 심히 유감스럽기 짝이 없다. 물론 한의사들이 한약 부작용 문제가 터져 나올 때마다 촉각을 곤두세우는 것은 너무나 당연하고 십분 이해할 수도 있는 일이다. 그렇다고 무조건 자신들의 밥그릇만을 위해 '진실을 거짓으로', '거짓을 진실'로 일관할 수는 없는 노릇이다.

우리는 대한한의사협회 집행부가 너무나 지나칠 정도로 터무니없는 주장을 하며, 무사안일주의로 문제 있는 한의약을 바라보고 있다는 점에서 참으로 애석하게 생각하며 몇 가지를 밝히고자 한다.

첫째, 한의약계는 아직까지도 응답자 87.1% 이상이 한약 부작용을 경험했다는 사실에 대해 제대로 깨닫지 못하고 있다는 데 문제의 심각성이 크다고 본다. 한약을 과거 천동설(天動說)을 믿던 시대, 지구가 평평하다고 믿던 시대의 유물로 생각한 나머지, 현재 첨단우주과학시대인데도 말이다. 이번 일을 계기로 스스로를 되돌아보고, 국민들에게 진정으로 사과하며, 국민건강을 증진하는 쪽으로 해법을 찾아야 할 것이다.

둘째, 한의약 문제에 대해 심도 있게 논의하기 위해 국내에서 내로라하는 보건의료전문가와 정부, 국민, 시민단체 대표들을 다 불러 놓고 대국민 토론회를 공개적으로 개최할 것을 제안한다.

셋째, 본지는 오는 21일로 창간 40주년을 맞이한다. 생일을 앞두고 한의약계와 이런 문제로 법정시비까지 벌여야 하는 상황을 접하며 안타깝게 생각한다. 그렇다 하더라도 이제부터 '이에는 이'로 대처하겠다는 입장을 분명히 밝힌다. 대한한의사협회가 주장한 대로 잘잘못은 법정에서 가리면 되는 일이 아닌가.

『메디팜뉴스』에서 문제점을 기사화하였다

— 『메디팜뉴스』 2006년 6월 12일자에 게재된 내용임 —

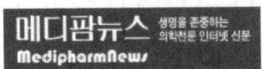

한약 효과 진실공방 일파만파 확산
수지침학회, 소보원, 대개협 3각 융단폭격

한의사협회의 수지침 무료자원봉사활동에 대한 공격으로 촉발된 '한약 부작용' 문제가 소비자보호원 발표 및 양방의료계의 가세로 일파만파로 확산될 조짐이다.

특히 대한개원의협의회(회장 김종근)가 최근(9일) 수지침학회의 한약 효과 실험 내용과 설문조사 결과 등을 대대적으로 보도한 보건신문의 '한약 효과 미미하면서 부작용 심하다' 제하의 기사(5월 22일자)를 포스터로 제작, 전국 병·의원에 배포키로 결정했다.

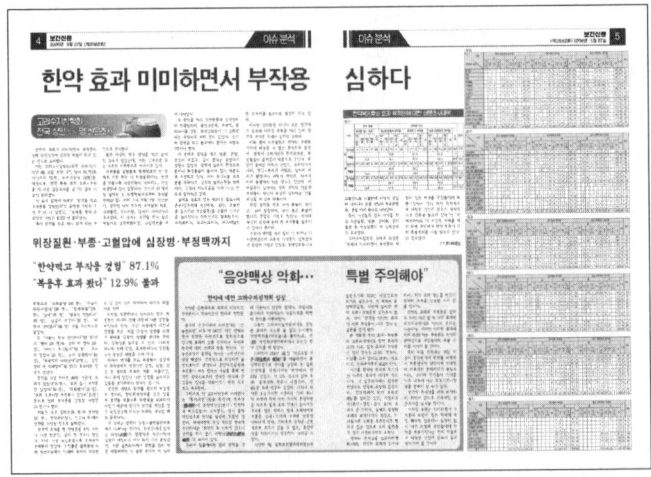

▲ "한약 효과 알송달송, 부작용은 아리송"

수지침학회가 '한약 효과 없고 부작용 많다'고 발표한 광고 문안에 대해 복지부와 한의협이 침묵으로 일관하고 있는 가운데, 양방개원협이 이 내용을 그대로 포스터로 옮겼다.(사진은 개원협이 제작한 포스터)

따라서 이 문제가 대한의·한약계에는 치명상을 입을 수 있는 핵폭탄으로 돌변했으며, 상황에 따라서는 양·한방 간의 한약 부작용 '2차 공방전'으로 진전될 가능성이 높다.

대개협이 한약의 부작용을 널리 알려 국민건강을 지키고, 의료일원화를 도모하자는 취지로 제작된 이 포스터에는 "한약 복용 후 부작용 경험률이 87.1%에 달하고, 위장질환·부종·고혈압에 심장병·부정맥까지 유발하는 등, 국민건강에 심각한 위협이 되고 있다"는 내용의 기사내용을 그대로 담고 있다.

따라서 이 포스터를 보는 국민들은 현재 유통중이거나 한의원에서 처방되는 한약이 건강에 매우 유해한 것으로 인식할 수 있는 충분한 개연성이 있다.

대개협은 이 포스터에서 "보건신문은 '고려수지침학회가 전국 성인 831명을 대상으로 설문조사를 한 결과, 한약을 먹을수록 만성위장병에 잘 걸리고 심장·혈관질환 증상이 더 악화되며, 독성물질로 인한 체중증가와 신부전증·피부질환·간장 및 눈에 이상 등 심각한 부작용을 초래하는 것으로 조사됐다'고 보도했다"고 언급, 근거의 객관성을 높이려 애쓰는 모습을 보였다.

대개협은 이 같은 내용의 포스터를 1만부 이상 제작해 전국 내과·산부인과·소아과·피부과 등에 배포할 계획이다.

한약 부작용 여파는 이뿐만 아니다. 한국소비자보호원도 그동안 준비했던 한약 부작용 실태조사를 마치고, 그 결과를 오는 15일경 발표할 예정인 것으로 알려지고 있다.

한의협은 이와 관련 "심각한 문제는 아니다"라고 말하고 있지만, 수지침학회, 대개협, 소보원의 결과가 동시 다발적으로 국민에게 투영된다면 그 파장은 예상을 훨씬 넘을 가능성이 높다.

더욱이 수지침학회가 그동안 발표한 자료와 관련 한약업계가 '자체 조사결과'를 운운한 것과 관련, 이미 전문기관에 한약재 부작용 문제와 관련한 세밀한 실태조사 결과를 받아 놓은 것으로 알려져 발표시 충격은 더 커질 것으로 보인다.

알려진 바에 따르면 이 조사결과는 국내 주요 리서치 기관을 통해 제출 받은 것이어서 한의계는 물론 한약업계까지도 반론을 제기할 수 없는 입장에 빠질 공산이 크다.

이 경우 전체 한약의 불신으로 이어지는 것은 명약관화한 사실이며, 그 결과의 피해는 고스란히 한의계 전체가 안게 될 전망이다.

고려수지침학회 관계자는 "그동안 수지침 무료봉사 등에 대한 한의계의 숱한 공격에도 참아 왔다"며 "불법이 아니라는 대법원, 국민고충처리위원회의 유권해석이 있는데도, 이런 공격을 하는 데는 스스로 깨끗함이 있어야 하는 것 아니냐"며 문제제기의 이유를 비쳤다.

그는 또 "한의계가 수지침 무료봉사를 공격하려면 한의계 먼저 진실 앞에 떳떳해야 한다"며 "한약재 문제 해결에 앞장서야 할 한의계가 이처럼 한약재 문제를 방기하면서 그동안 환자를 치료해 온 것은 국민적 지탄을 받아 마땅하다"고 주장했다.

하지만 문제가 이처럼 심각한데도 정작 보건복지부와 한의협은 사안의 중요성을 간과한 때문인지 아직 침묵으로 일관하고 있다.

지금까지 한약협회와 한약 관련단체 상임위 성격을 가진 한약발전연합회(회장 김성한)가 한약재 생산 · 제조 · 유통 · 수입, 한약제제 생산제약사 등을 규합해 조직적인 대응책 마련에 들어갔을 뿐이다.

고려수지침학회가 발표하고, 의료계가 한의계 공격의 무기로 재사용하는 '한약 효과 시비'는 제1차 한의약 육성 발전 5개년 계획을 통해 '한의약산업'을 발전시켜 세계한의약시장 점유율을 높이겠다는 복지부 발표까지 무색케 하고 있다.

문제는 이번 한약재 부작용 사례 발표가 논란의 중심에 선다면, 1900년대 초 우리나라에 서양의학이 들어오기 전까지 유일하게 국민의 건강을 지켜왔던 한의학의 주요 치료수단인 '한약'은 일대 혼란에 빠진다.

정부가 공정서로 지정, 국민건강을 지키는 데 사용되는 『동의보감』과 『방약합편』 등 11개 기성 한약서에 수재된 셀 수 없이 많은 처방 대부분은 그 효과도 검증하지 않고 국민에 투약되는 것이 입증되기 때문이다.

또 문제의 한약재가 유통되고 있음에도 복지부 등 관련기관이 이에 대한 아무런 조치와 대책을 강구하지 않은 직무유기를 범한 것이 된다. 특히 의약품인 한약재가 크건 작건 오히려 국민건강을 해쳤다는 것에서는 상당한 책임이 뒤따를 수도 있다.

사실 그동안 한약재 부작용 문제는 약방의 감초처럼 심심찮게 터져 나왔다. 소비자 단체는 물론이고, 수많은 언론들이 이런 문제를 지적해 왔었다.

문제는 현재 유통중인 한약재 및 한의원 처방 한약재가 이런 지적에서 자유로울 수 없다는 지적이다. 현행 한약재 관리시스템은 물론, 식품과 한약재의 수입물량 추적시스템까지 이를 끝까지 추적할 수 없는 형편이다.

한편 수지침학회의 한약 부작용 시비는 지금까지 양방에서 제기하던 것에서 한 차원 높아졌다는 사실이다. 나름대로 실험방법까지 공개한 데 이어 전문기관 실험결과까지 상황에 따라 공개할 입장이기 때문이다.

수지침학회, 소보원, 대개협의 3각 편대의 한약재 부작용 융단 폭격에 한의계가 어떻게 대응할지 귀추가 주목된다.

대한한의사협회 - 언론중재위원회에 고발
보건신문사 편집국장과 한의협 이사와 협의

보건신문사와 고려수지침학회가 공동으로 조사한 제1차 한약 효과·부작용 설문조사 결과가 보건신문 2면에 "한약 효과 미미하면서 부작용 심하다"는 제하의 기사로 나가고, 대한한의사협회 산하 대한개원의협의회에서 기사내용을 인쇄하여 전국 병원에 보내자, 대한한의사협회는 반성과 연구자세는 없고, 감정적인 대항만 하면서 언론중재위원회에 고발을 하게 되었다. 언론중재위원회는 언론보도에 대해 피해를 본 것에 대해서 시정안내를 할 수 있는 것으로 신문사의 의지와 관계 없이 보도되는 내용이다.

2006년 7월 6일 보건신문사 편집국장과 한의협회 이사와 장시간 협의 끝에 부장판사의 중재로 "알립니다 …"의 내용을 게재하는 선에서 합의하게 되었다.

그래서 2006년 7월 10일자 보건신문에 「알립니다」를 싣게 되었다. 「알립니다」의 내용은 큰 의미가 없는 것으로, 앞에서도 간단히 소개한 내용이다.

한의사협회, 본지 한약 부작용 기사 사실상 인정
언론중재위 조정결과, 손해배상청구도 포기하기로

5일 개최된 언론중재위원회 조정에서 보건신문사는 7월 24일까지 아래와 같은 기사를 게재하기로 대한한의사협회와 합의함.

제목 : 알립니다

내용 : 본지 5월 22일자 4, 5면에 보도된 '한약 효과 미미하면서 부작용 심하다' 제하의 설문조사는 전국을 대상으로 한 것이 아니라 고려수지침학회에서 개최한 학술대회 참가자를 대상으로 한 것임을 밝힙니다.

아울러 이 기사와 관련해 대한한의사협회에서는 "한약은 근본적으로 질병의 치료 용도로 사용되는 의약품이므로 한의사의 진단과 처방 및 복약지도에 엄격히 따른다면 부작용의 발생을 최소화할 수 있다"고 밝혀 왔습니다.

〈조정 의미〉

- 설문조사 대상을 '고려수지침학회에서 개최한 학술대회 참가자'가 아니라 '전국 대상'으로 표기한 것은 잘못됐기에 정정보도하기로 함.
- 그러나 이번 조정에서 고려수지침학회가 발표한 한약 부작용 설문조사 결과와 보건신문이 보도한 기사내용은 전혀 문제되지 않았으며, 대한한의사협회가 이를 받아들인 것이나 다름없음.
- 특히 대한한의사협회가 그동안 한약 부작용이 없다고 주장해온 것은 이번에 반론보도에서 한약 부작용이 있다는 것으로 공식 인정한 것이나 마찬가지임.
- 또한 대한한의사협회가 "고려수지침학회 설문조사 내용이 전혀 검증되지 않거나 표본의 객관성이 결여돼 있다"고 주장한 것도 사실이 아닌 허구로 드러남.
- 이에 따라 대한한의사협회는 이 기사와 관련해 보건신문사와 담당기자에 대한 손해배상청구를 포기하기로 약속함.

〈「보건신문」(2006년 7월 10일자)에 게재된 내용임〉

— 『전통의학신문』 2006년 7월 20일자에 게재된 내용임 —

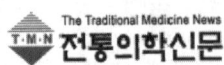

언중위, '한약 부작용 기사' 정당성 인정
한의협측의 주장 불성립 - 반론 보도문 게재로 합의
한의약계, "한약 부작용 문제 안 삼아 유감" 표출

고려수지침학회가 자체 실험을 통해 '한약 효과가 미미하고, 한약 부작용은 심각하다'는 설문조사 발표내용을 보도한 보건신문에 대해 언론중재위원회는 지난 5일 조정회의를 열어 설문내용에 대한 일부 정정보도와 한의협의 반론을 보도토록 중재했다.

언중위는 이날 조정회의에서 보건신문 측에 대해 "전국 성인남녀 대상으로 한 것이 아니고 수지침학회에 참석한 대상자를 상대로 한 설문조사"로 일부 문구에 대해서만 정정보도록 조정했다.

또한 "한약은 의약품이므로 한의사의 진단과 처방 및 복약지도에 엄격히 따른다면 부작용은 최소화할 수 있다"라는 요지의 한의협측 주장을 반론보도 형태로 게재해 주도록 했다.

이번 조정은 보도의 핵심인 한약 부작용에 대해선 문제시하지 않고, 다만 '전국 성인남녀'를 '수지침학회 참석 대상자'라고 고치는 정도의 단순한 문구 수정에 불과해 정정보도가 한약 부작용 문제에는 한의약계의 기대에 크게 미치지 못했다는 것, 이 때문에 한의계 자체 내 불만도 적지 않은 형국이다.

따라서 이번 보건신문의 한약 부작용 관련 보도는 기사 전체에 문제가 있는 것이 아니라, 누구를 대상으로 했느냐 하는 일부 문구를 수정하는 선에서 중재된 것으로 분석되고 있다.

한의협은 이번 조정결과와 관련, "당연한 결과"라며 "이를 계기로 앞으로 한의학을 폄하하고자 하는 세력에 대해 강력한 대응할 것"이라고 밝혔다.

그러나 보건신문 측은 "(언중위 조정에서) 문제의 본질(한약 부작용)에 대해선 아무런 조정이 없었던 만큼 보건신문 보도의 핵심이 잘못됐다는 의미는 아닌 것으로 받아들인다"며 "반론보도는 말 그대로 보도내용에 대해 상대방의 의견을 그대로 실어 주는 것"이라고 밝혀 한의협 주장과는 상반된 의견을 펴고 있다.

— 『전통의학신문』 2006년 7월 20일자에 게재된 내용임 —

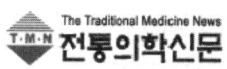

한의약계 알맹이 없는 중재에 '반발'

한의협 졸속 처리 드러내 상황악화
일선 한의사들, 집행부 무능 불신감 고조

한의협이 한약 부작용에 대한 일부 언론의 보도와 관련, 중재위의 중재를 무조건적으로 수용함으로써 한의계의 위상이 크게 추락됐다는, 회원들의 집행부(엄종희 회장)에 대한 반발이 크게 일고 있다.

일선 개원가 한의사들은 엄종희 회장 집행부가 언론의 속성을 망각하고 강경일변도의 대응으로 맞서다가 알맹이 없는 중재안을 수용함으로써 스스로 함정에 빠진 격이 됐다고 성토하고 나섰다.

특히 엄종희 회장은 10개 한의약 단체들과의 약속사항으로 보건신문의 한약 부작용 보도에 대해 '강력한 민·형사상 조치' 약속까지 해 놓은 상태에서 한마디의 상의도 없이 일방적으로 졸속 처리한 데 대한 비난을 면치 못해 궁지에 몰리는 형편이다.

한의협은 "이들 한약 관련 단체들과의 공조를 최대한 유지하면서 사후 대책을 취해 나갈 것임"을 밝혔다.

그러나 한의약 단체들은 "후속조치는 이미 물 건너갔다"는 자조섞인 반응을 나타내고 있다. 중재안 내용에는 정정보도 합의문 이외 민·형사상 문제도 제기하지 않겠다는 합의가 포함돼 있다는 사실이 드러났기 때문이다.

한의협 집행부에 대한 일선 회원들의 반발은 비단 보건신문에 대한 중재안 수용 때문만은 아니다. 최근 다 잡았다 놓친 격이 된 CT소송 패소건도 협회의 미흡한 대처에 기인한 것으로 회원들의 불만사항 중의 하나다. 양의사들의 '한방죽이기' 캠페인을 비롯 전문 한방병원 시범사업, 침구사법 문제 등 일련의 대외 투쟁에 있어 너무도 무능하다는 지적과 불신감을 키우고 있다.

한편 한의협 시도지부장협의회는 "한의협 중앙 집행부에 대한 일선 회원들의 분노는 더 이상 방치할 수 없는 상황"이라고 대외 투쟁의지를 촉구하는 성명서를 발표했다.

〈참고문헌(參考文獻)〉

1. 『황제내경(黃帝內經)』, 소문(素問), 영추합편(靈樞合編), 마원대・장은암, 북경 중서의학연구총회장판, 한국 발행처 서원당(1979)
2. 『황제내경(黃帝內經)』, 소문(素問)・영추 역해(靈樞 譯解), 양유걸 편, 성보사(1980)
3. 『국역(國譯) 황제내경』, 소문(素問)・영추(靈樞), 배병철, 성보사(2000)
4. 『동의보감(東醫寶鑑)』, 허준, 민중서원(1993)
5. 『한국의학사(韓國醫學史)(全)』, 김두종, 탐구당(1966)
6. 『황제내경 사전(黃帝內經 詞典)』, 한빙 외 6인, 천진(天津)과학기술출판사(1991)
7. 『중국의학사(中國醫學史)』, 홍원식 편저, 동양의학연구원(1984)
8. 『동양의학대사전(東洋醫學大辭典)』, 사관, 고문사(1985)
9. 『동양의학대사전(東洋醫學大辭典)』, 전통의학연구소 편저, 성보사(2000)
10. 『의학대사전(醫學大辭典)』, 이우주 편저, 아카데미서적(1990)
11. 『지제근 의학용어사전』, 지제근 엮음, 아카데미아(2006)
12. 『생약학』, 생약학 교재편찬위원회, 동명사(2006)
13. 『의학입문』, 명(明), 이정, 남산당(1982)
14. 『상한론 주석(傷寒論 註釋)』, 이종화 편저, 계축문화사(1981)
15. 『중의방제대사전(中醫方劑大辭典)』, 주편단위, 남경중의학원, 주편 팽회인 인민위생출판사(1993)
16. 『의방유취(醫方類聚)』, 조선국 집현전, 금영출판사(1977)
17. 『국역(國譯) 한약집성방(鄕藥集成方)』, 세종조명찬, 영림사(1989)
18. 『한방기준처방집(漢方基準處方集)』, 보사부, 대한한의사협회(1980)
19. 『현대한방약물학(現代漢方藥物學)』, 이상점, 서원당(1983)
20. 『한약(漢藥)의 약리(藥理)・성분・임상응용』, 육창수 외 공편저, 계축문화사(1982)

21. 『침구대성(鍼灸大成)』, 양계주(楊繼洲), 행림서원(1970)
22. 『침구대성 해석(鍼灸大成 解釋)』, 원저 명(明)·양계주, 편역 유태우 편저, 고려수지침학회(1984)
23. 『통속 한의학원론(通俗 漢醫學原論)』, 조헌영, 의문사
24. 『증맥 방약합편(證脈 方藥合編)』, 황도연, 남산당(1985)
25. 『의종금감(醫宗金鑑)』, 청(淸), 태의원, 한림사(1976)
26. 『초창결(草窓訣)』, 윤미(尹美) 원저, 음양맥진출판사 편역(1991)
27. 『한방진단학(漢方診斷學)』, 이봉교 외 공편저, 성보사(2000)
28. 『중약본초학(中藥本草學)』, 주편자 능일규 외, 보건신문사(1998)
29. 『중의방제학(中醫方劑學)』, 주편저 허제군 외, 음양맥진출판사(1991)
30. 『중의내과학(中醫內科學)』, 중국고등중의약 교재 편저, 보건신문사(1995)
31. 『중의부인과학(中醫婦人科學)』, 주편저 나원개 외, 보건신문사(1997)
32. 『남천 한의학대전(南梴 韓醫學大全)』, 박호풍, 보건신문사(2004)
33. 『The Great Medical Encyclopedia』, 신태양사 편저(1991)
34. 『고려수지학강좌(高麗手指學講座)』, 유태우 원저, 고려수지침학회(2006)
35. 『고려수지요법연구(高麗手指療法研究)』, 유태우 원저, 고려수지침학회(2006)
36. 『음양맥진법(陰陽脈診法)과 보사(補瀉)』, 유태우, 고려수지침학회(2006)
37. 『제18회 한일고려수지침학술대회 논문집』, 고려수지침학회(2006)
38. 『서금요법개론(瑞金療法槪論)』, 유태우, 고려수지침학회(2006)
39. 『수지염파요법(手指念派療法)』, 유태우, 고려수지침학회(2006)
40. 『사이버수지침 해설』, 유태우 저, 고려수지침학회(2005)
41. 『월간 수지침(月刊 手指鍼)』, 고려수지침학회(2000.1~2006.8)

42. 『운기체질총론(運氣體質總論)』, 유태우, 고려수지침학회(2004)
43. 『수지침건강법(手指鍼健康法)』, 유태우, 고려수지침학회(2005)
44. 『뇌과학(腦科學)』, 이케가야유지, 은행나무(2005)
45. 『영화를 보다』, 김종성, 동녘(2006)
46. 『조선왕 독살사건』, 이덕일, 다산초당(2006)
47. 『한방약은 효과 없다』, 다카하시 코세이, KK. Bastsellers(1993)
48. 『한방약은 위험하다』, 다카하시 코세이, KK. Bastsellers(1993)
49. 『의사가 못 고치는 환자는 어떻게 하나』, 황종국, 우리문화(2005)
50. 『체온면역력으로 질병은 낫는다』, 아보토오루(2006)
51. 『면역혁명(免疫革命)』, 아보토오루, 강담사(2003)
52. 『나는 현대의학을 믿지 않는다』, 로버트 S. 멘델존, 남점순 역, 문예출판사(2001)
53. 『중국침구학(中國鍼灸學)』, 고려수지침학회(2005)
54. 『침구경락(鍼灸經絡)』, 유태우, 고려수지침학회(2006)
55. 『보건신문』, 보건신문사(2006.5~2006.7)
56. 『웰빙수지침』, 유태우, 고려수지침학회(2005)
57. 『사암오행침해설』, 유태우, 고려수지침학회(2005)
58. 『새한방처방해설』, 유태우, 보건신문(1996)
59. 『수지침의 감지요법』, 유태우, 고려수지침학회(1994)
60. 『침술입문강좌(鍼術入門講座)』, 마나카요시오(間中喜雄), 음양맥진출판사(1984)
61. 『맥경(脈經)』, 왕숙화(王叔和), 일본각구서점(平成 3년)
62. 『이혈상담 건강법』, 이우자, 중의(2005)
63. 『최신 이침도해처방집』, 이병국, 침코리아(2002)
64. 『의사와 약에 속지 않는 법』, 미요시 모토하루, 랜덤하우스중앙(2006)
65. 『동의수세보원』, 이제마 저, 이인수 역, 을유문화사(2002)
66. 『태양인 이제마의 동의수세보원』, 백승헌, 하남출판사(2005)
67. 『한약 관련 석·박사 학위논문』, 국립도서관 소장(2000~2006)

著者

柳泰佑(호 : 瑞岩)
* 독자적으로 高麗手指鍼療法의 개발에 착수, 高麗手指鍼의 十四氣脈論을 발표(1971~1975년)
* 名譽醫學博士(가봉국제대·1982년)
* 名譽東洋醫學博士(美 골든스테이트大·美 사우스베일러大·美 유인大)
* 東洋醫學博士(美 유인大·2002년)
* 文化敎育勳章(브라질文化院·1995년)
* 高麗手指鍼學會 會長
* 大韓高麗手指鍼療法師會 會長·高麗手指療法研究會 會長
* 月刊手指鍼社·(株)保健新聞社 發行人
* 蔣英實 科學文化賞(科學先賢 蔣英實紀念事業會·2001년)
* 韓國觀光大賞 優秀賞(韓國觀光公社·2001년)
* 最優秀團體賞(社團法人 韓國民間資格協會·2002년)
* 大統領 表彰(2004년)
* 前 官認 鄕軍漢藥學院·前 東洋漢藥學院 院長
* 前 大韓實路岩鍼灸學術院·前 東洋鍼灸專門學院·前 慶熙鍼灸學術院·前 陸軍○○部隊 鍼灸學 講師 歷任
* 淸州大學校 名譽 敎授

著書

* 高麗手指鍼法講座(원제;高麗手指鍼과 十四氣脈論)
* 高麗手指鍼의 14氣脈論(絶版)
* てのひらツボ療法-高麗手指鍼の原理と應用
* KORYO HAND ACUPUNCTURE(영어판)
* LA MANUPUNCTURE COR ENNE(프랑스어판)
* DIE KOREANISCHE HANDAKUPUNKTUR(독일어판)
* LA MANOPUNTURA COREANA(스페인어판)
* Lecture on KORYO HAND THERAPY(영어판)
* 러시아어판
* 高麗手指鍼講座(일본어판)
* 포르투갈어판
* 金絲注入鍼法
* 高麗手指鍼 十四氣脈穴位圖
* 痛症의 名鍼要訣(絶版)
* 小兒手指治法(絶版)
* 調氣療法(絶版)
* 標準圖說 鍼灸經路
* 高麗手指鍼과 自律神經系統圖
* 磁氣治療의 硏究(絶版)
* 磁氣治療 處方集 1(絶版)
* 韓國의 新鍼灸(1~5권)
* 鍼灸基礎講座
* 慈山子午流注神鍼圖
* 許任鍼灸經(編譯)
* 手指鍼의 卽效療法
* 中風의 硏究(絶版)
* 陽宅三要訣(編譯)
* 運氣體質解說集
* 運氣體質早見集
* 陰陽脈診法과 補瀉
* 高麗手指鍼 臨床圖譜
* 高麗手指鍼法의 응급처방집
* 慈山子午流注鍼法解說
* 舍岩五行鍼解說
* 鍼灸大成解釋
* 檀奇古史(共譯)
* 消化器病의 手指鍼治療
* 高麗手指鍼法硏究
* 明堂入門(共著)
* 高麗手指鍼法의 手指電子빔의 사용법
* 頭痛의 手指鍼治療
* 肝臟病의 手指鍼治療
* 眼病의 手指鍼治療
* 腰痛의 手指鍼硏究
* 肩痛의 手指療法硏究
* 瀉血鍼療法(絶版)
* 高麗手指鍼의 相應圖(手掌·手背)
* 三一體質 腹部診斷과 處方圖
* 高麗手指鍼術의 健康管理法
* 고려수지요법의 수지봉요법
* 高麗手指鍼術의 家庭醫學
* 고려수지요법의 뜸요법
* 中風의 手指鍼治療
* 코疾患의 高麗手指療法
* 입병의 高麗手指治療
* 高麗手指鍼醫學의 八性穴療法
* 수지침입문
* 運氣體質總論
* 高血壓의 手指鍼療法
* 瀉血療法과 附缸療法
* 感氣의 手指鍼療法
* E.P. 테스트와 수지침의 感知療法
* 糖尿病의 手指鍼療法과 管理
* 수지침해설
* 手指飮食療法
* 手指鍼入門講座
* 手指鍼氣脈穴 解說
* 생활수지침
* 수지염파요법
* 구안와사의 수지침요법
* 손증후군의 수지침요법
* 地氣水脈療法
* 심장질환의 수지침요법
* 手指鍼健康法
* 서암봉·신서암봉·T봉·금T봉 해설
* 虹彩學과 手指鍼處方
* 糖尿病과 手指鍼處方
* 高麗手指鍼學講座(第10版)
* 수지침다이어트
* 肥滿疾患의 手指鍼處方 硏究
* 수지침 비만건강교실
* 手指鍼法의 肥滿管理學
* 肥滿管理經營
* 사이버수지침 해설
* 월빙수지침
* 腦血管疾患의 手指鍼處方
* 手指鍼 隨症處方集
* 瑞金療法 槪論 等 다수

高麗手指鍼學會의 발자취

1971년 : 柳泰佑회장 독자적으로 手指鍼 개발에 착수.
1975년 : 세계 최초로 手指鍼療法의 14氣脈穴을 發見·完成하여 『大韓鍼灸士協會報』에 발표.
- 高麗手指鍼學會 창립(1997년 高麗手指鍼療法學會로 改稱).

1976년 : 『高麗手指鍼과 14氣脈論』 발행.
1977년 : 宋台錫박사 일본의 침구잡지 『醫道의 日本』에 고려수지침술을 연재 소개(8월호부터).
- 陰陽脈診出版社 설립.

1978년 : 『고려수지침과 14기맥론』 2판 발행.
- 高麗手指鍼研究會(현 高麗手指療法研究會) 발족, 매월 셋째토요일 월례발표회.
- 柳泰佑회장 일본침구학무회, 간사이침구전문학교에서 첫 해외강연(間中喜雄박사 초청, 5월).
- 제1회 韓日고려수지침학술대회(한국측 350명, 일본측 13명 참석, 서울 조선호텔, 10월).
- 日本대학 교수 7명 내한, 고려수지침 연구 / 日本대학 松戶치학부 마취학교실에 고려수지침연구소 설치됨(11월).

1979년 : 『고려수지침과 14기맥론』 3판 발행.
- 柳泰佑회장 日本대학에서 강연(6월).
- 제2회 韓日고려수지침학술대회(한국측 400명, 谷津三雄박사 등 일본측 20명 참석, 서울 세종문화회관, 7월).

1980년 : 『高麗手指鍼講座』로 개정, 4판 발행.
- 『運氣體質早見集』, 『運氣體質解說集』 초판 발행.
- 제3회 韓日고려수지침학술대회(한국측 500명, 일본측 10명 참석, 서울 프라자호텔, 11월).

1981년 : 월간 『高麗手指鍼消息』 창간 발행(99년 4월 『月刊수지침』으로 제호변경).
- 그동안 연구·발표된 사례 등을 모아 『高麗手指鍼療法 臨床經驗集』 제1권 발행(99년 현재 제100권 발행).

1982년 : 柳泰佑회장 가봉국제대학으로부터 名譽醫學博士 학위 받음.
- 『陰陽脈診法과 補瀉』 초판 발행.
- 磁氣院醫療器商社 설립.
- 제4회 韓日고려수지침학술대회(한국측 1,800명, 일본 10명 참석, 서울 앰배서더호텔, 3월21일).
- 谷津三雄 일본대학교수 蘇聯 보건성 초청으로 모스크바에서 고려수지침 발표(9월12일), 귀국보고회 개최(서울 앰배서더호텔 11월30일).

1983년 : 제5회 韓日고려수지침학술대회(한국 일본 그리스 오스트리아 가봉 등에서 1800여명 참석, 서울 앰배서더호텔, 3월18~19일).
- 谷津三雄 일본대학교수 中國 위생부 초청으로 北京·西安·上海에서 고려수지침술 전파(8월8~15일).

1984년 : 미국 골든스테이트대학 柳泰佑회장을 방문교수로 위촉하고, 名譽東洋醫學博士 학위 수여.
- 제6회 韓日고려수지침학술대회(서울 앰배서더호텔, 3월17, 24일).
- 柳泰佑회장 일본 東方의료진흥재단 주최 特殊新鍼法연수회에서 고려수지침술 특강(4월21~22일).
- 柳泰佑회장 재미대한한의사침구협회 주최 제2회 동양의학학술대회에서 고려수지침술 특강(7월14~15일).
- 柳泰佑회장 도쿄 오사카 교토 등 일본 각지의 침구학교에서 고려수지침술 특강. 제1회 국제PIA요법학회 주최 학술세미나에서 특강(10월20~28일).

1985년 : 『고려수지침강좌』 증보판 발행.
- 제7회 韓日고려수지침학술대회(일본측 50여명, 미국측 13명 등 국내외 총 1800여명이 운집해 국내침구계 사상 최대규모로 60여편의 연구논문이 발표됨, 서울 앰배서더호텔, 8월16~17일).
- 柳泰佑회장과 谷津三雄교수 日本대학 松戶치학부 실험실에서 「고려수지침술 치료효과의 과학적 실험」을 실시해 뛰어난 효과를 입증(11월 27일, 87년 2월17일 2차실험).

1986년 : 고려수지침의 원리와 응용편으로 구성된 일본어판 『てのひらツボ療法』 발행.
- 『高麗手指療法研究』 초판 발행.
- 官認 鄕軍漢藥學院 개강. 柳泰佑원장 취임.
- 제8회 韓日고려수지침학술대회(주제: 세계적 침술연구와 개발, 1200여명 참석, 서울 앰배서더호텔, 8월16일).

1987년 : 柳泰佑회장 일본어판 출판기념 고려수지침 강습회에서 특강(일본 아타미, 2월14~15일).
- 柳泰佑회장 국제침술심포지엄에서 특강(미국 샌프란시스코, 3월28~30일). 이어 침구한의과대학 등에서 순회강연.
- 고려수지침학회·음양맥진출판사 창립 10주년 기념행사(8월4일).
- 제9회 韓日고려수지침학술대회(서울 앰배서더호텔, 9월4~5일).
- 柳泰佑회장 미국 보스턴, 샌프란시스코 침구대학에서 고려수지침술 특강(11월15~23일).

1988년 : 영어판 『KORYO HAND ACUPUNCTURE』 발행(1월30일).
- 학회지 『고려수지침소식』 문화공보부로부터 정기간행물 등록인가받음(타블로이드판 8면에서 20면으로 증면, 2월24일).
- 柳泰佑회장 미국 샌프란시스코 침구대학 등에서 고려수지침술 특강(약 1,000명 수강, 3월16~24일).
- 柳泰佑회장 미국 사우스베일러대학으로부터 名譽東洋醫學博士 학위 받음. 연구교수로 임명됨(6월25일).

高麗手指鍼學會의 발자취

- 고려수지침연구회 창립 10주년 기념행사(3개 위원회 15개 분과위원회로 확장).
- 제120회 월례임상학술발표회 기념행사.
- 제1회 전국고려수지침학술발표회(본학회주최, 광주지회 주관, 광주운남회관, 8월27일).
- 제10회 韓日고려수지침학술대회(서울 앰배서더호텔, 11월18~19일).
- 柳泰佑회장 미국 샌프란시스코, 시카고 소재 침구학회와 침구대학에서 미국인을 대상으로 고려수지침술 특강(본 학회 미국지회 초청, 12월7~21일).

1989년 : 미국 로얄한의과대학 柳泰佑회장을 객원교수로 위촉(2월16일).
- 제2회 전국고려수지침학술발표대회(1,500여 회원 참석, 부산수산대학, 3월4~5일).
- 柳泰佑회장 퍼시픽침술심포지엄에 초청강사로 참석, 고려수지침의 원리와 실기 및 염마요법에 대하여 특강(미국 샌디에이고, 8월9~13일).

1990년 : 「고려수지요법강좌」 대중보 한글판(5판) 발행.
- 제3회 전국수지침학술발표대회(부산상공회의소 대강당, 3월10~11일).
- 柳泰佑회장 샌프란시스코 시카고 캔자스시티 로스앤젤레스 포틀랜드 등 미국 5개 도시 순회하며 의사 침구사 침구학생을 대상으로 고려수지침술 특강(미국 고려수지침학회 주관, 7월12일~8월2일).
- 제11회 韓日고려수지침학술대회(서울 소피텔 앰배서더호텔, 9월22~23일, 2차대회가 12월2일 사암회관에서 열림).

1991년 : 柳泰佑회장 캐나다 몬트리올(3월23~24일)과 미국 로스앤젤레스 로얄한의과대학(3월26~27일)에서 고려수지침 세미나.
- 柳泰佑회장 일본 나고야에서 고려수지침 특별강습회(홍규식 김창영 박인순 오장학씨 수행, 11월1,3~4일)

1992년 : 제12회 韓日고려수지요법학술대회(7,000여명 참석, 서울 힐튼호텔, 6월20~21일).
- 柳泰佑회장과 학술위원 6명 미국 보스턴과 로스앤젤레스에서 의사 침구사 재미교포 대상으로 고려수지침술 특강(약 1,000명 참석, 10월13~17일).
- 柳泰佑회장과 학술위원 6명 일본 나고야와 오사카에서 의사 침구사 침구전문학교생 대상으로 고려수지침술 특강(400여명 수강, 11월22~24일).

1993년 : 柳泰佑회장과 학술위원 3명 미국 뉴욕 보스턴 로스앤젤레스 샌디에이고에서 의사 침구사 한의사 학생 일반인 대상으로 고려수지요법 특강(미국동양의학회 캘리포니아인문과학회 뉴잉글랜드침구학교 로얄한의과대학 초청, 700여명 참석, 5월12~26일).
- 柳泰佑회장과 학술위원 2명 미국 뉴욕 시카고 로스앤젤레스에서 고려수지요법 특강(미국고려수지침연구회 뉴욕 뉴저지지회 로스앤젤레스지회 초청, 300여명 참석, 10월11~21일).
- 캐나다 밴쿠버 남부지회 개설(지회장 강선경, 3월13일).
- 캐나다 밴쿠버 북부지회 개설(지회장 임용관, 8월19일).

1994년 : 「음양맥진법과 보사」 증보 한글판, 「運氣體質總論」 발행.
- 柳泰佑회장과 학술위원 2명 미국 보스턴 뉴욕 산타모니카 로스앤젤레스에서 고려수지요법 특강(미국 고려수지침학회 초청, 600여명 참석, 5월12~25일).
- 제13회 韓日고려수지요법학술대회(모두 1,200여편의 임상연구논문 가운데 28편 발표, 3,000여명 참석, 서울 롯데호텔, 6월16~17일).
- 「고려수지침강좌」 프랑스어 · 독일어판 발행.
- 제1회 미국남가주고려수지요법학술대회(미국남가주고려수지침연구회 주최, 유태우회장 특별강연과 학술위원 8명의 연구논문 발표, 150여명 참석, 10월15일).
- 전국대학고려수지침연합회 발족(12월16일).
- 영국 지회 개설(지회장 한유근, 8월17일).

1995년 : 柳泰佑회장 브라질문화원으로부터 「수지침술의 개발과 인류건강의 증진」 공로로 文化教育動章 수훈(3월21일).
- 고려수지침 각 대학의 정규교과목으로 채택됨(원광대 등, 99년말 현재 전국 17개 대학에서 강의중).
- 국민고충처리위원회가 서울강남교육청의 「수지침교습행위 폐지명령」 취소 결정, 서울강남교육청의 이의신청은 기각함(4월17일).
- 柳泰佑회장 일본 나고야의 異業種交流研究所 개소식에 참석, 고려수지요법 특강.
- 柳泰佑회장 미국 시카고 등 5개 도시 순회특강(학술위원 3명 수행, 6월21일~7월6일).
- 미국 사우스베일러대학 고려수지침연구소 설치.
- 수지침의료자원봉사단 서울 三豊백화점 붕괴사고 현장에서 봉사활동(김태영 학술위원외, 7월1~20일), 서울특별시와 유가족협회로부터 감사장 받음.
- 제14회 韓日고려수지요법학술대회(주제 고혈압과 감기의 예방과 관리, 50여편의 논문 발표, 서울 롯데호텔, 9월23~24일).
- 柳泰佑회장 「EP테스트와 수지침의 感知療法」으로 새 학술 발표.
- 柳泰佑회장 미국 산타모니카 등에서 운기체질과 고려수지요법 순회특강(학술위원 2명 수행, 11월8~17일).
- 「高血壓의 手指鍼療法」 「感氣의 手指鍼療法」 「中風의 治療經驗事例集」 발행.
- 브라질 사웅파울로 지회 개설(지회장 김병호, 5월18일).
- 스페인 지회 개설(지회장 송달용, 9월26일).

1996년 : 고려수지침대학수협의회 결성(1월11일).
- 柳泰佑회장 일본 나고야에서 음양맥진과정 특강(나고야고려수지침연구회 초청, 2월11~12일).
- 高麗手指鍼同好人協會 창립(手指鍼療法士 制度化등 추진, 명예회장 유태우, 회장 송재광, 본학회 사암회관, 4월20일).
- 柳泰佑회장 미국 시카고 그랜트종합병원과 시애틀 노스웨스트침구학교에서 고려수요법 특강(학술위원 3명 수행, 5월8~25일).

高麗手指鍼學會의 발자취

- 柳泰佑회장 제6회 동양의학국제학술대회에서 「음양맥진법과 장부의 병적 위치 구조론」연구논문 특별발표(미국 라스베이거스, 8월9~11일).
- 柳泰佑회장 미국 양·한의사 대상으로 고려수지요법 특강(미국 서부지역수지침학회 초청, 샌타모니카 게트웨이호텔, 11월 6~20일).
- 柳泰佑회장 제1회 국제고려수지침 심포지엄에서 특강(스페인침구협회 주관, 바르셀로나 센트호텔, 12월6~7일).
- 「고려수지침강좌」스페인어판 발행.
- 官認 東洋漢藥學院 개강. 柳泰佑원장 취임.
- 파라과이 아순시온 지회 개설(지회장 이병주, 1월12일).
- 오스트레일리아 시드니 북부지회 개설(지회장 박복남, 1월17일).
- 오스트레일리아 시드니 남부지회 개설(지회장 원수경, 5월30일).

1997년 : 「喦食療法」발행. 柳泰佑회장 이를 계기로 서암식 전국 순회특강 시작.
- 柳泰佑회장 미국 각지에서 고려수지요법의 지도요원 양성교육과 서암식 특강(1, 3, 5, 7, 9, 11월).
- 「비만증의 手指鍼療法」발행.
- 제1회 전국수지침자원봉사 축제(본학회·중앙일보·KBS 공동주최, 12만여명의 수지침 자원 봉사요원 참석, 10월6~12일). 전국수지침자원봉사축제 시상식 거행(대상 새마음봉사회, 12월).
- 콜롬비아협회 개설(협회장 김기병, 1월).
- 캐나다 토론토 지회 개설(지회장 홍창숙, 2월20일).
- 카자흐스탄협회 개설(협회장 김창남, 6월20일).
- 키르키스스탄협회 개설(협회장 심현호, 7월3일).
- 미국 괌지회 개설(지회장 김두석, 12월4일).
- 스위스 루가노 지회 개설(지회장 서민회, 12월10일).

1998년 : 미국에서 「외국인수지침강사」15명 배출(의사 침구사 30명에게 「수지침교수요원 양성교육」2년간 실시후 15명을 위촉, 11월14일).
- 柳泰佑회장 미국과 캐나다 각지에서 고려수지침 교수요원 양성교육과 서암식, 고려수지요법 특강(1·3·4·5·7·9월).
- 「手指鍼氣穴 모형」개발 보급.
- 「고려수지침강좌」러시아어판 발행.
- 手指鍼塔광장에서 「수지침교습행위 인정」3주년 기념행사(충남 아산, 4월16일).
- 미국 CNN방송 「한국에서 창안된 독창적 의술-수지침」특별보도(4월18~19일).
- 대학수지침해외봉사단이 연변과학기술대학의 교직원과 학생·조선족을 대상으로 고려수지침 교습과 시술봉사활동(청주대생 등 3명, 중국 연변, 6월29일~8월4일).
- 연변과학기술대학에 수지침동아리 발족(12월, 99년말 현재 국내외 14개대학에서 수지침 동아리활동).
- 柳泰佑회장 국제침구학술대회에서 「수지침요법의 상응요법에 대한 신연구」로 학술발표 및 「수지음식요법」특강 (세계침술연합회 주관, 스페인침구사협회 주최, 학술위원 12명 수행, 바르셀로나, 10월15~21일).
- 제2회 전국수지침자원봉사 축제(16만여 봉사요원 참가, 봉사대상 강원수지침봉사단, 10월19~25일).
- 뉴질랜드 오클랜드 북부지회 개설(지회장 이종진, 8월17일).
- 이탈리아 로마 지회 개설(지회장 김애라, 12월18일).

1999년 : 한국관광공사가 한국의 대표적 의술로 수지침 선정, 외국인 수지침연수프로그램 마련(2월).
- 柳泰佑회장 미국 샌프란시스코에서 「요통과 전립선 질환의 수지침요법」특강(1월7~15일).
- 柳泰佑회장 미국 유인대학으로부터 名譽東洋醫學博士 학위 받음(1월9일).
- 베를린국제관광엑스포 한국관에 「지식산업-수지침」전시(3월6~12일).
- 제2차 대학수지침 해외봉사단 파견(청주대 수지침동아리 회원 5명, 중국 연변, 7월4일~8월6일).
- 세계 최초 21세기 지향 「사이버수지침」발표회(서울 프라자호텔, 7월14일).
- 江原국제관광엑스포 한국관에 수지침 체험·연수프로그램 전시(9~10월).
- 朴圭鉉 부산대 신경과학과교수 국제전통의학 및 대체의학 심포지엄에서 「한국의 독창적 침법-수지침」논문 발표 (포천중문의대 주관, 분당차병원, 10월24일).
- 柳泰佑회장 미국 노스웨스트 지역 침술 및 동양의학 컨퍼런스(캐나다 BC침술협회 주최, 10월22~24일)와 제11회 퍼시픽 심포지엄(미국 샌디에이고, 11월7~9일), 99미국 동양의학협회 세미나(미국 뉴멕시코, 11월 12~14일)에서 「고려수지침의 두뇌혈류량 조절을 통한 동통치료법」연구논문 발표.
- 제3회 전국수지침자원봉사축제(柳泰佑회장 중앙일보사로부터 特別功勞賞 수상·11월 19~21일).
- 브라질 사용파울로 중부지회 개설(지회장 신창식, 1월).
- 아일랜드 지회 개설(지회장 최정임, 7월6일).
- 대만 지회 개설(지회장 차종규, 7월31일).
- 오스트레일리아 시드니 동부지회 개설(지회장 이도선, 10월18일).

高麗手指鍼學會의 발자취

2000년 : 자녀안심하고 학교보내기운동 국민재단(이사장 김수환)과 공동으로 청소년안심이 금연교실 발대식(서강대, 2월23일), 서울시내 중고교생을 대상으로 금연교실 운영(2~12월).
- 大法院 "대가성 없는 수지침 시술은 위법 아니다"라고 확정판결(합의3부 · 주심 윤재식, 4월25일). "수지침 시술행위는 의료법상 의료행위이긴 하지만, 법질서 전체의 정신이나 그 배후에 놓여 있는 사회윤리 내지 사회통념에 비추어 용인될 수 있는 행위, 즉 사회상규에 위배되지 않는 행위(형법 제20조)로서 위법성이 조각된다"고 검찰의 상고 기각.
- 柳泰佑회장 세계의학침술 세미나에서「고려수지침의 동통치료법」으로 특강(오스트리아 빈, 5월11~14일), 독일 고려수지침학회 결성식에 참석해 명예회장으로 추대됨(독일 하이델베르크, 5월16일).
- 柳泰佑회장 미국학회에서「중풍의 예방과 회복법」으로 특강, LA 라디오코리아와 인터뷰(6월15일).
- 고려수지침 전문자원봉사단체「새마음봉사회」서울시에 비영리 민간단체로 등록(회장 柳泰佑, 6월28일).
- 柳泰佑회장 충청대학에서 명예교수 위촉장 받음(7월12일).
- 세계태권도문화축제에서 수지침 치료 및 체험관 운영(충북 청주, 7월11~17일).
- 한국관광공사「Korea Travel News」지 한국관광의 새 상품으로 수지침체험관광을 선정, 영어 · 일본어 · 중국어로 특집 소개(8월호).
- 하세가와 가즈마사(長谷川和正) 일본 도쿄수지침연구회장 침구전문 월간지「이도노닛폰(醫道の日本)」에「고려수지침 재고」제목으로 논문 발표(8월호).
- 柳泰佑회장 미국 제2기 고려수지침 강사양성과정 개강식에 참석하고, UC얼바인 의과대학 해부학교실 방문(9월13~19일).
- 柳泰佑회장 세계침학회연합회 주최 제5회 세계침구학술대회 학술위원장으로 추대받음(서울 롯데월드호텔, 11월13~15일). 박규현 · 안용모박사는 조직위원회 고문으로, 본 학회 전국 지회장 · 학술위원 대표 36명은 대회 조직 · 학술위원회 등 부위원장으로 각각 위촉받음.
- 제4회 전국 수지침 자원봉사 축제 및 시상식 개최(10월30일~11월5일, 12월16일 시상식 : 대상은 가평꽃동네 연합봉사단).
- 총 23개 전국 수지침 자원봉사단 · 봉사자, 서울시장 · 경기도지사 등 지방자치단체장으로부터 수지침 자원봉사에 대한 공로로 각종 상장 수상.
- 영국 런던지회 개설(지회장 윤윤성, 2월14일).
- 오스트레일리아 브리스번지회 개설(지회장 백상현, 2월14일).
- 브라질 레시페지회 개설(지회장 최우필, 3월14일).
- 지자체 최소단위인 동사무소에 수지침강좌 첫 개설(서울 관악구 봉천10동, 12월26일). 서울시 전역으로 파급.

2001년: 일본 나고야 수지침체험단 본 학회 방문(단장 핫토리 요시타카, 23명, 3월2~4일), 柳泰佑회장「수지침의 원리와운기체질」특강 실시.
- 「고려수지요법강좌」제8판 제114간 출간(3월15일), 한글화에 더욱 충실. 총 8장에서 9장으로 체재 수정, 수지침과 타침의 비교를 부록 처리한 것이 특징.
- 본학회 산하 한우물봉사단(단장 김맹기 · 서울시), 부산지회봉사단(단장 김하서) 비영리 민간단체 공식 등록(3월).
- 柳泰佑회장 수지침 창안과 보급 공로로 제3회 장영실과학문화상 의학문화부문 대상 수상(서울 프레스센터, 4월17일).
- 대법원 대가성없는 수지침시술 무죄 확정판결 1주년 기념 제15회 한일고려수지학술대회 개최(서울 롯데호텔, 4월24~25일), 일본 독일 오스트리아 등에서 총 2,000여명 참석, 모두 60여편의 논문 발표. 수지침요법 원리의 과학성과 과학적 효과 입증.
- 일본어판 『高麗手指鍼講座』 초판 출간(4월25일, 음양맥진출판사 · 다니구치서점 공동발행).
- 일본어판 『高麗手指鍼講座』 출판기념회 개최(일본 나고야 가든팔레스호텔, 6월10일).
- 제4회 세계태권도 문화축제에서 수지침 의료자원봉사 및 수지침 체험관 운영(충북 청주, 6월28일~7월20일).
- 제5회 전국 수지침 자원봉사축제 개최(본학회와 새마음봉사회 · 중앙일보 · 세계자원봉사의 해 한국위원회 공동, 10월15~21일).
- 柳泰佑회장 일본 오사카 간사이(關西)의료학원 전문학교 다케다 히데타카(武田秀孝) 이사장과 기도 히로시(木戶弘) 교우회장의 초청으로「고려수지침요법의 이론과 실기, 특히 각종 질환의 치료법」특강(11월11일).
- 柳泰佑회장 미국 고려수지침요법학회 초청으로 LA에서「관절통과 견통의 수지침요법」특강(11월15일), 댄 로베쳐 박사의 주관으로 진행중인 '수지침 강사양성과정'에도 참석, 연수중인 의사와 침구사 등 30여 명을 대상으로「염좌요법과 지기요법」특강(11월17~19일).
- 柳泰佑회장 수지침 체험 프로그램이 한국문화의 우수성을 세계에 널리 알린 공로로 제3회 한국관광대상 우수상 수상(12월12일).
- 2001년부터 중학교「기술 · 가정 1」교과서에 '수지침요법의 생리통 · 두통의 처방요혈' 수록.

2002년: 제1회 나고야 수지침 기초과정 수료식(1월26일).
- 일본 오사카 수지침 실기연수단 본 학회 방문(단장 기무라 기사부로, 23명, 2월10일).
- 柳泰佑회장 미국 UC얼바인 의과대학에서「고려수지침으로 대뇌혈류량을 조절시켜 치료하는 동통 진통방법」특강(2월27일).
- 柳泰佑회장 미국 샌프란시스코 서울 라디오 초청으로「관절통의 수지침치료」특강(3월2일).
- 미국 고려수지침요법학회(KHT: 지회장 댄 로베쳐)에서 KHT 강사 교육 프로그램 제2기 수료식(3월17일).
- 제16회 한일고려수지침학술대회 개최(주제: 건강장수와 미용 및 여성질환의 고려수지침연구, 총 30여편의 논문발표, 서울 롯데호텔, 4월27~28일), 일본 · 미국 · 독일 · 오스트리아 · 캐나다 등 세계 각국에서 50여명과 전국에서 2,000여명 참석.
- 柳泰佑회장 일본 고려수지침학회 창립 발족식 개최(6월23일), 일본 나고야에 있는 중소기업진흥회관 7층 대강당에서 약 130여명의 침구사와 의사들이 참석.
- 제13차 세계여성건강연맹(ICOWHI) 학술대회에서 수지침 발표(6월27일), 수지침의 역사와 주요원리 그리고 과학적인 실험결과 등을 발표.

高麗手指鍼學會의 발자취

- 제1회 고려수지침요법사 민간자격검정시험 실시(8월24일, 전국 지회장과 학술위원 200여명 응시).
- 제2회 고려수지침요법사 민간자격검정시험 실시(11월3일, 수지침을 연구한 회원 2,400여명 응시).

2003년: 제3회 고려수지침요법사 민간자격검정시험 실시(3월23일, 수지침을 연구한 회원 1,900여명 응시).
- 제17회 한일고려수지침학술대회 개최(주제: 당뇨병과 갑상선질환의 수지침처방 연구, 서울 롯데호텔, 4월19~20일), 고려수지침요법사들의 적극적인 호응과 관심 속에서 국내외의 수지요법 관계자 2,700여명 참석.
- 제4회 고려수지침요법사 민간자격검정시험 실시(8월17일, 수지침을 연구한 회원 1,025명 응시).
- 柳泰佑회장『고려수지학강좌』제10판 발행(10월1일, 제1·2·3권, 총 1,088페이지, 4×6배판, 고급인쇄·양장제본), 13년 만에 대개편·보충, 많은 이론·처방들을 보완, 새로운 이론들을 해설한 고려수지침요법의 기본이론서의 결정판.
- 브라질 상파울로지회『고려수지학강좌』포르투갈어판 출판기념회 개최(10월31일~11월2일, 7번째 포르투갈어로 번역된『고려수지학강좌』출판기념 및 유태우 박사 초청 특별강연 성대하게 개최)
- 제5회 고려수지침요법사 민간자격검정시험 실시(12월7일, 수지침을 연구한 회원 850여명 응시).

2004년: 제1회 초급수지요법사 민간자격검정시험 실시(4월25일, 기초과정을 연구한 회원 323명 응시).
- 柳泰佑 회장 '2004 노인복지 의료봉사대상' 수상(5월8일, 주최: 사단법인 한국노인복지봉사회) 고려수지침요법학회를 설립, 운영하면서 소외지역에 있는 노인들에게 고려수지침으로 의료봉사 활동을 해온 공로가 인정되어 의료봉사대상을 수상했다.
- 제6회 고려수지침요법사 민간자격검정시험 실시(6월13일, 수지침을 연구한 회원 900여명 응시).
- 제2회 초급수지요법사 민간자격검정시험 실시(9월19일, 기초과정을 연구한 회원 476명 응시).
- 柳泰佑 회장, 한국전문신문협회(회장 함용헌) 창립 40주년 및 2004년 전문신문의 날 기념행사에서 언론인으로서 전문신문의 위상고양과 수지침을 세계 각국에 보급해 국위선양 및 국민건강증진에 크게 기여한 공로로 대통령표창 수상(10월22일, 오후 6시 한국언론재단 20층 국제회의장에서 개최).
- 제7회 고려수지침요법사 민간자격검정시험 실시(11월28일, 수지침을 연구한 회원 900여명 응시).

2005년: 柳泰佑 회장, 수지침 보급 공로로 브라질에서 '칼로스코메즈' 훈장 수여(1월25일).
- 제1회 체형관리사 민간자격검정시험 실시(3월20일, 전국 지회장·학술위원 212명 응시).
- 제3회 초급수지요법사 민간자격검정시험 실시(4월17일, 기초과정을 연구한 회원 620명 응시).
- 제8회 고려수지침요법사 민간자격검정시험 실시(5월22일, 수지침을 연구한 외국인 포함, 회원 560여명 응시).
- 제2회 체형관리사 민간자격검정시험 실시(6월12일, 수지침을 연구한 고려수지침요법사 1,200여명 응시).
- 제4회 초급수지요법사 민간자격검정시험 실시(9월25일, 기초과정을 연구한 회원 410명 응시).
- 제9회 고려수지침요법사 민간자격검정시험 실시(10월30일, 수지침을 연구한 회원 552명 응시).
- 제3회 체형관리사 민간자격검정시험 실시(11월20일, 수지침을 연구한 고려수지침요법사 206명 응시).
- 제5회 초급수지요법사 민간자격검정시험 실시(12월10일, 기초과정을 연구한 회원 215명 응시).

2006년: 제6회 초급수지요법사 민간자격검정시험 실시(3월25일, 기초과정을 연구한 회원 350여 명 응시).
- 제18회 한일고려수지침학술대회 개최(주제: 암·당뇨·비만의 고려수지침 연구, 서울 롯데호텔 4월28일, 광운대학교 대강당 4월29일), 고려수지침요법사들의 적극적인 호응과 관심 속에서 국내외의 3,000여 명의 회원 참석.
- 제10회 고려수지침요법사 민간자격검정시험 실시(5월21일, 수지침을 연구한 회원 600여 명 응시).
- 제4회 체형관리사 민간자격검정시험 실시(5월21일, 70여 명 응시).

※ 2006년 현재 高麗手指鍼學會는 국내외 총 170여 지회망을 통해 「새로운 1천년 인류의 건강을 高麗手指鍼 으로 지켜갑니다」라는 슬로우건을 내걸고 지구촌 곳곳으로 뻗어나가고 있습니다.

● 고려수지침학회 발간서적 안내 ●

1. 고려수지학강좌 제1·2·3권(제10판 제131간)
   유태우 원저/4×6배판/고급양장제본/정가 각권 55,000원
2. 고려수지요법연구
   유태우 저/4×6배판/658면/정가 80,000원
3. 수지침 음양맥진법과 보사
   유태우 저/4×6배판/598면/정가 80,000원
4. 수지침입문
   유태우 원저/신국판/310면/정가 13,000원
5. 수지침 응급처방집
   유태우 원저/국판/406면/정가 15,000원
6. 수지음식요법
   유태우 편저/신국판/양장제본/372면/정가 35,000원
7. 수지봉요법
   유태우 원저/국판/276면/정가 15,000원
8. 수지뜸요법
   유태우 원저/국판/376면/정가 15,000원
9. 수지침 수증처방집
   유태우 원저/국판/양장제본/262면/정가 15,000원
10. 구안와사의 수지침요법
    유태우 편저/신국판/200면/정가 12,000원
11. 손 증후군의 수지침요법
    유태우 편저/신국판/266면/정가 12,000원
12. 간질환을 극복하는 사람들
    보건신문사 편저/신국판/224면/정가 10,000원
13. 고려수지침요법 임상경험집(총106권)
    본학회 편저/4×6배판/정가 각권 6,000~13,000원
14. 단기고사
    유태우·정해백 공역/국판/299면/정가 20,000원
15. 비만관리학
    유태우 편저/신국판/양장제본/374면/정가 35,000원
16. 수지침 염파요법
    유태우 편저/신국판/386면/정가 15,000원
17. 수지침건강법
    유태우 저/신국판/양장제본/441면/정가 30,000원
18. 수지침다이어트
    유태우 편저/4×6배판/양장제본/306면/정가 65,000원
19. 웰빙수지침
    유태우 저/4×6배판/고급양장제본/357면/정가 50,000원
20. 비만질환의 수지침처방 연구
    유태우 저/4×6배판/고급양장제본/251면/정가 65,000원
21. 수지침 지기수맥요법
    유태우 저/신국판/376면/정가 15,000원
22. 당뇨병의 수지침요법과 관리
    유태우 편저/4×6배판/양장제본/564면/정가 80,000원
23. 수지침 사혈요법과 부항요법
    유태우 저/신국판/202면/정가 15,000원
24. 수지침 운기체질해설집
    유태우 저/4×6배판/150면/정가 30,000원
25. 수지침 운기체질조견집(1901~2043년)
    유태우 편저/4×6배판/460면/정가 70,000원
26. 수지침 운기체질총론
    유태우 편저/4×6배판/618면/정가 60,000원
27. 질병을 이기자(제1·2·3·4·5권)
    보건신문사 편저/신국판/각권 160면 내외/정가 각권 10,000원
28. 세계전통의학 기행
    허정 저/신국판/양장제본/398면/정가 30,000원
29. 오링테스트와 고려수지요법
    히다 가즈히코 저/오창학 역/신국판/220면/정가 18,000원
30. 고려수지침요법 임상도보
    유태우 원저/국판변형판/86면/정가 12,000원
31. 감기의 수지침요법
    유태우 편저/4×6배판/682면/정가 80,000원
32. 코질환의 고려수지침요법
    유태우 편저/4×6배판/190면/정가 8,000원
33. 입병의 고려수지침요법
    유태우 편저/신국판/192면/정가 8,000원
34. 간장병의 수지침치료
    유태우 편저/신국판/358면/정가 18,000원
35. 중풍의 수지침치료
    유태우 편저/신국판/380면/정가 20,000원
36. 전통 침구경락
    유태우 편저/4×6배판/양장제본/580면/정가 70,000원

37. E.P. TEST와 수지침의 감지요법
 유태우 원저/국판/268면/정가 15,000원

38. 고혈압의 수지침요법
 유태우 편저/4×6 배판/신국판/365면/정가 40,000원

39. 두통의 수지침치료
 유태우 편저/신국판/164면/정가 9,000원

40. 요통의 수지침연구
 유태우 편저/4×6배판/366면/정가 40,000원

41. 견통의 수지침연구
 유태우 편저/신국판/300면/정가 10,000원

42. 사암오행침 해설
 사암도인 원저/유태우 편역/4×6배판/양장제본/402면/정가 60,000원

43. 소화기병의 수지침요법
 유태우 편저/4×6배판/양장제본/395면/정가 50,000원

44. 눈병의 수지침치료
 유태우 편저/4×6배판/287면/정가 30,000원

45. 침구대성해석(상권)
 양계주 원저/유태우 편역/4×6배판/양장제본/304면/정가 60,000원

46. 해부생리학의 요점
 이명복 편저/국판/380면/정가 15,000원

47. 수지침 자산자오유주침법 해설
 유태우 편저/국판/180면/정가 12,000원

48. 명당입문
 유태우 저/신국판/426면/정가 30,000원

49. 제17회 한일고려수지침학술대회 학술발표논문집
 본학회 편저/4×6배판/양장제본/371면/정가 60,000원

50. 서암뜸 임상경험집(제1~6권)
 본학회 편저/신국판/정가 각권 5,000~10,000원

51. 심장질환의 수지침요법
 유태우 저/신국판/305면/정가 20,000원

52. 양택삼요결
 고려풍수지리학회 편역/신국판/양장제본/정가 20,000원

53. 홍채학과 수지침처방
 유태우 편저/4×6배판/고급컬러인쇄 양장제본/298면/정가 80,000원

54. 당뇨병과 수지침처방
 유태우 편저/4×6배판/양장제본/244면/정가 50,000원

55. 비만관리경영
 유태우 원저/4×6배판/150면/정가 25,000원

56. 사이버수지침 해설
 유태우 저/4×6배판/146면/정가 30,000원

57. 의사가 본 건강식사법
 야쓰 미쓰오 저/편집부 옮김/신국판/242면/정가 15,000원

58. 진태극권 입문
 소병권 편저/4×6배판/137면/정가 20,000원

59. 뇌혈관질환의 수지침처방
 유태우 저/4×6배판/228면/정가 35,000원

60. 서금요법 개론
 유태우 저/4×6배판/389면/정가 50,000원

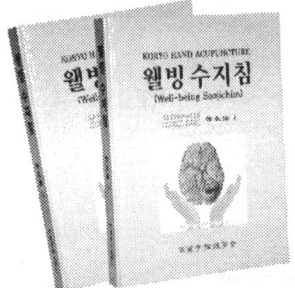

웰빙시대 · 고령화시대의 가장 이상적인 건강법!!

『웰빙수지침』 出刊

유대우 저/ 4×6배판/ 총379페이지/ 양장제본/ 정가 50,000원

가장 쉽고 실용적이며 가장 효과적이고 안전한 웰빙수지침
자신과 가정의 건강을 관리할 수 있습니다.
각종 난치병 관리에 우수합니다.

고려수지침의 원리, 상응요법, 14기맥 요약해설과 각종기구들의 해설, 일상 생활에서 일어나는 각종 증상처치법, 고령화시대의 웰빙수지침 명처방들, 고혈압·암·동맥경화·당뇨·심장병·치매·뇌행성 질병들의 예방과 치료법 등을 자세히 해설 수록하였습니다.

▶ 유명서점에서도 구입하실 수 있습니다 ◀

고려수지침은 세계적인 의학이며, 수지침의 정통이고, 1971~75년에 유태우에 의해 개발·창시되었습니다. 정통의 수지침을 연구해야 올바로 연구할 수 있습니다.

고려수지침학회 문의 (02) 2231-3000, 2231-8012, 통신구입 2233-0841~2, 인터넷 쇼핑몰 http://soojichim.com

신간!!

이것만은 놓칠 수 없는 부작용!!

한방약은 효과없다

— 중국 2천년의 진실없는 말을 검증한다 —

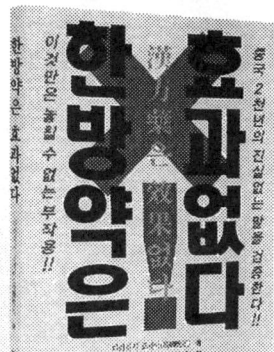

■ **묵인해서는 안 될 이런 부작용**
- 한방약이 일으키는 알레르기성 간장염
- 감초로 인해 부종·혈압이상·심부전 등이
- 무서운 부자(附子)의 독성
- 전신에 발진이 생기는 한방약
- 위장장애를 일으키는 한방약
- 한방약으로 불면(不眠)·동계(動悸)·발한(發汗)이
- 한방약으로 조혈장애(造血障碍)도

■ **"한방약은 효과가 없다"고 단언하는 근거**
- 「겉치레 효과」를 연출한 시호(柴胡)
- 팔미지황환(八味地黃丸)은 어디까지 효력이 있는가?
- "증(證)이 맞으면 효력이 있다"고 하는 반론에 답한다

■ **'자연적인 것이기 때문에 안전'이라는 거짓말**
- 한방은 자연물이기 때문에 안전하다고 말할 수 없다
- 한방 2000년의 역사에 과학적 의미는 없다

다카하시 코세이 저, 권오주 역 / 신국판
보건신문사 / 총 246페이지 / 정가 10,000원

놀라운 검증결과!!

한방약은 위험하다

— 약효·부작용·안전성의 진실없는 말을 물어본다 —

■ **알지 못했던 한방약·상식의**
- '천연물이기 때문에 안전', 실제로는 이러한 위험이
- '증(證)이 맞으면 효과가 있다'라는 불가사의한
- 2천년의 역사는 정체(停滯)를 의미한다

■ **한방은 효과없다, 그 놀랄 만한 실증**
- 밀가루에도 감기약과 같은 효과

■ **부작용은 이렇게 위험하다**
- 알레르기성 폐렴의 원인은 설마 하던 소시호탕
- 간장상해가 마음에 걸리는 시호(柴胡) 등
- 감초(甘草)로 인한 근력저하로부터 중증 중독증으로
- 무서운 부자(附子)의 죽음에 이르는 해작용
- 자율신경을 교란하는 원인생약은 어느 것인가?
- 미처 생각지도 못한 사이에 진행되는 감초(甘草)의 부종(浮腫)
- 불순물 탓으로 일어나는 소화기장애

다카하시 코세이 저, 권오주 역 / 신국판
보건신문사 / 총 262페이지 / 정가 10,000원

구입문의: 보건신문사 (02) 718-7321~6 한국출판협동조합, 교보문고, 영풍문고, MS북, 북센에서도 판매합니다.

한방약 부작용의 실상
정가 20,000원

서기 2006년 10월 10일 초 판
서기 2006년 11월 10일 제2간

저　　자 : 유 태 우
발 행 인 : 유 태 우
발 행 처 : 고려수지침학회
주　　소 : 서울특별시 종로구 숭인동 1433번지 BYC빌딩 2·3층
　　　　　TEL : 2231-3000(대표), 2231-8012
　　　　　FAX : 2234-5444, http://soojichim.com
　　　　　ISBN 89-91894-33-X 03510
등록년월일 : 1977년 8월 4일(제1-310호)
서신연락처 : 서울 동대문우체국 사서함 제26호

※ 불법복사 신고전화 : 출협 733-8401, 본학회 2253-1250
※ 파본은 즉시 교환하여 드립니다.